薬剤性腎障害（DKI）診療 Q&A

―DKI診療ガイドラインを実践するために―

編集 **山縣邦弘** 筑波大学医学医療系臨床医学域腎臓内科学教授
臼井丈一 筑波大学医学医療系臨床医学域腎臓内科学准教授
成田一衛 新潟大学医歯学系腎・膠原病内科（内科学第二）教授
寺田典生 高知大学医学部内分泌代謝・腎臓内科学講座教授
平田純生 熊本大学薬学部附属育薬フロンティアセンター・臨床薬理学分野教授

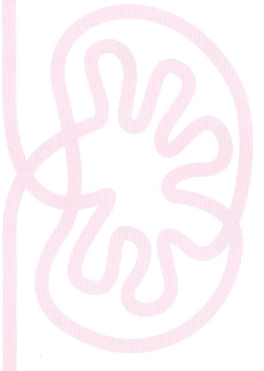

診断と治療社

編集にあたって

　わが国には末期慢性腎不全のために透析療法を受けている患者が32万人以上おり，新たに維持透析を要する患者，腎移植を要する患者はいまだ増加を続けている．その背景には悪い生活習慣に根ざした糖尿病，高血圧，動脈硬化など生活習慣病に長期に罹患したのちに，慢性腎臓病発症に至る患者の増加がある．実際わが国には軽度から中等度の腎機能の低下した慢性腎臓病患者が1,300万人以上存在しており，その大半が中高齢者である．さらにこれらの中高齢の生活習慣病や慢性腎臓病患者は，糖尿病，高血圧，脂質異常症治療のために薬剤を服用すると同時に，経過中に発症する様々な合併症，偶発症に対しても適宜薬剤を処方される．

　腎臓は様々な薬剤の排泄経路であり，代謝臓器でもある．腎機能障害があれば，腎臓を排泄・代謝経路とする様々な薬剤が容易に体内に蓄積し，血中濃度の上昇から様々な障害をもたらす．また正常な腎機能であっても排泄のために，ときに尿中で濃縮されて腎組織が暴露される．またアレルギー，免疫反応のために腎機能障害をきたす場合もある．

　このように薬剤治療経過中に，新たに腎機能障害を発症する可能性や，腎機能障害を持った患者の適切な薬剤投与法を知ることで，薬剤副作用を回避する努力を怠ってはならない．

　このような背景のもと，2016年2月に日本医療開発機構 腎疾患実用化研究事業「慢性腎臓病の進行を促進する薬剤等による腎障害の早期診断法と治療法の開発（研究代表者 成田一衛）」の薬剤性腎障害の診療ガイドライン作成委員会（委員長 山縣邦弘）のもとで「薬剤性腎障害診療ガイドライン2016」が発刊された．本書は「薬剤性腎障害診療ガイドライン2016」の内容をQ & A形式にして項目を分割し，わかりやすさを重視した解説書となるように作成されたものである．

　各項目は薬剤性腎障害の概念，分類，診断と治療を概説する総論部分と薬剤性腎障害をきたす様々な薬剤群の解説や，腎機能障害時の薬剤投与設計に実践的に役立つ投与量，投与法の決め方，さらに腎機能低下時の薬剤投与量一覧（約1,500製剤）から構成されている．さらに本解説書では「薬剤性腎障害診療ガイドライン2016」で扱わなかったヨード造影剤やガドリニウム造影剤，抗がん剤化学療法も対象として加えた．

　本書により，様々な病態時に使用する薬剤により発症する薬剤性腎障害の特徴，診断法，対処法を知ると同時に，腎機能障害時の様々な病態に合わせた適切な薬剤の選択，投与法，投与量の設定が可能となることを目指している．本書を参考とすることで，薬剤性腎障害を発症回避，早期発見による重症化予防を実現し，日常診療の一助となることを強く願う．

2017年1月

山縣邦弘，臼井丈一，成田一衛，寺田典生，平田純生

執筆者一覧

●編　集

山縣　邦弘	筑波大学医学医療系臨床医学域腎臓内科学教授
臼井　丈一	筑波大学医学医療系臨床医学域腎臓内科学准教授
成田　一衛	新潟大学医歯学系腎・膠原病内科(内科学第二)教授
寺田　典生	高知大学医学部内分泌代謝・腎臓内科学講座教授
平田　純生	熊本大学薬学部附属育薬フロンティアセンター・臨床薬理学分野教授

●執　筆 (執筆順)

山縣　邦弘	筑波大学医学医療系臨床医学域腎臓内科学
角田　亮也	筑波大学医学医療系臨床医学域腎臓内科学
寺田　典生	高知大学内分泌代謝・腎臓内科
西　　慎一	神戸大学大学院医学研究科腎臓内科／腎・血液浄化センター
金子　修三	筑波大学医学医療系臨床医学域腎臓内科学
梶山　　浩	埼玉医科大学リウマチ膠原病科
久道三佳子	聖マリアンナ医科大学腎臓・高血圧内科
池森(上條)敦子	聖マリアンナ医科大学腎臓・高血圧内科
柴垣　有吾	聖マリアンナ医科大学腎臓・高血圧内科
高瀬健太郎	島根大学医学部附属病院腎臓内科
伊藤　孝史	島根大学医学部附属病院腎臓内科
河野恵美子	新潟厚生連長岡中央綜合病院腎臓内科
成田　一衛	新潟大学医歯学系腎・膠原病内科学
横山　　仁	金沢医科大学医学部腎臓内科学
和田　隆志	金沢大学大学院医薬保健学総合研究科腎臓内科学
坂井　宣彦	金沢大学附属病院血液浄化療法部
花房　規男	東京女子医科大学血液浄化療法科
臼井　丈一	筑波大学医学医療系臨床医学域腎臓内科学
藤田亜紀子	筑波大学医学医療系臨床医学域腎臓内科学
平田　純生	熊本大学薬学部附属育薬フロンティアセンター・臨床薬理学分野
正木　崇生	広島大学病院腎臓内科
谷口　義典	高知大学内分泌代謝・腎臓内科
金森　弘志	市立福知山市民病院腎臓内科
田原　　敬	筑波大学医学医療系臨床医学域腎臓内科学
湯澤由紀夫	藤田保健衛生大学医学部腎内科
稲熊　大城	藤田保健衛生大学医学部腎内科
荒尾　舞子	神戸大学大学院医学研究科腎臓内科／腎・血液浄化センター
田村　功一	横浜市立大学医学部医学科循環器・腎臓内科学
西脇　宏樹	福島県立医科大学臨床研究イノベーションセンター
乳原　善文	虎の門病院腎センター内科
水野　裕基	虎の門病院腎センター内科
内田　俊也	帝京大学医学部内科学講座
熊谷　天哲	帝京大学医学部地域医療支援講座
堀江　重郎	順天堂大学大学院医学研究科泌尿器外科学
長屋　直哉	順天堂大学大学院医学研究科泌尿器外科学

市川　絋将	新潟大学医歯学系呼吸器・感染症内科
近藤　利恵	新潟大学医歯学系呼吸器・感染症内科
菊池　利明	新潟大学医歯学系呼吸器・感染症内科
黒田　　毅	新潟大学医歯学系腎・膠原病内科
中枝　武司	新潟大学医歯学系総合研究科腎・膠原病内科
和田　庸子	新潟大学医歯学系腎・膠原病内科
藤元　昭一	宮崎大学医学部血液・血管先端医療学講座
山下　靖宏	宮崎大学医学部内科学講座循環体液制御学分野
武田　朝美	名古屋第二赤十字病院腎臓内科
大野　岩男	東京慈恵会医科大学総合診療内科
佐藤　　明	筑波大学医学医療系臨床医学域循環器内科学
清水　達也	筑波大学医学医療系臨床医学域腎臓内科学
小松　康宏	聖路加国際病院腎臓内科
伊藤　雄伍	聖路加国際病院腎臓内科
加藤　明彦	浜松医科大学医学部附属病院血液浄化療法部
横尾　　隆	東京慈恵会医科大学腎臓・高血圧内科
清水　昭博	東京慈恵会医科大学腎臓・高血圧内科
今井　惠理	筑波大学大学院人間総合科学研究科疾患制御医学
深川　雅史	東海大学医学部内科系腎内分泌代謝内科
川端　千晶	東海大学医学部内科系腎内分泌代謝内科
内田　信一	東京医科歯科大学腎臓内科学
佐藤　英彦	東京医科歯科大学腎臓内科学
竹森　　愛	杏林大学医学部第一内科
要　　伸也	杏林大学医学部第一内科
杉山　　斉	岡山大学大学院医歯薬学総合研究科血液浄化療法人材育成システム開発学
菊本　陽子	医療法人社団同仁会金光病院内科
木野村　賢	岡山大学病院血液浄化療法部
若杉三奈子	新潟大学医歯学系地域医療長寿学寄付講座
原　　雅俊	九州大学大学院医学研究院病態機能内科学
鶴屋　和彦	九州大学大学院医学研究院包括的腎不全治療学
勝野　敬之	名古屋大学大学院医学系研究科腎臓内科学
丸山　彰一	名古屋大学大学院医学系研究科腎臓内科学
佐藤　　博	東北大学大学院薬学研究科臨床薬学分野
宮内健一郎	東北大学病院腎・高血圧・内分泌科
荒川　裕輔	日本医科大学腎臓内科学
鶴岡　秀一	日本医科大学腎臓内科学
大塚　智之	日本医科大学腎臓内科学
酒井　行直	日本医科大学腎臓内科学
土谷　　健	東京女子医科大学血液浄化療法科
三上　勇人	東京女子医科大学血液浄化療法科
猪阪　善隆	大阪大学大学院医学系研究科腎臓内科学
亀井　宏一	国立成育医療研究センター器官病態系内科部腎臓リウマチ膠原病科

CONTENTS

編集にあたって ……………………………………………………………………… i
執筆者一覧 …………………………………………………………………………… ii
目　次 ………………………………………………………………………………… iv
おもな略語一覧 ……………………………………………………………………… viii

総　論

A　疾患概念・分類・定義

Q 1　薬剤性腎障害とはどういう病気ですか？ ………………………………… 2
Q 2　薬剤性腎障害の分類を教えてください． ………………………………… 4
Q 3　薬剤性腎障害と急性腎障害（AKI）との関連を教えてください． ……… 6
Q 4　非可逆的な薬剤性腎障害と慢性腎臓病（CKD）との関係を教えてください． …… 8

B　診　断

Q 5　薬剤性腎障害の診断基準について教えてください． …………………… 14
Q 6　薬剤性腎障害ではどのような症状がみられますか？ …………………… 16
Q 7　尿中好酸球検査はどのような薬剤性腎障害の診断に有用ですか？ …… 19
Q 8　尿細管障害マーカー検査（尿中 NAG，L-FABP）は，どのような薬剤性腎障害に
　　　有用ですか？ ……………………………………………………………… 21
Q 9　炎症核医学検査（ガリウムシンチグラフィ）は，どのような薬剤性腎障害の診断に
　　　有用ですか？ ……………………………………………………………… 24
Q10　腎生検はどのような薬剤性腎障害の診断に有用ですか？ ……………… 26

C　疫　学

Q11　薬剤性腎障害の発生率・有病率・発症年齢・原因薬剤の割合について教えてください．
　　　……………………………………………………………………………… 30
Q12　薬剤性腎障害の腎病理組織の特徴を教えてください． ………………… 32

D　治　療

Q13　薬剤性腎障害の治療において被疑薬の中止は有用ですか？ …………… 36
Q14　薬剤性急性間質性腎炎の治療において，副腎皮質ステロイドは有用ですか？ …… 38
Q15　薬剤性腎障害での血液浄化療法の適応について教えてください． ……… 39

各 論

A 鎮痛薬

Q16 非ステロイド性抗炎症薬(NSAIDs)による腎障害にはどのようなものがありますか？ ……44

Q17 非ステロイド性抗炎症薬(NSAIDs)によるネフローゼ症候群の特徴を教えてください. ……46

Q18 COX-2 選択阻害薬は腎障害を起こしにくいですか？ ……48

Q19 アセトアミノフェンは腎障害を起こしやすいですか？ ……51

B 抗菌薬

Q20 抗菌薬による腎障害にはどのようなものがありますか？ ……56

Q21 バンコマイシンによる腎障害とはどのようなものですか？ ……58

Q22 バンコマイシンによる腎障害を予防するための治療薬物モニタリング(TDM)は
どのように行いますか？ ……60

Q23 アミノグリコシド系薬による腎障害を予防するための TDM はどのように行いますか？ ……62

Q24 腎機能障害時でも投与法の調整を必要としない抗菌薬はありますか？ ……65

Q25 スルファメトキサゾール・トリメトプリム(ST 合剤)による電解質異常とはどのような
ものですか？ ……66

Q26 結核治療中に発症した急性腎障害の鑑別診断をあげてください. ……68

Q27 アシクロビルによる腎障害とはどのようなものですか？ ……71

C 生活習慣病治療薬

Q28 レニン－アンジオテンシン系阻害薬による腎障害，電解質異常とはどのような
ものですか？ ……74

Q29 レニン－アンジオテンシン系阻害薬による腎障害のリスク因子は何ですか？ ……76

Q30 利尿薬による電解質異常にはどのようなものがありますか？ ……78

Q31 腎障害時の血糖降下薬の使い方と注意点を教えてください. ……80

Q32 スタチンによる腎障害とはどのようなものですが？ ……82

Q33 腎障害時のフィブラート系薬の使い方と注意点について教えてください. ……84

Q34 腎障害時の尿酸低下薬の使い方と注意点について教えてください. ……86

D 抗がん薬

Q35 抗がん薬による腎機能障害にはどのようなものがありますか？ ……92

Q36 シスプラチン腎症とはどのようなものですか？ ……95

Q37 シスプラチン腎症の治療法と予防法について教えてください. ……97

Q38 カルボプラチン投与の際に用いられる Calvert の式について教えてください. ……99

Q39 メトトレキサートによる腎障害とはどのようなものですか？ ……101

Q40 メトトレキサートによる腎障害の予防法を教えてください. ……103

Q41 メトトレキサートによる腎障害の治療として血液浄化療法は有用ですか？ ……105

Q42 VEGF 阻害薬による腎障害とはどのようなものですか？ ……106

Q43 抗利尿ホルモン不適合分泌症候群(SIADH)はどのような抗がん薬で起こりやすいですか?
.... 108

E 免疫抑制薬

Q44 カルシニューリン阻害薬による腎障害とはどのようなものですか? 112

Q45 mTOR 阻害薬による蛋白尿はどうして出現するのですか? 114

F 造影剤

Q46 造影剤腎症の定義を教えてください. 118

Q47 侵襲的検査(心臓カテーテル検査)における造影剤腎症について教えてください. 120

Q48 非侵襲的検査における造影剤腎症について教えてください. 122

Q49 使用するヨード造影剤の種類による造影剤腎症の発症の差はありますか? 124

Q50 生理食塩液の経静脈投与は造影剤腎症の発症予防に有用ですか? 126

Q51 炭酸水素ナトリウムの投与は造影剤腎症の発症予防に有用ですか? 128

Q52 造影剤腎症が発症した場合,どのように対処したらよいでしょうか? 131

Q53 腎障害時のガドリニウム造影剤の投与方法を教えてください. 133

Q54 腎障害時のガドリニウム造影剤の投与においてどのような副作用に注意が必要ですか?
.... 136

G 薬剤と水・電解質異常

Q55 下剤や利尿薬の乱用による腎障害にはどのようなものがありますか? 140

Q56 高マグネシウム血症を起こしやすい薬物を教えてください. 142

Q57 高カルシウム血症を起こしやすい薬物を教えてください. 143

Q58 腎性尿崩症を起こしやすい薬物を教えてください. 145

Q59 腎障害時の高カロリー輸液の注意点を教えてください. 147

H その他の薬剤

Q60 リウマチ治療薬による腎障害にはどのようなものがありますか? 152

Q61 抗甲状腺薬による腎障害とはどのようなものですか? 154

Q62 薬剤誘発性ループスはどの薬剤で起こりやすいですか? 157

Q63 悪性症候群を起こしやすい薬物を教えてください. 159

Q64 横紋筋融解症を起こしやすい薬剤を教えてください. 161

Q65 腎障害時の骨粗鬆症治療薬の使い方と注意点について教えてください. 164

Q66 腎障害時の認知症治療薬の使い方と注意点について教えてください. 166

Q67 腎障害時の消化性潰瘍治療薬の使い方と注意点について教えてください. 168

Q68 腎障害時の抗凝固血栓薬の使い方と注意点について教えてください. 171

I 腎機能障害時の薬物投与法

Q69 腎排泄性薬物の特徴を教えてください. 176

Q70 Giusti－Hayton 法とはどのようなものですか? 177

Q71	イヌリン・クリアランスは最も正確な糸球体濾過量の測定法ですか？	179
Q72	薬物投与設計のための腎機能評価法として推算糸球体濾過量（eGFR）は適していますか？	181
Q73	透析患者の薬物投与法の注意点を教えてください.	183

J　高齢者・小児

Q74	高齢者の薬剤性腎障害の特徴を教えてください.	188
Q75	高齢者の腎機能障害時に慎重な投与を要する薬物にはどのようなものがありますか？	190
Q76	小児の薬剤性腎障害について教えてください.	191

付　録

表1：薬剤性腎障害原因薬物一覧表	196
表2：腎機能低下時の主な薬物投与量一覧	202
薬剤名索引	292

| 索　引 | 317 |

Column 目次	
薬剤性腎障害の各病型の実例	15
抗菌薬によるアレルギー性機序の AIN の症例提示	20
PET 検査	25
セレコキシブによる薬剤性腎障害（DKI）	49
アシクロビル脳症	72
腎移植後蛋白尿管理の重要性	116
Giusti-Hayton 法を用いた投与量調節の実際	179

おもな略語一覧

略語	正名	和名
2-Oct	Organic cation transporter2	−
AAV	ANCA-associated vasculitis	ANCA 関連血管炎
ACEI(ACE-I)	angiotensin converting enzyme inhibitor	アンジオテンシン変換酵素阻害薬
ACR	American College of Radiology	米国放射線科医学会
AD	alzheimer dementia	アルツハイマー型認知症
ADH	antidiuretic hormone	抗利尿ホルモン
ADMA	asymmetric dimethylarginine	−
AFF	atypical femoral fracture	近位大腿骨骨幹部の非定型骨折
AIN	acute (tubulo) interstitial nephritis	急性(尿細管)間質性腎炎
AKI	acute kidney injury	急性腎障(傷)害
ALI	acute lung injury	急性肺障害
ANP	human atrial natriuretic peptide	心房性ナトリウム利尿ペプチド
ARB	angiotensin II receptor blocker	アンジオテンシン II 受容体拮抗薬
ARC study	Atherosclerosis Risk in Communities study	−
ARDS	acute respiratory distress syndrome	急性呼吸促迫症候群
ARF	acute renal failure	急性腎不全
ARONJ	antiresorptive agent − induced osteonecrosis of the jaw	骨吸収薬関連顎骨壊死
AST	aspartate aminotransferase	アスパラギン酸アミノ基転移酵素
ATN	acute tubular necrosis	急性尿細管壊死
AVP	vasopressin	バゾプレシン
bDMARDs	biologic DMARDs	生物学的抗リウマチ薬
CAA	calcineurin associated arteriolopathy	カルシニューリン関連血管症
CAA	CNI associated arteriolopathy	CNI 慢性細小動脈症
CDDP	cis-diamminedichloroplatinum(II)	シスプラチン
CIN	contrast induced nephropathy	造影剤腎症
CK	creatine kinase	クレアチニンキナーゼ
CKD	chronic kidney disease	慢性腎臓病
CNI	calcineurin inhibitor	カルシニューリン阻害薬
COX	cyclooxygenase	シクロオキシゲナーゼ
Cr	creatinine	クレアチニン
CrGN	crescentic glomerulonephritis	半月体形成性糸球体腎炎
CRRT	continuous renal replacement therapy	持続腎代替療法
CSA	ciclosporin	シクロスポリン
CTCAE	Common Terminology Criteria for Adverse Events	−
CVD	cerebrovascular disease	脳血管障害
CYP450	cytochrome P450	シトクロム P450
DKI	drug induced kidney injury	薬剤性腎障害

略語	正名	和名
DLST	drug－induced lymphocyte stimulation test	リンパ球幼若化試験(薬剤誘発性リンパ球 刺激試験)
DMARD(s)	disease modifying antirheumatic drugs	関節リウマチ関連治療薬
DVT	deep venous thrombosis	深部静脈血栓症
EGFR	epidermal growth factor receptor	上皮増殖因子受容体
eGFR	estimated glomerular filtration rate	推算糸球体濾過量
EMA	European Medical Agency	欧州医薬品庁
ESRD	end-stage kidney disease	末期腎不全
ESUR	European Society of Urogenital Radiology	欧州泌尿生殖器放射線学会
FKBP－12	FK－506 binding protein－12	FK506 結合タンパク質
FPE	first pass effect	初回通過効果
GBCA	gadolinium－based contrast agent	ガドリニウム造影剤
Gd	－	ガドリニウム
GFR	glomerular filtration rate	糸球体濾過量(率)
GHS	the Geisinger Health System	
H. pylori	*Helicobacter pylori*	ヘリコバクターピロリ
HD	hemodialysis	血液透析
IL-18	interleukin 18	インターロイキン 18
KDIGO	Kidney Disease Improving Global Outcome	国際腎臓病予後改善委員会
KIM-1	kidney injury molecule 1	
LDH	lactate dehydrogenase	乳酸脱水素酵素
Mb	myoglobin	ミオグロミン
MCNS	minimal change nephrotic syndrome	微小変化型ネフローゼ症候群
MIA 症候群	malnutrition－inflammation－atherosclerosis syndrome	ミア症候群
MIC	minimum inhibitory concentration	最小発育阻止濃度
MMI	thiamazole	チアマゾール
MN	membranous nephropathy	膜性腎症
MPO	myeloperoxidase	ミエロペルオキシダーゼ
mTOR	mammarian target of rapamysin	哺乳類ラパマイシン標的蛋白質
NCCN	National Comprehensive Cancer Network	全米総合がん情報ネットワーク
NETs	neutrophil extracellular traps	好中球細胞外トラップ
NGAL	neutrophil gelatinase－associated lipocalin	－
NMDA	N-methyl-D-aspartic acid	N-メチル-D-アスパラギン酸
NO	nitric oxide	一酸化窒素
NSAIDs	non-steroidal anti-inflammatory drugs	非ステロイド性抗炎症薬
NSF	nephrogenic systemic fibrosis	腎性全身性線維症
PCI	percutaneous coronary intervention	緊急冠動脈カテーテル治療
PD	peritoneal dialysis	腹膜透析

略語	正名	和名
PE	pulmonary embolism	肺塞栓症
PEEP	positive endoexpiratory pressure	−
PEW	protein energy wasting	蛋白熱量栄養不良
PG	prostaglandin	プロスタグランジン
PKA	protein kinase A	プロテインカイネース A
PPI	proton-pump inhibitor	プロトンポンプ阻害薬
PTE	pulmonary thromboembolism	肺血栓塞栓症
PTU	propylthiouracil	プロピルチルウラシル
RA	renin-angiotensin	レニン・アンジオテンシン
RA	rheumatoid arthritis	関節リウマチ
RAS 阻害薬	renin-angiotensin system inhibitor	レニン・アンジオテンシン系阻害薬
RBF	renal blood flow	腎血流量
RCT	randomized controlled trial	ランダム化比較試験
RIFLE 分類	risk, injury, failure, loss, and end-stage 分類	−
RPGN	rapidly progressive glomeruonephritis	急速進行性糸球体腎炎
RRT	renal replacement therapy	腎代替療法
RSWS	renal sodium wasting syndrome(renal salt wasting syndrome)	腎性ナトリウム喪失症候群(塩分喪失症候群)
SAMS	statin-associated muscle symptoms	スタチン関連筋症状
SCr	serum creatinine	血清クレアチニン
sDMARDs	synthetic DMARDs	合成抗リウマチ薬
SERM	selective estrogen receptor modulator	選択的エストロゲン受容体モジュレーター
SIADH	syndrome of inappropriate secretion of antidi-uretic hormone	抗利尿ホルモン不適合分泌症候群
SLEDD	sustained low − efficiency daily dialysis	−
ST 合剤	sulfamethoxazole − trimethoprim	スルファメトキサゾール・トリメトプリム合剤
SU 薬	sulfonylurea	スルホニル尿素薬
TAC	tacrolimus	タクロリムス
TDM	therapeutic drug monitoring	治療薬物モニタリング(薬物治療モニタリング)
TMA	thrombotic microangiopathy	血栓性微小血管症
TPN	total parenteral nutrition	完全静脈栄養
TRPM6	transient receptor potential melastin 6	−
VEGF 阻害薬	vascular endothelial growth factor 阻害薬	血管内皮増殖因子阻害薬
VIN	vancomycin-induced nephrotoxicity	バンコマイシン誘導性腎障害

総 論
A．疾患概念・分類・定義

総論

 薬剤性腎障害とはどういう病気ですか？

 薬剤性腎障害とは，「薬剤の投与により，新たに発症した腎障害，あるいは既存の腎障害のさらなる悪化を認める場合」と定義されます．

薬剤と腎

　日常臨床において投薬は最も基本的な治療行為のひとつである．しかしときに腎臓に対して，予期せぬ，あるいは望ましくない影響をもたらす．結果として投与薬剤の変更や投薬の中止を迫られるばかりでなく，薬剤投与の結果生じた腎障害そのものへの治療介入が必要になることもあり，臨床医にとって重要な問題のひとつである．

　「薬剤性腎障害」という語はこれまでにも用いられてきたものの，明確な定義は存在しなかった．「薬剤による腎障害」として想起される病態は多岐にわたる．非ステロイド性抗炎症薬（NSAIDs），アンジオテンシンⅡ受容体拮抗薬等の投与後の一過性の血清クレアチニン値の上昇から，抗菌薬投与後の急性間質性腎炎，白金製剤投与後の急性尿細管壊死による急性腎不全など，日常で遭遇する「薬剤による腎障害」の臨床像は機序や病態，重症度など，極めて多彩である．よって「薬剤による腎障害」の概念は種々の病態を含んだ広範なものとならざるを得ない．

　社会的に知られた「薬剤による腎障害」の例として，不純物を含んだ漢方薬による腎障害の集団発症がある．1992年前後，バルカン半島を中心としたヨーロッパにて"やせ薬"として出回っていた漢方生薬を含む製剤を服用した若年女性が相次いで不可逆的な急性腎不全を呈し"Balkan endemic nephropathy"とよばれた[2]．わが国でも，漢方成分を含む健康食品の摂取後の不可逆的な急性腎不全例が1996〜7年に複数報告された[3]．これらは，いずれも植物由来の芳香族カルボン酸であるアリストロキア酸による腎間質線維化が原因と判明し，"Chinese herb nephropathy"として知られることとなった．

　他方，現在のわが国に目を向けると，わが国の慢性腎臓病（chronic kidney disease：CKD）の患者数は1,330万人となり，成人8人に1人に相当する水準まで達し[4]，さらなる増加が予想される．CKDは21世紀に入り出現した新たな"国民病"である．このように投薬を開始する前からすでに腎障害が存在する例も少なからずあり，薬剤性腎障害はそれを増悪させる可能性がある．加えて，腎は薬剤の代謝や排泄を担う臓器であり，ひとたび障害が発生すると，常用量の薬剤投与により薬物血中濃度の予期せぬ上昇が発生し得る．そのため，多くの薬剤で投与量や投与間隔の調整が必要となる．さらに，余儀なくされた減量により原病の治療が不十分となる可能性もある．これは，超高齢社会を迎えポリファーマシーの問題にも対峙しているわが国では看過できない点である．このように薬剤と腎は切っても切れぬ関係にあり，診療の際は必ず腎と薬剤を相互に鑑みる必要がある．よって「薬剤による腎障害」を体系的に理解し，診療を行うことが重要である．

「薬剤性腎障害」の定義

　以上のような経緯から，今回わが国において『薬剤性腎障害診療ガイドライン2016』がはじめて作成された．同ガイドラインのまず特筆すべき点として，「薬剤性腎障害（drug-induced kidney injury：DKI）」を明確に定義したことがあげられる．同ガイドラインでは「薬剤性腎障害」を「薬剤の投与により，新たに発症した腎障害，あるいは既存の腎障害のさらなる悪化を認めた場合」

表	CKD と AKI の定義

慢性腎臓病（CKD）の定義[4]

(1) 尿異常，画像診断，血液，病理で腎障害の存在が明らか．特に 0.15 g/gCr 以上の蛋白尿（30 mg/gCr 以上のアルブミン尿）の存在が重要

(2) GFR＜60 mL/分/1.73 m²

(1)，(2)のいずれか，または両方が 3 か月以上持続する

急性腎障害（AKI）の定義[5]

(1) ΔsCre ≧0.3 mg/dL（48 時間以内）

(2) sCre の基礎値から 1.5 倍上昇（7 日以内）

(3) 尿量 0.5 mL/kg/時以下が 6 時間以上持続

と定義した．ここでの"腎障害"とは CKD または急性腎障害（acute kidney injury：AKI）に準じたものである．CKD および AKI の定義を表に示す[4,5]．

　この定義は，腎機能正常者に起こった急性の腎障害のみならず，元来 CKD を有する患者に起こった"CKD の増悪"として捉えられる病態も包括したものである．これは，CKD 患者数のさらなる増加が予想されるわが国の実情に即した画期的な定義である．さらに，この定義では腎障害の原因薬剤や機序の如何を問うていないという点が重要である．これは，"CKD"という概念が非腎臓専門医を含めたすべての医療従事者による慢性腎障害の早期発見，早期介入を促進するために提唱されたことと軌を一にする．すなわち，薬剤性腎障害に対して原因や機序が明らかとならない可及的早期の段階での認識と介入を促進することが，今回の広範な概念を含んだ定義が設けられた主旨である．

　このように，明確でなかった定義が明らかとなることで，また非常に幅広い病態が包括的に定義されることで，非腎臓専門医を含むすべての医療従事者が「薬剤性腎障害」を体系的に把握し，薬剤性腎障害の早期発見および早期治療の体制が確立されること，またわが国，ひいては海外における薬剤性腎障害についての研究がいっそう進展することが望まれる．

文献

1) 厚生労働省科学研究費補助金　平成 27 年度日本医療開発機構　腎疾患実用化研究事業「慢性腎臓病の進行を促進する薬剤等による腎障害の早期診断法と治療法の開発」薬剤性腎障害の診療ガイドライン作成委員会編：薬剤性腎障害診療ガイドライン 2016．日腎会誌 58；2016：477-555.

2) Vanherweghem JL, et al.：Rapidly progressive interstitial renal fibrosis in young women：association with slimming regimen including Chinese herbs. *Lancet* 1993；**341**：387-391. PMID：8094166

3) Okada M, et al.：Chinese-herb nephropathy. *Lancet* 1999；**354**：173. PMID：10568602

4) 日本腎臓学会編：エビデンスに基づく CKD 診療ガイドライン 2013．東京医学社.

5) KDIGO Clinical Practice Guideline for Acute Kidney Injury. *Kidney Int Suppl* 2012；**2**：1-138. PMID：25018915.

6) 日本腎臓学会監訳：急性腎障害のための KDIGO 診療ガイドライン 2014．東京医学社.

（角田亮也，山縣邦弘）

総論

Q2 薬剤性腎障害の分類を教えてください．

A 薬剤性腎障害は発症機序に基づき，腎に作用して直接の毒性を示す，①中毒性腎障害，②アレルギー機序による過敏性腎障害，③薬剤による電解質異常，腎血流減少などを介した間接毒性，④薬剤による結晶形成，結石形成による尿路閉塞性腎障害，に分類されます．また腎の障害部位に基づき，①薬剤性糸球体障害，②薬剤性尿細管障害，③薬剤性腎間質障害，④薬剤性腎血管障害，に分類することも可能です．

● 発症機序による分類

1）中毒性腎障害

直接的な腎毒性を有する薬物による腎障害である．原因薬剤と障害の例を表1に示した[1]．この型の腎障害は基本的に用量依存的であり，発症予防のためには薬剤排泄経路の確認（腎排泄型か？　肝代謝・胆汁排泄型か？）と，腎機能および年齢による投与量の調整，脱水への注意が必要である．

2）アレルギー機序による過敏性腎障害

アレルギーの機序を介した腎障害である．原因薬剤と障害の例を表2に示した[1]．
典型的には間質性腎炎（尿細管間質性腎炎）の形をとる．あらゆる薬剤が原因となりうる．わが国では抗菌薬，H_2受容体拮抗薬，NSAIDs等が多いとされる[2]が，近年の国外の報告では高齢者での最多原因薬剤がプロトンポンプ阻害薬であるとするものもある[3]．この型の腎障害は非用量依存的である．すなわち，投与量や投与期間にかかわらず発症する．典型例では該当薬服用後に発熱，皮疹，下痢，関節痛等のアレルギー症状や血液好酸球増多，好酸球尿等を伴い発症するが，実際の発症時期や臨床経過は様々である．特に発熱，皮疹，関節痛のいわゆる"古典的3徴"がすべて揃う例は1割にすぎないとする報告もある[4]．腎機能低下，血清クレアチニン上昇のみで発見される尿所見の乏しい例も多いが，ネフローゼレベルの蛋白尿や高度血尿まで尿所見は非常に多彩で，しばしば診断に苦慮する．また原因薬剤についても，特に高齢者では多剤併用のため単一に特定できないことも多い．細胞性免疫（Ⅳ型アレルギー）による腎障害では薬剤誘発リンパ球刺激試験（drug-induces lymphocyte stimulation test：DLST）により原因薬剤の特定が可能なことがあるが，陰性であっても起因薬剤であることは否定できない．

治療の原則は被疑薬の中止である．しばしば炎症の鎮静を期待して副腎皮質ステロイドが投与される．予防のためには既往歴の聴取による過敏歴の有無の判断と，それに基づく既往のある薬剤の忌避が重要である．原則としてアレルギーを有する薬剤と同系統の他剤も使用してはならない．

3）薬剤による電解質異常，腎血流量減少などを介した間接毒性

①薬剤による電解質異常

ビタミンD製剤やカルシウム製剤による高カルシウム血症は浸透圧利尿を介して多尿や腎機能低下をきたしうる．また利尿薬や下剤による慢性低カリウム血症は尿細管障害を介して腎機能低下をきたす．

②腎血流量減少

プロスタグランジンE_2等のプロスタグランジン（PG）は腎血管拡張作用等により腎血流を保持

| 表1 | 中毒性腎障害のおもな原因薬剤と臨床病型 |

病態	代表的薬剤	おもな臨床病型
尿細管毒性物質による急性尿細管壊死	アミノグリコシド系抗菌薬, 白金製剤, ヨード造影剤, バンコマイシン, コリスチン, 浸透圧製剤	急性腎障害, 慢性腎不全
慢性間質性腎炎	非ステロイド性抗炎症薬(NSAIDs), 重金属, アリストロキア酸	慢性腎不全
血栓性微小血管症	カルシニューリン阻害薬, マイトマイシン C	急性腎障害
近位尿細管障害	アミノグリコシド系抗菌薬	尿糖, 尿細管性アシドーシス, Fanconi 症候群
遠位尿細管障害	リチウム製剤, アムホテリシン B, ST合剤, カルシニューリン阻害薬	腎性尿崩症, 尿細管性アシドーシス, 高カリウム血症

（文献1より一部改変）

| 表2 | アレルギー・免疫学的機序による過敏性腎障害のおもな原因薬剤と臨床病型 |

病態	代表的薬剤	おもな臨床病型
急性尿細管間質性腎炎	あらゆる薬剤(多いものは抗菌薬, H_2受容体拮抗薬, NSAIDs 等)	急性腎障害
微小変化型ネフローゼ	金製剤, D-ペニシラミン, NSAIDs, リチウム製剤, インターフェロンα, トリメタジオン	ネフローゼ症候群
膜性腎症	金製剤, D-ペニシラミン, ブシラミン, NSAIDs, カプトプリル, インフリキシマブ	尿蛋白, ネフローゼ症候群
半月体形成性糸球体腎炎	D-ペニシラミン, ブシラミン	急性腎障害, 慢性腎不全
ANCA 関連血管炎	プロピルチオウラシル, アロプリノール, D-ペニシラミン	急性腎障害, 慢性腎不全

（文献1より一部改変）

しているが, 非ステロイド性抗炎症薬(non-steroidal anti-inflammatory drugs：NSAIDs)は PG 合成を担うシクロオキシゲナーゼを阻害する. またアンジオテンシン変換酵素阻害薬, アンジオテンシンⅡ受容体拮抗薬は糸球体の輸出細動脈の拡張により糸球体濾過量を減少させる. これらは, 特に高齢者や脱水の例など腎血流が減少し, 腎の予備能が低下した状態において, さらなる急激な腎血流量減少による腎機能低下をきたしうる.

③その他の間質毒性

抗精神病薬, 脂質異常症治療薬(フィブラート系, スタチン系)による横紋筋融解症は, ミオグロビンによる急性尿細管壊死をきたしうる.

4) 薬剤による結晶形成, 結石形成による尿路閉塞性腎障害

①結晶形成による尿路閉塞

溶解度の低い薬剤が腎で濃縮され, 結晶化し尿細管を閉塞する. 代表的な薬剤はアシクロビル, メトトレキサート等である. その機序から高齢者やすでに腎機能障害のある患者で起こりやすく, 綿密な用量調整と尿量確保, 尿 pH の調整等による結晶化予防が重要である.

②結石形成による尿路閉塞

抗腫瘍薬による腫瘍崩壊症候群では, 腫瘍の破壊に伴い大量のプリン体が血中に放出され, 生成された大量の尿酸が尿中へ排泄され, 結石化し, 尿路閉塞に至る. 治療および予防には十分な尿量確保や尿酸生成阻害薬(ラスブリカーゼ等)の投与が行われる.

腎障害の発症機序, 病態に基づく分類を**付録表1**(p.196)に示す.

総論

腎の障害部位による分類

　その障害部位に応じて，①薬剤性糸球体障害，②薬剤性尿細管障害，③薬剤性腎間質障害，④薬剤性腎血管障害，と分類することも可能である．

文献
1）厚生労働省科学研究費補助金　平成 27 年度日本医療開発機構　腎疾患実用化研究事業「慢性腎臓病の進行を促進する薬剤等による腎障害の早期診断法と治療法の開発」薬剤性腎障害の診療ガイドライン作成委員会編：薬剤性腎障害診療ガイドライン 2016. 日腎会誌 58；2016：477-555.
2）富野康日己，他：間質性腎炎（尿細管間質性腎炎）．厚生労働省，重篤副作用疾患別対応マニュアル　第 1 集．日本医薬情報センター，2007；335-336.
3）Muriithi AK, *et al.*：Clinicl characteristics, causes and outcomes of acute interstitial nephritis in the elderly. *Kidney Int* 2014；**87**：458-464. PMID：25185078
4）Baker RJ, *et al.*：The changing profile of acute tubulointerstitial nephritis. *Nephrol Dial Transplant* 2004；**19**：8-11. PMID：14671029

（角田亮也，山縣邦弘）

Q3　薬剤性腎障害と急性腎障害（AKI）との関連を教えてください.

A　薬剤性腎障害（DKI）の中で，急速に腎機能が低下する場合，すなわち血清クレアチニン値の 48 時間以内の 0.3 mg/dL 以上の上昇，基礎値からの 50％以上の上昇，または 6 時間以上にわたる尿量低下が起こる場合は急性腎障害（AKI）と診断されます．AKI を起こす薬剤としては，ヨード造影剤，非ステロイド性抗炎症薬，レニン・アンジオテンシン系抑制薬，ビタミン D・カルシウム製剤，抗菌薬，化学療法薬などがあげられますので，高齢者などの高リスクの患者さんへのこれらの薬剤投与時には十分な注意が必要です．

AKI の診断基準

　従来，急激な腎機能低下を伴う病態は急性腎不全（acute renal failure：ARF）として認識されていたが，2000 年代になって急性腎障害（acute kidney injury：AKI）という新たな概念が提唱された．ARF の定義は急性（時間-日の単位）の腎機能低下により，窒素化合物などの老廃物蓄積や体液電解質異常によって体液恒常性が破綻し，さまざまな症状を呈する臨床症候群であるが，明確な診断基準が明記されなかったため，国際的な各臨床研究結果の解釈が困難な問題があった．そこで，国際的に統一された診断基準を確立すべく RIFLE[1]，AKIN[2]という診断基準が提案された．2012 年に KDIGO（Kidney Disease：Improving Global Outcomes）から診療ガイドラインが発表され，AKI は血清クレアチニン（血清 Cr：SCr，sCre）値の 48 時間以内の 0.3 mg/dL 以上の上昇，または 7 日以内での基礎値からの 50％以上の上昇，または 6 時間以上にわたる尿量低下（0.5 mL/kg 体重/時間未満）で定義された[3]．KDIGO 診断基準を用いることを日本での『AKI（急性腎障害）診療ガイドライン』[4]でも推奨しているが，KDIGO 診断基準は血清 Cr および尿量に基づいており，腎障害の原因や障害部位，発症場所や発症様式などは問われていない（表）．

AKI の病態と薬剤性腎障害との関連

　AKI の病態はいまだ不明な点が多いが，実臨床では古典的な分類（腎前性・腎後性・腎性）が治

表　KDIGO ガイドラインによる AKI 診断基準と重症度分類

定義	1．ΔsCre　≧0.3 mg/dL（48 時間以内） 2．sCre の基礎値から 1.5 倍上昇（7 日以内） 3．尿量 0.5 mL/kg/時以下が 6 時間以上持続	
	sCre 基準	尿量基準
Stage 1	ΔsCre＞0.3 mg/dL or sCre　1.5〜1.9 倍上昇	0.5 mL/kg/時未満 6 時間以上
Stage 2	sCre　2.0〜2.9 倍上昇	0.5 mL/kg/時未満 12 時間以上
Stage 3	sCre　3.0 倍上昇 or sCre＞4.0 mg/dL までの上昇 or 腎代替療法開始	0.3 mL/kg/時未満24 時間以上 or 12 時間以上の無尿

注）定義 1〜3 の 1 つを満たせば AKI と診断する．sCre と尿量による重症度分類では重症度の高いほうを採用する.

（文献 3 より一部改変）

療的観点からも実践的であると思われる．AKI は多様な病態を有し，常に原因の鑑別と可逆性因子を除くことが求められる．KDIGO による AKI 診療ガイドライン[3]においても，AKI の原因を可能な限り検索・評価し特に可逆的な原因に注目することが推奨されている．すなわち腎前性 AKI は循環血漿量低下あるいは血圧低下による腎灌流圧低下によるもので，基本的には構造的障害は軽度で，機能的な障害が主のもの，腎後性は尿路の閉塞や狭窄によるもの，腎性は腎前性・腎後性要因あるいは腎実質（糸球体・尿細管間質）障害（腎炎や腎毒性物質など）による腎の構造的障害によるものと定義される．薬剤による腎実質性障害すなわち薬剤性腎障害を起こす薬剤としては，ヨード造影剤，非ステロイド性抗炎症薬（NSAIDs），レニン・アンジオテンシン系抑制薬，ビタミン D・カルシウム製剤，抗菌薬（アミノグリコシド系，バンコマイシン，アムホテリシン B など），化学療法薬（シスプラチンなど）などがあげられる．すなわち薬剤性腎障害の中で急速に腎機能低下を示し，KDIGO 診断基準を満たすものは薬剤性の AKI と考えられる.

薬剤性腎障害と AKI の高リスク群とは

AKI 発症リスクとしては心血管疾患，糖尿病などの動脈硬化疾患，高齢者などが知られているが，最近では既存の慢性腎臓病（CKD）の存在がリスクを高めることが注目されている．薬剤性腎障害では，薬剤投与時の脱水，利尿薬使用もリスクを高める．このような高リスク患者では，AKI の予防が重要となり，腎毒性薬剤による医原性 AKI が原因として高頻度となっている．また従来まではハイリスクであり侵襲的な治療の適応と判断されなかった後期高齢者などの症例が，医療の進歩とともに加療されるようになり，特に集中治療領域では敗血症・多臓器不全に急激な腎障害が合併する頻度が増加し，腎障害を合併した場合には生命予後が著しく悪化することも広く認識されるようになった[5].

薬剤性腎障害と AKI の治療方針

薬剤性腎障害と関連する AKI は，腎性 AKI が多く，治療の基本は腎毒性物質の減量・中止・回避である．腎性 AKI 全般に対しては効果の実証された有効な薬物治療は現時点ではなく，腎血行動態の維持などの保存的加療が中心となる．一方腎後性 AKI は泌尿器科的処置により尿路閉塞や狭窄の解除を行う．腎前性 AKI に対しては体液量欠乏があれば補液による是正（あるいは利尿薬の中止），血圧低下があれば昇圧薬（あるいは降圧薬の減量・中止），心機能低下があれば強心薬などにより腎灌流圧低下の是正を行う．薬剤性腎障害と AKI の治療方針として重要な点は，AKI と診断したとき，腎性，腎前性，腎後性の鑑別を行い，腎性でかつ薬剤性の可能性があれば，可能な限り腎毒性物質の減量・中止を行うことである．また高リスク患者において腎毒性薬剤を投

与せざるをえない場合は十分に腎機能や尿量をモニターして早期の診断に努めるべきである．

文献

1) Bellomo R, *et al.*：Acute renal failure- definition, outcome measures, animal models, fluid therapy and information technology needs：the Second International Consensus Conference of the Acute Dialysis Quality Initiative（ADQI）Group. *Crit Care* 2004；**8**：R204-212. PMID 15312219.
2) Mehta RL, *et al.*：Acute Kidney Injury Network：report of an initiative to improve outcomes in acute kidney injury. *Crit Care* 2007；**11**：R31. PMID 17331245.
3) KDIGO Clinical Practice Guideline for Acute Kidney Injury. *Kidney Int Suppl* 2012；**2**：1-138. PMID：25018915.
4) AKI（急性腎障害）診療ガイドライン作成委員会編：AKI（急性腎障害）診療ガイドライン 2016．東京医学社．2016.
5) Chertow GM, *et al.*：Acute kidney injury, mortality, length of stay, and costs in hospitalized patients. *J Am Soc Nephrol* 2005；**16**：3365-3370. PMID 16177006.

〔寺田典生〕

Q4 非可逆的な薬剤性腎障害と慢性腎臓病（CKD）との関係を教えてください．

A 薬剤性腎障害の程度が軽い場合は，腎機能障害は可逆性ですが，腎障害が高度の場合は非可逆性腎障害に至ります．急性の薬剤性腎障害の場合は，尿量減少，発熱，発疹などで自覚される場合もあり，早期の薬剤中止により可逆性の場合もみられます．しかし，いったん腎障害をこうむると，長期的には将来において慢性腎臓病に発展する場合もあります．一方，慢性の薬剤性腎障害の場合は，無症状で潜在的に腎機能障害が進行するため自覚されず，非可逆性に腎機能低下，あるいは慢性腎臓病が進行していることに気づかない場合があります．

薬剤性腎障害のCKDへの進展形式

慢性腎臓病（CKD）の腎原疾患として，生活習慣病ほど頻度は高くないが薬剤性腎障害があげられる．薬剤性腎障害がCKDに進展する場合，大きく分けて2つのパターンがある．1つは，薬剤性腎障害による急性腎障害が発症し，原因薬剤を中止しても腎機能が回復せず，非可逆的にCKDに進展するパターンである．もう1つは，慢性的に緩徐に非可逆性に薬剤性腎障害が進行しCKDに進展する形式である．

急性腎障害（AKI）が発症し尿細管上皮細胞壊死に陥った場合は，尿細管上皮細胞の再生により腎機能は一見回復するようにみえる．しかし，重度の障害の場合は，腎間質の線維化を残存させてしまい，将来の腎機能低下あるいはCKD発展への下地を作ってしまう．

慢性的な薬剤障害は，緩徐なあるいは間欠的な腎血流障害，尿細管上皮細胞障害，あるいは腎間質線維化が進行し，腎機能低下あるいはCKDへと進行する．

非可逆性薬剤性腎障害のパターン

1）直接的腎障害機序

薬剤そのものが直接的に腎障害を引き起こす薬剤性腎障害としては，およそ次のような10の機序がある（表）．

①尿細管機能障害，②腎臓内の血行動態障害　③尿細管管腔内への結晶沈着・閉塞性障害腎間質　④薬剤性糸球体腎炎，⑤腎性尿崩症，⑥尿細管上皮細胞壊死，⑦アレルギー性反尿細管間質

| 表 | 薬剤性腎障害の機序 |

障害機序	代表的薬剤
①尿細管機能障害（Fanconi症候群，尿細管性アシドーシス）	抗菌薬，抗痙攣薬
②腎臓内の血行動態障害	利尿剤，ARB，ACEI
③尿細管管腔内への結晶沈着・閉塞性障害	メトトレキサート，アシクロビル
④薬剤性糸球体腎炎	抗リウマチ薬，NSAIDs
⑤腎性尿崩症	炭酸リチウム
⑥尿細管上皮細胞壊死	シスプラチン製剤，抗菌薬
⑦アレルギー性反尿細管間質性腎炎	抗菌薬，NSAIDs
⑧血栓性微小血管障害（TMA）	抗血小板薬，CNI
⑨腎石灰化	利尿薬，ビタミンD製剤
⑩尿路閉塞性（尿路結石，ミオグロビン尿症）	尿酸排泄促進薬，ベザフィブラート

ARB：アンジオテンシン受容体拮抗薬，ACEI：アンジオテンシン変換酵素阻害薬
NSAIDs：非ステロイド性抗炎症薬，CNI：カルシニューリン阻害薬

性腎炎，⑧血栓性微小血管障害（thrombotic microangiopathy：TMA），⑨腎石灰化，⑩尿路閉塞性などである．いずれの機序の場合でも，急性障害の場合は原因薬剤を中止することで，比較的腎障害は可逆性に回復する．しかし，完全に回復し，元の腎機能レベルに戻るか否かはその障害度に依存している．慢性的な薬剤障害の場合は，緩徐に腎機能障害が進行する．

障害機序としては，①尿細管機能障害，②腎臓内の血行動態障害，③尿細管管腔内への結晶沈着・閉塞性障害，④薬剤性糸球体腎炎，⑤腎性尿崩症などは原因薬剤を中止すれば比較的可逆性の場合が多い．一方，⑥尿細管上皮細胞壊死，⑦アレルギー性汎尿細管間質性腎炎，⑧TMA，⑨腎石灰化，⑩尿路閉塞性などは重症な腎障害機序であり，いったん発症するとより非可逆的な機能および組織障害を残しやすい．これらの障害では，尿細管上皮細胞の再生があったとしても，尿細管間質の線維化を誘発してしまう．そのために，長期的な過程においてCKDへと進行してしまうことになる．

2）複合的腎障害機序

1つの薬剤に1つの腎障害機序のみがあるわけではない．いくつかの腎障害機序が1つの薬剤から生じる場合もある．たとえば，NSAIDsは，慢性的に使用した場合は，非可逆性腎障害を発症させる薬剤の1つとして有名である．その機序としては，本剤はアラキドン酸代謝経路を阻害する薬剤であり，たとえCOX-2選択性の高いNSAIDsでも，腎内で産生されるプロスタグランジン（PG）IあるいはEの低下を招き，腎血行動態を悪化させる[3]．したがって，脱水傾向のある場合は，腎障害機序が強く出現しやすい．さらに，アレルギー性機序から尿細管間質性腎炎を，あるいは糸球体足細胞に作用しネフローゼ症候群を発症させる場合もある．このような複数の腎障害が複合的に発症する場合もある．

また，カルシニューリン阻害薬であるシクロスポリンあるいはタクロリムスも複合的な腎障害発症機序を呈する．慢性的な腎障害としては，腎内細動脈の硝子化を特徴とするcalcineurin associated arteriolopathy（CAA）が有名である．これによる腎血行動態異常が生じるが，加えて，巣状分節性糸球体硬化症，縞状線維化，腎内石灰化なども発症することが報告されている．特にCAAが進行すると，巣状分節性糸球体硬化症や縞状線維化が二次的に出現するともいわれている．

3）間接的腎障害機序

薬剤そのものには腎障害性はないが，間接的に非可逆的な腎障害を惹起し，CKD発症機序につながっているのではないかと考えられる薬剤障害が一部の薬剤で想定されている．

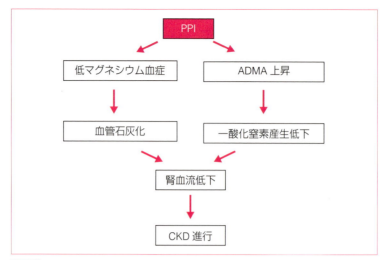

図　PPIの腎障害機序
PPIの腎障害機序としては，低マグネシウム血症，ADMA（asymmetric dimethylarginine）上昇による腎血行動態異常が想定されている．

　近年プロトンポンプ阻害薬（PPI）がCKDの一発症因子である可能性が疫学調査から示唆されている．Lazarusら[4]は，Atherosclerosis Risk in Communities study（ARC study）（n = 10,482）とthe Geisinger Health System（GHS）（n = 248,751）の2つのコホート集団を用いて，PPIとCKD発症との関連を解析している．ARC studyの解析ではCKDの定義としては，末期腎不全というハードアウトカムが用いられている．中央値13.9年の観察期間のARC studyでは，ベースラインでPPIを使用していた症例は，非使用例と比較してCKD発症の調節ハザードは1.50（95％ CI：1.14-1.96）と有意に高かった．この結果は，時間調節補正したPPIとH_2受容体拮抗薬使用者間で比較しても，また，ベースラインのアルブミン尿陽性例を除外しても同じであった．その他，糖尿病，レニン・アルドステロン系阻害薬使用などの要因で調節しても同様な有意差が認められた．さらに驚くべきことに，PPIの使用とAKIの発症に関しても，調節ハザード1.64（95％ CI：1.22-2.21）というリスクが証明された．観察研究であるので直接的にPPIがCKDあるいはAKIを誘発しているかどうかまでは不明であるが，大規模な疫学研究の中からPPIが腎障害を誘発する可能性が示唆された．

　GHSコホートにおける疫学研究では，CKDの定義を糸球体濾過量（GFR）60 mL/分/1.73 m^2未満あるいは末期腎不全発症としているが，ARC studyと同様に調節ハザード比1.17（95％ CI：1.12-1.23）でベースラインPPI使用者にCKD発症が有意に多くみられた．また，PPIを1日2回使用する症例のほうが，1日1回しか使用しない症例より，調節ハザード比が高くなり，1.46（95％ CI：1.28-1.67）に達した．

　この2つの結果は，行政機関データを用いた観察研究から導き出された結論であり，PPIがCKDの直接的原因となることを証明したものではない．しかし，様々な因子を調節した2つのコホート集団における解析が一致した結論に達していることは興味深い点である．ただし，PPI使用例では，322例中56例に末期腎不全が発症し，非使用例では10,160例中1,382例に末期腎不全が発症しており，非使用例に関しては一般人口の中の発症としてはその発症率がやや高い感がある．

　これらの発表をきっかけに，なぜPPIがCKD発症と関連するのか，そのメカニズムについて議論が沸き上がっている．PPIは，血中のマグネシウムレベルを低下させることが知られている．

マグネシウムは血管石灰化抑制に働く因子でもあり，低マグネシウム血症がCKD症例の血管石灰化を促進する可能性が考えられる[5]．また，PPIは一酸化窒素（NO）の産生抑制を誘導するADMA（asymmetric dimethylarginine）の上昇をもたらすことも証明されている[6]．このために腎臓を含む間接的に心血管系障害が進む機序が推測される（図）．いわゆる心腎連関を悪化させるメカニズムをPPIが促進し，CKDが進行するのではないかと想定される．

謝辞

　本総説の作成には，厚生労働科学研究費補助金難治性疾患等政策研究事業（難治性疾患政策研究事業）「難治性腎疾患に関する調査研究」および日本医療研究開発機構研究費（腎疾患対策実用化研究事業）「慢性腎臓病（CKD）進行例の実態把握と透析導入回避のための有効な指針の作成に関する研究」の支援を受けた．

文献

1) 細谷龍雄，他：高齢者における薬物性腎障害に関する研究．厚生労働科学研究腎疾患対策事業「CKDの早期発見・予防・治療標準化・進展阻止に関する調査研究」（研究代表者　今井圓裕）・平成21〜23年度総合研究報告書．2012；24-25．

2) 横山　仁，他：疫学調査（日本腎臓学会レジストリー）報告．厚生労働省科学研究費補助金　難治性疾患等克服事業（難治性疾患等実用化研究事業（腎疾患実用化研究事業））「慢性腎臓病の進行を促進する薬剤等による腎障害の早期診断法と治療法の開発（H25-難治等（腎）-一般-001）」・平成25年度総括・分担研究報告書．2014；9-12，141-148．Am Harris.

3) RC Jr.：Cyclooxygenase-2 inhibition and renal physiology. *J Cardiol* 2002；**89**：10D-17D. PMID：11909556

4) Lazarus B, *et al*.：Proton pump inhibitor use and the risk of chronic kidney disease. *JAMA Intern Med* 2016；**176**：238-246. PMID：26752337

5) Fusaro M, *et al*. Long-term proton pump inhibitor use is associated with vascular calcification in chronic kidney disease：a cross-sectional study using propensity score analysis. *Drug Saf* 2013；**36**：635-642. PMID：23670724

6) Ghebremariam YT, *et al*.：Unexpected effect of proton pump inhibitors：elevation of the cardiovascular risk factor asymmetric dimethylarginine. *Circulation* 2013；**128**：845-853. PMID：23825361

（西　慎一）

総論

B. 診 断

Q5 薬剤性腎障害の診断基準について教えてください．

A 薬剤性腎障害（DKI）は，「原因薬剤の投与により，新たに発症した腎障害，あるいは既存の腎障害のさらなる悪化を認める場合」と定義され，その診断基準は，
①原因薬剤の投与後に新たに発症した腎障害であること．
②薬剤の中止により腎障害の消失，進行の停止を認めること．
①，②があって他の原因が否定できる場合です．
すなわち，診断には臨床経過が必須であり，どの検査マーカー，画像検査，病理組織所見もそれら単独で診断できるものではありません．

薬剤性腎障害の実臨床での診断が困難となる理由

薬剤性腎障害（drug-induced kidney injury：DKI）の診断基準は上記の通りであるが，実臨床においては診断が困難な症例にしばしば遭遇する．その理由には以下があげられる．
①薬剤投与から発症するまで，あるいは薬剤中止してから回復するまでに要する時間が，原因薬剤によって異なる（薬剤の作用特性や発症機序の違いのため）．
②既存の腎障害の存在がある．
③原因薬剤と推定される薬剤を複数投薬されている．
④他の原因，背景疾患が重複している．
⑤原因薬剤を中止して腎障害が固定して改善しなかったり，長期にわたり緩徐に進行する場合がある．
⑥どの診断補助検査も特異的ではない．

薬剤性腎障害の診断の実際

薬剤性腎障害の臨床病型，障害部位および病因の関係を示す（図）．
①まず，腎障害の臨床病型を明らかにし，腎の障害部位を推定する．
　尿異常（血尿，蛋白尿），ネフローゼ症候群，急速進行性糸球体腎炎は糸球体，電解質・酸塩基平衡異常は尿細管の障害をそれぞれ示唆する．急性腎障害，慢性腎障害はいずれの障害部位でも起こりうる．
②臨床経過から，原因薬剤が疑われた場合には，薬剤情報を入手し，合併頻度，臨床病型などを確認する．不明な場合でも過去の報告例を文献検索する．
③可能な限り病因まで追求する．原因薬剤により病因が異なる．病因によって原因薬剤中止後の回復過程も異なるので，予後予測がある程度可能となる．
　病因の推定には，特殊な検査としては，薬剤血中濃度，薬剤誘発性リンパ球刺激試験，血液・尿中好酸球，尿結晶・結石分析，Gaシンチ，腎生検などがある．腎生検は障害部位の確定にも極めて有用である．
④薬剤中止後の臨床経過を評価し，最終的に薬剤性腎障害の確定診断とする．
　コラムに，薬剤性腎障害の各病型の実例を示す．

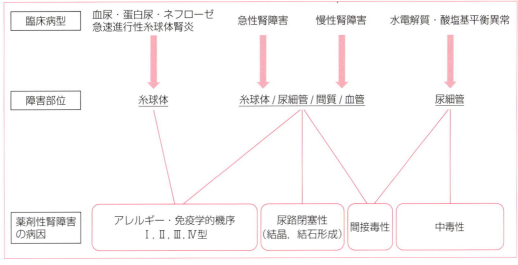

図 薬剤性腎障害の臨床病型，障害部位，病因

📚 文献

・厚生労働省科学研究費補助金　平成 27 年度日本医療開発機構　腎疾患実用化研究事業「慢性腎臓病の進行を促進する薬剤等による腎障害の早期診断法と治療法の開発」薬剤性腎障害の診療ガイドライン作成委員会編：薬剤性腎障害診療ガイドライン 2016. 日腎会誌 58；2016：477-555.

（金子修三）

Column

薬剤性腎障害の各病型の実例

症例1　70 歳代の男性．5 年前から慢性 B 型肝炎に対して抗ウイルス薬アデホビルを内服継続していた．大腿骨頸部骨折で入院した際に低カリウム血症，低リン血症，低尿酸血症，尿糖を指摘された．
臨床病型 電解質異常，障害部位 近位尿細管，病因 中毒性．
　アデホビルは近位尿細管で分泌され排泄されるため，年余にわたる投与で近位尿細管細胞内に蓄積され緩徐に後天性 Fanconi 症候群，リン再吸収障害から骨軟化症を発症した．本症例は薬剤中止後から電解質異常が回復するまで 1 年以上を要した．

症例2　50 歳代の女性．尿路感染に対して，セフェム系抗菌薬を数日間経静脈的投与．2 週間後より発熱，血清クレアチニン（Cr）上昇傾向．次第に乏尿となり血清 Cr8.3mg/dL まで上昇した．Ga シンチで両側腎に集積あり．
臨床病型 急性腎障害，障害部位 間質，病因 アレルギー性機序（Ⅰ/Ⅳ型アレルギー）．ステロイド治療を開始後に速やかに改善した．

症例3　30 歳代の女性．血清 Cr の前値は 0.9 mg/dL．急性腎不全（血清 Cr10.5mg/dL）で紹介．アンジオテンシン Ⅱ 受容体拮抗薬（ARB）を少量内服していた．入院後の精査で代謝性アルカローシスと尿中クロール低値あり．利尿薬（ループ利尿薬とサイアザイド系利尿薬）を他院で内服しており，さらに習慣性嘔吐が判明した．
臨床病型 酸塩基平衡異常と急性腎障害，障害部位 尿細管（遠位），血管（糸球体血流低下），病因 間接毒性．
　利尿薬・習慣性嘔吐による偽性 Bartter 症候群および背景に摂食障害・クロール欠乏を背景に生じた ARB 投与後の急性腎障害であった．ARB 中止と生理食塩水の補液で速やかに回復した．

Q6 薬剤性腎障害ではどんな症状がみられますか？

　薬剤性腎障害では，発症機序や病態によって様々な症状がみられます．糸球体障害型のうち，急性腎障害では乏尿，ネフローゼをきたす場合は全身浮腫，体重増加，半月体形成性腎炎をきたす場合は血尿，軽度蛋白尿を呈します．尿細管障害型で急性腎障害をきたす場合は乏尿が生じます．急性尿細管間質性腎炎の場合は発熱，皮疹を伴う場合があります．尿細管障害型で遠位尿細管障害をきたす場合は口渇，多飲，多尿，夜間多尿を認めます．電解質異常を伴う場合は精神症状，神経症状を認めることがあります．尿路閉塞型の場合は乏尿，背部痛，腹痛がみられます．

● 薬剤性腎障害における症状発現のメカニズム

　薬剤性腎障害には，様々な発症機序・障害部位により，多様な病態があるが，各々の病態に沿った症状が出現する．薬剤性腎障害の発症機序・病態とその原因薬剤，症状について表にまとめた．詳細は各論の各項を参照のこと．

1）中毒性腎障害

①糸球体障害（急性腎障害）：血栓性微小血管症（TMA）（Q35，42，44）

　腎微小血管の内皮細胞障害が起こり，血小板と凝固系が活性化．微小血管内に血栓が多発し，赤血球が微小血栓により破壊され，溶血性貧血が発症，罹患臓器障害が進行する病態．薬剤の他，感染，自己免疫，高血圧など多数の発症原因がある．罹患臓器は腎に限らず，中枢神経系など多岐にわたる．

　症状　TMAによる急性腎障害，神経障害，溶血性貧血，血小板減少などを反映して，尿異常の記載は，血尿，タンパク尿など乏尿，神経症状，全身倦怠感，労作時息切れ，紫斑など．

②尿細管障害（急性腎障害）：急性尿細管壊死（Q20，21，22，23，36，37，46〜52）

　急性尿細管壊死は，投与薬剤による直接障害により（中毒性腎障害），また，低血圧に起因する腎低灌流により生じる（間接毒性），尿細管細胞障害と機能障害である．組織局所の酸素分圧の低さと代謝需要（Na再吸収）の高さから，近位尿細管S3 segmentと腎髄質のヘンレループ（太い上行脚）に起こりやすい．尿細管障害の後，GFRが低下し腎不全になる．

　症状　乏尿，食欲不振など．

③尿細管障害（慢性腎障害）：慢性間質性腎炎・近位尿細管障害・遠位尿細管障害（Q16，19，23，25，27，44，158）

　慢性間質性腎炎：薬剤の長期使用により，慢性間質性腎炎をきたす．アセトアミノフェン大量投与による腎乳頭壊死も慢性腎障害である．近位尿細管障害は，近位尿細管の再吸収障害であり，Fanconi症候群，遠位尿細管障害は集合管の機能障害であり，尿濃縮力障害をきたす．

　症状　遠位尿細管障害の場合，多飲，多尿，夜間多尿，電解質異常．近位尿細管障害が合併すれば，尿糖，アミノ酸尿，電解質異常がみられる．

2）アレルギー・免疫学的機序

①尿細管障害（急性腎障害）：急性尿細管間質性腎炎（AIN）（Q16，20）

　腎機能の悪化以外に発熱や皮疹など全身症状が出現するのが特徴．末梢血中の好酸球増多や腎尿細管間質への好酸球浸潤を認める．

　症状　乏尿，発熱，皮疹，関節痛，腰痛，腎機能悪化，軽度蛋白尿，末梢血好酸球増多．

Q6 薬剤性腎障害ではどんな症状がみられますか？

表 薬剤性腎障害の発症機序・病態と症状

発症機序	臨床病型	病態	主要薬剤	症状
中毒性	急性腎障害，慢性腎不全	急性尿細管壊死，尿細管萎縮	アミノグリコシド系抗菌薬，白金製剤，ヨード造影剤，バンコマイシン	乏尿，食欲不振
	慢性腎不全	慢性間質性腎炎・腎乳頭壊死（鎮痛薬腎症）	非ステロイド性抗炎症薬（NSAIDs），アセトアミノフェン，重金属，アリストロキア酸	浮腫，息切れ，夜間多尿
	急性腎障害	血栓性微小血管症	マイトマイシンC，抗血小板薬，カルシニューリン阻害薬，VEGF阻害薬，キニン，IFNα	乏尿，神経症状，全身倦怠感，息切れ，紫斑
	近位尿細管障害（Fanconi症候群）	近位尿細管での各種障害	重金属，期限切れテトラサイクリン，抗がん薬，アミドグリコシド系抗菌薬，抗ウイルス薬	尿糖，アミノ酸尿，電解質異常
	遠位尿細管障害（濃縮力障害）	集合管での各種障害	リチウム製剤，アムホテリシンB，ST合剤，カルシニューリン阻害薬	多飲，多尿，高Na血症
アレルギー・免疫学的機序	急性腎障害	急性尿細管間質性腎炎	抗菌薬，H₂受容体拮抗薬，NSAIDsなど多数	乏尿，軽度蛋白尿，微熱，皮疹，好酸球増多
	ネフローゼ	微小変化型ネフローゼ	金製剤，D-ペニシラミン，NSAIDs，リチウム製剤，IFNα	大量蛋白尿，浮腫，体重増加
	タンパク尿～ネフローゼ	膜性腎症	金製剤，D-ペニシラミン，ブシラミン，NSAIDs，カプトプリル	
	急性腎障害～慢性腎不全	半月体形成性腎炎	D-ペニシラミン，ブシラミン	血尿，蛋白尿
		ANCA関連血管炎	プロピルチオウラシル，アロプリノール，D-ペニシラミン	血尿，蛋白尿，微熱，全身倦怠感
間接毒性	急性腎障害	腎血流量の低下に併発する急性尿細管障害 腎血流障害の遷延による急性尿細管壊死	NSAIDs，RA系阻害薬（ACEI，ARB，抗アスドステロン薬）	乏尿，食欲不振
		横紋筋融解症による尿細管障害・尿細管壊死	向精神病薬，スタチン，フィブラート	全身倦怠感，筋痛，脱力，乏尿
	電解質異常（低ナトリウム血症/低カリウム血症）	主に遠位尿細管障害	NSAIDs，利尿薬，シクロホスファミド，	口渇，多尿，夜間多尿，筋力低下
	電解質異常（低マグネシウム血症）	近位尿細管障害	シスプラチン，血管新生阻害薬（チロシンキナーゼ阻害薬，VEGF阻害薬）	嗜眠，振戦，テタニー，けいれん，不整脈
	多尿	高カルシウム血症による浸透圧利尿	ビタミンD製剤，カルシウム製剤	口渇，多尿，夜間多尿
	慢性腎不全	慢性低カリウム血症による尿細管障害	利尿薬，緩下薬	口渇，多尿，夜間多尿
尿路閉塞性	急性腎障害，水腎症	尿酸結石による尿細管閉塞	抗がん薬による腫瘍崩壊症候群	血尿，乏尿，背部痛，腹痛
	急性腎障害	結晶形成性薬剤による尿細管閉塞	抗ウイルス薬，抗菌薬の一部，メトトレキサート，トピラマート	血尿，乏尿，背部痛，腹痛

（文献1，p.2表1を一部改変）

②糸球体障害（急性腎障害，ネフローゼ）：微小変化型ネフローゼ(MCNS)，膜性腎症(MN)，半月体形成性腎炎(CrGN)，ANCA 関連血管炎(AAV)（Q17，60，61）

MCNS，MN では大量蛋白尿により，腎前性腎不全をきたすことがある．CrGN/AAV ではネフローゼレベルの蛋白尿が出現することは少ない．

症状　MCNS，MN では大量蛋白尿，浮腫，体重増加，CrGN，AAV では顕微鏡的血尿，軽度蛋白尿，微熱，倦怠感．

3）間接毒性

①尿細管障害（急性腎障害）：腎血流低下と横紋筋融解症による急性尿細管障害・急性尿細管壊死（Q16，28，29，31，32，63，64）

薬剤による腎低灌流と横紋筋融解症が原因となる急性尿細管障害．横紋筋融解症では，ヘム色素が，尿管腔の閉塞，近位尿細管細胞に対する直接毒性，血管れん縮による腎低灌流の原因となり，急性尿細管障害，急性尿細管壊死をきたすと考えられている．

症状　乏尿，食欲不振，横紋筋融解症では，全身倦怠感，筋痛，脱力も出現．

②尿細管障害（電解質異常）：低ナトリウム血症・低カリウム血症・低マグネシウム血症・高カルシウム血症（Q30，35，42，55，57，58）

各電解質異常により症状は異なる．

症状　低ナトリウム血症：尿量低下，人格変化，嗜眠など．低カリウム血症：多尿，夜間多尿，筋力低下，四肢麻痺，けいれん．低マグネシウム血症：嗜眠，振戦，テタニー，けいれん，不整脈など．高カルシウム血症：多尿．

4）尿路閉塞性

①尿細管閉塞（急性腎障害）：尿酸結石・結晶形成性薬剤による尿細管閉塞（Q22，35，39〜41）

抗がん薬投与後の腫瘍崩壊により，尿酸産生が亢進し，尿中尿酸濃度が上昇し結晶化．尿細管腔，尿路を閉塞し，急性腎障害を引き起こす．その他，結晶形成性薬剤も同様に急性腎障害の原因となる．尿酸は酸性尿で結晶化が促される．

症状　血尿，乏尿，背部痛，腹痛，排尿時痛．

文献

1）厚生労働省科学研究費補助金　平成 27 年度日本医療開発機構　腎疾患実用化研究事業「慢性腎臓病の進行を促進する薬剤等による腎障害の早期診断法と治療法の開発」薬剤性腎障害の診療ガイドライン作成委員会編：薬剤性腎障害診療ガイドライン 2016．日腎会誌 58：2016：491-508．

2）Jefferson JA, *et al.*：Pathophysiology and Etiology of Acute Kidney Injury. In Floege J, Johnson RJ, Feehally J（eds），Comprehensive Clinical Nephrology. 4th ed. ELSEVIER SAUNDERS, St. Louis, 2010；p.797-812.

（梶山　浩）

Q7 尿中好酸球検査はどのような薬剤性腎障害の診断に有用ですか？

A 尿中好酸球は，アレルギー性機序による薬剤性の急性尿細管間質性腎炎(AIN)で検出される場合があります．検出率は高くないですが，急性腎障害(AKI)症例において，尿中好酸球が検出された場合には，急性尿細管壊死(ATN)を除外し，アレルギー性機序のAINを疑う根拠となります．

● 尿中好酸球検査について

尿中好酸球検査という保険収載名はなく，尿沈査または尿細胞診で行う．尿中好酸球を高感度で検出するための標準的な染色はHansel染色とされているが，実地臨床では，尿中好酸球の検出方法の質的(尿沈査，細胞診，染色方法)および量的(尿中白血球における比率)などの判定基準はなく，各施設の方法で定性的に行われているのが現状である[1]．

● どのような疾患に尿中好酸球が陽性になるか？

尿中好酸球の陽性所見は，腎実質への好酸球浸潤を反映している場合が多く，大部分がアレルギー性機序の薬剤性急性尿細管間質性腎炎(acute tubulointerstitial nephritis：AIN)からの知見である．一方，喘息や全身性のアレルギー性疾患や他の腎疾患(糸球体腎炎，急速進行性糸球体腎炎)，コレステロール塞栓症，(好酸球性)間質性膀胱炎，前立腺炎，寄生虫，尿路結石，悪性腫瘍などでも検出される場合がある．

● どのような場合に尿中好酸球検査が有用か？

尿中好酸球検査の有用性は，Galpin(1978年)[2]，Linton(1980年)[3]らの薬剤性AINの症例集積研究の報告から広まった．ついでNolan[4](1986年)らが，以前のWright染色から現在の標準染色法であるHansel染色を用いることで尿中好酸球の検出率が上がり，かつ好酸球尿がAINと急性尿細管壊死(acute tubular necrosis：ATN)との鑑別に有用であると報告した．さらにMuriithi[5](2013年)らは腎生検が施行された急性腎障害(acute kidney injury：AKI)566症例を対象とした横断研究で尿中好酸球検出による病理組織診断の診断精度を報告した．この報告では偽陰性率がかなり高い(55.2〜80.2%)ものの，AINとATNを鑑別する場合には陽性的中率が上がった(14.7〜30%→56.5〜75%)．

尿中好酸球検査の有用性としては，①AKIの鑑別において，②(検出率は高くないものの)検出された場合には，ATNを除外して，薬剤性を含むアレルギー性機序のAINを疑う根拠となる，である．

● 薬剤性AINを疑い，尿中好酸球が検出された場合の治療方針は？

原因薬剤を中止した後でも腎障害が遷延・悪化する場合がある．薬剤性尿細管間質性腎炎の全体としては，原因薬剤中止のみと比較してステロイド投与が腎予後の改善にどれだけ寄与するかのエビデンスは十分でない．しかしながら，尿中好酸球検査が陽性となるようなアレルギー性機序の薬剤性AINでは，ステロイドが著効する症例が多い(Column参照)．尿中好酸球検査が陽性となった場合にはステロイド治療を開始する根拠となりうる．

尿中好酸球検査は，薬剤性 AIN の早期の診断マーカーになりうるか？

過去の報告では腎機能低下例で原因鑑別のために検査されており，また腎機能が低下した後に遅れて検出された報告もあることから，早期の診断マーカーとしての有用性は現時点で明らかでない．

文献

1) 厚生労働省科学研究費補助金　平成 27 年度日本医療開発機構　腎疾患実用化研究事業「慢性腎臓病の進行を促進する薬剤等による腎障害の早期診断法と治療法の開発」薬剤性腎障害の診療ガイドライン作成委員会編，薬剤性腎障害診療ガイドライン 2016，日腎会誌 2016；**58**：477-555.
2) Galpin JE, et al.：Acute interstitial nephritis due to methicillin. Am J Med 1978；**65**：756-765. PMID：707534
3) Linton AL, et al.：Acute interstitial nephritis due to drugs：Review of the literature with a report of nine cases. Ann Intern Med 1980；**93**：735-741. PMID：7212486
4) Nolan CR 3rd, et al.：Eosinophiluria──a new method of detection and definition of the clinical spectrum. N Engl J Med 1986；**315**：1516-1519. PMID：2431414
5) Muriithi AK, et al.：Utility of urine eosinophils in the diagnosis of acute interstitial nephritis. Clin J Am Soc Nephrol 2013；**8**：1857-1862. PMID：24052222

（金子修三）

Column

抗菌薬によるアレルギー性機序の AIN の症例提示

50 歳代男性．細菌性肺炎に対してニューキノロン系抗菌薬（レボフロキサシン）内服を開始したが気分不快のため 2 日で中止．薬剤中止から 1 週間経ても発熱が持続，腎障害，肝障害が進行した．尿中好酸球検査（尿細胞診で確認）は陽性であった．腎生検時血清 Cr 7.8 mg/dL．病理組織所見では尿細管間質に著明な好酸球の浸潤を認めた（図 1）．ステロイド開始後から腎機能は速やかに回復した（図 2）．本症例のように好酸球尿を伴う薬剤性 AIN はステロイドが著効する可能性が高い．

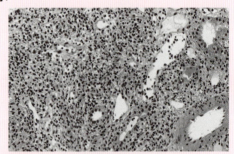

図 1　著明な好酸球浸潤を伴う AIN

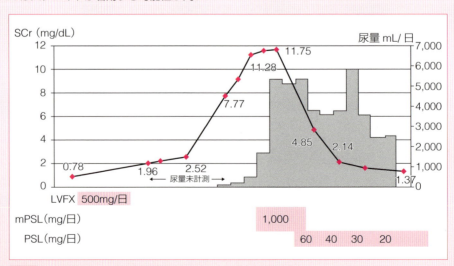

図 2　薬剤性 AIN 症例の臨床経過

Q8 尿細管障害マーカー検査（尿中 NAG，L-FABP）は，どのような薬剤性腎障害に有用ですか？

A 尿細管障害をきたす薬剤（抗菌薬，抗がん薬，鎮痛解熱薬，ヨード造影剤，漢方薬，免疫抑制薬など）による薬剤性腎障害の早期診断に有用である可能性があります．

● ガイドラインでの取り扱い

『薬剤性腎障害診療ガイドライン 2016』では，「尿細管障害の早期発見には尿 NAG，L-FABP 等が参考になる．」と記載されている[1]．

『がん薬物療法時の腎障害診療ガイドライン 2016』では，推奨グレードは，「行うことを弱く推奨する（提案する）」とされている[2]．

尿検査は，血液検査と異なり患者への侵襲は極めて低い．尿細管障害をきたす薬剤による薬剤性腎障害の早期診断のために，尿中 NAG，尿中 L-FABP の測定を検討することは重要である．

● ネフロンの各部位におけるおもな原因薬剤とその障害を反映する尿細管マーカー

薬剤性腎障害の診断は，まず薬剤を腎障害の原因として疑うことからはじまる．各薬剤により障害されやすいネフロン部位は異なり，またその障害を反映する尿中マーカーも異なることが報告されている[3]（図）．疑わしい薬剤が，ネフロンのどの部位を障害するのかがわかれば，その部

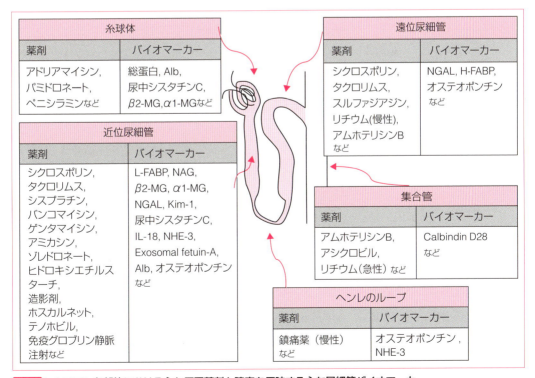

図 ネフロン各部位における主な原因薬剤と障害を反映する主な尿細管バイオマーカー

（文献 3 より改変）

位に応じた尿細管マーカーを測定することで，原因薬剤を同定することができる．また，複数の被疑薬がある場合の鑑別にも有用と考えられる．しかし，一部の尿細管マーカーは保険収載されておらず，実用的でない．

尿中 NAG（N-アセチル-β-D-グルコサミニダーゼ）

尿中 NAG は，細胞質内のライソゾーム中に含まれる糖蛋白分解酵素の 1 種で，人体に広く分布しているが，腎臓では特に近位尿細管に多く含まれており，正常ではごく少量のみが尿中に排泄される．尿中 NAG は尿細管障害の程度が軽い，試験紙法の蛋白尿が陰性の時期から上昇するといわれ，尿細管が障害されると尿細管上皮細胞から尿細管腔内に逸脱し，薬剤性腎障害では，鉛・カドミウム・溶媒・造影剤・アミノグリコシド系抗菌薬・抗てんかん薬・腎毒性抗がん薬・NSAIDs 等により排泄上昇する．例えば，シスプラチンによる急性腎障害でも顕著な上昇が報告されている[4]．糸球体障害でも上昇するといわれている[5]．

また，すでに GFR が 30～50 までに低下した病態では上昇し，一方で高度の腎障害では尿細管上皮細胞数が減少するため，NAG の値は上昇しない．NAG の値が正常だからといって障害がないとはいえないことに注意が必要である．

尿中 L-FABP（human L-type fatty acid binding protein）

尿中 L-FABP は，2011 年に保険収載された日本発の尿中マーカーで，急性腎障害（AKI）や CKD の尿細管障害の診断に保険適用がある．尿中 L-FABP は，様々な尿細管障害物質による腎障害において，早期に上昇することから，腎障害の早期診断に有用である可能性がある[6,7]．

1）造影剤

Manabe らの報告によると[8]，尿中 L-FABP は，造影剤腎症を発症した群では，造影剤投与前の段階で有意に高い値を示し，カットオフを 24 μg/gCr とすると，ROC 曲線では，感度 82％，特異度 69％であった（一方，Cr と尿中 NAG は投与 1 日後で有意な上昇を認めた）．この結果から，尿中 L-FABP は，造影剤投与前に造影剤腎症の発症リスクが高い患者を判別できると考えられる．また，造影剤腎症発症群では，血清クレアチニン（SCr）上昇より早期に尿中 L-FABP が上昇することが報告されており，尿中 L-FABP は，造影剤腎症の早期診断にも有用である可能性がある[9,10]．

2）抗がん薬

抗がん薬の 1 つであるシスプラチンによる薬剤性腎障害において，尿中 L-FABP は，シスプラチン投与が low dose であっても，投与 2 時間でコントロールよりも有意に上昇したことが報告されている[11]．尿中 L-FABP は，シスプラチン腎症の早期診断に有用である可能性がある．

3）漢方薬（中国ハーブ）

漢方薬の中には，AKI を発症する薬もあり（漢方薬（中国ハーブ）腎症），その原因物質は，アリストロキア酸であることが知られている．アリストロキア酸は，近位尿細管への直接的作用により，または腎微小循環を障害し，尿細管低酸素を誘導することで，尿細管障害を起こす．Matsui らは，アリストロキア酸による急性腎障害モデルを作成し，腎障害の程度と尿中 L-FABP の関係を検討した[12]．その結果，尿中 L-FABP は，アリストロキア酸による急性尿細管壊死，尿細管間質障害，線維化の程度と有意に相関した．この結果から，尿中 L-FABP は，漢方薬（ハーブ）腎症の診断や重症度評価に有用である可能性がある．

4）NSAIDs

Tanaka らは[13]，セレコキシブ投与による NSAIDs 腎障害モデルでは，尿中 L-FABP は 24 時間後から上昇し，その後，1 週間高値を維持したことを報告している．NSAIDs を服用中の患者に

は，定期的な尿中 L–FABP 測定が重要である可能性がある.

5）抗菌薬

学会報告では，ゲンタマイシン，アムホテリシン B による腎障害の診断に，尿中 L–FABP の有用性が報告されている.

尿中 L-FABP 測定法について

従来，尿中 L–FABP 測定法は，サンドイッチ ELISA 法であったが，結果報告までに数時間，数日を要していた.最近開発されたラテックス凝集比濁法や化学発光酵素免疫測定法では，約 30 分程度という短時間で測定結果を出せるようになり，緊急検査時にも対応できるようになった.なお，これら 3 つの測定法は，完全に標準化がなされている.

おわりに

通常，腎障害は，SCr の異常な増加で診断されるが，薬剤によっては，尿細管でのクレアチニン排泄が抑制され，腎機能低下はないにもかかわらず，SCr が増加する場合もある[14].薬剤投与後に，SCr 上昇をみた際には，尿中 NAG や尿中 L–FABP を含めた尿検査を行い，真の腎組織障害，腎機能障害であることを確認する.また，SCr が基準値内であっても，わずかな上昇が薬剤性腎障害を示している可能性もある.このような場合にも，尿マーカーをみることが，腎障害を早期に診断するのに有用である.

文献

1）厚生労働省科学研究費補助金　平成 27 年度日本医療開発機構　腎疾患実用化研究事業「慢性腎臓病の進行を促進する薬剤等による腎障害の早期診断法と治療法の開発」薬剤性腎障害の診療ガイドライン作成委員会編：薬剤性腎障害診療ガイドライン 2016.日腎会誌 58；2016：477-555.

2）日本腎臓学会，他編：CQ2 抗がん薬による AKI の早期診断にバイオマーカーによる評価は推奨されるのか？　がん薬物療法時の腎障害診療ガイドライン.ライフサイエンス出版，2016；8-14.

3）Bonventre JV, *et al.*：Next–generation biomarkers for detecting kidney toxicity. *Nat Biotechnol* 2010；**28**：436-440. PMID：20458311

4）Hartmann JT1, *et al.*：A randomized trial comparing the nephrotoxicity of cisplatin/ifosfamide–based combination chemotherapy with or without amifostine in patients with solid tumors. *Invest New Drugs* 2000；**18**：281. PMID：10958599

5）湯澤由紀夫，他：尿中 NAG，尿中 β_2 ミクログロブリン―尿細管障害・AKI とバイオマーカー.日内会誌 2008；**97**：971-978.

6）Kamijo–Ikemori A, *et al.*：Roles of human liver type fatty acid binding protein in kidney disease clarified using hL–FABP chromosomal transgenic mice. *Nephrology* 2011；**16**：539-544. PMID：21504508

7）Kamijo A, *et al.*：Urinary fatty acid–binding protein as a new clinical marker of the progression of chronic renal disease. *J Lab Clin Med* 2004；**143**：23-30. PMID：14749682

8）Manabe K, *et al.*：Urinary liver–type fatty acid–binding protein level as a predictive biomarker of contrast–induced acute kidney injury. *Eur J Clin Invest* 2012；**42**：557-563. PMID：22070248

9）McMahon BA, *et al.*：Urinary liver fatty acid–binding protein：another novel biomarker of acute kidney injury. *Kidney Int* 2010；**77**：657-659. PMID：20354549

10）Nakamura T, *et al.*：Urinary excretion of liver–type fatty acid–binding protein in contrast medium–induced nephropathy. *Am J Kidney Dis* 2006；**47**：439-444. PMID：16490622

11）Negishi K, *et al.*：Monitoring of urinary L–type fatty acid–binding protein predicts histological severity of acute kidney injury. *Am J Pathol* 2009；**174**：1154-1159. PMID：19264903

12）Matsui K, *et al.*：Renal liver–type fatty acid binding protein（L–FABP）attenuates acute kidney injury in aristolochic acid nephrotoxicity. *Am J Pathol* 2011；**178**：1021-1032. PMID：21356355

13）Tanaka T, *et al.*：Urinary human L–FABP is a potential biomarker to predict COX–inhibitor–induced renal injury. *Nephron Exp Nephrol* 2008；**108**：e19-26. PMID：18182783

14）Matsui K, *et al.*：Urinary human L–FABP is a potential biomarker to predict COX–inhibitor–induced renal injury. *Nephrology*（Carlton）2015；**20**：843-848. PMID：18182783

（久道三佳子，池森（上條）敦子，柴垣有吾）

総論

Q9 炎症核医学検査（ガリウムシンチグラフィ）は，どのような薬剤性腎障害の診断に有用ですか？

薬剤性腎障害のなかでもアレルギーあるいは免疫学的機序によって引き起こされる急性尿細管間質性腎炎の診断に有用です．また，急性尿細管壊死との鑑別の補助や，腎生検が困難である場合での代替検査としても有用です．

● 薬剤性腎障害の発生機序（表）

薬剤性腎障害の発生機序には大きく 4 つの分類があり，①用量依存性の中毒性腎障害，②アレルギーあるいは免疫学的機序による急性尿細管間質性腎炎，③薬剤による電解質異常，腎血流減少などを介した間接毒性，④薬剤による結晶形成，結石形成による尿路閉塞性腎障害である．この中でも，②急性尿細管間質性腎炎において，ガリウムシンチグラフィを撮像すると両腎へ強い集積を認める．急性尿細管間質性腎炎はⅠ～Ⅳ型すべてのアレルギーが関与し，薬剤性腎障害の約半数を占めるともいわれている[1,2]．

● ガリウムシンチグラフィの有用性

薬剤に起因する急性尿細管間質性腎炎と急性尿細管壊死との鑑別において，急性尿細管壊死では腎臓に集積を認めず，強く集積を認める場合には急性尿細管間質性腎炎の診断に有用である[3]．また，確定診断の際に腎生検が検討されることもあるが，腎生検の実施が困難な場合に代替検査として有用である[4]．

ガリウムシンチグラフィにおける感度と特異度については，感度が100％であったという報告がある一方で58％，69％しかなかったという報告もある．また，特異度については50～60％という報告がある[5,6]．さらに，腎臓への集積の強さによっても感度と特異度は変動し，集積が脊椎と同等で感度87％，特異度55％であるのが，肝臓以上に取り込まれ強く集積する場合には感度17％，特異度100％であったといった報告もある[7]．

● ガリウムシンチグラフィとは

ガリウムシンチグラフィは放射性医薬品であるクエン酸ガリウム（^{67}Ga）を静脈投与した後，ガンマカメラで撮像し，腫瘍や炎症がどの部位にあるのかを調べる検査である．1968 年に世界ではじめて Edward と Hayes らが悪性リンパ腫である Hodgkin 病患者に撮像を行い，病変のある頸部リンパ節に^{67}Ga が著明に集積したということを報告している[8]．それ以降，腫瘍シンチグラフィ

表　薬剤性腎障害の発生機序

中毒性	急性尿細管壊死，血栓性微小血管症，尿細管細胞障害，Fanconi症候群，慢性間質性腎炎
アレルギー，免疫学的機序	急性尿細管間質性腎炎，膜性腎症，抗糸球体基底膜腎炎，MPO-ANCA関連血管炎症候群，半月体形成性腎炎
間接毒性	腎血流減少（腎前性腎不全），横紋筋融解症，高カルシウム血症，慢性低カリウム血症
尿路閉塞性	腫瘍崩壊症候群，結晶形成性薬剤

製剤として用いられ，悪性腫瘍の診断に使用されている．また，炎症にも集積するため不明熱の局在診断やサルコイドーシスなどの炎症性疾患の診断にも利用されている．

ガリウム集積のメカニズム

^{67}Ga の集積機序については諸説あるが，なかでも有力なのが Larson の説[9]である．血液中のトランスフェリンと^{67}Ga が結合し複合体を形成して，腫瘍細胞に存在するトランスフェリンレセプターを通じて細胞内に取り込まれるとされる．それ以外には，トランスフェリンの代わりに，乳汁や唾液，涙液などの外分泌液中のラクトフェリンと結合して細胞内に取り込まれるとも考えられている．

炎症時の^{67}Ga の取り込みについては，炎症部の好中球内にあるラクトフェリンと結合して細胞内への取り込みが促進するという説や，炎症により血流が増加することに伴う集積の亢進といった説もあるが不明な点が多い[5]．

ガリウムシンチグラフィの注意点

半減期が約78時間の^{67}Ga を使用する．施設によって異なるが，^{67}Ga を静注して48時間から72時間後に撮像を行う．生理的集積部位としては涙腺，唾液腺，鼻腔，肝臓，肺門部，胸骨，男性外陰部，女性乳腺，骨髄などがある．撮像時の注意点としては，便による腸管内集積があり，これを避けるため前処置で下剤を使用することも検討する．また，Gd-DTPA が影響するといった報告があり，造影 MRI 検査を同日に行うことは避けたほうがよい[10]．なお，透析による影響はないとされている[11]．

Column

PET 検査

F-2-デオキシ-2-フルオロ-D-グルコース（FDG）を用いたポジトロン断層撮影（PET 検査）は，これまでの数々の臨床研究により診療にきわめて有用な検査法であることが確認され，2002年4月にはがんを中心とする12疾患に対する FDG-PET が健康保険診療として採用された．

FDG はブドウ糖の C_2 位の水酸基 ^{18}F で置換した化合物であり，ブドウ糖と同様にグルコーストランスポータにより細胞内に取り込まれ，ヘキソキナーゼによりリン酸化される．リン酸化されたブドウ糖は解糖系を進み，最終的に水と二酸化炭素に分解されるが，FDG はリン酸化されると代謝されず細胞内に蓄積する．FDG の ^{18}F は γ 線を発生し，それを捉え画像化したものが PET である．

炎症・感染巣では活性化された炎症性細胞のブドウ糖消費量は非活性化状態の数十倍に増加するときもあり，FDG が炎症組織に高度に集積する機序であると考えられている．現時点で保険適応外ではあるが，薬剤性の急性尿細管間質性腎炎の診断においても，FDG-PET が有効であると報告も散見される[12,13]．

文献

1）城謙　輔，他：薬剤性腎障害の病理．日腎会誌 2012；**54**：958-971.

2）武井　卓，他：腎機能低下をきたす薬剤性腎障害．日腎会誌 2012；**54**：985-990.

3）Joaquim AI, *et al*.：Ga-67 scintigraphy in the differential diagnosis between acute interstitial nephritis and acute tubular necrosis：an experimental study. *Nephrol Dial Transplant* 2010；25：3277-3282. PMID：20348147

4) Shibasaki T, et al.：Clinical characterization of drug-induced allergic nephritis. *Am J Nephrol* 1991；**11**：174-180. PMID：1962663
5) Perazella MA：Diagnosing drug-induced AIN in the hospitalized patient：a challenge for the clinician. *Clin Nephrol* 2014；**81**：381-388. PMID：24691017
6) Edwards CL, et al.：Gallium67 scintigraphy in the diagnosis of acute renal disease. *Clin Nephrol* 1985；**24**：84-87. PMID：3862487
7) Graham F, et al.：The use of gallium-67 scintigraphy in the diagnosis of acute interstitial nephritis. *Clin Kidney J* 2016；**9**：76-81. PMID：26798465
8) Edwards CL, et al.：Tumor scanning with 67Ga citrate. *J Nucl Med*. 1969；**10**：103-105. PMID：5784705
9) Larson SM, et al.：A transferrin-mediated uptake of gallium-67 by EMT-6 sarcoma. I. Studies in tissue culture. *J Nucl Med* 1979；**20**：837-842. PMID：541730
10) Hattner RS, et al.：EGallium-67/stable gadolinium antagonism：MRI contrast agent markedly alters the normal biodistribution of gallium-67. *J Nucl Med* 1990；**31**：1844-1846. PMID：2121916
11) Marlette JM, et al.：Effect of hemodialysis on gallium-67-citrate scanning. *Clin Nucl Med* 1980；**5**：401-403. PMID：7408357
12) Katagiri D, et al.：Positron emission tomography combined with computed tomography（PET-CT）as a new diagnostic tool for acute tubulointerstitial nephritis（AIN）in oliguric or haemodialysed patients. *NDT Plus* 2010；**3**：155-159.
13) Perasella MA.：Diagnosing drug-induced AIN in the hospitalized patient：A challenge for the clinician. *Clin Nephrol* 2014；**81**：381-388. PMID：24691017

（高瀬健太郎，伊藤孝史）

 腎生検はどのような薬剤性腎障害の診断に有用ですか？

 臨床的に薬剤性腎障害が疑われた場合，基本的に当該薬剤を中止し，腎機能障害の改善が得られれば，被疑薬が同定され，腎生検は不要です．しかし，当該薬剤を中止した後も回復しない腎機能障害や血尿・蛋白尿例，あるいは何らかの理由により当該薬剤の中止が不可能な場合は腎生検の適応と考えられます．

薬剤性腎障害における腎生検の意義

　一般に腎機能障害や血尿・蛋白尿がみられた場合，腎生検により腎病理組織を正確に評価することで，治療方針の決定や治療予後の推定が可能になる．臨床的に薬剤性腎障害が疑われた場合，基本的に当該薬剤を中止することで腎機能障害の改善が確認できれば，被疑薬も同定され，腎生検は不要と判断される．しかし，当該薬剤中止後も回復しない腎機能障害例，血尿・蛋白尿例あるいは何らかの理由により当該薬剤が中止不可能な場合は，腎生検により他疾患との鑑別を行い，治療方針の決定や予後予測を行うことが適当と考えられる．

薬剤性腎障害における腎生検による他疾患との鑑別

　薬剤性腎障害患者に対し，腎生検の有無に関する2群間比較での有効性の検討はない．また，腎生検の合併症の頻度に関しても，糸球体腎炎やネフローゼ症候群と比較した検討はない．よって，腎生検の有用性を示す文献はコホート研究にとどまり，エビデンスグレードは弱いが，腎生検による確定診断は他の疾患との鑑別に有用と考えられる．たとえば，リウマチ性疾患でのエタネルセプトやアダリムマブ，インフリキシマブなど生物学的製剤による自己免疫性腎障害[1]では，血管炎を伴う場合は末期腎不全に至る例や死亡例が多く，臨床徴候と腎組織評価に応じた治療をすべきである．HIV患者での薬剤性腎障害[2]は，腎生検で診断した尿細管炎の79.3％（23/29例），間質性腎炎の26.7％（8/30例）が薬剤性と診断され，HIV治療薬であるテノホビルやシドホビルのほか，バンコマイシンやリファンピシンなどが被疑薬であり，感染や悪性腫瘍に関連した腎炎と

の鑑別に腎生検が有用であった．血管内皮増殖因子（VEGF）阻害薬による腎障害[3]は，血栓性微小血管症（TMA）や急性尿細管壊死をきたすため，腎組織の評価は安全に同剤を継続できるかの判断材料となりうる．加えて，CKD患者に合併した急性腎障害[4]では，104例の腎生検症例のなかで，30.8％が薬剤性急性尿細管間質性腎炎，4.8％で薬剤性急性尿細管壊死と診断されており，原疾患の増悪との鑑別にも腎生検は有用と考えられる．

薬剤性腎障害における腎生検がもたらす予後予測と治療方針

組織障害の程度，特に間質性腎炎において組織浸潤している炎症細胞の種類（好酸球，リンパ球，単球）や範囲からアレルギーの関与やステロイド療法の有効性を推測することや，間質線維化の程度から腎機能の予後やステロイド療法の反応性を推測することが可能である．Bhaumikらは，薬剤性間質性腎炎において，尿細管萎縮および間質線維化の存在が腎予後不良と関連することを報告している[5]．ただし，腎生検は腎萎縮や出血傾向がみられる場合や安静を保てない患者などでは安全な腎生検の施行は困難である．その場合の代替検査として薬剤によるリンパ球幼若化試験（DLST）や核医学検査（ガリウムシンチグラフィ）が有用である[6]．

薬剤に特徴的な腎組織所見（表）

薬剤による腎機能障害例では，病変部位や組織病変の内容に薬剤ごとの特徴を有するため，確定診断には腎生検が有用である．また，血尿・蛋白尿例において，組織像に薬剤性を確信する特徴的病変はなくても，当該薬剤による典型的な糸球体病変と一致する場合には薬剤性腎障害の診

表　薬剤に特徴的な腎組織所見

原因薬剤	代表的な腎組織像
NSAIDs	急性アレルギー性間質性腎炎
	急性尿細管壊死
	微小変化群
金製剤	膜性腎症
	メサンギウム増殖性腎炎
	微小変化群
ブシラミン	膜性腎症
インターフェロンα	微小変化群
TNFα阻害薬	ループス腎炎
	半月体形成性腎炎
	膜性腎症
	微小変化群
チアマゾール，プロピルチオウラシル	半月体形成性腎炎（MPO-ANCA陽性）
白金製剤（シスプラチン）	急性尿細管壊死
プロトンポンプ阻害薬	急性アレルギー性間質性腎炎
リファンピシン	急性アレルギー性間質性腎炎
	急速進行性糸球体腎炎
VEGF阻害薬	血栓性微小血管症
	急性尿細管壊死
アミノグリコシド系抗生物質	急性尿細管壊死
カルシニューリン阻害薬	巣状糸球体硬化病変
	細動脈硬化

断根拠となる.

文献

1) Piga M, *et al.*：Biologics-induced autoimmune renal disorders in chronic inflammatory rheumatic diseases：systematic literature review and analysis of a monocentric cohort. *Autoimmun Rev* 2014；**13**：873-879. PMID：24840285
2) Zaidan M, *et al.*：Tubulointerstitial nephropathies in HIV-infected patients over the past 15 years：a clinico-pathological study. *Clin J Am Soc Nephrol* 2013；**8**：930-938. PMID：23430209
3) Vigneau C, *et al.*：All anti-vascular endothelial growth factor drugs can induce 'pre-eclampsia-like syndrome'：a RARe study. *Nephrol Dial Transplant* 2014；**29**：325-332. PMID：24302609
4) Zhang L, *et al.*：Acute renal failure in chronic kidney disease--clinical and pathological analysis of 104 cases. *Clin Nephrol* 2005；**63**：346-350. PMID：15909593
5) Bhaumik SK, *et al.*：Evaluation of clinical and histlogical prognostic markers in drug-induced acute intersitial nephritis. *Ren Fail* 1996；**18**：97-104. PMID：8820506
6) Shibasaki T, *et al.*：Clinical characterization of drug-induced allergic nephritis. *Am J Nephrol* 1991；**11**：174-180. PMID：1962663

（河野恵美子，成田一衛）

総 論

C. 疫 学

Q11 薬剤性腎障害の発生率・有病率・発症年齢・原因薬剤の割合について教えてください．

  2007〜2009年の薬物性腎障害調査では，腎専門施設入院患者の0.935%が薬剤性腎障害によるもので，36.5%が非回復でした．また，原因薬剤として，非ステロイド性抗炎症薬（NSAIDs）が25.1%，抗腫瘍薬が18.0%，抗菌薬が17.5%，造影剤が5.7%でした．さらに日本腎臓学会腎臓病総合レジストリーの腎生検26,535例中328例（1.24%，男176例，女152例）が薬剤性腎障害と診断されています．年齢層別では，若年者（10歳以下，0.62%）に比し，高齢者（60〜69歳，1.86%）で約3倍の頻度でした．原因薬剤が判明した102例では，ブシラミンによる膜性腎症が最も多く，シスプラチン，ゲムシタビンの微小血栓性腎症，プロピルチオウラシルによる抗好中球細胞質抗体陽性腎炎などが確認されました．

わが国における薬剤性腎障害の調査

　これまでわが国における調査として，平成21〜23年度・厚生労働科学研究腎疾患対策事業「CKDの早期発見・予防・治療標準化・進展阻止に関する調査研究」において2007年1月1日より2009年12月31日までの大学および基幹47病院で発生した薬物性腎障害の実態調査が実施された[1]．

　腎臓専門医施設における全入院患者のうち，0.935%が薬剤性腎障害による入院であった．183例の解析において，原因薬剤は，非ステロイド性抗炎症薬（Non-steroidal anti-inflammatory drugs：NSAIDs，5.1%），抗がん薬（18.0%），抗菌薬（17.5%），造影剤（5.7%）が認められた．腎障害の機序では，「中毒性腎障害」が54.6%，「過敏性腎障害」が19.0%，「混合型」が5.7%であった．さらに，薬剤性腎障害発生時の臨床所見として，急速な腎機能低下（34.8%）が最も多く，次いで皮疹（12.0%），尿蛋白（10.5%）であった．

　薬剤性腎障害の治療は，被疑薬の中止（38.2%），保存的治療（30.4%）が多く，ステロイド治療は11.3%に実施されていた．転帰として，回復が過半数（55.1%）に認められたが，36.5%が非回復を示した．予後に対する要因として既存の腎不全（血清クレアチニン値2.0 mg/dL以上）は，回復に対する危険因子であった．さらに発症前推算糸球体濾過値（estimated glomerular filtration rate：eGFR）と薬剤性腎障害の回復期間に負の相関が認められた．また，高齢者（65歳以上）では，腎機能回復期間が遷延した．

日本腎臓学会腎臓病総合レジストリーにおける実態調査

1）薬剤性腎障害における登録数と年齢層・性別頻度（%）

　2007〜2015年までに日本腎臓学会・腎臓病総合レジストリーに登録された29,495例中，非腎生検（J-KDR）登録は7例のみであったことから，腎生検施行例（J-RBR）登録26,535例について検討された．臨床診断の薬剤性腎障害および薬剤関与が記載されていた328例（1.24%：男176例，女152例）が抽出された[2,3]．年齢層別では，若年者（10歳以下，0.62%）に比し，高齢者（60〜69歳，1.86%）で約3倍の頻度があり，70歳代まで連続して増加していた（図）．

2）薬剤性腎障害における臨床診断

　登録診断では，薬剤性腎障害のみの登録が150例（45.7%）と最も多く，次いでネフローゼ症候群66例（20.1%），慢性腎炎症候群55例（16.8%）および急速進行性腎炎症候群30例（9.1%）であっ

Q11 薬剤性腎障害の発生率・有病率・発症年齢・原因薬剤の割合について教えてください．

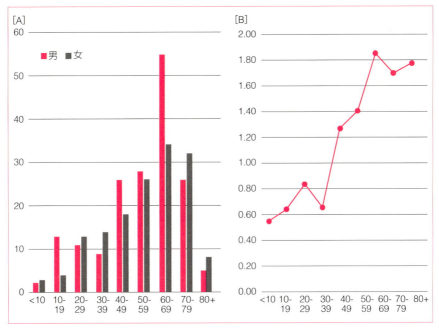

図 薬剤性腎障害：年齢層別の性別登録数と頻度
A：性別登録数，B：薬剤性腎障害の頻度（％）
（文献3より引用改変）

た[3]．性別でみると，男性で薬剤性腎障害を主とするものが約60％に比して，女性では約40％と少なく，急速進行性あるいは急性腎炎症候群と急性腎障害を示すものが，男性では6.5％であったのに比して女性では15.6％と2.4倍に増加していた[2]．

3）原因薬剤と背景疾患

　原因薬剤・背景疾患が記載されていた102例について検討するとブシラミンによる膜性腎症が38例であり，その他を含めると関節リウマチ関連治療薬（DMARD）が，42例（41％）を占めた．さらに移植関連・ネフローゼ症候群・関節リウマチ等に使用されているシクロスポリンあるいはタクロリムスが27例（26％）であった．次に抗がん薬17例では，シスプラチンが主体であったが，ゲムシタビンによる微小血栓性腎症3例，血管内皮増殖因子（vascular endothelial growth factor：VEGF）阻害薬による3例が認められた．また，プロピルチオウラシルによる抗好中球細胞質抗体陽性糸球体腎炎3例が報告された[3]．

文献

1) 細谷龍雄，他：高齢者における薬物性腎障害に関する研究．厚生労働科学研究腎疾患対策事業「CKDの早期発見，予防，治療標準化，進展阻止に関する調査研究」（研究代表者今井圓裕）・平成21-23年度総合研究報告書，p.24-25, 2012年4月．
2) 横山仁，他：疫学調査（日本腎臓学会レジストリー）報告．厚生労働省科学研究費補助金難治性疾患等克服事業（難治性疾患等実用化研究事業（腎疾患実用化研究事業））「慢性腎臓病の進行を促進する薬剤等による腎障害の早期診断法と治療法の開発（H25-難治等（腎）-一般-001）」・平成26年度総括・分担研究報告書，p.9-13, 2015年4月．
3) Yokoyama H, et al：Drug-induced kidney disease：a study of the Japan Renal Biopsy Registry from 2007 to 2015. Clin Exp Nephrol 2015 Nov 21 on-line published. PMID：26590949

（横山　仁）

総論

Q12 薬剤性腎障害の腎病理組織の特徴を教えてください．

A 薬剤性腎障害の病理所見は，原因薬剤により尿細管間質性腎炎，糸球体疾患等のそれぞれの特徴ある組織像を示します．腎臓病総合レジストリーにおいて薬剤性腎障害と病理診断された328例の組織型を大別すると急性間質性腎疾患87例(26.5％)，慢性間質性腎疾患72例(22.0％)，糸球体疾患105例(32.0％)，硬化性変化18例(5.5％)，その他45例(13.7％)でした．さらに，原因薬剤が判明した102例において，薬剤別の腎病理組織が認められ，わが国の特徴としてブシラミンによる膜性腎症が38例(37.3％)と最も高頻度でした．また，従来より知られた尿細管間質性病変に加えて，新たな薬剤使用による病理所見として，ゲムシタビンによる微小血栓性腎症，プロピルチオウラシルによる抗好中球細胞質抗体陽性腎炎，VEGF阻害薬による係蹄病変も確認されました．

薬剤性腎障害の病理と新たな薬剤使用による変化と地域性

　1980年代からメチシリンなどのペニシリン系抗菌薬や非ステロイド性抗炎症薬による「過敏性腎障害」としての急性間質性腎炎が報告された[1]．さらに，「中毒性腎障害」として急性尿細管壊死がシスプラチン製剤やアミノグリコシド系抗菌薬で生じることが示された．また，免疫学的な機序による間質病変とともに糸球体においても微小変化型ネフローゼ症候群の合併が認められた．さらに，パミドロネート等による虚脱型の巣状分節性糸球体硬化症[2]および抗がん薬であるゲムシタビンやVEGF阻害薬による血栓性微小血管障害等の糸球体障害が報告されている[3〜5]．また，わが国の使用薬による特徴ある病理所見としてブシラミンによる膜性腎症が知られている[6,7]．

わが国における薬剤性腎障害の調査（原因薬剤と機序）

　平成21〜23年度・厚生労働科学研究腎疾患対策事業『CKDの早期発見・予防・治療標準化・進展阻止に関する調査研究』における183例の解析では，非ステロイド性抗炎症薬(5.1％)，抗がん薬(18.0％)，抗菌薬(17.5％)，造影剤(5.7％)が，おもな原因薬剤であり，腎障害機序として「直接型腎障害」が54.6％，「過敏型腎障害」が19.0％，「混合型」が5.7％であったが，病理組織に関する詳細な検討はなかった[8]．

日本腎臓病総合レジストリーにおける実態調査

1）薬剤性腎障害の病理組織診断

　病理所見において薬剤性腎障害との診断は237例(72.3％)であり，次いで原発性糸球体疾患（IgA腎症を除く）48例(14.6％)，血栓性微小血管症12例(3.7％)であった．病型診断では4つに大別された（表）．その内訳は，急性間質性腎疾患87例(26.5％，急性間質性腎炎および急性尿細管壊死)，慢性間質性腎疾患72例(22.0％，慢性間質性腎炎)，糸球体疾患105例(32.0％，膜性腎症，微小糸球体変化，メサンギウム増殖性糸球体腎炎，半月体形成性壊死性糸球体腎炎，膜性増殖性糸球体腎炎，巣状分節性糸球体硬化，管内増殖性糸球体腎炎)，硬化性変化18例(5.5％，腎硬化症および硬化性糸球体腎炎)，その他45例であった．間質性病変が全体の約半数である一方，糸球体性病変が約1/3に認められた[9,10]．

表 薬剤性腎障害の組織学的分類		
基礎疾患	例数	%
Ⅰ．急性間質性腎疾患	87	26.5
急性間質性腎炎	76	23.2
急性尿細管壊死	11	3.4
Ⅱ．慢性間質性腎疾患	72	22.0
Ⅲ．糸球体疾患	105	32.0
膜性腎症	63	19.2
微小糸球体変化	14	4.3
メサンギウム増殖性糸球体腎炎	12	3.7
半月体形成性壊死性糸球体腎炎	8	2.4
膜性増殖性糸球体腎炎（Ⅰ型，Ⅲ型）	3	0.9
巣状分節性糸球体硬化症	3	0.9
管内増殖性糸球体腎炎	2	0.6
Ⅳ．硬化性変化	18	5.5
腎硬化症	14	4.3
硬化性糸球体腎炎	4	1.2
Ⅴ．その他	45	13.7
Ⅵ．移植腎	1	0.3
合計	328	100

2）薬剤性腎障害の臨床診断・原因薬剤と病理組織診断

　薬剤性腎障害が150例（45.7％）と最も多く，次いでネフローゼ症候群66例（20.1％），慢性腎炎症候群55例（16.8％）および急速進行性腎炎症候群30例（9.1％）であり，背景にある腎病理組織を反映していた[10]．特に，病理組織診断と臨床診断との関連では，急性および慢性間質性病変では薬剤性腎障害がおもな診断であったが，急速進行性あるいは急性腎炎症候群と診断されたものが12.7〜21.7％含まれていた．一方，糸球体疾患ではネフローゼ症候群が44.4％を占めていた．わが国の薬剤性糸球体障害の特徴として，膜性腎症を主とし，臨床診断のネフローゼ症候群に一致していた[9]．

　原因薬剤が判明した102例では，ブシラミンによる膜性腎症が38例と最も多く，次いで抗がん薬としてシスプラチンによる尿細管障害が主体であったが，ゲムシタビンおよびVEGF阻害薬による微小血栓性腎症も認めた．また，抗好中球細胞質抗体陽性糸球体腎炎の原因としてプロピルチオウラシルが報告された[10]．

📖 文献

1) Linton AL, *et al.*：Acute interstitial nephritis due to drugs：Review of the literature with a report of nine cases. *Ann Int Med* 1980；**93**：735-741. PMID：7212486

2) Barri YM, *et al.*：Podocyte injury associated glomerulopathies induced by pamidronate. *Kidney Int* 2004；**65**：634-641. PMID：14717935

3) Eremina V, *et al.*：VEGF inhibition and renal thrombotic microangiopathy. *N Engl J Med* 2008；**358**：1129-1136. PMID：18337603

4) Radhakrishnan J, *et al.*：Drug-induced glomerular disease：attention required！ *Clin J Am Soc Nephrol* 2015；**10**：1287-1290. PMID：25876771

5) Markowitz GS, *et al.*：Drug-induced glomerular disease：Direct cellular injury. *Clin J Am Soc Nephrol* 2015；**10**：1291-1299. PMID：25862776

6) Yoshida A, *et al.*：Clinicopathological findings of bucillamine-induced nephrotic syndrome in patients with rheumatoid arthritis. *Am J Nephrol* 1991；**11**：284-288. PMID：1799186

7) Ohtani H, *et al.*：Distribution of glomerular IgG subclass deposits in malignancy-associated membranous nephropathy. *Nephrol Dial*

Transplant 2004；**19**：574-579. PMID：14767011

8）細谷龍雄，他：高齢者における薬物性腎障害に関する研究．厚生労働科学研究腎疾患対策事業「CKD の早期発見，予防，治療標準化，進展阻止に関する調査研究」(研究代表者 今井圓裕)・平成 21-23 年度総合研究報告書，p.24-25，2012 年 4 月

9）横山仁，他：疫学調査(日本腎臓学会レジストリー)報告．厚生労働省科学研究費補助金 難治性疾患等克服事業(難治性疾患等実用化研究事業(腎疾患実用化研究事業))「慢性腎臓病の進行を促進する薬剤等による腎障害の早期診断法と治療法の開発(H25-難治等(腎)-一般-001)」・平成 26 年度総括・分担研究報告書，p.9-13，2015 年 4 月．

10）Yokoyama H, *et al.*：Drug-induced kidney disease：a study of the Japan Renal Biopsy Registry from 2007 to 2015. *Clin Exp Nephrol* 2015 Nov 21 on-line published. PMID：26590949

（横山　仁）

総 論

D. 治 療

総論

Q13 薬剤性腎障害の治療において，被疑薬の中止は有用ですか？

 薬剤性腎障害の発症機序にかかわらず，可能な限り被疑薬を中止することが基本です．

はじめに

　薬剤性腎障害とは，「薬剤の投与により，新たに発症した腎障害，あるいは既存の腎障害のさらなる悪化を認める場合」と定義される．薬剤の多様化，かつ患者の高齢化や生活習慣病有病者の増加により，今後さらに薬剤性腎障害の頻度が増加することが懸念される．一方で，薬剤性腎障害の存在を早期に診断し，その病態に基づいた早期治療介入を行うことで，腎予後の改善が期待されることが知られている．本項では，薬剤性腎障害の分類別に，その治療方針を概説する．

薬剤性腎障害の分類と原因薬剤

　薬剤性腎障害は，発症機序に基づき 4 つに分類される．すなわち，①用量依存性に直接の腎構成細胞障害を惹起する中毒性腎障害，②用量非依存性でアレルギー・免疫学的機序が関与する腎障害，③腎血流障害や電解質異常などを介した間接毒性，④薬剤による結晶形成，結石形成による尿路閉塞性腎障害─に分類される(表)．

薬剤性腎障害の治療方針(表)

1）中毒性腎障害

　予防　腎障害の程度は用量依存性である．宿主要因(脱水，利尿薬使用，高齢者，感染症，糖尿病など)の存在により，腎障害は増悪することが知られている．そのため，中毒性腎障害をきたしうる薬剤を投与する際は，可能な限りこれら宿主要因を少なくして投与することが重要である[1]．

　治療　まず被疑薬を中止あるいは減量することが基本である．急性尿細管壊死による腎障害では，腎機能は急激に低下するが，被疑薬の中止により数日から数週間の経過で腎機能は自然回復することが多い．しかしながら腎障害が遷延し，著しい高窒素血症や高カリウム血症，肺水腫や尿毒症症状を認めるときは，血液浄化療法にて腎機能が回復するまでの期間をサポートする．

表　発症機序による薬剤性腎障害の基本的治療方針

分類	腎障害発症時	腎障害遷延増悪時
中毒性	被疑薬を中止・減量	血液浄化療法
アレルギー・免疫学的機序	被疑薬を中止	ステロイド療法 血液浄化療法
間接毒性	被疑薬を中止・減量 補液・電解質補正	血液浄化療法
尿路閉塞性	被疑薬を中止・減量 水分摂取・補液 尿 pH 補正(MTX 投与時)	血液浄化療法

MTX：メトトレキサート

抗菌薬や免疫抑制薬による腎障害の場合は，薬剤継続が原疾患の治療に必要不可欠なことが多い．そのため，薬物の血中濃度を定期的にモニタリングすることで至適投与量を決定することが望ましい[2]．

2）免疫学的機序を介した腎障害

予防 発症機序がアレルギー性であることから，その発症予測は困難である．既往歴としてのアレルギー疾患の確認が必要である．

治療 被疑薬を速やかに中止することが基本である．薬剤性急性間質性腎炎の場合，被疑薬の中止により腎機能が改善する場合もあるが，腎障害が遷延する際は，ステロイド療法を考慮する（Q14参照）．薬剤性糸球体病変においても，基本は被疑薬の中止である．抗リウマチ薬による蛋白尿においては，被疑薬の中止後6～12か月で自然寛解することが報告されている[3]．

3）腎血流障害や電解質異常などを介した間接毒性

予防 薬剤による腎前性急性腎障害発症の背景には，投与前から腎血流量が低下しており，プロスタグランジンやアンジオテンシンⅡ作用が亢進している状態（脱水，利尿薬使用など）があることが多い．このような因子を十分に把握し，可能な限り是正して薬剤投与を決定する．電解質異常に対しては，定期的検査により早期発見に努める．

治療 被疑薬の中止あるいは減量を行う．腎前性急性腎障害，電解質異常による腎障害のいずれも基本的に可逆性であり，被疑薬の中止後速やかに回復することが多い．ただし一部のカルシニューリン阻害薬による急性腎毒性は，細動脈の中膜変性や縞状線維化とよばれる間質線維化を特徴とする慢性腎毒性に移行することがある[4]．現在，この移行を予防する治療はなく，薬剤血中濃度の定期的モニタリングによる慎重なフォローが重要である．

4）尿細管での結晶析出による腎障害

予防 薬剤の溶解度や尿流速の低下を防ぐため，十分な水分摂取あるいは補液を行うことが第一である．尿pHが薬剤溶解度を規定することも知られており，メトトレキサートは酸性尿（pH＜5.5）で溶解度が低下し結晶析出しやすくなる．そのため，メトトレキサート大量投与時は重曹やアセタゾラミドによる尿のアルカリ化が推奨される．

治療 可能であれば被疑薬の中止あるいは減量を行う．そのうえで，予防と同様に十分な水分摂取あるいは補液を行うことが重要である．メトトレキサートによる腎障害の場合は，上述の尿アルカリ化により排泄促進をはかる．一般的に腎障害は可逆性であるが，腎障害の程度により遷延することがあるため，薬剤投与時からの十分な予防が望まれる．

文献

1) Chronopoulos A, *et al*.：Hospital-acquired acute kidney injury in the elderly. *Nat Rev Nephrol* 2010；**6**：141-149. PMID：20125094
2) 日本化学療法学会抗菌薬TDMガイドライン作成委員会，日本TDM学会TDMガイドライン策定委員会—抗菌薬領域—：抗菌薬TDMガイドライン．日化療会誌 2012；**60**：393-445.
3) Hoshino J, *et al*.：Outcome and treatment of bucillamine-induced nephropathy. *Nephron Clin Pract* 2006；**104**：c15-19. PMID：16685139
4) Ojo AO, *et al*.：Chronic renal failure after transplantation of a nonrenal organ. *N Engl J Med* 2003；**349**：931-940. PMID：12954741

（坂井宣彦，和田隆志）

総論

Q14 薬剤性急性間質性腎炎の治療において，副腎皮質ステロイドは有用ですか？

 被疑薬中止において腎障害が遷延する際は，ステロイド療法を検討してもよいです．

● 薬剤性急性間質性腎炎の背景

急性間質性腎炎（acute interstitial nephritis：AIN）は，尿細管や間質を炎症の主座とする疾患の総称である．原因として感染症や薬剤があげられるが，薬剤に対するアレルギー機序が原因となって起こる用量非依存性の薬剤性急性間質性腎炎が主体である[1]．薬剤性急性腎障害において，その約半数は急性間質性腎炎の型をとることが知られており，重要な病態のひとつである．また，腎生検で診断された急性間質性腎炎の約70％が薬剤性であることも報告されている[2]．原因薬剤として，抗菌薬，非ステロイド性抗炎症薬，プロトンポンプ阻害薬など多彩な薬剤が報告されている．しかしながら，薬剤性急性間質性腎炎に対する治療，ことにステロイド療法の有用性についてはこれまで一定の見解が得られていない．

● 薬剤性急性間質性腎炎の治療方針（図）

1）被疑薬中止

用量非依存性のアレルギー機序が病態の主因となっており，被疑薬を速やかに中止することが基本である．薬剤性急性間質性腎炎を疑う臨床所見として，必発ではないものの発熱，関節痛，皮疹などのアレルギー症状や，末梢血中好酸球増多や好酸球尿といった臨床検査値異常がある[2-4]．被疑薬の中止により腎機能が改善する場合もあるが，30～70％の症例で腎機能障害が残存すると報告されている[2]．

2）ステロイド療法

薬剤性急性間質性腎炎の発症機序として，薬剤に対するアレルギーが主たる機序と考えられることから，ステロイド療法の有用性につき検討されてきた．

腎生検にて薬剤性急性間質性腎炎と診断された61例（ステロイド使用群52例，未使用群9例）を対象に，過去起点コホート研究がスペインにて行われている[3]．ベースラインの腎機能は両群間で同等であったが，最終血清クレアチニン（Cr）値はステロイド使用群が平均2.1 mg/dLとステロイド未使用群の平均3.7 mg/dLに比して良好であり，維持透析に至った患者割合もステロイド使用群で少なかった．一方，ステロイド使用群において，被疑薬中止からステロイド開始までの期間と最終血清クレアチニン値に相関が認められ，腎機能改善群は平均13日と，腎機能改善不良群の34日に比して有意に短かった．さらに，被疑薬中止からステロイド開始までの期間が7日間をこえると腎障害残存リスクが6倍増加することが明らかとなった．

一方で，インドにおける薬剤性急性間質性腎炎と診断された19例の過去起点コホート研究では，ステロイド療法の効果は認められなかった[5]．すなわち，14例（74％）が被疑薬中止後6週以内に腎機能が正常化し，ステロイド使用による腎機能改善やその到達時間への影響は認められなかった．イギリスにおける急性間質性腎炎49例（うち薬剤性33例）の過去起点コホート研究においても，最終観察時のeGFR値はステロイド使用群，未使用群間で同等であった[6]．

以上より，被疑薬中止においても腎障害が遷延する際は，ステロイド療法も考慮されるべき

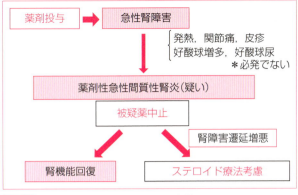

図 薬剤性急性間質性腎炎の治療方針

ケースが存在すると考えられる．しかしながら，現在のところ薬剤性急性間質性腎炎に対するステロイド療法の有用性に関しての大規模な二重盲検前向き研究はなく，今後の研究が必要である．

文献

1) Praga M, et al.：Changes in the aetiology, clinical presentation and management of acute interstitial nephritis, an increasingly common cause of acute kidney injury. *Nephrol Dial Transplant* 2015；**30**：1472-1479. PMID：25324356
2) Praga M, et al.：Acute interstitial nephritis. *Kidney Int* 2010；**77**：956-961. PMID：20336051
3) Gonzalez E, et al.：Early steroid treatment improves the recovery of renal function in patients with drug-induced acute interstitial nephritis. *Kidney Int* 2008；**73**：940-946. PMID：18185501
4) Clarkson MR, et al.：Acute interstitial nephritis：clinical features and response to corticosteroid therapy. *Nephrol Dial Transplant* 2004；**19**：2778-2783. PMID：15340098
5) Bhaumik SK, et al.：Evaluation of clinical and histological prognostic markers in drug-induced acute interstitial nephritis. *Ren Fail* 1996；**18**：97-104. PMID：8820506
6) Raza MN, et al.：Acute tubulointerstitial nephritis, treatment with steroid and impact on renal outcomes. *Nephrology*（*Carlton*）2012；**17**：748-753. PMID：22817666

（坂井宣彦，和田隆志）

Q15 薬剤性腎障害での血液浄化療法の適応について教えてください．

A 急性腎障害に対して行われる血液透析については，一般的な適応に準じます．一方，原因となる薬剤によっては，血液浄化療法による除去が試みられますが，蛋白結合率が低く，分布容量が大きくなく，さらに除去により，病態の改善が見込まれる場合に適応となります．

はじめに

血液浄化療法は，血液透析（hemodialysis：HD）と，それ以外のアフェレシス療法とに分けられる．また，HDと持続腎代替療法（continuous renal replacement therapy：CRRT）とを併せ，腎代替療法（RRT）とよび，体液量の調節と水溶性の溶質を除去が目的となる．一方，アフェレシスはそれ以外の病因物質の除去が行われる．薬剤性腎障害における血液浄化療法の目的としては，低下した腎機能の補助と，原因薬剤の除去とに分けられる．ここでは，それぞれについて解説を行う．

総論

腎障害に対する腎代替療法としての血液透析

　薬剤性腎障害による腎不全は通常，急性腎障害（AKI）あるいは慢性腎不全の急性増悪のパターンをとる．表には，KDIGO の AKI に対する RRT 開始の基準を示す[1]．原則的には，①高カリウム血症，②溢水，③アシドーシス，④尿毒症（高窒素血症）の 4 項目が腎代替療法の絶対適応となり，これらの病態が保存的に改善しない場合，RRT を導入する．その他，RRT の施行において考慮するべき点としては，治療のモダリティ，治療量・頻度がある[1,2]．治療のモダリティは，HD と CRRT が選択できる．AKI 全体においても，HD，CRRT の予後に関する差はみられていない．ただし，CRRT のほうが除水を緩徐に行うことが可能で，循環・呼吸状態が不良である場合には積極的に選択される．また，連日治療を行っても，除水量が 1 回の HD で安全に除水可能な体重の 5%を超える場合には，より長時間の HD（sustained low-efficiency daily dialysis：SLEDD）あるいは CRRT が選択される．

　治療量は，全身状態が安定しており，腎障害単独でみられる場合には，1 回 4 時間，週 3 回の HD を行う．一方，薬剤性腎障害の場合には，原因薬剤が使用された原因疾患，特に重症感染症を合併し，多臓器不全の一環としての AKI の側面も併せもつことが多い．特に，大量の輸液が必要な場合，うっ血がある場合，高カリウム血症，異化亢進で高窒素血症が継続する場合には，連日の HD，あるいは CRRT による治療が必要とされる．

　治療量は，CRRT の場合，濾液量により決定されるが，必要とされる補液量と密接な関連が存在する．健康保険でカバーされる補液量には上限があるが，従来は特に敗血症性 AKI では，高効率が有効とされていた．しかし，現在はほぼ否定されつつあり，わが国で一般的に行われる 20 mL/時/kg 未満の補液量でも，予後は遜色がないことが示されている．

　なお，HD では HD 前の血清クレアチニン（Cr）値，CRRT の場合には定期採血の Cr 値がいずれも十分に低値で，かつさらに低下傾向となるか，尿量が増加し，除水を行わなくとも体重増加がみられなくなった段階で RRT を離脱する．一方，CRRT 施行患者で，循環・呼吸が安定し，HD でも安全に除水が可能になった場合，CRRT から HD へ移行する．

表　AKI に対して，RRT が適応となる病態

適応の区分	病態・適応
腎機能の代替	無尿・乏尿の場合に腎機能を補助する
緊急適応	高カリウム血症，アシデミア，肺水腫，尿毒症性合併症（現在ではまれ）
非緊急適応	溶質管理，過剰な体液の除去，酸塩基異常の是正
腎補助	体液量管理，輸液スペースの確保（栄養・薬剤投与に必要な輸液が可能となるよう除水を行う），酸塩基平衡・電解質の調整，溶質濃度の調整

緊急適応の場合，保存的に改善しないことが予想される場合には，腎代替療法を開始する．

（文献 1 より改変）

原因薬剤の除去を目的とした血液浄化療法

　血液浄化療法で薬剤自体の除去を目的とした場合に，考慮するべき点は 2 つ存在する．1 つは，そもそも薬剤が除去されるのかどうかという点，もう 1 つは，除去することが病態の改善につながるかという点である．

　血液浄化療法で薬剤が除去されるかどうかについては，RRT の場合には分子量と蛋白結合率

が，さらに血液浄化療法一般として分布容量が重要である．

RRT では，拡散（透析）が物質除去の機序として重要な位置を占める．拡散では，分子量が小さいものほど除去されやすい．また，アルブミンは原則的に除去されないため，蛋白（おもにアルブミン）に結合した薬剤は除去されない．このため，蛋白結合率が高いほど RRT では除去されなくなる．また，血液浄化療法における除去の効率は，治療のクリアランスと分布容量の比でおよそ決定される．このため，除去対象薬剤の分布容量は重要な因子である．詳細は割愛するが，RRT の場合にはおよそ 1 L/kg，血漿交換ではおよそ 0.1 L/kg を超えると除去が困難となる．実際に，蛋白に結合していない遊離体の薬物の割合（％）を分布容量（L/kg）で割った値が 80 を超える場合には，RRT による除去が有用（20～50％が除去可能）であるが，20 未満の場合には，RRT による除去は困難（10％以下しか除去できない）とされている[3]．

一方，除去することが病態の改善に寄与するには，除去を行う必要があるかを考慮するうえで重要である．たとえば，ヨード造影剤のように投与後早期に腎障害が完成する場合には，血液浄化による除去は病態改善にはあまり寄与しない．一方，リチウム中毒などのように除去することが病態改善につながる場合には，積極的な血液浄化による除去が試みられる．

血漿交換，直接血液灌流による除去も特に急性中毒の領域でしばしば行われる．血漿交換については蛋白結合率の高い薬剤の除去が目的となるが，クリアランスは交換血漿量に依存し，RRT に比較して低いことが問題となる．直接血液灌流は，活性炭などにより物質を吸着除去するが，イオン化した物質・アルコールの除去は悪い．一方，治療に用いられる薬剤など他の小分子も効率よく除去されること，また回路凝固・血小板減少をきたしやすいという問題もある．

いずれにしても，疾患の特性上，ランダム化比較試験の施行は困難で，高いレベルのエビデンスには乏しく，米国アフェレシス学会のガイドラインではカテゴリー III（アフェレシスの有効性は確立されておらず，個別の判断が必要な疾患）とされている．また急性中毒においても，日本中毒学会の「日本中毒学会の推奨する急性中毒の標準治療」では血液浄化療法の適応は非常に限定されているのが実情である．

文献

1）Kidney Disease：Improving Global Outcomes（KDIGO）Acute Kidney Injury Work Group：KDIGO Clinical Practice Guideline for Acute Kidney Injury. *Kidney Int Suppl* 2012；**2**：1-138. PMID：25018915
2）Hanafusa N：Application of Continuous Renal Replacement Therapy：What Should We Consider Based on Existing Evidence? *Blood Purif* 2015；**40**：312-319. PMID：26657106
3）冨岡讓二：血液浄化法．救急医学 2005；**29**：527-533.

（花房規男）

各 論

A． 鎮痛薬

各論

Q16 非ステロイド性抗炎症薬(NSAIDs)による腎障害にはどのようなものがありますか？

非ステロイド性抗炎症薬(NSAIDs)による一般的な腎障害はシクロオキシゲナーゼ(COX)阻害に起因する虚血性腎障害であり，急性腎障害を呈します．虚血性腎障害以外に，急性間質性腎炎，間質性腎炎を伴うネフローゼ症候群，急性尿細管壊死を発症することがあります．

● NSAIDs による虚血性腎障害

1）発症機序

非ステロイド性抗炎症薬(non-steroidal anti-inflammatory drugs：NSAIDs)はアラキドン酸経路におけるシクロオキシゲナーゼ(cyclooxygenase：COX)を阻害し，それによりプロスタグランジン(prostaglandin：PG)の合成を抑制する．腎のプロスタグランジンは糸球体の血流動態および尿細管機能の両者の重要な調節系として機能している．COX 阻害により PGE2 や PGI2 などによる腎血管拡張系が低下し，アンジオテンシンⅡやノルエピネフリンなどの腎血管収縮系が優位になることにより腎動脈が収縮し腎血流を減少させると考えられている．

2）リスクファクター

NSAIDs 誘発性の急性腎障害に対する臨床的リスクファクターを以下に示す（表）．これらの患者では腎血流が低下しており，腎の PG はホメオスタシスの維持に重要な役割を果たしている．NSAIDs により血管拡張作用をもつ PG の腎保護効果がなくなり，抑制性の調節を受けることなく血管収縮が生じることから腎に対する虚血性障害がより強く誘発される[1]．

3）臨床病理学的特徴・予防・治療

NSAIDs 使用開始から 1 か月以内に発症することが多く，糸球体濾過量の低下に加えナトリウム貯留，浮腫，高カリウム血症を伴うことがある．病理組織学的に虚血が持続した場合は急性尿細管壊死を呈する．

予防法は十分な水分補給など適切な腎血流の保持となり，発症した際の対処法は NSAIDs の中止と適切な腎血流の保持である．高度腎不全や尿量減少による体液過剰を呈した際には急性血液浄化療法が適応となる．早期に薬剤を中止した場合，NSAIDs による急性腎障害は通常 2～7 日間で回復する[1]．急性腎障害の程度が重篤な場合であっても数日～数週間で回復することが多い．

4）COX-2 選択阻害薬と腎機能障害

COX には COX-1，-2 のアイソザイムが存在する．COX-1 が全身臓器に恒常的に発現する一方で，COX-2 は腎臓や脳等の一部の臓器でのみ恒常的に発現し，その他の臓器では炎症の際に誘導

表 NSAIDs 誘発性の急性腎障害に対する臨床的リスクファクター

重篤な心疾患(うっ血性心不全)
重篤な肝疾患(肝硬変)
ネフローゼ症候群
慢性腎不全
高齢者
脱水

される．セレコキシブ，エトドラク等の一部の NSAIDs は多くの臓器で炎症性に誘導される COX-2 に対する選択性が高く（COX-2 選択阻害薬とよばれる），消化性潰瘍を中心とした副作用の観点からより安全性の高い NSAIDs と考えられている．しかし COX-2 は腎臓に恒常的に発現しているため，COX-2 選択阻害薬は非選択的 NSAIDs と同様に虚血性腎障害を発症する．このため COX-2 選択性にかかわらず，NSAIDs の使用の際には虚血性腎障害の発症に注意する必要がある．また COX-2 選択阻害薬と非選択的 NSAIDs の長期投与においても腎機能低下を同様に発症させるため，COX-2 選択阻害薬を含む NSAIDs の漫然とした長期投与は慎むべきである．

NSAIDs による急性間質性腎炎

1）発症機序

急性間質性腎炎（acute（tubulo）interstitial nephritis：AIN）の病態は薬剤に対するアレルギー反応である．欧米諸国での AIN の原因の大半は薬剤性であり，原因薬剤としては抗菌薬が圧倒的に多い．薬剤性 AIN の他の原因として NSAIDs，プロトンポンプ阻害薬，H2 遮断薬，抗てんかん薬などがあるが発症頻度は低い．NSAIDs による AIN の発症には I〜IV 型アレルギーすべてが関与する可能性がある．

2）臨床病理学的特徴・治療

AIN の典型的な症状としては，発熱，発疹，血液中好酸球増多，血清 IgE 上昇，薬剤誘発リンパ球刺激試験陽性等を認めるが，NSAIDs による AIN では，通常のアレルギーに伴う血液中好酸球増多や尿中好酸球増加は認められないことも多い．血尿の割合は高く，尿蛋白は 1 g/日未満のことが多い．尿蛋白の主体は尿細管由来の微量尿蛋白であり，尿中 NAG，α1-マイクログロブリン，β2-マイクログロブリンなどの増加を認める．急性期には腹部超音波や CT で両側腎の腫大を認める．また炎症核医学検査（ガリウムシンチグラフィ）で腎への集積が認められる．腎生検では間質への細胞浸潤，浮腫を様々な程度に認める[2]．

治療の基本は薬剤の中止であるが，それでも改善しない場合はステロイドの投与も検討すべきである．ステロイド投与は早期（約 2 週間以内）のほうが効果的であるという報告もある[3]．

📚 文献

1）Whelton A, *et al.*：非ステロイド系抗炎症薬．臨床家のための腎毒性物質のすべて，Clinical Nephrotoxins. De Broe ME，他編，杉崎徹三監訳，シュプリンガー・ジャパン，2008；227-248.

2）富野康日己，他編：薬剤性腎障害ケーススタディ　診療に活かす 33 の症例，南江堂，2010；36-40.

3）Gonzalez E, *et al.*：Early steroid treatment improves the recovery of renal function in patients with drug-induced acute interstitial nephritis. *Kidney Int* 2008；**73**：940-946. PMID：18185501

（藤田亜紀子，臼井丈一）

Q17 非ステロイド性抗炎症薬(NSAIDs)によるネフローゼ症候群の特徴を教えてください．

A 典型的な臨床病理所見は，間質性腎炎を伴う微小変化型ネフローゼ症候群を呈します．そのため，診療ではネフローゼ症候群に急性腎障害を合併することがあり注意が必要です．ネフローゼ症候群の発症と非ステロイド性抗炎症薬(NSAIDs)の投薬期間や投与量との関係はないとされています．NSAIDsによるネフローゼ症候群を疑った場合，まず薬剤を中止しますが，症例によっては副腎皮質ステロイド薬を使用する必要があります．

NSAIDsによるネフローゼ症候群の発症機序

ネフローゼ症候群の発症機序は十分には解明されていないが，NSAIDsによるCOX阻害のためアラキドン酸経路と別経路であるリポキシゲナーゼ経路を介してアラキドン酸からロイコトリエンの産生が亢進し，産生されたロイコトリエンが糸球体および尿細管周囲毛細血管の血管透過性を亢進させることにより，ネフローゼ症候群と間質性腎炎を発症すると推察されている(図1)[1,2]．

リスクファクター

NSAIDs誘発性のネフローゼ症候群のリスクファクターについてはよくわかっていない．高齢

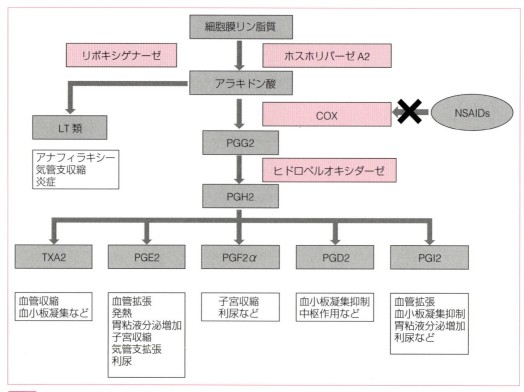

図1 アラキドン酸経路
COX：シクロオキシゲナーゼ，LT：ロイコトリエン，PG：プロスタグランジン，TX：トロンボキサン

(文献1より引用)

Q17 非ステロイド性抗炎症薬(NSAIDs)によるネフローゼ症候群の特徴を教えてください.

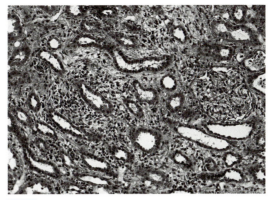

図2 腎生検光学顕微鏡写真(マッソン染色弱拡大)
糸球体は微小変化であるが, びまん性に間質の炎症細胞浸潤を認める.

であることはリスクファクターとしてあげられているが, これは通常高齢者が長期のNSAIDs治療を受ける機会が多いことを反映している可能性がある.

臨床病理学的特徴

発症時期はNSAIDs治療開始後平均5.4か月であるが, 薬剤投与後数日で発症する例や半年から2年後に発症した例もあり注意が必要である. 蛋白尿, 低アルブミン血症例, 脂質異常症, 浮腫, 尿量減少などの症状を呈する. 典型的な病理組織像は, 糸球体のポドサイトの足突起癒合を伴う微小変化型ネフローゼ症候群を呈し, 間質の炎症細胞浸潤がみられるが[3], 10～12%は間質性変化を伴わないと報告されている(図2)[3,4]. おもな浸潤細胞は細胞傷害性Tリンパ球だが, 他のT細胞やB細胞, 形質細胞も含まれる[2]. COX-2選択的阻害薬でも微小変化型ネフローゼ症候群に間質性腎炎を合併した報告があり, 注意が必要である[5].

治 療

薬剤開始後にネフローゼ症候群をきたした場合, 治療の基本は薬剤を中止することである. 通常はNSAIDs中止により可逆性の治療反応性をたどり, NSAIDs中止後1か月～1年で寛解する. しかし回復期において20%の患者が透析を必要とする. その場合, 経験的に副腎皮質ステロイド薬が使用されるが, 治癒が早まるかは定かではない[6].

文献

1) 日本緩和医療学会編:がん疼痛の薬物療法に関するガイドライン2014年版, 金原出版, p.74, 2014.
2) Bender WL et al.: Interstitial nephritis, proteinuria, and renal failure caused by nonsteroidal anti-inflammatory drugs. Immunologic characterization of the inflammatory infiltrate. Am J Med 1984;76: 1006-1012. PMID:6375363
3) Abraham PA et al.: Glomerular and interstitial disease induced by nonsteroidal anti-inflammatory drugs. Am J Nephrol 1984;4: 1-6. PMID:6731494
4) 富野康日己, 他編:薬剤性腎障害ケーススタディ 診療に活かす33の症例. 南江堂, 2010;6-10, 100-104.
5) Alper AB Jr, et al.: Nephrotic syndrome and interstitial nephritis associated with celecoxib. Am J Kidney Dis 2002;160: 1086-1090. PMID:12407655
6) Whelton A, et al.:非ステロイド系抗炎症薬. 臨床家のための腎毒性物質のすべて Clinical Nephrotoxins. De Broe ME, 他編, 杉崎徹三監訳, シュプリンガー・ジャパン, 2008;227-248.

(藤田亜紀子, 臼井丈一)

各論

Q18 COX-2 選択阻害薬は腎障害を起こしにくいですか？

 通常，COX-2 選択阻害薬と非選択的 NSAIDs は腎障害発症率に関しては差がないという報告がほとんどです．しかし COX-2 選択阻害薬の中で，唯一，セレコキシブに関しては腎機能を悪化させないという報告が少なくとも 5 報あります．

● NSAIDs による薬剤性腎障害（DKI）

　NSAIDs はアラキドン酸に作用して疼痛誘発物質のプロスタグランジン（PG）を産生する酵素であるシクロオキシゲナーゼ（cyclooxygenase：COX）の働きを阻害する．これにより PGE_2 の産生が阻害されることによって主作用である炎症性疼痛・発熱を抑える作用を発揮するが，同時に胃粘膜血流の低下・胃粘液の産生低下により胃障害を起こしやすい．また血小板のトロンボキサン A_2 の産生も抑制するため，血小板凝集を抑えることによる易出血性の副作用もあり，これらは重篤な上部消化管出血の原因となる．また PGI_2，PGE_2 の産生を抑えることにより糸球体の輸入細動脈が収縮し，GFR が低下し薬剤性腎障害（drug induced kidney injury：DKI）を起こしやすい．

　COX は COX-1 という常時発現している構成型酵素と，炎症刺激に反応して生成される誘導型酵素 COX-2 に分かれ，COX-2 選択的阻害薬は胃腸障害や易出血性が少ないが，COX-2 は例外的に腎臓と脳では構成型酵素であるため，COX-2 選択的阻害薬でも腎障害が非選択的 NSAIDs と同様に起こると考えられている[1]．また COX-2 選択的阻害薬はうっ血性心不全で入院するリスクが高くなること[2]や，脳梗塞リスクを上昇させるという報告もされている[3]．

● COX-2 選択的阻害薬による DKI

　米国ではセレコキシブに次いで，より強力に COX-2 を選択的に阻害薬する rofecoxib が販売されたが，COX-1 の阻害が弱いので血小板凝集抑制作用が弱い．そのため，非選択的 NSAIDs に比べ血栓症が起こりやすく，それによる心筋梗塞，脳梗塞，心不全，高血圧などの発症リスクが高くなるなどの心血管系副作用が大問題となり[4]，製造中止になった．心筋梗塞発症率を上げることがなかったセレコキシブ[5]を除くコキシブ系 COX-2 選択的阻害薬は，わが国では新たに承認されることがなく，以前より販売されていた非コキシブ系 COX-2 選択的阻害薬としてメロキシカム，エトドラクがある．メロキシカムの急性心筋梗塞，脳梗塞のリスクは市場から撤退した rofecoxib と差がないという報告もあり[6]，非選択的 NSAIDs に比し，COX-2 選択的阻害薬の心血管病変リスクのほうが高いということはメタアナリシスでも示されている[7]．

　またメロキシカムは半減期が長いため，PG の産生阻害が持続するためか，非投与群に比し DKI の発症リスクがジクロフェナクで 3.12 倍（95％CI：1.38-7.05），イブプロフェンで 2.64 倍（95％CI：1.01-6.88）であるのに対し，メロキシカムは 8.05 倍（95％CI：1.98-32.81）と高いという報告もある[8]．エトドラクに関しては血清クレアチニン値の上昇頻度はプラセボの 1.7％よりも低く 1.2％であったものの，有意差はなく，BUN 上昇はプラセボ，エトドラク群はアスピリン群・スリンダク群に比し有意に低かったという報告がある[9]．COX-2 選択的阻害薬の rofecoxib は非選択的 NSAIDs と DKI になるリスクはどちらも高く，これらの間に差がないという報告[10]や，rofecoxib，インドメタシンを用いたランダム化比較試験でも両群の GFR の低下に差はなかったという報告[11]がある．これらのことから，一般に COX-2 選択的阻害薬だから非選択的 NSAIDs より腎臓に

やさしいという考え方はなかった[12,13]．『エビデンスに基づくCKD診療ガイドライン2013』でも，COX-2選択性阻害薬と非選択性NSAIDsはともに腎機能を悪化させ，選択性のあるなしでリスクに差がないという1つの大規模コホート研究[1]とrofecoxibを用いたランダム化比較試験[11]を引用して，「高齢者CKDにおいて，COX-2選択性阻害薬は非選択性NSAIDsと同等に腎機能障害を進行させるため，すべてのNSAIDsの使用は必要最小限とする」と記載されている[14]．

Column

セレコキシブによる薬剤性腎障害（DKI）

　COX-2選択的阻害薬のセレコキシブに関しては，非選択的NSAIDsに比し，腎障害が少ないという報告は筆者が検索しただけでも少なくとも5報ある．600人を対象にしたランダム化二重盲検プラセボ比較試験でジクロフェナクでは有意な血清クレアチニン値の上昇を認めたが，セレコキシブでは差がなかったという報告[15]，ナプロキセンと比較したランダム化クロスオーバー単盲検比較試験ではナプロキセン群ではセレコキシブ群に比し，GFRの低下度が有意に低かったという報告（図）[16]や，19,163人のコホートスタディでセレコキシブはrofecoxibに比し，末期腎不全に移行するリスクが有意に低かったという報告[17]を含む．そのほかに，セレコキシブ800 mg/日の大量投与でもeGFRに変化がなかったという報告[18]，さらに腎機能悪化リスク，腎不全になるリスクは同じCOX-2選択的阻害薬同士でもrofecoxibに比し，セレコキシブで有意に低かったという報告[19]など，レベルが高い報告も含まれており注目に値する．

　現時点でDKIのリスクの高い症例にCOX-2選択的阻害薬を積極的に推奨することはできないかもしれない．ただし，COX-2選択的阻害薬の中で唯一，セレコキシブに関しては腎機能を悪化させないという報告が少なからず認められるため，今後の検討が期待される．

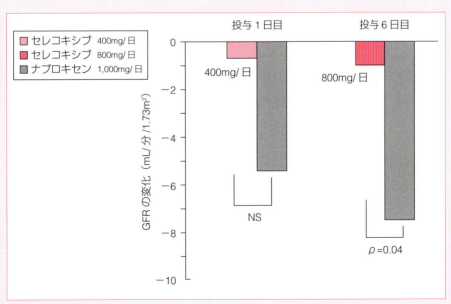

図 NSAIDs投与後のGFRの変化

ナプロキセン（ナイキサン®，1日300〜600 mg投与）は腎障害が弱いとされるプロピオン酸系（ロキソニン®，イブプロフェン®も）．
（文献16より作図）

文献

1) Gooch K, *et al*.：NSAID use and progression of chronic kidney disease. *Am J Med* 2007；**120**：e1-7. PMID：17349452

2) Mamdani M, *et al*.：Cyclo-oxygenase-2 inhibitors versus non-selective non-steroidal anti-inflammatory drugs and congestive heart failure outcomes in elderly patients：a population-based cohort study. *Lancet* 2004；**363**：1751-1756. PMID：15172772

3) Andersohn F, *et al*.：Cyclooxygenase-2 selective nonsteroidal anti-inflammatory drugs and the risk of ischemic stroke：a nested case-control study. *Stroke* 2006；**37**：1725-1730. PMID：16728684

4) Bresalier RS, *et al*.：Adenomatous Polyp Prevention on Vioxx（APPROVe）Trial Investigators.：Cardiovascular events associated with rofecoxib in a colorectal adenoma chemoprevention trial. *N Engl J Med* 2005；**352**：1092-1102. PMID：15713943

5) McGettigan P, *et al*.：Cardiovascular risk and inhibition of cyclooxygenase：a systematic review of the observational studies of selective and nonselective inhibitors of cyclooxygenase 2. *JAMA* 2006；**296**：1633-1644. PMID：16968831

6) Huang WF, *et al*.：Cardiovascular events associated with long-term use of celecoxib, rofecoxib and meloxicam in Taiwan：an observational study. *Drug Saf* 2006；**29**：261-272. PMID：16524325

7) Kearney PM, *et al*.：Do selective cyclo-oxygenase-2 inhibitors and traditional non-steroidal anti-inflammatory drugs increase the risk of atherothrombosis? Meta-analysis of randomised trials. *BMJ* 2006；**332**：1302-1308. PMID：16740558

8) Huerta C, *et al*.：Nonsteroidal anti-inflammatory drugs and risk of ARF in the general population. *Am J Kidney Dis* 2005；**45**：531-539. PMID：15754275

9) Shand DG, *et al*.：The effect of etodolac administration on renal function in patients with arthritis. *Clin Pharmacol* 1986；**26**：269-274. PMID：2939116

10) Schneider V, *et al*.：Association of selective and conventional nonsteroidal antiinflammatory drugs with acute renal failure：A population-based, nested case-control analysis. *Am J Epidemiol* 2006；**164**：881-889. PMID：17005625

11) Swan SK, *et al*.：Effect of cyclooxygenase-2 inhibition on renal function in elderly persons receiving a low-salt diet. A randomized, controlled trial. *Ann Intern Med* 2000；**133**：1-9. PMID：10877734

12) Woywodt A, *et al*.：Nephrotoxicity of selective COX-2 inhibitors. *J Rheumatol* 2001；**28**：2133-2135. PMID：11550988

13) Giovanni G, *et al*.：Do non-steroidal anti-inflammatory drugs and COX-2 selective inhibitors have different renal effects? *J Nephrol* 2002；**15**：480-488. PMID：12455713

14) 日本腎臓学会編：エビデンスに基づく CKD 診療ガイドライン 2013. 東京医学社，2013.

15) McKenna F, *et al*.：Celecoxib versus diclofenac in the management of osteoarthritis of the knee. *Scand J Rheumatol* 2001；**30**：11-18. PMID：11252686

16) Whelton A, *et al*.：Effects of celecoxib and naproxen on renal function in the elderly. *Arch Intern Med* 2000；**160**：1465-1470. PMID：10826459

17) Kuo HW, *et al*.：Analgesic use and the risk for progression of chronic kidney disease. *Pharmacoepidemiol Drug Saf* 2010；**19**：745-751. PMID：20582905

18) Benson P, *et al*.：Renal effects of high-dose celecoxib in elderly men with stage D2 prostate carcinoma. *Clin Nephrol* 2012；**78**：376-381. PMID：22735362

19) Zhao SZ, *et al*.：A comparison of renal-related adverse drug reactions between rofecoxib and celecoxib, based on the World Health Organization/Uppsala Monitoring Centre safety database. *Clin Ther* 2001；**23**：1478-1491. PMID：11589261

（平田純生）

Q19 アセトアミノフェンは腎障害を起こしやすいですか？

アセトアミノフェンはNSAIDsと異なり，末梢のプロスタグランジン(PG)の合成を抑制しません．そのため急性腎障害を起こすことはありませんが，乳頭壊死によるいわゆる「鎮痛薬腎症」により透析導入に至る不可逆的な腎障害を起こすことがあります．鎮痛薬腎症の原因はアセトアミノフェンのプロドラッグとして汎用されていた鎮痛薬のフェナセチンによると考えられていましたが，フェナセチン製造中止後にもゼロにはなりませんでした．その後の疫学的調査によると，鎮痛薬を複数含有するOTC薬の複合剤が原因であることが明らかになり，アセトアミノフェンの場合は単独では乳頭壊死を起こすことはなく，アスピリンとの複合剤が原因と考えられています．数kg以上の鎮痛薬複合剤の10年前後にわたる長期連日大量服用により乳頭壊死は発症しますが，アセトアミノフェンを単剤で適正に使用している限り，腎障害を起こすことはほとんどないと思われます．

● アセトアミノフェン，フェナセチンによる鎮痛薬腎症の疫学

一般にアセトアミノフェンは中枢神経系におけるPGの合成を阻害して鎮痛効果をもたらす一方，末梢のPGにはほとんど作用しないとされており，抗炎症作用はほとんど期待できないが，NSAIDsに伴う胃腸障害，薬剤性の急性腎障害，易出血性，アスピリン喘息はアセトアミノフェンではほとんど認められない．ただしアセトアミノフェンも透析導入に至るリスクが高いという報告もあるため[1]，網羅的に文献を精査した．

鎮痛薬腎症の報告はオーストラリアやベルギーで多く，1970年代では発症率はオーストラリアが最も高く，透析導入原因の最大22％まで上昇した[2]．鎮痛薬腎症は頭痛，腰痛のある中年女性が長年にわたり，OTC薬（一般用医薬品）の鎮痛薬を連日大量服用した症例に発症しやすく[3]，透析導入になった患者は2.7～30.8kgの非ピリン系鎮痛薬(NSAIDsは除く)の単剤または複合剤を平均21.5年(6～35年)間服用していたという報告もあるが，アスピリン，アセトアミノフェンの単独長期大量使用では，ほとんど発症しないと報告されている[4]．

アセトアミノフェンのプロドラッグであるフェナセチンは長期大量服用により腎障害，腎盂・膀胱腫瘍の発生リスクが上昇したことから，米国では1983年，日本では2001年4月に製造中止になっている．スイスではフェナセチンによる乳頭壊死と確認された剖検例は1978～1980年には約3％あったが，製造中止後7年以上経過した2000～2002年に乳頭壊死は0.2％に減少した[5]．

● 鎮痛薬腎症は単剤ではなく鎮痛薬の複合剤で起こる

ベルギーにおける疫学的調査によると，鎮痛薬単剤で鎮痛薬腎症になったのは226名中7名のみで，その7名を除いた鎮痛薬腎症患者のうち，複数ブランドの鎮痛薬服用者40名を除き，さらに製造中止となったフェナセチン含有複合鎮痛薬服用者133名を除いた46名の内訳は，アスピリンとアセトアミノフェンを含んだ鎮痛薬複合剤で18名，およびピラゾロン系(ピリン系)鎮痛薬どうしの配合剤（わが国には存在しない）で22名の大多数を占めることが明らかになった（図1）[6]．これらのことから古典的な鎮痛薬腎症の定義は複合鎮痛薬の数年以上にわたる連日服用が原因と定義されている[7]．

アセトアミノフェンとアスピリンの併用による乳頭壊死のメカニズムはアスピリンがサリチル

各 論

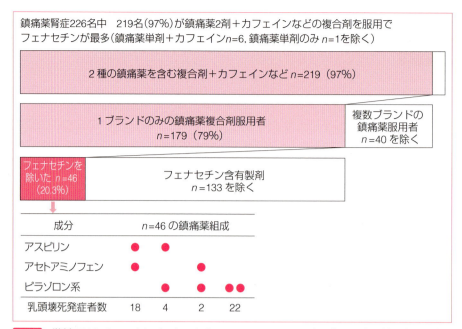

図1 単剤ではなくフェナセチンかアセトアミノフェンまたはピラゾロン系2剤を含む鎮痛薬の複合剤が鎮痛薬腎症の原因

（文献6より作図）

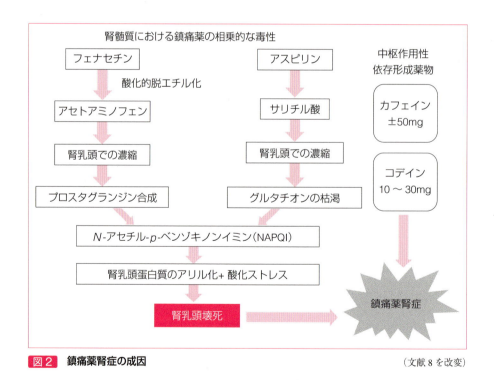

図2 鎮痛薬腎症の成因

（文献8を改変）

酸になり腎皮質および乳頭部に高濃度に濃縮されることが引き金となる．サリチル酸はグルタチオンを枯渇させることによって毒性代謝物 *N*-アセチル-*P*-ベンゾキノンイミン（NAPQI）が生成され，腎乳頭蛋白のアリル化および酸化ストレスによって腎乳頭壊死から不可逆的な腎機能障害を起こすといわれている（図2）[8]．単純CTあるいは超音波検査による両腎の萎縮および輪郭不整，

乳頭石灰化により，乳頭壊死は診断されるが，これらの複合鎮痛薬を少なくとも5年間連日投与した群で起こり，5年以上でも連日服用しなかった群では起こっていない．ただしアセトアミノフェンの単独使用や不定期的な服用では腎障害を起こすエビデンスはないといわれている[6,7]．

● アセトアミノフェンは単剤で腎障害を起こすか？

　米国腎臓財団の Ad Hoc Committee は1996年から CKD 患者への鎮痛薬としてアセトアミノフェンを推奨しており[7]，米国では腎機能の低下した患者には優先的にアセトアミノフェンが用いられているというバイアスが存在するためか[7]，NSAIDs との比較でアセトアミノフェンのほうが透析導入リスクは低いという明確なエビデンスはなく，アセトアミノフェンの単独による腎障害についてはいまだに意見の一致をみない[9]．Campo ら[10]はアセトアミノフェン服用者の透析導入率が高いという報告が現在でも散見されるのは，腎機能低下症例には NSAIDs ではなくアセトアミノフェンが選択されやすいという recruitment bias があることによると主張しており，アセトアミノフェン単剤で乳頭壊死に至るという報告はほとんどないため，医療用アセトアミノフェンの単剤を適正に使用している限り，腎障害を起こしやすいとはいえないと思われる．

🔖 文献

1) Kuo HW, *et al.*：Analgesic use and the risk for progression of chronic kidney disease. *Pharmacoepidemiol Drug Saf* 2010；**19**：745-751. PMID：20582905
2) Elseviers MM, *et al.*：鎮痛薬とアミノサリチル酸，"臨床家のための腎毒性物質のすべて"，De Broe ME，Porter GA，Bennet WM，Verpooten GA 編，シュプリンガー・ジャパン，2008：214-226．ISBN-10：4621064231，ISBN-13：978-4621064238
3) Stewart JH, *et al.*：Diseases causing end-stage renal failure in New South Wales. *Br Med J* 1975；**1**：440-443. PMID：1090338
4) Gault MH, *et al.*：Analgesic nephropathy. Am J Kidney Dis 1998, **32**：351-360. PMID：9740150
5) Mihatsch MJ, *et al.*：Obituary to analgesic nephropathy--an autopsy study. *Nephrol Dial Transplant* 2006；**21**：3139-3145. PMID：16891638
6) Elseviers MM, *et al.*：Combination analgesic involvement in the pathogenesis of analgesic nephropathy：the European perspective. *Am J Kidney Dis* 1996；**28**：S48-55. PMID：8669430
7) Henrich WL, *et al.*：Analgesics and the kidney：summary and recommendations to the Scientific Advisory Board of the National Kidney Foundation from an Ad Hoc Committee of the National Kidney Foundation. *Am J Kidney Dis* 1996, **27**：162-165. PMID：8546133
8) Elseviers MM, *et al.*：Analgesic nephropathy：is it caused by multi-analgesic abuse or single substance use? *Drug Saf* 1999；**20**：15-24. PMID：9935274
9) Michielsen P, *et al.*：Non-phenacetin analgesics and analgesic nephropathy：clinical assessment of high users from a case-control study. *Nephrol Dial Transplant* 2009；**24**：1253-1259. PMID：19037086
10) Campo A：Acetaminophen, aspirin, and renal failure. *N Engl J Med* 2002, **346**：1588-1589. PMID：12015402

（平田純生）

各 論

B. 抗菌薬

Q20 抗菌薬による腎障害にはどのようなものがありますか？

A 抗菌薬による腎障害には，抗菌薬の血中濃度に依存するもの，あるいは低濃度でも長時間血中に存在することにより腎に蓄積して障害を起こすもの，アレルギー性に障害を起こすもの，結晶析出による尿細管閉塞性腎不全をきたすもの，尿細管炎を起こすもの，ANCA関連腎炎をきたすものなどが報告されています．腎障害が薬物血中濃度に依存する特に重要なものとして，アミノグリコシド系やグリコペプチド系薬（バンコマイシン塩酸塩）があります．これらは，血中濃度が上昇した場合，急性尿細管壊死を起こします．ペニシリン系抗菌薬・セフェム系抗菌薬・カルバペネム系抗菌薬・モノバクタム系抗菌薬・ニューキノロン系抗菌薬・マクロライド系抗菌薬・テトラサイクリン系抗菌薬・アミノグリコシド系抗菌薬・リファンピシンなどは，免疫反応が介在するアレルギー性に障害をきたす急性尿細管間質性腎炎を起こします．シプロフロキサシンなどでは，結晶析出による尿細管閉塞をきたす腎後性急性腎障害が報告されており，テトラサイクリン系抗菌薬においては，尿細管炎からFanconi症候群をきたすものや血管炎をきたすものが報告されています．

背景

わが国における薬剤性腎障害の17.5％は抗菌薬によるものと報告されており，NSAIDs，抗がん薬に次ぐ第3位である[1]．高齢化やCKD患者の増加，ハイリスク症例への抗菌薬投与に伴い，抗菌薬による腎障害が臨床上重要な問題となっている（表）．

急性尿細管壊死

尿細管障害によりGFRが低下し腎不全となる．用量依存性薬物が多いため，測定可能なものはTDMによりトラフ値測定を行うことが望ましい．ただし，薬剤投与時の宿主要因（脱水，利尿薬使用，高齢者，糖尿病，感染症など）の存在により腎機能は増悪することが知られている．治療は，薬剤投与中止後対症療法を行う．アミノグリコシド系抗菌薬，バンコマイシン塩酸塩，テイコプラニン，セフェム系抗菌薬，カルバペネム系抗菌薬，ニューキノロン系抗菌薬，リファンピシン等の報告がある．

表 薬剤性腎障害原因薬物一覧

分類	原因薬剤
急性尿細管壊死	アミノグリコシド系抗菌薬，バンコマイシン塩酸塩，テイコプラニン・セフェム系抗菌薬，カルバペネム系抗菌薬，ニューキノロン系抗菌薬，リファンピシン等
急性尿細管間質性腎炎	ペニシリン系抗菌薬，セフェム系抗菌薬，カルバペネム系抗菌薬，モノバクタム系抗菌薬，ニューキノロン系抗菌薬・マクロライド系抗菌薬，テトラサイクリン系抗菌薬，アミノグリコシド系抗菌薬，リファンピシン等
Fanconi症候群	劣化したテトラサイクリン
ANCA関連腎炎	ミノサイクリン
結節性多発動脈炎	ミノサイクリン

（文献2 p.532 付表1を一部改変）

アミノグリコシド系抗菌薬・バンコマイシン塩酸塩は，薬物濃度との関連性が指摘されており，特にトラフ値との関連が示唆されている．

急性尿細管間質性腎炎

発症機序がアレルギー性であるため予測は困難である．発熱，皮疹，関節痛，腰痛などの全身症状が出現する．被疑薬を中止し自然回復することもあるが，腎障害が遷延する場合はステロイド薬の投与を考慮する．ただし，被疑薬中止後2週間以上経過してからのステロイド治療は腎機能改善効果が少ないことが報告されている[3]．

ペニシリン系抗菌薬，セフェム系抗菌薬，カルバペネム系抗菌薬，モノバクタム系抗菌薬，ニューキノロン系抗菌薬，マクロライド系抗菌薬，テトラサイクリン系抗菌薬，アミノグリコシド系抗菌薬，リファンピシンなどの報告がある．

尿細管閉塞性腎不全

薬剤析出の結晶析出のため尿路閉塞による水腎症をきたす．腎排泄性薬剤の場合，腎機能に応じた減量をし，十分な水分摂取または補液を前投与する．他の腎毒性薬物の併用を避けることが望ましい．抗ウイルス薬に多くみられるが，シプロフロキサシンで報告がある[4]．発症した場合には被疑薬を中止し，対症療法を行う．

尿細管炎

Fanconi症候群を呈し，糖尿，リン酸尿，汎アミノ酸尿，HCO_3^-の喪失をきたす．被疑薬を中止し対症療法を行う．期限切れで劣化したテトラサイクリンでの報告がある[5]．

血管炎

急速進行性腎炎症候群を呈し，急速に腎機能が低下する．無治療であれば透析治療が必要になる．被疑薬を中止し，ステロイド薬等の免疫抑制療法を考慮する．ミノサイクリンによるANCA関連血管炎[6]，結節性多発動脈炎[7]の報告がある．

文献

1) Yokoyama H, *et al.*：Drug-induced kidney disease：a study of the Japan renal biopsy registry from 2007 to 2015. *Clin Exp Nephrol* 2015；**21**：1-11. PMID：26590949

2) 厚生労働省科学研究費補助金　平成27年度日本医療開発機構　腎疾患実用化研究事業「慢性腎臓病の進行を促進する薬剤等による腎障害の早期診断法と治療法の開発」薬剤性腎障害の診療ガイドライン作成委員会編：薬剤性腎障害診療ガイドライン2016. 日腎会誌 58；2016：477-555.

3) Gonzalez E, *et al.*：Early steroid treatment improves the recovery of renal function in patients with drug-induced acute interstitial nephritis. *Kidney Int* 2008；**73**：940-946. PMID：18185501

4) Khan M, *et al.*：Crystal-induced acute kidney injury due to ciprofloxacin. *J Nephropathol* 2015；**4**：29-31. PMID：25657983

5) Montliu J, *et al.*：Lactic acidosis and Fanconi's syndromedue to degraded tetracyclin. *Br J Med* 1981；**283**：1576-1577. PMID：6796174

6) Sethi S, *et al.*：ANCA-positive crescentic glomerulonephritis associated with minocycline therapy. *Am J Kidney Dis* 2003；**42**：E27-31. PMID：12900849

7) Tabriziani H, *et al.*：Minocyclin-induce renal polyangitis nodosa. *BMJ Case Rep* 2012；**10**：1136. PMID：22891025

（正木崇生）

Q21 バンコマイシンによる腎障害とはどのようなものですか？

A メチシリン耐性黄色ブドウ球菌感染症患者に対してバンコマイシン治療を施行した際に，治療数日後より確認されうる腎障害です．この腎障害は，2回以上連続して，ベースラインより血清クレアチニンが 0.5 mg/dL 以上もしくは 50％以上の上昇がみられ，GFR の低下を説明する他の要因を認めない場合に考慮されます．

● バンコマイシンによる腎障害の発症率は増えている

　近年，メチシリン耐性黄色ブドウ球菌感染症患者の増加とともに，バンコマイシンを投与する機会の増加が確認され，それによる腎障害の増加が報告[1]されるようになってきた．ほとんどのバンコマイシン誘導性腎障害(vancomycin-induced nephrotoxicity：VIN)は軽症で可逆性であるけれども，患者の高齢化やハイリスク症例(たとえば黄色ブドウ球菌による菌血症，心内膜炎，骨髄炎，肺炎，重症皮膚軟部組織感染など)の増加により，末期腎不全(end-stage kidney disease：ESRD)をきたすリスクの増加が示唆されている．さらに，他の腎毒性を有する薬剤との併用の増加に伴い，VIN の増加も報告されてきている[1-4]．VIN は，バンコマイシン投与開始後 4.3〜17 日で腎障害が発現しており，その発症率について 2006 年までは 5〜7％と報告されてきた[5]が，このような背景の変化(図)に伴い，最近の研究によれば，VIN の発症率上昇の提案がなされるようになっており，最近では 10〜40％と報告されている[3,4]．ただし，この中には腎前性急性腎障害によるものが含まれている可能性もあり注意を要する．

● バンコマイシンによる腎障害の定義

　バンコマイシンはおもに腎臓から 90％が未変化体として消失するが，腎臓からの消失には糸球体濾過に加えて尿細管での分泌や再吸収の関与が示唆されている[3,6]．このようなバンコマイシンの動態により生じうる VIN の定義として，「2回以上連続して，ベースラインより血清クレアチニンが 0.5 mg/dL 以上もしくは 50％以上の上昇がみられ，この上昇はバンコマイシン治療の数日後よ

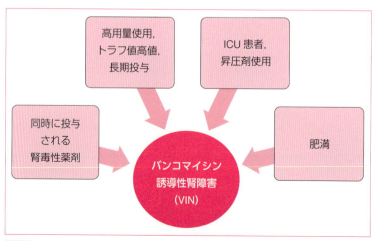

図 バンコマイシン誘導性腎障害(VIN)の危険因子

り確認され，GFR の低下を説明する他の要因を認めない」という基準[1]がこれまでの研究報告においても最も多く用いられている．ただし，上記のように用いられている基準の中の"血清クレアチニンの上昇はバンコマイシン治療の数日後より確認される"という"数日後"というような抽象的表現ではなく，具体的な日数を掲げるべきであるということが課題として取り上げられている．

バンコマイシンによる腎障害の機序

　　ここで VIN の発症機序から考えてみよう．機序はいまだ不明であるが，おもには近位尿細管における尿細管細胞毒性による急性の壊死や急性間質性腎炎が一因と考えられている[6,7]．VIN における血清クレアチニンの上昇はバンコマイシンの腎への傷害後 48～72 時間の時間差を生じうる（この際，腎前性急性腎障害を鑑別する必要がある）ため，最近では，発症早期から上昇を認めうる neutrophil gelatinase-associated lipocalin（NGAL），kidney injury molecule 1（KIM-1），interleukin 18（IL-18）などの尿細管バイオマーカーの診断への寄与が期待されている[8,9]．

文献

1) Rybak MJ, *et al.*：Therapeutic monitoring of vancomycin in adults summary of consensus recommendations from the American Society of Health-System Pharmacists, the Infectious Disease Society of America, and the Society of Infectious Disease Pharmacists. *Pharmacotherapy* 2009；**29**：1275-1279. PMID：19873687

2) Paquette F, *et al.*：Acute kidney injury and renal recovery with the use of aminoglycosides：a large retrospective study. *Nephron* 2015；**131**：153-160. PMID：26389593

3) Davies S, et al.：Vancomycin-associated nephrotoxicity：the obesity factor. *Surg Infect*（*Larchmt*）2015；**16**：684-693. PMID：26324996

4) Burgess L, *et al.*：Comparison of the incidence of vancomycin-induced nephrotoxicity in hospitalized patients with and without concomitant piperacilin-tazobactam. *Pharmacotherapy* 2014；**34**：670-676. PMID：24855041

5) Mohammedi I, *et al.*：Loading dose of vancomycin in critically ill patients：15 mg/kg is a better choice than 500 mg. *Int J Antimicrob Agents* 2006；**27**：259-262. PMID：16472993

6) Elyasi S, *et al.*：Vancomycin-induced nephrotoxicity：mechanism, incidence, risk factors and special populations. A literature review. *Eur J Clin Pharmacol* 2012；**68**：1243-1255. PMID：22411630

7) van Hal SJ, *et al.*：Systematic review and meta-analysis of vancomycin-induced nephrotoxicity associated with dosing schedules that maintain troughs between 15 and 20 milligrams per liter. *Antimicrob Agents Chemother* 2013；**57**：734-744. PMID：23165462

8) Coca S, *et al.*：Biomarkers for the diagnosis and risk stratification of acute kidney injury：a systematic review. *Kidney Int* 2008；**73**：1008-1016. PMID：18094679

9) Bamgbola O.：Review of vancomycin-induced renal toxicity：an update. *Ther Adv Endocrinol Metab* 2016；**7**：136-147. PMID：27293542

（谷口義典，寺田典生）

Q22 バンコマイシンによる腎障害を予防するための治療薬物モニタリング(TDM)はどのように行いますか？

A メチシリン耐性黄色ブドウ球菌感染症(MRSA)患者に対しバンコマイシン投与の際には，トラフ値：10〜20μg/mL を目標として定期的な血中濃度測定(まずは2回目投与前にトラフ値を測定し，初回投与後10日以内は細かくモニタリング)を行い，バンコマイシンの投与量を調整することで腎障害を抑制できます．

● トラフ値の上昇に伴い，バンコマイシン誘導性腎障害の発現頻度が増加する

これまでの研究報告から，メチシリン耐性黄色ブドウ球菌感染症(Methicillin-resistant *Streptococcus auveus*：MRSA)患者の治療を通して，バンコマイシンの有効性と腎毒性は，薬剤濃度に依存することが明らかとなっている(図)[1]．通常，バンコマイシンはバンコマイシンヘテロ耐性MRSAの増加防止のためトラフ値を 10μg/mL 以上にすることが望ましい．ただし，トラフ値が 20μg/mL 以上ではバンコマイシン誘導性腎障害(vancomycin-induced nephrotoxicity：VIN)を起こしやすくなる[1]ため，治療薬物モニタリング(therapeutic drug monitoring：TDM)が必要と考えられる．一方，現存するエビデンスでは，バンコマイシンのピーク値をモニターしても腎毒性を防げないことが示されている[2]．

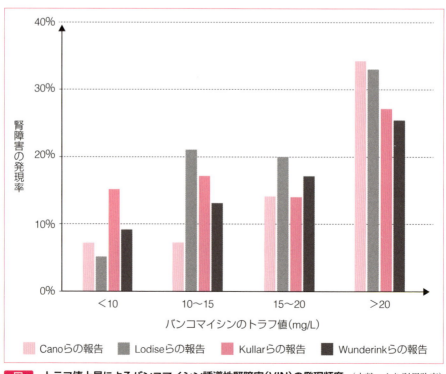

図 トラフ値上昇によるバンコマイシン誘導性腎障害(VIN)の発現頻度 (文献1より引用改変)

バンコマイシン誘導性腎障害の危険因子

バンコマイシン誘導性腎障害は 10〜40％ の頻度で起こるといわれており，他の腎毒性薬剤（アミノグリコシド系薬，ループ利尿薬，アムホテリシン B，タクロリムスなど）の併用，バンコマイシンの高用量（4 g/日以上）使用例，トラフ値高値（20 μg/mL 以上），ICU 患者，昇圧薬使用など不安定な循環動態，治療期間 1 週間以上，体重 100 kg 以上などが危険因子としてあげられている[3,4]．

バンコマイシン誘導性腎障害に対する TDM の有用性

MRSA 患者に対して使用するバンコマイシンの TDM による利益に関する，唯一のシステマティックレビューとメタ解析の結果からは，TDM を施行した群が施行しない群に比べ，有意に臨床的有効性が高く（OR＝2.62，95％CI：1.34–5.11，p＝0.005），さらに腎毒性も抑制する（OR＝0.25，95％CI：0.13–0.48，p＜0.0001）ことが示されている[5]．

トラフ値が 20 μg/mL 以下であっても，投与期間，他の腎毒性薬剤の併用，患者の循環動態などを考慮し，投与量を調整する必要がある

実際に，MRSA 患者に対しバンコマイシンを投与する際には，トラフ値：10〜20 μg/mL を目標（重篤な感染症や複雑性感染の場合は 15〜20 μg/mL を目標）として定期的な TDM を行う．すなわち，まずはバンコマイシンの初回投与の後，2 回目の投与前にトラフ値を測定し，初回投与後 10 日以内は細かく TDM を行い，トラフ実測値，臨床経過，感染病巣の変化，分離 MRSA の最小発育阻止濃度（minimum inhibitory concentration：MIC）などを参考に，バンコマイシンの投与量を調整することで腎障害を抑制できる．ただし，トラフ値が 20 μg/mL 以下であっても，投与期間が長期になることや他の腎毒性薬剤の併用，患者の循環動態などにより腎障害が増加することも報告されており[6]，常に個々の症例で患者状態を十分に把握し，腎毒性のリスクを踏まえて投与量を決定していく必要がある．

文献

1) van Hal SJ, *et al.*：Systematic review and meta-analysis of vancomycin-induced nephrotoxicity associated with dosing schedules that maintain troughs between 15 and 20 milligrams per liter. *Antimicrob Agents Chemother* 2013；**57**：734–744. PMID：23165462

2) Rybak MJ, *et al.*：Therapeutic monitoring of vancomycin in adults summary of consensus recommendations from the American Society of Health-System Pharmacists, the Infectious Disease Society of America, and the Society of Infectious Disease Pharmacists. *Pharmacotherapy* 2009；**29**：1275–1279. PMID：19873687

3) Elyasi S, *et al.*：Vancomycin-induced nephrotoxicity：mechanism, incidence, risk factors and special populations. A literature review. *Eur J Clin Pharmacol* 2012；**68**：1243–1255. PMID：22411630

4) Hall RG 2nd, *et al.*：Empiric guideline-recommended weight-based vancomycin dosing and nephrotoxicity rates in patients with methicillin-resistant Staphylococcus aureus bacteremia：a retrospective cohort study. *BMC Pharmacol Toxicol* 2013；**14**：12. PMID：23402420

5) Ye ZK, *et al.*：Benefits of therapeutic drug monitoring of vancomycin：a systematic review and meta-analysis. *PLoS One* 2013；**8**：e77169. PMID：24204764

6) Hidayat L, *et al.*：High-dose vancomycin therapy for methicillin-resistant Staphylococcus aureus infections：efficacy and toxicity. *Arch Intern Med* 2006；**166**：2138–2144. PMID：17060545

（谷口義典，寺田典生）

Q23 アミノグリコシド系薬による腎障害を予防するためのTDMはどのように行いますか？

A トラフ値（最低血中濃度）が毒性の発現に関連します．腎機能に応じて1回投与量および投与間隔を調節しますが，1日1回投与法ではトラフ値を目標値以下にします．

● アミノグリコシド系薬の作用機序[1,2]

中性付近では陽性に荷電しているため，グラム陰性桿菌の細胞膜構成成分である陰性荷電を有するリン脂質と結合，外膜を傷害する．また，RNAの30Sサブユニットに作用しmRNAの翻訳や蛋白合成を阻害して殺菌的に作用する．緑膿菌を含む多くの好気性グラム陰性桿菌だけでなく，黄色ブドウ球菌などのグラム陽性菌にも濃度依存性の強力な殺菌作用を示す．

● アミノグリコシド系薬の薬物動態・薬力学（PK/PD）[2]

消化管からの吸収はなく，静注，筋注が必要．投与後，平衡に達するまでに30分程度，半減期は正常腎機能で2〜3時間である．効果は濃度依存性であるため，最小発育阻止濃度（MIC）に対してより高い最高血中濃度（Cpeak）を得ること〜Cpeak/MICに相関する．Post-antibiotic effect（PAE）により血中濃度がMIC以下になっても投与後2〜4時間程度効果が持続すると考えられている．またadaptive resistanceといって，細菌が同系薬に暴露されると一過性に排出ポンプの1つ（Mex XY efflux pump）が起動を開始するが，これは暴露の継続がなければ数時間で停止する現象をもつ．

● アミノグリコシド系薬の投与法[2,3]（表1, 表2）

1日複数回投与はトラフ値が上昇し，尿細管にAG剤が流れ続け尿細管障害を起こす．しかもCpeakが高いほうが殺菌力も強いので，殺菌力が強く腎毒性を低くするため，1日1回投与が標準的となってきている．またCpeakを上昇させることにより，緑膿菌やブドウ球菌などに混在する特別に耐性なsubpopulationの出現をも抑制することに優位であり，腎毒性においても同様である（一方，耳毒性は特別な違いはない，あるいは不明とされている）．必ずTDMを行い調節を行う．実質体重に基づいて投与設計を行う．ただし理想体重（IBW）から≧20%を超える症例では補正体重（AG）を用いる．なお，同系薬のように体重換算（mg/kg/日）で抗菌薬を使用する場合，Cockroft-Gault式による推算CCrや標準体表面積から患者体表面積に変換したeGFR（mL/分）は適さず，eGFR（mL/分/1.73m^2）を用いる．

1）トラフ（ピーク）目標値

1日1回投与法
アミカシン 4μg/mL（表2参照）
ゲンタマイシン，トブラマイシン：<1μg/mL（表2参照）

2）血中濃度測定法

1日1回投与法
1回目投与後から少なくとも16時間以上経過していること．トラフの測定には，投与前30分以内に．Cpeakは組織分布が完了した時点における血中濃度であり，点滴開始1時間後（30分で投与した場合，終了30分後）に採血を行う．

Q23　アミノグリコシド系薬による腎障害を予防するためのTDMはどのように行いますか？

表1　成人患者へのアミノグリコシド系薬投与量の調整

- 腎不全に対する用量調整は糸球体濾過量を反映したクレアチニンクリアランス（CCr）推定値に基づく．
- CCr推定値の算出は肥満/非肥満により区別することが推奨される．
  - 理想体重（IBW）の算出は，
  男性 50+{2.3×（身長−152.4）}/2.54
  女性 45.5+{2.3×（身長−152.4）}/2.54
  - 肥満は IBW の20%以上と定義
- mg/kg基準で用量を計算する際に用いるべき体重
  - IBWからの超過が20%未満であれば，全薬剤において患者の実際の体重を用いる
  - 肥満患者（IBWの20%以上であれば，AG剤を投与する場合，補正体重を用いる）
  補正体重＝IBW+0.4×（実測体重−IBW）

分類	重要度	一般名	商品名	透析性	禁忌	腎障害	常用量	GFRまたはCCr(mL/分) 30〜59	15〜29	<15	HD(血液透析) PD(腹膜透析)
アミノグリコシド系	◎ TDM	アミカシン硫酸塩(AMK)	アミカシン硫酸塩注、	○		○	1回7.5〜20mg/kg 24時間毎、ただし1日20mg/kg 24時間毎の高用量は5日以内にとどめ、Cpeakを50〜60μg/mL、にトラフ値を4μg/mL未満を目標とする(抗菌薬TDMガイドライン2016)	eGFR40〜59mL/分/1.73m2では4〜12mg/kgを24時間毎.eGFR30〜39では4〜15mg/kgを48時間毎(抗菌薬TDMガイドライン2016)	1回4〜12mg/kgを48時間毎(抗菌薬TDMガイドライン2016)	1回4-10mg/kgを48時間毎。ただしeGFR 10mL/分未満では用量は指定されていない(抗菌薬TDMガイドライン2016)	HD:5-7.5mg/kgを負荷投与し維持量も同じ量を毎HD後(抗菌薬TDMガイドライン2016)
	◎ TDM	イセパマイシン硫酸塩(ISP)	イセパシン注 エクサシン注	○			8〜15mg/kgを24時間毎(サンフォード感染症治療ガイドによる)	1回8mg/kgを24〜48時間毎。エンピリック治療には他剤を選択する。本剤を使用する場合にはTDMを実施し、腎機能をモニターすること	1回4〜8mg/kgを48〜72時間毎。エンピリック治療には他剤を選択する。本剤を使用する場合にはTDMを実施し、腎機能をモニターすること	1回8mg/kgを48〜96時間毎。エンピリック治療には他剤を選択。本剤を使用する場合にはTDMを実施し、尿量をモニターすること	1回8mg/kgを96時間毎。HD患者はHD日にはHD後に投与。エンピリック治療には他剤を選択する。本剤を使用する場合にはTDMを実施すること
	○	カナマイシン硫酸塩(KM)	カナマイシンカプセル	○			2〜4g 分4	内服は腎機能正常者と同じ(腎障害のある患者で重篤な腸疾患では吸収されて腎障害が増悪するおそれがあるので注意)			
	◎ TDM	ゲンタマイシン硫酸塩(GM)	ゲンタシン注	○		○	4〜7mg/kg 24時間毎、ただし1日7mg/kg 24時間毎の高用量は5日以内にとどめ、Cpeakを15〜20μg/mLに、トラフ値を1μg/mL未満を目標とする(抗菌薬TDMガイドライン2016)	eGFR40〜59mL/分/1.73m2では2.5〜4mg/kgを24時間毎.eGFR30〜39では2.5〜4mg/kgを48時間毎(抗菌薬TDMガイドライン2016)	3〜4mg/kgを48時間毎(抗菌薬TDMガイドライン2016)	3mg/kgを48時間毎。ただしeGFR 10mL/分未満では用量は指定されていない(抗菌薬TDMガイドライン2016)	HD:2〜2.5mg/kgを負荷投与し1〜1.7mg/kgを毎HD後(抗菌薬TDMガイドライン2016).CAPD；無尿では0.6mg/kg、尿量のある患者では0.75mg/kgを1日1回静脈内投与、または無尿では8mg/L、尿量のある患者では10mg/Lを1日1回バッグ内投与。エンピリック治療には他剤を選択し、本剤を使用する場合にはTDMを実施し、尿量をモニターすること。
	◎ TDM	トブラマイシン(TOB)	トブラシン注	○			1回4〜7mg/kg 24時間毎の高用量は5日以内にとどめ、Cpeakを15〜20μg/mLに、トラフ値を1μg/mL未満を目標とする(抗菌薬TDMガイドライン2016)	eGFR40〜59mL/分/1.73m2では2.5〜4mg/kgを24時間毎.eGFR30〜39では2.5〜4mg/kgを48時間毎(抗菌薬TDMガイドライン2016)	1回3〜4mg/kgを48時間毎(抗菌薬TDMガイドライン2016)	1回3mg/kgを48時間毎。ただしeGFR 10mL/分未満では指定されていない(抗菌薬TDMガイドライン2016)	HD:2〜2.5mg/kgを負荷投与し1〜1.7mg/kgを毎HD後(抗菌薬TDMガイドライン2016)。CAPD；無尿では0.6mg/kg、尿量のある患者では0.75mg/kgを1日1回静脈内投与、または無尿では8mg/L、尿量のある患者では10mg/Lを1日1回バッグ内投与。エンピリック治療には他剤を選択し、本剤を使用する場合にはTDMを実施し、尿量をモニターすること。
	○		トービイ吸入液				1回300mg、1日2回28日間噴霧吸入し、その後28日間休薬する。これを1サイクルとして投与を繰り返す	吸入投与した場合にも腎機能障害のある患者または腎機能障害が疑われる患者では、健康人に比べて高い血清中トブラマイシン濃度が持続する可能性が考えられるため、慎重に投与する			
抗結核薬	◎ TDM	ストレプトマイシン硫酸塩(SM)	硫酸ストレプトマイシン注	○			1回15mg/kgを連日2ヶ月間または週2回で、連日投与時は最大750mg/日、週2回投与は最大1,000mg/日(結核診療ガイドライン・改訂第3版) 1回12〜15mg/kg 24時間毎、(サンフォード感染症治療ガイド2011-2012による)	使用を勧めない(結核診療ガイドライン・改訂第3版)			透析後に1g(結核診療ガイドライン・改訂第3版) 1回3mg/kgを72時間毎、HD患者ではHD日にはHD後(サンフォード)

（巻末付録表2より引用抜粋）

表2　各アミノグリコシド系薬における初期投与設計と目標Cpeak，トラフ濃度

アミノグリコシド系薬	投与量/TDM目標値		グラム陰性菌に対する標準治療			グラム陽性菌に対する併用治療(GMのみ適応)	グラム陰性菌に対して併用による相乗効果目的で低用量使用する場合
			1. GM/TOB,MIC=2μg/mL AMK,MIC=8μg/mL 2. 重症	1. GM/TOB,MIC≦1μg/mL AMK,MIC≦4μg/mL 2. 軽・中等症	尿路感染		
GM/TOB	1日投与量(初期治療)		7mg/kg×1回	5mg/kg×1回	3mg/kg×1回	3mg/kg(1〜3分割)	3mg/kg×1回
	TDM目標値(μg/mL)	Cpeak	≧15〜20	≧8〜10	—	3〜5	
		トラフ	<1				
AMK	1日投与量(初期治療)		20mg/kg×1回	15mg/kg×1回	10mg/kg×1回	—	400mg×1回(体重による調節が必要)
	TDM目標値(μg/mL)	Cpeak	50〜60	41〜49	—		
		トラフ	<4				<4

アミノグリコシド系薬の副作用[1,2,3]

　基本的な副作用は腎毒性，耳毒性，神経筋ブロックの3つである．以下，腎毒性，耳毒性を中心に触れる．

1）腎毒性
　糸球体濾過された同系薬は近位尿細管上皮細胞膜に存在するメガリンあるいは酸性リン脂質からなる受容体と電気的に結合しエンドサイトーシスによって尿細管上皮細胞に取り込まれる．しかしライソゾームが取り込んだアミノグリコシドは消化しきれずにリン脂質化（phospholipidosis）をきたすことによって尿細管障害を起こす（急性尿細管壊死・急性尿細管間質性腎炎）．こうした直接障害を起点に，局所のレニン・アンジオテンシン系が活性化，血管収縮，糸球体濾過量の低下，腎機能低下となる．投与5～7日以降に非乏尿性急性腎障害を生じ，頻度は幅があるが0～50%とされる．幸い尿細管細胞は再生するため腎機能障害は可逆的であることがほとんどで，3～6週間で腎機能が戻ることが多い．薬剤濃度との関連が指摘されており，特にトラフ値高値の持続が重要といわれる．リスクファクターを表3に記す．

2）耳毒性
①蝸牛障害
　内耳の有毛細胞が障害されることにより生じ不可逆性である．治療終了後，数日～何週間も経過してからであり気づかれにくい．頻度は不明であるが，同系薬の種類でも違いを認める（ネオマイシン＞ゲンタマイシン＞トブラマイシン＞アミカシン）．また，内耳蝸牛細胞ミトコンドリア12SrRNAのA1555G変異が毒性に関係するといった遺伝的要因も報告されている．

②前庭神経障害
　三半規管の細胞を障害することにより生じ，頻度は4～6%とされる．

文献
1）厚生労働省科学研究費補助金　平成27年度日本医療開発機構　腎疾患実用化研究事業「慢性腎臓病の進行を促進する薬剤等による腎障害の早期診断法と治療法の開発」薬剤性腎障害の診療ガイドライン作成委員会編：薬剤性腎障害診療ガイドライン 2016；40-41．
2）青木　眞：アミノグリコシド系抗生物質．レジデントのための感染症診療マニュアル．第3版，医学書院，2015；143-155．
3）日本化学療法学会／日本TDM学会　抗菌薬TDMガイドライン作成委員会編：抗菌薬TDMガイドライン改訂版；84-108．

（金森弘志）

表3　アミノグリコシド系薬による腎毒性のリスクファクター

要因	リスク
患者要因	高齢者，先行する腎機能低下，脱水・血圧低下，肝機能不全
アミノグリコシド要因	トラフ値の高値が持続，長期間の投与，同系薬の種類，短い使用間隔
併用薬要因	バンコマイシン，フロセミド，アムホテリシンB，シクロスポリン，シスプラチン，造影剤

（文献2より一部改変）

腎機能障害時でも投与法の調整を必要としない抗菌薬はありますか？

A　多くの抗菌薬は腎機能障害時に投与量や投与間隔の調整が必要となりますが，一部の抗菌薬は腎機能障害時でも投与法の調整を必要としません．たとえば，セフェム系では，スルバクタムナトリウム・セフォペラゾン配合やセフォペラゾンナトリウムです．

● 腎機能障害時でも用量や投与間隔の調整が不要である抗菌薬

　薬剤は多くの場合，腎臓による尿中からの排泄，肝臓から胆汁中への排泄，あるいはその両方の経路により排泄される．腎臓からの排泄の寄与が大きい薬剤は腎機能障害時に薬剤の排泄が遅延し，血中半減期の延長をきたす．そのため，薬剤の用量調整が必要となる．しかし胆汁中への排泄が主であり腎臓からの排泄の寄与が少ない薬剤では，腎機能障害により腎からの排泄が低下しても薬剤排泄は遅延せず，血中半減期の延長をきたさない[1]．その場合，薬剤の用量調整は不要である．腎機能障害時にも薬剤の血中半減期が延長せず，用量や投与間隔の調整が不要である抗菌薬を表1に示す．腎機能障害時の抗菌薬投与法の詳細に関しては付録表1（p.196）を参照のこと．

● 経口薬のみ投与法の調整を必要としない抗菌薬

　注射薬は投与法調整を必要とするが，経口薬では投与法の調整を必要としない抗菌薬を表2に示す．その理由は以下の2つに大別できる．

1）腸管での吸収が乏しいため，投与法の調整を必要としない経口抗菌薬

　腸管感染症に対する内服抗菌薬の中には，腸管からの吸収に乏しいため薬剤血中濃度を考慮する必要がなく，用量調整が不要なものがある．しかし長期の薬剤投与が必要などの理由により微

表1　腎機能障害でも用量や投与間隔の調整が不要である抗菌薬

	一般名
セフェム系	スルバクタムナトリウム・セフォペラゾン配合（SBT/CPZ），セフォペラゾンナトリウム（CPZ）*
グリシルサイクリン系	チゲサイクリン
テトラサイクリン系	ドキシサイクリン塩酸塩水和物（DOXY），ミノサイクリン塩酸塩（MINO）
クロラムフェニコール系	クロラムフェニコールコハク酸エステルナトリウム
マクロライド系	アジスロマイシン水和物（AZM）
リンコマイシン系	クリンダマイシン（CLDM），リンコマイシン塩酸塩水和物
ニューキノロン系	モシフロキサシン塩酸塩（MFLX）
その他の抗菌薬	キヌプリスチン（QPR），ダルホプリスチン（DPR）
抗結核薬	イソニアジド（INH），イソニアジドメタンスルホン酸ナトリウム水和物，デラマニド，リファンピシン（RFP）
抗真菌薬	イトラコナゾール（ITZ），カスポファンギン酢酸塩，テルビナフィン塩酸塩，ミカファンギンナトリウム（MCFG），ミコナゾール（MCZ）

＊重症例に対する投与量の場合，減量

表2　経口薬の場合のみ投与法の調整を必要としない抗菌薬

腸管での吸収が乏しいため，投与法の調整を必要としない抗菌薬	
バンコマイシン塩酸塩（VCM）	ただし重症偽膜性大腸炎に長期2g/日投与により血中濃度が異常上昇することがあるため注意が必要である．TDMを考慮する．
カナマイシン一硫酸塩（KM）	腎障害のある患者で重篤な腸疾患では，腸管より吸収されて腎障害が増悪することがあるので注意が必要である．
アムホテリシンB（AMPH）	—
注射薬の添加物に腎毒性があるが，経口薬は投与法の調整を必要としない抗菌薬	
ボリコナゾール（VRCZ）	—

量な腸管吸収も無視できない場合，基礎疾患により腸管吸収の亢進をきたす場合など，血中濃度上昇が懸念される．その際は，可能であれば治療薬物モニタリング（TDM）を行うことが望ましい．

2）注射薬の添加物に腎毒性があるため投与法調整を必要とするが，経口薬は投与法の調整を必要としない抗菌薬

ボリコナゾール注射薬は添加物であるスルホブチルエーテルβ-シシクロデキストリンナトリウムに腎毒性があり，クレアチニンクリアランス（CCr）＜30 mL/分の腎機能障害患者では慎重投与となるが，経口薬は腎機能障害患者においても通常用量で投与できる．

文献
1) Richard D. Howland, et al.：Lippincott's Illustrated Reviews：Pharmacology 3rd ed., Lippincott Williams & Wilkins, Inc., USA, 2006；p.18-20

（田原　敬，臼井丈一）

スルファメトキサゾール・トリメトプリム（ST合剤）による電解質異常とはどのようなものですか？

高カリウム血症が有名です．低ナトリウム血症も報告があります．

ST合剤の作用機序・薬物動態[1]

たいていの細菌はDNA合成のために自ら葉酸を合成する必要があるが，ST合剤は葉酸代謝を2つの段階で阻害し耐性出現の可能性が少ない．錠剤1錠中または注射薬1アンプル内にスルファメトキサゾール400 mg，トリメトプリム80 mgを含む．消化管からの吸収が非常に良好で，経口でも静注と同様の血中濃度が得られる．腎排泄のため，腎機能低下時には投与量の調節が必要である．

ST合剤の適応

多くのグラム陽性球菌，グラム陰性桿菌，原虫，*Pneumocystis jirovecii*（ニューモシスチス肺炎：いわゆるカリニ肺炎で現在は真菌に分類される）など幅広い．腎障害患者も含めた成人への投与量を示す（表1）[2]．

| 表1 | 成人患者への ST 合剤投与量 |

分類	重要度	薬剤名		透析性	禁忌	腎障害	常用量	GFR または CCr(mL/分)			HD(血液透析) PD(腹膜透析)
		一般名	商品名					30〜59	15〜29	<15	
サルファ剤	◎	スルファメトキサゾール・トリメトプリム (ST 合剤)	バクタ配合錠・配合顆粒 バクトラミン配合錠・配合顆粒	○		○	4錠または4g(T 換算 320 mg)分2；ニューモシスチス肺炎予防には T 換算4〜8 mg/kgを分2で連日または週3回，ニューモシスチス肺炎治療には9〜12錠または9〜12g を分3〜4	2〜4錠または 2〜4 g(T 換算 160〜320 mg) 分2；CCr 15-30 mL ではニューモシスチス肺炎予防には 1/2 錠(g)/日または 1 錠(g) を週3回，ニューモシスチス肺炎治療には常用量を2日間，その後 1/2 に減量(Up to Date)		2錠または 2 g(T 換算 160 mg)分1；CCr<15 mL ではニューモシスチス肺炎予防には 1/2 錠/日または 1 錠(g) を週3回(Up to Date)	
			バクトラミン注(ニューモシスチス肺炎のみ適応)				12 アンプル(T 換算 960 mg)　分4	6〜12 アンプル　分2		6 アンプル(T 換算 480 mg)分1	

（巻末付録表2より抜粋）

ST 合剤の副作用

消化器症状，肝障害，過敏性反応，中枢神経症状，電解質異常，腎機能障害，血液学的異常など多岐にわたる[3]．以下，電解質異常，腎機能障害を中心に触れる．

1) 電解質異常

①高カリウム血症

電解質異常では44〜70％と最も多く，高用量で生じやすいが通常量でも生じ得る[4,5]．数日〜10日以内に出現することが多い[4,6]．トリメトプリムが遠位ネフロンにあるアミロライド感受性チャネルに作用し，カリウムの排泄を可逆的に抑制するとされる[5,6]．リスクファクターとして，糖尿病，腎機能低下，高齢，AIDS，NSAIDs，RA 系阻害薬などがあげられる[6]．

②低ナトリウム血症

頻度不明であるが，まれに散見される．上記と同様に，トリメトプリムが遠位ネフロンにあるアミロライド感受性チャネルに作用し，ナトリウムの吸収を可逆的に抑制するとされる[6]．

これらの電解質障害は可逆性であり同剤の中止により回復するが，ナトリウムの補充およびカリウム制限にても対処可能であるため，原疾患の状態により必要であるなら同剤の投与継続も検討され得る[7]．

2) 腎機能障害(血清クレアチニン(Cr)値上昇)

トリメトプリムによる近位尿細管での Cr 排泄が抑制されるために血清 Cr 上昇が生じる機序もいわれているが，腎臓そのものが障害され腎機能低下をきたすもの，すなわち急性尿細管壊死，急性間質性腎炎，尿細管でのスルファメトキサゾール結晶析出による腎障害(閉塞性尿細管障害)も報告されている[5,6,8]．

ST 合剤の「脱感作」(表2)[1]

ST 合剤は単に *Pneumocystis jirovecii* に有効なだけでなく，トキソプラズマ，種々のグラム陰性桿菌，黄色ブドウ球菌などにも有効である．また同剤は薬価的にも有用な薬剤である．このため

同剤の「脱感作」を行い再服用できるよう試みられている．肝障害や血液学的異常に対するばかりか，電解質異常・腎障害にも有用である．

表2 ST合剤（バクタ®）の「脱感作」

日数	バクタ®の量	日数	バクタ®の量
1	0.005 g	6	0.2 g
2	0.01 g	7	0.4 g
3	0.02 g	8	0.8 g
4	0.04 g	9	1 g
5	0.1 g	10	1 g

文献

1) 青木 眞：ST合剤．レジデントのための感染症診療マニュアル．第3版，医学書院，2015；212-217，1300．
2) David NG et al.：腎障害のある成人患者への抗感染症薬の投与量(4)．日本語版サンフォード感染症治療ガイド2015（第45版）；307．
3) バクタ配合錠・バクタ配合顆粒　添付文書．
4) 柴田明彦，他：自己免疫性疾患に合併したニューモシスチス肺炎に対する中等量ST合剤を用いた治療の副作用と予後．Jpn J Clin Immunol 2016；**39**：213-218．
5) Rajendran A, et al.：Hyperkalemia in hospitalized patients treated with trimethoprim-sulfamethoxazole. Ann Intern Med 1996；**124**：316-320. PMID：8554227
6) Joanne Ho, et al.：Considerations when prescribing trimethoprim-sulfamethoxazole. CMAJ 2011；**183**：1851-1858. PMID：21989472
7) Noto H, et al.：Severe hyponatremia and hyperkalemia induced by trimethoprim-sulfamethoxazole in patients with pneumocystis carinii pneumonia. Int Med 1995；**34**：96-99. PMID：7727887
8) Fraser NT, et al.：Acute kidney injury associated with trimethoprim/sulfamethoxazole. J Antimicrob Chemother 2012；**67**：1271-1277. PMID：22351681

（金森弘志）

Q26 結核治療中に発症した急性腎障害の鑑別診断をあげてください．

A ①結核感染そのもの，②抗結核薬の影響，③急性呼吸不全との関連によるもの，以上の3つの原因に分けて鑑別を進めることが必要になります．頻度的には抗結核剤，なかでもリファンピシンの副作用が原因であることが多いとされています．急性呼吸不全に伴う急性腎障害は予後不良です．

わが国における結核感染症の実態

　厚生労働省の「平成26年結核登録者情報調査年報集計結果」[1]によると，①年間の新登録結核患者数ははじめて2万人を下回り，罹患率も減少傾向が続いているが，いまだ年間19,000人以上の結核患者が新たに登録されており，喀痰塗抹陽性肺結核患者も年間7,600人以上登録されている．②わが国の結核罹患率は，欧米諸国と比較すると依然として高くなっている．③結核患者の高齢化はさらに進行し，特に新登録結核患者のうち80歳以上の結核患者は37.7％となっているなどの特徴がある．

結核感染と腎障害

　結核関連の腎障害には急性ならびに慢性のいずれも存在する．腎臓あるいは下部尿路への結核の直接感染，尿細管間質性腎炎，糸球体腎炎，二次性アミロイドーシス，閉塞性尿路障害あるいは抗結核薬による腎毒性があげられる．その他，呼吸不全に伴う急性腎障害が注目を集めている（表）．

1）腎尿路系結核

　泌尿器生殖器への結核感染症は，肺外結核の代表的な疾患であり，肺結核患者の4〜20％に発症するとされる[2,3]．一般的には腎盂尿管への菌の移行に伴う肉芽形成であり，水腎症をきたし腎障害を発症する．発症様式は慢性経過であるが，急速な下部尿路の閉塞をきたし，急性腎障害となる症例もあるので，まずは念頭におくべきである．本病態に関して，鑑別診断にはCTあるいはエコーなどの画像評価が有用である．

2）薬剤性腎障害

①リファンピシン

　リファンピシンによる腎障害の発生頻度には様々あるが，台湾からの報告によると，2006年から2010年に抗結核薬治療を行った患者において，腎機能の評価が可能であった症例1,394例中，AKI Networkによる基準で99例（7.1％）に急性腎障害が発生したとされる[4]．また，ルーマニア研究によると，リファンピシンの投与を受けた0.05％に急性腎障害が発生したという報告があるなど，頻度に関しては一定していない[5]．リファンピシンは尿細管・間質障害を起こしうる．またまれではあるが，半月体形成性糸球体腎炎を引き起こす．腎生検による組織学的検討を行った報告では，急性間質性腎炎が最も多く全体の54％を占め，次には急性尿細管壊死で38％であった[5-7]．初回投与後数時間以内に発症し得るが，間欠的使用後あるいは中止後長期間経た後に発症することもあり得る．尿細管機能も異常を呈し，腎性尿崩症に基づく腎性糖尿，高尿酸尿症，多尿を示す．また尿への多クローン性ライトチェインの増加を認める．しかし，これが骨髄腫のように尿路閉塞をきたすことはまれである．リファンピシンによる急性腎障害の詳細な機序は不明であるが，2あるいは3型アレルギーの関与が示唆されている[7]．リファンピシンに対する抗体が産生され免疫複合体を形成し，腎毛細血管，糸球体内皮下あるいは間質に沈着する．沈着した免疫複合体は血管れん縮や尿細管虚血を引き起こし最終的に尿細管壊死に至る．一方で，間質に沈着した免疫複合体は，急性間質性腎炎を引き起こす[8]．

②その他の抗結核薬

　エタンブトールならびにピラジナミドは，尿酸の排泄を障害することで，しばしば高尿酸血症を引き起こすが，尿細管への尿酸分泌の抑制あるいは再吸収亢進が主病態であり，尿細管腔内で尿酸が高濃度になるわけではないので，一般的に急性腎障害を起こさない．ストレプトマイシンは現在標準治療では使用されないことが多いが，腎毒性をきたす代表的な薬剤であり，本剤使用

表　肺結核治療中に発生した急性腎障害

結核感染自体が原因	尿路閉塞による水腎症 急性間質性腎炎（報告は少ない）
抗結核薬の副作用	リファンピシンによる急性間質性腎炎・尿細管壊死 ストレプトマイシン（使用頻度少ない）
急性呼吸不全の影響	ARDS/ALIによる炎症性サイトカイン・ケモカイン 人工呼吸管理（陽圧呼吸管理）

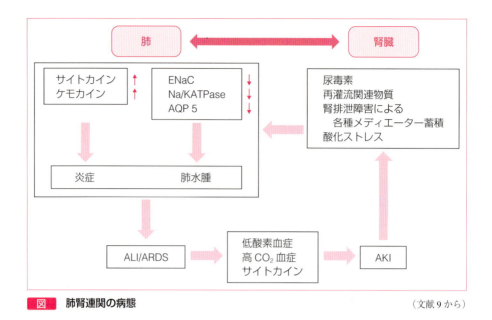

図　肺腎連関の病態　　　　　　　　　　　　　　　　　　　（文献9から）

時の急性腎障害発症時には鑑別に入れる必要がある．

3）尿細管間質障害

　結核性間質性腎炎はまれに発症すると報告されている．発症には免疫学的な機序が想定されてはいるが，詳細は不明である．

4）呼吸不全に伴う急性腎障害

　肺結核の中で，粟状結核は急性呼吸不全の状態に至る可能性のある重篤な病態である．急性呼吸不全は，①気道，②肺胞-毛細血管でのガス交換，③肺への血液循環のいずれが侵されても生じるが，この中で急性呼吸促迫症候群（ARDS）/急性肺障害（ALI）はおもに②の障害に基づき48時間以内に生じてきた急性呼吸不全を特徴とする病態である．最近，腎臓と他臓器とのクロストークが示され，なかでも肺と腎臓との連関が注目されている．肺腎連関の病態を図に示す[9]．

　ARDS/ALI が急性腎障害をもたらす機序として，ARDS/ALI は，病態自体が IL-8 や MCP-1 などのケモカイン産生を促し，腎臓をはじめ多臓器の障害を引き起こすと考えられている．障害を受けた腎は，ナトリウムや水チャネルの異常をきたし肺障害の増悪をもたらす．また，ARDS/ALI 自体の影響の他に人工呼吸器管理も一役かっている．ARDS/ALI では人工呼吸管理を要することが多い重篤な病態であるが，高い positive endoexpiratory pressure（PEEP）による陽圧呼吸管理は胸腔内圧上昇によって心臓への静脈還流の低下から心拍出量低下をきたし，同時に腎血流量や GFR の低下をきたす可能性がある．また，陽圧人工呼吸は交感神経の亢進，レニン・アンジオテンシン系の活性化，抗利尿ホルモン分泌亢進，心房性ナトリウム利尿ペプチドの産生低下をきたし，腎皮質から髄質へ腎内の血流をシフトさせ腎血流量および GFR の低下をきたす．また，ALI による高度の低酸素血症や高二酸化炭素血症は，アンジオテンシン II，エンドセリン，ノルエピネフリンの上昇を介して，腎血流量の低下をきたすなど様々な要因が関与している[10]．

文献

1）平成26年結核登録者情報調査年報集計結果（概況）：厚生労働省 HP．（http://www.mhlw.go.jp/bunya/kenkou/kekkaku-kansenshou03/14.html　2016.9.9 確認）
2）Abbara A, et al.：Etiology and management of genitourinary tuberculosis. Nat Rev Urol 2011；8：678-688. PMID：22157940
3）Bhatt C, et al.：Paraspinal sinuses? Do remember renal tuberculosis. BMJ Case Rep 2012；2012. pii：bcr1220115445. doi：10.1136/

bcr.12.2011.5445. PMID：22605826
4) Chang CH, et al.：Acute kidney injury due to anti-tuberculosis drugs：a five-year experience in an aging population. *BMC Infect Dis* 2014；**14**：23. doi：10.1186/1471-2334-14-23. PMID：24410958
5) Covic A, et al.：Rifampicin-induced acute renal failure：a series of 60 patients. *Nephrol Dial Transplant* 1998；**13**：924-929. PMID：9568851
6) De Vriese AS, et al.：Rifampicin-associated acute renal failure：pathophysiologic, immunologic, and clinical features. *Am J Kidney Dis* 1998；**31**：108-115. PMID：9428460
7) Muthukumar T, et al.：Acute renal failure due to rifampicin：a study of 25 patients. *Am J Kidney Dis* 2002；**40**：690-696. PMID：12324902
8) Chan WC, et al.：Renal failure during intermittent rifampicin therapy. *Tubercle* 1975；**56**：191-198. PMID：129808
9) 湯澤由紀夫, 他：急性腎障害と肺. 日内会誌 2014；**103**：1116-1122.
10) Koyner J. L. et al.：Mechanical ventilation and lung-kidney interaction. *Clin. J. Am. Soc. Nephrol* 2008；**3**：562-570. PMID：18256378

（稲熊大城，湯澤由紀夫）

Q27 アシクロビルによる腎障害とはどのようなものですか？

A 抗ウイルス薬であるアシクロビルは，集合管内などの尿細管内で結晶化し，尿細管の閉塞や尿細管間質の炎症により腎障害を引き起こします．結晶誘発性腎障害の一種である本病態は一般的に可逆性で，薬剤の中止により腎機能は改善しますが，腎障害を起こさないための予防が重要です．

● アシクロビルによる腎障害の機序

　ウイルス性肝炎治療薬，抗HIV薬などの抗ウイルス薬は様々な機序で腎障害を起こすとされており，またCKD患者に使用する際は減量を必要とする薬剤も多い．中でもアシクロビルは結晶誘発性腎障害の原因薬剤としてよく知られている（表）．

　アシクロビルは，ヘルペス感染細胞で活性化して作用する抗ウイルス薬であり，単純性疱疹および帯状疱疹の治療に用いられる．アシクロビルの排泄経路は腎であり，糸球体からの濾過および尿細管からの分泌によって尿中に排泄されるが，腎の尿濃縮機構によりアシクロビルの腎臓内濃度は血清濃度に比較し，約10倍に達する．そのため，脱水や過剰投与などにより腎内で溶解度が低下すると尿細管から集合管内にかけて結晶化が起こり，閉塞性腎障害を引き起こす[1]．また，急性尿細管壊死や尿細管間質障害を認めた報告例もある．

表 抗ウイルス薬による腎障害の機序

腎障害	抗ウイルス薬
腎血流・糸球体濾過量低下	インターフェロン
急性尿細管壊死	抗HIV薬（アデホビル，シドフォビル，テノホビル，ホスカルネット），アシクロビル，オセルタミビル
急性尿細管間質性腎炎	インターフェロン，HIV薬（インジナビル）
ネフローゼ症候群・糸球体腎炎	インターフェロン
血栓性微小血管症	インターフェロン，バラシクロビル
結晶析出による尿細管閉塞性腎障害	アシクロビル，ガンシクロビル，抗HIV薬（インジナビル，テノホビル，ホスカルネット，シドフォビル）

各　論

腎生検で尿細管腔の結晶成分の沈着や，尿中における結晶成分の証明は診断の助けとなるが，多くは病歴から診断されることがほとんどである．

● アシクロビルによる腎障害の経過・特徴

アシクロビルによる腎障害の多くは，アシクロビル投与後 24 時間から 48 時間以内の比較的早期に発症する[2]．自覚症状はなく 0.5 g/日を超える高度尿蛋白を認めることは少ないが，顕微鏡的血尿，白血球尿を認める場合もある[3]．一般的に非乏尿性であることが多く高度腎障害を呈することはまれだが，中には血液透析を要するほどの重篤な腎障害をきたすこともある．

● 治療，予防

一般的に，アシクロビルの中止，補液・脱水補正により数日〜1 週間程度で腎機能の回復を認める可逆性腎障害であるが，高度腎障害を呈した場合は一時的な血液浄化療法を要する．アシクロビルは蛋白結合率が低く，分布容積が小さいため透析膜による血中アシクロビルの除去が可能であるが，単なる薬物除去目的の血液透析あるいは血液濾過透析は推奨されていない[4]．

アシクロビルによる腎障害の発症リスクは高齢者，CKD 患者，脱水，NSAIDs 併用等で高く，特に帯状疱疹に対して投与機会の多い高齢者では，疼痛で摂食・飲水が低下していたり鎮痛薬を併用していることが多いため，投与前の十分な補液や併用薬剤への注意が必要である．また，アシクロビルの血中半減期は腎機能が正常の場合は 2.9 時間であるが，クレアチニン・クリアランスが 10 mL/分未満の CKD 患者では約 19.5 時間に延長するといわれている[5]．そのため，腎機能正常者の常用量に対して，ステージ 3 以上の CKD 患者では減量が必要である．

🔖 文献

1) 大野岩男：中毒性腎症（薬物性腎障害，化学物質による腎障害）日本臨牀別冊　腎臓症候群（上），1997；556-559.
2) Sawyer MH, *et al.*：Acyclovir-induced renal failure. Clinical course and histology, *Am J Med* 1988；**84**：1067. PMID：3376977
3) Perazella MA.：Clystal-induced acute renal failure. *Am J Med* 1999；**106**：459. PMID：10225250
4) Krieble BF, *et al.*：Case report：acyclovir neurotoxicity and nephrotoxicity-the role for hemodialysis. *Am J Med Sci* 1993；**305**：36. PMID：8416680
5) Laskin OL, *et al*：：Effect of renal failure on the pharmacokinetics of acyclovir. *Am J Med* 1982；**73**：197-201. PMID：7102702

（荒尾舞子，西　慎一）

Column

アシクロビル脳症

アシクロビルの副作用として，アシクロビル脳症とよばれる中枢神経症状をきたすことがある．これは，意識障害，幻覚，不随意運動など多彩な精神神経症状を示す一方で特異的な症状に乏しいのが特徴であり，血中アシクロビル濃度が 2 μg/mL 以上に上昇すると発症リスクが上昇するといわれている．発症機序としては，神経線維の脱髄の関与が示唆されており，頭部 MRI で白質の広範囲の変化が報告されてはいるものの確立された検査や画像所見はなく，除外診断が基本となる．高齢者や CKD 患者での発症が多いが，腎機能正常患者でもアシクロビルによる腎障害を契機に薬剤の排泄遅延・薬剤濃度の上昇をきたし，脳症を発症した報告例も多く散見される．

各 論

C. 生活習慣病治療薬

各論

Q28 レニン-アンジオテンシン系阻害薬による腎障害，電解質異常とはどのようなものですか？

A レニン-アンジオテンシン（RA）系阻害薬（アンジオテンシンⅡ受容体拮抗薬，アンジオテンシン変換酵素阻害薬）による腎障害，電解質異常には，急性腎障害，高カリウム血症があり，注意と対応が必要です．

● CKD での血圧管理における RA 系阻害薬の適応

　日本腎臓学会による『エビデンスに基づくCKDガイドライン2009』では，CKDの降圧には，原則としてRA系阻害薬を第1選択薬として用いることが示されていた．RA系阻害薬は糖尿病合併および非合併CKDでも蛋白尿を伴う場合，これを減少させ，腎機能障害の進行を抑制することが示されている．また腎実質性高血圧の昇圧機転には，体内ナトリウム量・体液量増大と，RA系，交感神経系の亢進が関与しており，RA系阻害薬やRA系阻害薬と利尿薬併用の有効性が示唆される．また，長時間作用型カルシウム（Ca）拮抗薬は，動脈硬化の程度の強い心血管合併症の高リスク症例での効果が示されている．

　その後，CKDに対する診断・治療ガイドラインが順次改訂されており，Kidney Disease Improving Global Outcome（KDIGO，国際腎臓病予後改善委員会）から，CKDでの血圧管理に関して『KDIGO Clinical Practice Guideline for the Management of Blood Pressure in Chronic Kidney Disease（KDIGO-BP ガイドライン）』が発表された[1]．このKDIGO-BPガイドライン，およびそれを参照して作成された日本腎臓学会の『CKD診療ガイド2012』では，GFRの低下と尿蛋白（アルブミン）量の組み合わせによりリスクを評価するヒートマップ（CKD CGA重症度分類）を作成した[2]．

　同じCKDでも糖尿病や蛋白尿の合併の有無により病態や予後が異なるというエビデンスを反映し，日本腎臓学会の『エビデンスに基づくCKD診療ガイドライン2013』，日本高血圧学会の『高血圧治療ガイドライン2014（JSH2014）』では病態（糖尿病合併の有無，アルブミン尿・蛋白尿合併の有無や程度）に応じた個別的な降圧治療（降圧目標，降圧薬選択）をテーマに推奨内容が改訂された（図）[3,4]．その結果，糖尿病非合併CKDでは，第1選択薬として，蛋白尿（−）の場合（正常蛋白尿例：A1区分）では，RA系阻害薬，カルシウム拮抗薬，利尿薬を第1選択薬として推奨する（推奨グレードB）．また，糖尿病非合併CKDでの第1選択薬として，蛋白尿（＋）の場合（蛋白尿合併例：A2，A3区分）ではRA系阻害薬を推奨する（推奨グレードB）．また，糖尿病合併CKDでは，アルブミン尿・蛋白尿合併の有無にかかわらず高血圧に対する第1選択薬としてRA系阻害薬を推奨している．ただし，アルブミン尿・蛋白尿（−）の場合（正常アルブミン尿・蛋白尿例：A1区分）では推奨グレードC1），アルブミン尿・蛋白尿（＋）の場合（アルブミン尿・蛋白尿合併例：A2，A3区分）ではRA系阻害薬を推奨している（推奨グレードA）．

● CKD 患者に対する RA 系阻害薬投与時の注意・副作用と対策

　腎糸球体の輸出細動脈には輸入細動脈よりも多くの1型アンジオテンシンⅡ受容体が分布しているため，RA系阻害薬を投与すると輸入細動脈以上に輸出細動脈が拡張し，その結果，糸球体内圧が低下するので，GFRは減少しやすくなる．そのため，CKD患者にRA系阻害薬を投与するとeGFRの低下が生じることがある．また，1型アンジオテンシンⅡ受容体を介した副腎からのアルドステロン分泌も抑制されるために，血清カリウムの上昇（高カリウム血症）がみられること

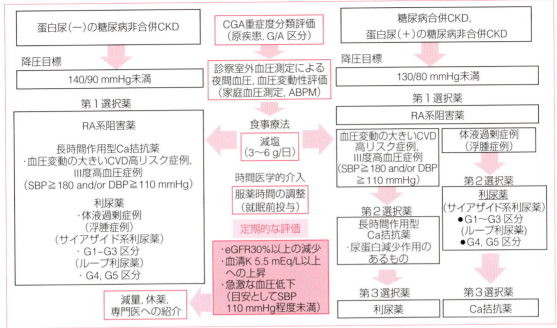

図 CKD ガイドライン 2013・JSH2014 から推奨される CKD 合併高血圧の治療計画（病態に応じた個別的治療の推奨）

（筆者作成）

がある．さらには，両側腎動脈狭窄，循環血液量減少状態などでは，過剰降圧の危険性が増大する（両側腎動脈狭窄では RA 系阻害薬は原則禁忌）．

したがって，RA 系阻害薬の開始後は，家庭血圧測定を推奨するとともに，診察室血圧，eGFR や血清カリウムを 2 週間〜1 か月以内に測定し，その後もモニタリングする．RA 系阻害薬を投与する場合，投与開始 3 か月後の時点までの前値の 30% 未満の eGFR の低下は，薬理効果としての糸球体内圧減少を反映して，逆に長期的には腎機能低下に対する抑制効果が得られる可能性が高いとされ[5]，そのまま投与を継続してよい（例：eGFR 60 mL/分/1.73 m^2 の患者なら，治療後 eGFR 43 mL/分/1.73 m^2 までの低下を許容範囲と考える）．

しかし，eGFR が前値の 30% 以上低下した場合には，その後の末期腎不全への増悪リスクの上昇が懸念されるために，RA 系阻害薬を減量するか中止することが推奨される[6]．また，血清カリウムが 5.5 mEq/L 以上に上昇した場合には，RA 系阻害薬を減量するか中止して，腎臓・高血圧専門医にコンサルトすることが推奨される．さらに，過剰降圧がみられる場合（診察室血圧での目安として収縮期血圧 110 mmHg 未満）も該当の降圧薬を減量あるいは中止して経過を観察する．

文献

1) KDIGO. KDIGO clinical practice guideline for the management of blood pressure in chronic kidney disease. *Kidney Int* 2012；**2** (Suppl)：337-414.
2) 日本腎臓学会 CKD ガイド改訂委員会編：血圧管理：成人．CKD 診療ガイド 2012．東京：東京医学社；2012：61-70.
3) 日本腎臓学会 CKD ガイドライン改訂委員会編：CKD と高血圧・心血管合併症．エビデンスに基づく CKD 診療ガイドライン 2013．東京：東京医学社；2013：41-52.
4) Shimamoto K, et al.：The Japanese Society of Hypertension Guidelines for the Management of Hypertension (JSH 2014)．*Hypertens Res* 2014；**37**：253-390．PMID：24705419
5) Holtkamp FA, et al.：An acute fall in estimated glomerular filtration rate during treatment with losartan predicts a slower decrease in long-term renal function. *Kidney Int* 2011；**80**：282-287．PMID：21451458

6) Coresh J, *et al*.：Consortium CKDP. Decline in estimated glomerular filtration rate and subsequent risk of end-stage renal disease and mortality. JAMA 2014；**311**：2518-2531. PMID：24892770

（田村功一）

Q29 レニン-アンジオテンシン系阻害薬による腎障害のリスク因子は何ですか？

A レニン-アンジオテンシン（RA）系阻害薬による腎障害のリスク因子には，高齢者，動脈硬化性腎動脈狭窄症（特に両側性），非ステロイド性抗炎症薬（NSAIDs），シクロスポリン投与，心不全，脱水（特に高齢者では夏場や下痢，食思不振，過度の減塩時）尿路異常（特に水腎症）があり，注意と対応が必要です．

● CKDでの降圧療法とRA系阻害薬投与時の注意事項

　CKDにとって厳格な降圧は必要ではあるが，2～3か月かけて経過を観察しながら，降圧目標値を達成するよう緩徐な降圧治療を計画しなければならない[1]．脳梗塞や狭心症・心筋梗塞などの心血管合併症をすでに合併している患者では，過度の降圧により心血管合併症を増悪させ，かえって死亡率が高まることも懸念される．特に高齢者では急激な降圧は急性腎障害をもたらしたり，他の虚血性臓器障害を悪化させる危険がある[2]．

　高齢者ではCKD患者の5～22％が動脈硬化性腎動脈狭窄症を合併すると報告されている．そのため，高齢者では動脈硬化性腎動脈狭窄症の可能性を考慮し，RA系阻害薬の初期量は少量から開始し，4週間～3か月の間隔で時間をかけて増量する．特に，アルブミン尿・蛋白尿が認められない，高齢のCKDステージG3a区分以降（eGFR 60 mL/分/1.73 m^{2}未満）の糖尿病合併CKD患者では，RA系阻害薬投与により腎機能障害が増悪することがあるので注意する．『高血圧治療ガイドライン2014（JSH2014）』では，合併症のある75歳以上の後期高齢者の降圧目標として，合併症のより低い降圧目標ではなく，年齢の降圧目標（150/90 mmHg未満）をまず達成することを推奨している[3]．したがって75歳以上の後期高齢者CKD患者では蛋白尿の程度にかかわらず150/90 mmHg未満を暫定目標血圧として，腎機能の悪化や臓器の虚血症状がみられないことを確認しながら，忍容性に応じて最終降圧目標を目指して慎重に降圧していくことが求められている（図）．

　また，顕性アルブミン尿・高度蛋白尿症例において，RA系阻害薬同士（ARBとACE阻害薬）が併用される場合があり，尿中アルブミン・尿蛋白減少効果に優れることが報告されている．しかし，併用する場合にはeGFRの低下や，血清カリウム上昇，および過剰降圧に十分注意する必要があり，両者の併用投与は原則として腎臓・高血圧専門医によってなされるべきである．RA系阻害薬の併用を行わない場合においても，CKDステージG4～G5区分（eGFR 30 mL/分/1.73 m^{2}未満）では，RA系阻害薬の初期量は少量から慎重に開始する．

　RA系阻害薬投与中における腎障害（eGFRの過度な低下）の原因には，
①動脈硬化性腎動脈狭窄症（特に両側性）
②非ステロイド性抗炎症薬（NSAIDs），シクロスポリン投与
③心不全
④脱水（特に高齢者では夏場や下痢，食思不振，過度の減塩時）
⑤尿路異常（特に水腎症）

蛋白尿（−）の糖尿病非合併CKD

CGA分類評価
（原疾患，G/A区分）

糖尿病合併CKD，
蛋白尿（＋）の糖尿病非合併CKD

降圧目標（C1）

65〜74歳：140/90 mmHg未満
75歳以上：まず150/90 mmHg未満

診察室外血圧測定による
夜間血圧，血圧変動性評価
（家庭血圧測定，ABPM）

降圧目標（C1）

65〜74歳：130/80 mmHg未満
75歳以上：まず150/90 mmHg未満

第1選択薬（C1）

Ca拮抗薬

RA系阻害薬
●初期量は少量から開始し，
必要に応じて時間をかけて増量する

利尿薬
●体液過剰症例（浮腫症例）
●初期量は少量から開始し，
必要に応じて時間をかけて増量する
（サイアザイド系利尿薬）
●G1〜G3区分
（ループ利尿薬）
●G4，G5区分

腎機能の悪化や
臓器の虚血症状が
みられないことを
確認しながら
緩徐な降圧を図る

食事療法
減塩
（3〜6 g/日）

時間医学的介入
服薬時間の調整
（就眠前投与）

第1選択薬（C1）

RA系阻害薬
●初期量は少量から開始し，
必要に応じて時間をかけて増量する
Ca拮抗薬
●血圧変動の大きいCVD高リスク症例，
Ⅲ度高血圧症例
（SBP≧180 and/or DBP ≧110 mmHg）
●尿蛋白減少作用のあるもの
利尿薬
●体液過剰症例（浮腫症例）
●初期量は少量から開始し，
必要に応じて時間をかけて増量する
（サイアザイド系利尿薬）
●G1〜G3区分
（ループ利尿薬）
●G4，G5区分

定期的な評価

● eGFR30%以上の減少
● 血清K 5.5 mEq/L以上への上昇
● 急激な血圧低下（特に高齢者では目安としてSBP110 mmHg未満）

減量，休薬，
専門医への紹介

図　CKD ガイドライン 2013，JSH 2014 での推奨に基づく高齢者 CKD 合併高血圧の治療計画の私案

（筆者作成）

などがある．これらの可能性のあるときには，RA系阻害薬は慎重に投与するか投与を控える．

また，RA系阻害薬を服用中の患者で，食事摂取ができない，嘔吐している，下痢をしている，あるいは発熱など脱水になる危険があるときには，急性腎障害予防の観点から，RA系阻害薬を中止して速やかに受診するように患者に指導する．

特に高齢者では上記に加えて夏場の脱水に注意が必要である．また，他院で腰痛などのためにNSAIDsを投与されていることもある．そのような薬剤を投与されていないかを確認する．

文献

1) 日本腎臓学会 CKD ガイド改訂委員会編：血圧管理：成人．CKD 診療ガイド 2012．東京医学社．2012：61-70．

2) 日本腎臓学会 CKD ガイドライン改訂委員会編：CKD と高血圧・心血管合併症．エビデンスに基づく CKD 診療ガイドライン 2013．東京医学社，2013：41-52．

3) Shimamoto K, *et al.*：The Japanese Society of Hypertension Guidlines for the Management of Hypertension（JSH 2014）．*Hypertens Res* 2014：**37**：253-392．PMID：24705419

（田村功一）

各論

 利尿薬による電解質異常にはどのようなものがありますか？

 表に示したように様々な電解質異常があります．

利尿薬による腎障害

利尿薬による腎障害は大別すると，①脱水によるもの，②電解質異常，③薬剤アレルギーによる間質性腎炎などがあげられる．本項では②の電解質異常に関して述べる．

低ナトリウム血症

利尿薬による低ナトリウム血症の原因薬剤としては教科書的にサイアザイド系利尿薬とループ利尿薬があげられるが，サイアザイド系利尿薬のほうがその危険性が高いと考えられている．サイアザイドは遠位尿細管に働きナトリウムの再吸収を抑えるが，この部位は尿の希釈に重要な部分でありその働きも抑えるため，水利尿が十分できなくなり相対的な水過剰から低ナトリウム血症になる．ループ利尿薬はヘンレの上行脚に働くが尿の希釈も濃縮も障害されるため低ナトリウム血症が生じにくいと考えられている．オランダのPopulation-based研究ではサイアザイド系利尿薬とループ利尿薬の低ナトリウムのオッズ比（OR）はそれぞれ［OR 1.66，95％信頼区間（CI）：1.18-2.33］と［OR1.27，95％CI：0.78-2.06］とサイアザイド系利尿薬で有意な結果であり，ループ利尿薬はむしろ高ナトリウム血症のリスクであった［OR2.59，95％CI：1.28-5.24］[1]．

低カリウム血症

低カリウム血症はループ利尿薬やサイアザイド系利尿薬の使用時にみられる．いくつかの機序が想定されているが，集合管より上流でナトリウムの再吸収が阻害され，集合管に到達するNa$^+$

表　利尿薬と電解質異常

分類	一般名	電解質異常
ループ利尿薬	フロセミド トラセミドなど	低カリウム血症 代謝性アルカローシス （低ナトリウム血症） 低マグネシウム血症
サイアザイド利尿薬	トリクロルメチアジド ヒドロクロルメチアジドなど	低カリウム血症 代謝性アルカローシス 低ナトリウム血症 高カルシウム血症
浸透圧利尿薬	マンニトール	
炭酸脱水酵素阻害薬	アセタゾラミド	代謝性アシドーシス （低カリウム血症）
カリウム保持性利尿薬	スピロノラクトン エプレレノンなど	高カリウム血症 代謝性アシドーシス
バソプレシン受容体拮抗薬	トルバプタン	高ナトリウム血症

量が多くなり，かつ体液喪失から血中アルドステロン濃度が上昇した状態であることから，集合管での Na^+ の再吸収が増し，K^+ 排泄が増えることから低カリウム血症をきたすと考えられている．先ほども紹介した Population-based 研究ではサイアザイドの低カリウム血症の相対リスク（RR）7.68，95％CI：4.92-11.98，同じ研究でループ利尿薬は［RR3.71，95％CI：1.85-7.44］であった[1]．サイアザイド系利尿薬による低カリウム血症は非使用と比して［RR11.18，95％CI：8.95-13.96］であり，男性，高齢，高投与量がリスクファクターであった[2]．

● トルバプタンによる高ナトリウム血症

トルバプタンは尿細管細胞の血管側にあるバソプレシン V2 受容体に対する拮抗薬である．副作用として水利尿による高ナトリウム血症があげられる．

低ナトリウム血症に対するトルバプタン治療のランダム化比較試験（RCT）のシステマティック・レビューでは 15 の RCT のうち 5 つで高ナトリウム血症（Na≧145 mEq/L）を報告し有意差はなかった［RR2.21，95％CI：0.61-7.96］[3]．急激なナトリウム補正（定義は各研究者による）は 8 つの研究で報告され，効果量は［RR2.52，95％CI：1.26-5.06］であった．一方，腹水と低ナトリウム血症を有する肝硬変におけるトルバプタンのシステマティック・レビューでは急激なナトリウム補正（＞8 mmol/L/日）は［RR1.35，95％CI：0.65-2.80］と有意差はなかった[4]．心不全でのシステマティック・レビューではいずれの研究も高ナトリウム血症を定義していないことから効果の推定ができていないが，いずれの研究でも投与初期に高ナトリウム血症をきたすものの，数日後にはベースライン程度に戻るという記載が多い[5]．

わが国における市販後調査の結果では，ループ利尿薬に十分な反応を示さなかった心不全患者 1,053 名において，高ナトリウム血症は 40 名（3.8％）にみられた[6]．その予測因子は初期投与量（≧15 mg/日）［OR 3.19，95％CI：1.58-6.67］，ベースラインの血清 Na 値（＞142 mEq/L）［CI 6.34，95％CI：3.16-13.23］と血清カリウム値（＜3.8 mEq/L）［OR 2.24，95％CI：1.11-4.50］であった．また，市販後調査を用いた別の研究では高齢者では特に初期投与量が多いと高ナトリウム血症の発生が多かったと報告している[7]．

以上よりトルバプタンの投与は（特に高齢者では）低用量から開始し，投与直後は十分なモニタリングを行うことをお勧めする．

📖 文献

1) Liamis G, et al.：Electrolyte Disorders in Community Subjects：Prevalence and Risk Factors. *The American Journal of Medicine* 2013；**126**, 256-263. PMID：23332973

2) Rodenburg EM, et al.：Thiazides and the risk of hypokalemia in the general population. *J Hypertens* 2014；**32**：2092-2097. PMID：25105457

3) Rozen-Zvi, et al.：Vasopressin receptor antagonists for the treatment of hyponatremia：systematic review and meta-analysis. *Am J Kidney Dis* 2010；**56**：325-337. PMID：20538391

4) Dahl E, et al.：Meta-analysis：the safety and efficacy of vaptans（tolvaptan, satavaptan and lixivaptan）in cirrhosis with ascites or hyponatraemia. *Aliment Pharmacol Ther* 2012；**36**：619-626. PMID：22908905

5) Alskaf E, et al.：Tolvaptan for Heart Failure, Systematic Review and Meta-Analysis of Trials. *J Cardiovasc Pharmacol* 2016 May 4.［Epub ahead of print］. PMID：27159621

6) Kinugawa K, et al.：Efficacy and safety of tolvaptan in heart failure patients with volume overload. *Circ J* 2014；**78**：844-852. PMID：24670835

7) Kinugawa K, et al.：Effectiveness and adverse events of tolvaptan in octogenarians with heart failure. Interim analyses of Samsca Post-Marketing Surveillance In Heart faiLurE（SMILE study）. *Int Heart J* 2015；**56**：137-143. PMID：25740389

（西脇宏樹）

各論

 腎障害時の血糖降下薬の使い方と注意点を教えてください．

 現在，腎機能正常な2型糖尿病患者に対して処方可能な血糖降下薬は，スルホニルウレア薬，速効型インスリン分泌促進薬，αグルコシダーゼ阻害薬，ビグアナイド薬，チアゾリジン薬，DPP-4阻害薬，GLP-1受容体作動薬，SGLT2阻害薬が存在しますが，推定糸球体濾過量（eGFR）60 mL/分/1.73m² 未満では用量調整が必要となるものが多いです．透析患者ではインスリン療法が適していますが，内服血糖降下薬としてαグルコシダーゼ阻害薬，一部の速効型インスリン分泌促進薬，DPP-4阻害薬の一部が透析患者を含めた重度の腎機能障害でも内服可能です（表）．

スルホニルウレア薬[1]

肝代謝により消失するが，重篤な腎障害を伴う患者では低血糖が起こるおそれがあり投与禁忌である．

代謝物に血糖降下作用があり，代謝物は親水性が増しているため，腎機能低下患者で蓄積しやすいので遷延性の低血糖を起こすため危険．

グリメピリド，クロルプロパミド，アセトヘキサミドは活性代謝物があるため絶対に投与しない．

速効型インスリン分泌促進薬[1]

1）レパグリニド

おもに肝臓で代謝され，10％ほどは腎排泄となる．開始時には少量から慎重に投与する．添付文書上は重度の腎機能障害のある患者では血中濃度が上昇し低血糖を起こす可能性があることから，透析を必要とする重度の腎機能障害のある患者での投与経験はない．クレアチニンクリアランス（CCr）20 mL/分以上における安全性の検討では，0.5〜1.0 mg/日の投与であれば低血糖のリスク上昇はなかった[2]．

表　腎機能障害を伴う患者に血糖降下薬の使用上の注意

	保存期慢性腎不全	透析
スルホニルウレア薬	慎重投与．重度の腎機能障害では禁忌	禁忌
速効型インスリン分泌促進薬	レパグリニド：重度の腎機能低下で慎重投与 ナテグリニド，ミチグリニド：慎重投与	ナテグリニドは禁忌． 他は記載なし
αグルコシダーゼ阻害薬	重度の腎機能低下で慎重投与	添付文書に記載なし
ビグアナイド薬	軽度の腎機能障害で慎重投与．中等度以上は禁忌 投与中の定期的な腎機能の確認が必要	禁忌
チアゾリジン薬	慎重投与．重度の腎機能障害では禁忌	禁忌
DPP-4阻害薬	用量調節必要：シタグリプチン，サキサグリプチン，アログリプチン，ビルダグリプチン 用量調節不要：リナグリプチン，テネリグリプチン	同左
GLP-1受容体作動薬	慎重投与，CCr 30 mL/分では使用しない	投与しない
SGLT2阻害薬	中等度以上の腎機能障害で慎重投与 高度腎機能障害では投与しない	投与しない

2) ミチグリニド

慢性腎不全患者には使用できるが，半減期が延長するため低血糖のリスクがある.

3) ナテグリニド

肝代謝され活性型代謝物が腎排泄されるため，腎不全患者で血糖降下作用のある活性型代謝産物が蓄積し低血糖の頻度が上昇する．そのため透析を必要とするような重篤な腎機能障害のある患者では投与禁忌であり，軽度から中等度の腎機能障害においても慎重投与が必要である.

● αグルコシダーゼ阻害薬

ボグリボース，アカルボース，ミグリトールが使用可能だが，ミグリトールは一部小腸から吸収され未変化体が腎臓から排泄されるため，高度の腎不全では血中濃度が上昇する可能性がある.

● ビグアナイド

メトホルミンは，ほとんど代謝されず 80〜100％が未変化体のまま尿中排泄されるため，透析を施行中の高度の腎機能障害，中等度以上の腎機能障害では投与禁忌となる．血中濃度の上昇により副作用として死亡につながる乳酸アシドーシスはごくまれだが，腎機能障害を伴う場合にはリスクが上昇する．腎機能障害のある患者への投与の際には，定期的な腎機能，肝機能の確認が必要である.

● チアゾリジン薬

ピオグリタゾンは eGFR 30 mL/分/1.73m^2 以上では用量調節が不要だが，それ以下では 15〜30 mg/日にするのが無難である．特に循環血液量増加が懸念され，心不全を合併する場合や重篤な腎機能障害では使用禁忌である．浮腫傾向のある腎不全患者では使用は避けたほうがよい.

● DPP-4 阻害薬

トレラグリプチンは高度の腎機能障害患者，透析中の末期腎不全患者には禁忌.

リナグリプチン，テネリグリプチン，シタグリプチンリン，サキサグリプチン，アログリプチン，ビルダグリプチン，アナグリプチン，オマグリプチンが eGFR 30 mL/分未満でも使用可能だが，リナグリプチン，テネリグリプチンは胆汁排泄であるため腎機能による用量調節が不要で，透析中を含めた末期腎不全の状態でも内服可能である.

● GLP-1 受容体作動薬

短時間作用型 GLP-1 受容体作動薬であるエキセナチド，リキシセナチドは糸球体から濾過後に尿細管で再吸収され代謝，分解される．腎機能障害を伴う場合には血中濃度が上昇し，消化器系副作用による忍容性が低下する．エキセナチドは，CCr 30 mL/分未満と末期腎不全患者，透析患者には承認されておらず，リキシセナチドは慎重投与である．特にエキナセチドは投与後の急性腎不全，急性腎障害の報告がある．特に投与開始から 2 か月から 9 か月後に発生し，腎生検からは虚血性腎炎の病理像が確認されているが，正確な機序については解明されていない[3]．また，長時間作用型 GLP-1 受容体作動薬であるリラグルチド，デュラグルチドも，短時間作用型と同様に糸球体以降での分解が示唆される．CCr 15〜29 mL/分での使用経験は限られている[4].

● SGLT2 阻害薬

イプラグリフロジン，ダパグリフロジン，ルセオグリフロジン，トホグリフロジン，エンパグ

リフロジン，カナグリフロジンが発売されているが，いずれも近位尿細管での糖吸収を阻害し血糖効果作用を発揮するため，腎機能障害の進行とともに作用しなくなる．透析を含めた高度の腎機能障害では効果が期待できないため投与しない．また，中等度の腎機能障害でも慎重投与である．尿糖の排泄による浸透圧利尿で，脱水および塞栓症が懸念されている．死亡例も報告されており処方に際し注意が必要である．

まとめ

　腎機能障害を伴う患者に血糖降下薬の使用上の注意をまとめると，表となり，ミグリトール以外のαグルコシダーゼ阻害薬，レパグリニド，ミチグリニド，DPP-4阻害薬が使用しやすい．添付文書では軽度，中等度，重度の腎機能障害をCCrに基づき分類されているが，添付文書には多くの治験が欧米で主流であったJaffe法を用いたCCrで記載されているためGFRに近似する．そのためわが国の酵素法によるCCrを用いるとやや過大評価してしまう．添付文書のCCrはeGFRとみなしてもかまわない．低血糖リスク，心血管リスクを症例ごとに検討し診療に臨むことが必要である．

文献

- 日本腎臓病薬物療法学会編：腎臓病薬物療法専門・認定薬剤師テキスト．じほう，2013．
1) Snyder RW, et al.：Use of insulin and oral hypoglycemic medications in patients with diabetes mellitus and advanced kidney disease. *Semin Dial* 2004；**17**：365-370. PMID：15461745
2) Hasslacher C, et al.：Safety and efficacy of repaglinide in type 2 diabetic patients with and without impaired renal function. *Diabetes Care* 2003；**26**：886-891. PMID：12610054
3) Weise WJ, et al.：Exenatide-associated ischemic renal failure. *Diabetes Care* 2009；**32**：32e2223. PMID：19171732
4) Giorda CB, et al.：Pharmacokinetics, safety, and efficacy of DPP-4 inhibitors and GLP-1 receptor agonists in patients with type 2 diabetes mellitus and renal or hepatic impairment. A systematic review of the literature. *Endocrine* 2014；**46**：406-419. PMID：24510630

（水野裕基，乳原善文）

Q32 スタチンによる腎障害とはどのようなものですか？

A スタチン（HMG-CoA還元酵素阻害薬）による腎障害は非常にまれですが，スタチンによる横紋筋融解症からの二次的な腎障害が有名です．発症時期はスタチン開始後や増量時に多いです．また，フィブラートとスタチンを併用すると横紋筋融解症の頻度が倍増するため併用原則禁忌です．

スタチンによる腎障害

　スタチン（3-hydroxy-3ethylglutaryl coenzyme A（HMG-CoA）還元酵素阻害薬）による横紋筋融解症は非常にまれだが重篤な副作用のひとつである．直接的な腎障害としてはシンバスタチンによる血栓性微小血管障害（thrombotic microangiopathy：TMA）[1]や，アトルバスタチンによる間質性腎炎[2]が知られているが症例報告レベルにとどまる．一方で横紋筋融解症に至らない範囲での，スタチンによる筋症状あるいは腎機能障害を伴わない血清クレアチニンキナーゼ（CK）値の上昇は日常的にしばしば認め，スタチン関連筋症状（statin-associated muscle symptoms：SAMS）[3]が知られている．

| 表 | スタチン関連筋症状の分類 |

筋症状	CK 値	コメント
有	正常範囲内	「筋肉痛」と呼ばれるがスタチンによる影響か運動負荷による影響か判断がつかない.
	正常上限から正常上限 4 倍未満	スタチンが関連しない場合,運動や日常生活での運動負荷による影響の場合も存在する.
	正常上限 4 倍以上から正常上限 10 倍未満	
	正常上限 10 倍以上	筋炎・筋障害と呼ばれる.筋痛,近位筋の筋力低下を伴う.筋生検による確定診断は通常されない.頻度は 1/10,000.
	正常上限 40 倍以上	腎機能障害やミオグロビン尿を伴う場合には横紋筋融解症と診断される.
無	正常上限から正常上限 4 倍未満	スタチンに関連した CK の上昇が疑われる場合もあるが,甲状腺機能検査と運動後の確認が必要.
	正常上限 4 倍以上	

(文献 3 から改変)

スタチン関連筋症状(SAMS)と横紋筋融解症

　スタチンが筋障害を引き起こす正確な機序については解明されていないが,ミトコンドリア機能障害による直接的な筋障害が示唆されスタチン関連筋症状(SAMS)として知られている.その他,非常にまれではあるがスタチンが自己抗体(抗 HMG-CoA-reductase 抗体)を誘導し,炎症性筋炎を発症することが近年注目されている[4].SAMS はスタチンの副作用でしばしば遭遇するもので,スタチンの内服継続が困難となるひとつの要因となる.SAMS 自体に明確な診断基準ないが,筋症状と血清 CK 値上昇の有無で分類される(表).正常上限の 10 倍以上の CK 上昇を伴う SAMS は statin associated myopathy といわれ,その頻度はシンバスタチン 40 mg/日で 1/10,000 人年[5]である.特に血清 CK 値が正常上限の 40 倍以上の高値で腎機能障害,ミオグロビン尿を伴う症例は横紋筋融解症を発症するが,その頻度は 1/100,000 人年[6],およそ 0.1〜0.01％と極めてまれである.そのほとんどがスタチン開始後 4〜6 週に発症しており[7],治療開始時と増量時には発症に注意が必要である.しかし,SAMS には血清 CK 値上昇を伴わない筋障害も多く,一方で無症候性の CK 上昇も存在することから,外来で定期的に血清 CK を測定する意義は乏しい.外来で著明な筋痛を訴えた場合には,薬剤性以外の原因,特に運動負荷による上昇の影響を除外したうえで,腎機能,尿検査を施行することが必要である.SAMS 自体はスタチンと関連する薬剤の中止で数週間以内に速やかに筋症状が消失する.筋症状があり,CK 値が 4 倍以上の場合にはスタチンの中止が勧められる(ただし,心血管系イベントが高リスクの場合には正常上限の 10 倍まで許容されうる).

　中止後も CK が低下しない場合には,筋炎が背景にある可能性がある.10 倍以上の CK 値では即時中止が勧められ,ミオグロビン尿を認める場合には横紋筋融解症の可能性が高く,入院管理とし十分な補液と尿アルカリ化が勧められる[8].スタチン自体は蛋白結合率が高く,体内分布が高いため,原則,透析による除去は困難である.

　スタチンによる横紋筋融解症を発症した場合に症状改善後の脂質管理は以下の方法が勧められる.①同じスタチンを少量から再開,②異なる種類のスタチンに変更,③同じスタチンを隔日投与にする,あるいは,④他剤と併用する方法がある.腎不全患者では過去にフィブラート系により横紋筋融解症を発症したため,フィブラート系の多くが禁忌となっており,スタチンが使用できない状況ではエゼチニブが勧められる.しかし,スタチン以外の脂質代謝異常治療薬に心血管系に対する有効性が証明されておらず,その使用と併用は患者個々人のリスクに応じてよく吟味

すべきである．現在国内では6種類のスタチンが販売されている．ロスバスタチンのみCCr 30 mL/分未満で減量（2.5 mg/日で開始し最大5 mg/日）が必要であるが，他は減量の必要性はない．クリノフィブラート以外のフィブラートで腎機能調節を必要とし，透析患者には原則禁忌である．なお，腎機能が正常でもスタチンとフィブラートの併用は横紋筋融解症のリスクを上昇させるため原則禁忌となっている．

腎機能障害時における脂質異常症治療薬の注意点

　ロスバスタチンは腎機能調節が必要で，フィブラート系のうちフェノフィブラート，ベザフィブラートは高度の腎機能低下の場合には投与禁忌，クリノフィブラートも慎重投与である．一方でロスバスタチン以外のスタチン，小腸コレステロールトランスポーター阻害薬であるエゼチニブ，陰イオン交換樹脂は腎機能調節を必要とせず，腎不全患者でも安全に使用できる．しかし，上記の通り，スタチンとフィブラートを併用することで横紋筋融解症の発症頻度が上昇するため基本併用禁忌である．よって腎不全患者ではスタチンに対する併用薬としてエゼチニブが使用されることが多い．

文献

1) McCarthy LJ, et al.：Thrombotic thrombocytopenic purpura and simvastatin. Lancet 1998；352：1284-1285. PMID：9788466
2) Panchangam V, et al.：Statin-associated acute interstitial nephritis and rhabdomyolysis. Saudi J Kidney Dis Transpl 2014；25：659-660. PMID：24821172
3) Stroes ES, et al.：Statin-associated muscle symptoms：impact on statin therapy-European Atherosclerosis Society Consensus Panel Statement on Assessment, Aetiology and Management. Eur Heart J 2015；36：1012-1022. PMID：25694464
4) Mammen AL.：Statin-Associated Autoimmune Myopathy. N Engl J Med 2016；374：664-669. PMID：26886523
5) Kashani A, et al.：Risks associated with statin therapy：a systematic overview of randomized clinical trials. Circulation 2006；114：2788-2797. PMID：17159064
6) Law M, et al.：Statin safety：a systematic review. Am J Cardiol 2006；9：52C-60C. PMID：16581329
7) Parker BA, et al.：Effect of statins on skeletal muscle function. Circulation 2013；127：96-103. PMID：23183941
8) Bosch X, et al.：Rhabdomyolysis and acute kidney injury. N Engl J Med 2009；361：62-72. PMID：19571284

（水野裕基，乳原善文）

Q33 腎障害時のフィブラート系薬の使い方と注意点について教えてください．

　副作用を避けるためCKD G4以降の区分では使用を控えてください．CKD G3までの区分においては期待する治療効果等を十分検討してから使用することが望ましいです．

非腎不全患者における高中性脂肪血症とフィブラート系薬

　フィブラート系薬は脂質異常症の治療薬のうちの，高中性脂肪血症（高TG血症）の治療薬である．

　過去，観察研究において高TG血症は心血管イベントとの関連が指摘されていた[1,2]．しかし2009年に発表されたメタ解析では高TG血症と心血管イベントには有意な関連は示されておらず[3]，高TG血症に対するフィブラート系薬の治療効果に関するメタ解析では，心血管イベントは有意に減少したが，総死亡・心臓血管死は減らさなかったという結果であった[4]．一方で日本動脈硬化学会の『動脈硬化性疾患予防ガイドライン』では，高TG血症の治療すべき理由のひとつ

| 表 フィブラート系薬一覧 |
一般名	商品名	透析性	腎不全における禁忌	腎障害
ベザフィブラート	ベザトール SR	なし	禁	○
フェノフィブラート	リピディル トライコア	なし	禁	○
クロフィブラート	ビノグラック	不明	禁	○
クリノフィブラート	リポクリン	なし	禁	○

禁忌：高度腎機能障害や透析患者等の腎機能の低下した患者に添付文書上，投与禁忌の記載のあるものは「禁」．
腎障害：複数の信頼性の高い薬剤性腎障害に関する総説で，薬剤性腎障害の原因薬物となるものには「○」を付している．

（巻末付録表 2 より抜粋し引用）

として高 TG 血症に合併する急性膵炎をあげている．しかしこれもメタ解析ではフィブラート系薬は急性膵炎を減らす効果は証明されず，むしろ増やす傾向にある結果が示されている[5]．以上の近年の知見からは高 TG 血症に対するフィブラート系薬の使用については，その治療ターゲットや効果について十分検討したうえで使用する必要があると考えられる．

腎不全患者におけるフィブラート系薬

『エビデンスに基づく CKD 診療ガイドライン 2013』では，フィブラート系薬は「副作用を避けるため，腎排泄のフィブラート系薬は CKD G4 区分以降での使用は推奨しない」とされている[6]．ここでも述べられているように，ベザフィブラートはクレアチニン（Cr）2.0 mg/dL 以上，フェノフィブラートは Cr 2.5 mg/dL 以上で禁忌と添付文書に記載されている．

2001 年に発表された 2 型糖尿病患者におけるフィブラート系薬の冠動脈の動脈硬化症に対する効果をみたランダム化比較試験（RCT）である DAIS 研究のサブ解析[7]では，脂質代謝異常の改善と微量アルブミンの減少効果に関連がみられた．

2012 年に発表された RCT である FIELD 研究（Cr 1.5 mg/dL 以上，またはシクロスポリン使用は除外）は，5 年間の追跡で eGFR 30〜59 mL/分/1.73 m² を含む 2 型糖尿病に対するフィブラート系薬の心血管イベントと副作用をみた研究である[8]．統計学的に有意な結果としては，フィブラート薬群がプラセボと比して非致死的な心筋梗塞を減少させたのみであり，心血管イベントは減少したが全死亡では有意な効果はみられなかった．これらを腎機能別（eGFR＞90，89〜60，59〜30 mL/分/1.73 m²）で比較しても同程度の効果であり，どの群もフィブラート系薬群はプラセボ群と比して腎関連イベント（血清クレアチニン＞400 μmol/L（≒4.5 mg/dL））の上昇，透析導入，腎移植，腎疾患死）では差がなかった[9]．また試験終了後の時点ではフィブラート系薬群はプラセボ群と比して血清クレアチニンが 0.10〜0.13 mg/dL 高かったが，フィブラート系薬を終了したところ 6 週間以内に Cr はプラセボ群と同等となっている[10]（表）．

まとめ

まとめると，①非腎不全患者におけるフィブラート系薬の使用は心血管イベントの減少効果はあるが総死亡・心血管死には寄与していない，②糖尿病性腎症での使用においては CKD G3 程度までの腎不全においても①と同様の傾向であり，③微量アルブミン尿の減少効果がみられた，④G3 程度までの腎不全における使用では腎機能悪化のリスクはプラセボと変わりがない可能性がある．

以上より，腎不全患者にフィブラート系薬を使用する場合には，CKD G4 区分，または Cr 2.0〜2.5 mg/dL 以上には使用を控え，CKD G3 までの区分においてもその期待する治療効果などを十分

に考慮したうえで使用すべきである．

📖 文献

1) Nordestgaard BG, et al.：Nonfasting triglycerides and risk of myocardial infarction, ischemic heart disease, and death in men and women. *JAMA* 2007；**298**：299-308. PMID：17535890
2) Haim M1, et al.：Elevated serum triglyceride levels and long-term mortality in patients with coronary heart disease：the Bezafibrate Infarction Prevention（BIP）Registry. *Circulation* 1999；**100**：475-482. PMID：10430760
3) Emerging Risk Factors Collaboration, Di Angelantonio E, et al.：Major lipids, apolipoproteins, and risk of vascular disease. *JAMA* 2009；**302**：1993-2000. PMID：19903920
4) Deren Wang, et al.：Fibrates for secondary prevention of cardiovascular disease and stroke. *Cochrane Database Syst Rev* 2015；10：CD009580. PMID：26497361
5) Preiss D1, et al.：Lipid-modifying therapies and risk of pancreatitis：a meta-analysis. *JAMA* 2012；**308**：804-811. PMID：22910758
6) 木村健二郎，他：14 CKD と脂質異常症．日本腎臓学会（編），エビデンスに基づく CKD 診療ガイドライン 2013．東京医学社，2013；151-152．
7) Ansquer JC1, F et al．DAIS Investigators. Fenofibrate reduces progression to microalbuminuria over 3 years in a placebo-controlled study in type 2 diabetes：results from the Diabetes Atherosclerosis Intervention Study（DAIS）. *Am J Kidney Dis* 2005；**45**：485-493. PMID：15754270
8) Keech A, et al.：Effects of long-term fenofibrate therapy on cardiovascular events in 9795 people with type 2 diabetes mellitus（the FIELD study）：randomised controlled trial. *Lancet* 2005；**366**：1849-1861. PMID：16310551
9) Ting RD, et al.：Benefits and safety of long-term fenofibrate therapy in people with type 2 diabetes and renal impairment：the FIELD Study. *Diabetes Care* 2012；**35**：218-225. PMID：22210576
10) Davis TM, et al.：Effects of fenofibrate on renal function in patients with type 2 diabetes mellitus：the Fenofibrate Intervention and Event Lowering in Diabetes（FIELD）Study. *Diabetologia* 2011；**54**：280-290. PMID：21052978
11) 厚生労働省科学研究費補助金　平成 27 年度日本医療開発機構　腎疾患実用化研究事業「慢性腎臓病の進行を促進する薬剤等による腎障害の早期診断法と治療法の開発」薬剤性腎障害の診療ガイドライン作成委員会編：薬剤性腎障害診療ガイドライン 2016．日腎会誌 58；2016：477-555．

〈西脇宏樹〉

Q34 腎障害時の尿酸低下薬の使い方と注意点について教えてください．

高尿酸血症は慢性腎臓病（CKD）の進展や高血圧との関連が示唆されています．腎障害時の高尿酸血症は積極的に治療すべきと考えられます．腎障害時の尿酸低下薬は尿酸生成抑制薬が使われることが一般的ですが，腎障害時には投与量調整が必要な薬剤が多く，注意が必要です（表参照）．

はじめに

　血清尿酸値は CKD の進展と関係するとの報告が多くある[1]．現時点では高尿酸血症と CKD 進展に関してコンセンサスは得られていないが，われわれのコホート研究から CKD の高尿酸血症では，腎機能障害進行抑制のために血清尿酸値 6.5 mg/dL 未満を目標に積極的に尿酸低下薬を使用すべきと考えられる[2]．

　糸球体で濾過された尿酸の約 90％は再吸収され，10％前後が排泄される[3]．正味の腎臓からの尿酸排泄は 250〜750 mg/日である．成人での高尿酸血症の定義は通常，男女とも 7 mg/dL とされる．高尿酸血症は産生増加と排泄低下の 2 つのタイプに分類されてきた[4]．具体的には随時尿の尿酸濃度とクレアチニン濃度の 2 項目を測定し，グラムクレアチニンあたりの尿酸排泄量を計算する．0.5 g/g 以上であれば尿酸産生過剰型，0.5 g/g 未満であれば尿酸排泄低下型と分類する．

　高尿酸血症改善薬には尿酸生成抑制薬と尿酸排泄促進薬がある．尿酸生成抑制薬はアロプリ

Q34　腎障害時の尿酸低下薬の使い方と注意点について教えてください.

表　腎障害時に投与量調整が必要な尿酸低下薬

一般名	商品名	透析性	禁忌	腎障害	常用量	GFR または CCr(mL/分)			HD(血液透析) PD(腹膜透析)
						30〜59	15〜29	<15	
アロプリノール	アロシトール錠 ザイロリック錠	○		○	200〜300 mg 分2〜3(食後)	100 mg 分1. ただしこの用量では適正な尿酸値にコントロールできない場合が多い	50 mg 分1. ただしこの用量では適正な尿酸値にコントロールできない場合が多い		HD患者では1回100 mgを週3回HD後. CAPD患者では50 mg 分1. ただしこの用量では適正な尿酸値にコントロールできない場合が多い
トピロキソスタット	トピロリック錠 ウリアデック錠	×			1回20 mgより開始し, 1日2回朝夕に経口投与. その後, 血中尿酸値を確認しながら必要に応じて増量. 維持量として1回60 mgで最大投与量は1回80 mg, 1日2回	腎機能正常者と同じ. ステージ3のCKD患者の無症候性高尿酸血症でも1日160 mg/日の最大用量で血清尿酸値を下げ, 有害反応はプラセボ群と差がなかったという報告あり	腎機能正常者と同じ		
フェブキソスタット	フェブリク錠	×			1日1回10mgより開始. その後は血中尿酸値を確認しながら必要に応じて徐々に増量し, 維持量1日1回40 mg(最大1日60 mg)	腎機能正常者と同じだが, 連続投与後7日目のAUCが腎機能軽度〜中等度低下群では53〜68%上昇するため, 20 mgを超える場合には慎重に観察			1日1回10 mgより開始. その後は血中尿酸値を確認しながら必要に応じて徐々に増量する. AUC増大のため, 20 mgを超える場合には慎重に観察
ブコローム	パラミヂンカプセル	×	禁	○	1回300〜900 mgを1日2〜4回食後痛風の高尿酸血症の是正:1日300〜900 mgを分2〜4, 食後	高齢者, 高血圧患者, 糖尿病患者, 心不全患者利尿薬の併用されている症例など腎障害のリスクの高い患者には漫然と投与しない	腎障害を悪化させるおそれがあるため重篤な腎障害には禁忌		重篤な腎障害には禁忌だが無尿の透析患者では減量の必要なし
プロベネシド	ベネシッド錠	×	禁	○	1日0.5〜2 gを2〜4回に分割経口投与	減量の必要はないが少量から開始する	尿中への尿酸排泄促進薬のため尿量が減少した症例では効果が期待できないため原則禁忌. 慢性腎不全(特にGFR 30 mL/分以下)の患者には無効とされている		
ベンズブロマロン	ユリノーム錠	×	禁	○	25〜150 mg 分1〜3	減量の必要はないが少量から開始する	尿中への尿酸排泄促進薬のため尿量が減少した症例では効果が期待できないため原則禁忌		
ラスブリカーゼ	ラスリテック点滴静注用	×			0.2 mg/kgを1日1回30分以上かけて点滴静注	腎機能正常者と同じ			

(巻末付録表2より抜粋)

各論

C

生活習慣病治療薬

ノール，フェブキソスタット，トピロキソスタットがある．尿酸排泄促進薬はプロベネシド，ベンズブロマロンがある．尿酸産生過剰型に対しては尿酸生成抑制薬を，尿酸排泄低下型に対しては尿酸排泄促進薬を投与するのが原則である．

尿酸生成抑制薬

1) アロプリノール

　アロプリノールは，プリン代謝経路の最終ステップにはたらくキサンチンオキシダーゼ阻害薬である．アロプリノールは，肝臓で代謝され短時間で活性代謝物であるオキシプリノールとなる．アロプリノールの酸化体であるオキシプリノールにも強力なキサンチンオキシダーゼ阻害活性がある．オキシプリノールは腎臓から排泄されるため，腎不全では血中濃度が増加しやすい．オキシプリノールの血中濃度が著明に上昇すると，紅斑様ないし剥奪性皮膚炎，Stevens-Johnson 症候群，中毒性表皮壊死症(TEN)，顆粒球減少症，発熱，好酸球増多，肝障害などの副作用が起こりやすく，CKD では腎機能障害の程度に応じて投与量の減量が必要である．また，アロプリノールの副作用として間質性腎炎やキサンチン結石症の報告もまれながらあり，注意が必要である．

2) フェブキソスタット

　フェブキソスタットは新しいキサンチンオキシダーゼ阻害薬で，肝臓で代謝された後，糞便中・尿中にほぼ均等な割合で排泄されるため，腎機能障害の患者で投与量の調整をすることなく安全に使用できる．最近の報告で，ステージ3と4のCKD患者93人のランダム化比較試験(RCT)で，フェブキソスタットはプラセボに比べて eGFR の低下を抑制した[5]．この研究の症例数は極めて少なく，フォローアップ期間もかなり短いため，症例数の多い長期間の研究が今後必要である．現在わが国では，フェブキソスタットを用いた前向きランダム化二重盲検化比較試験が施行中であり，その結果が注目される[6]．腎機能障害によって投与量の調整は必要ないが，高度の腎機能障害では使用経験が少なく少量より慎重に投与する．なお，高度の腎機能障害患者において血中におけるフェブキソスタットの AUC は上昇したが，尿酸低下効果は問題なく，有害事象も認められなかった[7]．

3) トピロキソスタット

　トピロキソスタットはキサンチンオキシダーゼの競合阻害薬で尿酸の生成を抑制する．肝臓で代謝された後，糞便中・尿中に排泄されるため，腎機能障害の患者で投与量の調整をすることなく使用できる．ただし，高度の腎機能障害では安全性が確立していないため注意が必要である．

尿酸排泄促進薬

　CKDにおける高尿酸血症は尿酸クリアランスの低下が原因であることを考えると，尿酸排泄促進薬は血清尿酸値を下げるのに有効であると考えられる．

1) プロベネシド

　プロベネシドは尿酸低下薬として最初に使われるようになった薬剤である．近位尿細管でURAT1 による尿酸再吸収を抑制することにより，尿酸排泄を促進させる．ただしベンズブロマロンと比較すると尿酸低下効果は弱い．副作用が少なく，長期投与が可能である．軽度腎機能障害患者(eGFR 50 mL/分以上)には常用量の投与が可能である．ただし，酸性尿では尿中尿酸溶解度が低下し，尿細管への尿酸塩沈着から腎機能障害進展の可能性があるため，尿量の維持(2,000 mL/日)や尿のアルカリ化を目指す．水分摂取を積極的に行い，重曹やウラリット U® の投与で尿pH 6.0〜6.8 に維持する．抗菌薬をはじめ多くの薬物の代謝に影響を与えることが知られており，注意が必要である．

2) ベンズブロマロン

ベンズブロマロンも近位尿細管で URAT1 による尿酸再吸収を抑制することにより，尿酸排泄を促進させる．わが国で使用されている尿酸排泄促進薬の中で最も強力で，半減期が18時間と長く，1日1回の投与でよい．ベンズブロマロンの副作用としての肝障害も現在ではほとんど起こらないとされている．ただし，特異体質の患者では劇症肝炎をきたすことがあり，投与開始6か月は定期的な肝機能検査が必要とされる．ベンズブロマロンの尿酸排泄作用は強力で，血清クレアチニンが 3.0 mg/dL を超えても効果がある．後ろ向きの少数例の研究であるが，藤森らはステージ3以上の CKD 患者35人でベンズブロマロンにより6か月で血清尿酸値が 8.5±0.9 mg/dL から 6.1±0.8 mg/dL に低下したことを報告した[8]．ベンズブロマロンで腎機能は改善しなかったが，悪化することもなかったとされている．無症候性の高尿酸血症の CKD 患者でベンズブロマロンの有効性と安全性を評価するため，現在われわれは RCT を施行中である（URATE study UMIN#1575）．ベンズブロマロンには CYP2C9 阻害作用もあるため，特にワルファリンカリウム（ワーファリン®）併用時には注意が必要である．

3) ブコローム

NSAIDs の1つとして日本で開発された薬剤で，尿酸排泄促進作用を有している．薬物代謝酵素の CYP2C9 阻害作用があるため，特にワルファリンカリウム併用時には注意が必要である．副作用として頻度は低いが胃腸障害がみられる．

尿酸オキシダーゼ

1) ラスブリカーゼ

ラスブリカーゼは遺伝子組換え型尿酸オキシダーゼで，尿酸を酸化し，アラントインと過酸化水素に分解する．アラントインは水溶性で腎から容易に排泄される．腫瘍崩壊症候群に対して用いられる．

文献

1) Kumagai T, *et al.*：Time to target uric acid to retard CKD progression. *Clin Exp Nephrol* 2016（in press）. PMID：27339448

2) Uchida S, *et al.*：Targeting uric acid and the inhibition of progression to end-stage renal disease a propensity score analysis. *PLoS One* 2015. PMID：26700005

3) Kang DH, *et al.*：Uric acid and chronic kidney disease：new understanding of an old problem. *Seminars in nephrology* 2011；**31**：447-452. PMID：22000652

4) Boss GR, *et al.*：Hyperuricemia and gout. Classification, complications and management. *The New England journal of medicine* 1979；**300**：1459-1468. PMID：221806

5) Sircar D, *et al.*：Efficacy of Febuxostat for Slowing the GFR Decline in Patients With CKD and Asymptomatic Hyperuricemia：A 6-Month, Double-Blind, Randomized, Placebo-Controlled Trial. *American journal of kidney diseases：the official journal of the National Kidney Foundation* 2015；**66**：945-950. PMID：26233732

6) Hosoya T, *et al.*：The effect of febuxostat to prevent a further reduction in renal function of patients with hyperuricemia who have never had gout and are complicated by chronic kidney disease stage 3：study protocol for a multicenter randomized controlled study. *Trials* 2014；**15**：26. PMID：24433285

7) Mayer MD, *et al.*：Pharmacokinetics and pharmacodynamics of febuxostat, a new non-purine selective inhibitor of xanthine oxidase in subjects with renal impairment. *Am J Ther* 2005；**12**：22-34. PMID：15662289

8) Fujimori S, *et al.*：Efficacy of benzbromarone in hyperuricemic patients associated with chronic kidney disease. *Nucleosides, nucleotides & nucleic acids* 2011；**30**：1035-1038. PMID：22132953

（熊谷天哲，内田俊也）

各 論

D. 抗がん薬

各論

Q35 抗がん薬による腎機能障害にはどのようなものがありますか？

A 抗がん薬は腎前性，腎性，腎後性腎機能障害それぞれを引き起こす可能性があります．なかでも腎性腎障害が最も頻度が高く，代表的なものとしてシスプラチンやmTOR阻害薬による急性尿細管壊死，VEGF阻害薬による腎血管内皮細胞障害，メトトレキサートによる尿細管閉塞による腎障害があります．

● はじめに

　抗がん薬の進歩により，各種癌の生存率は劇的に向上している．以前までの治療法では効果がないとされていた患者も新規抗がん薬により生存率が向上し，かつ深刻な副作用の出現は以前の治療法より少なくなっている．しかしながら抗がん薬による腎毒性はいまだに多くの抗がん薬投与において考慮しなければならない合併症の1つであり，癌治療の妨げになることもある．ここでは抗がん薬による腎機能障害に関して主要な臨床症候群および腎の解剖学的部位により分類し簡単に概説する．

● 腎前性，腎性，腎後性

　化学療法による腎機能障害は，そのほとんどが腎のネフロンの障害による腎性のものであるが，腎前性，腎後性が原因となるものもある．
　インターロイキン2（IL-2）による毛細血管漏出症候群による血管内脱水や高窒素血症により，腎前性腎不全を引き起こすことがある[1]．また，シクロホスファミドによる出血性膀胱炎による血栓による尿路閉塞で，腎後性腎障害が生じた症例も報告されている[2]．
　腎性の腎機能障害について，以下①〜⑥で主要な臨床症候群を，②ではさらに尿細管の解剖学的部位別に分類して簡単に解説する（①急性尿細管壊死，②尿細管障害，③腎血管障害，④糸球体障害，⑤急性間質性腎炎，⑥結晶による尿細管閉塞）．

● 臨床症候群での分類

1）急性尿細管壊死（acute tubular necrosis：ATN）

　化学療法によって直接的に腎尿細管が障害されATNを引き起こす．重症な腎障害を引き起こすと乏尿性の急性腎障害（acute kidney injury：AKI）となり透析が必要となることもある．シスプラチンやイホスファミド，ペメトレキセド，カルフィルゾミブ，クリゾチニブ，クロファラビン，mTOR阻害薬といった様々な化学療法がATNを引き起こす[1]．また最近の研究で前立腺癌の治療であるアンドロゲン除去療法がAKIのリスクを上げるとの報告がある[3]．

2）尿細管障害，電解質異常

　化学療法によるネフロンの一部の障害によって，腎臓での水や電解質の調節に障害が出ることがある．初期徴候として血液の電解質異常や電気平衡異常を認める．
　以下，尿細管の部位別に記載する．
①近位尿細管
　近位尿細管の障害により重要な電解質や，グルコース，リン酸塩，重炭酸，アミノ酸を含む化合物の再吸収が阻害される．臨床症状としてはFanconi症候群を呈する．Fanconi症候群を引き起

こす最も有名なものはイホスファミドであり，おもに小児で認められる[1]．一般的に ATN との関連性が指摘されているシスプラチンにも Fanconi 症候群との関連がある[1]．

②ヘンレループ

Na の再吸収に主要な役割をはたすヘンレループが障害されると，塩分喪失や循環血漿量減少といった塩分喪失症候群（Renal salt wasting syndrome：RSWS）が生じる．シスプラチンは ATN，Fanconi 症候群に加え，RSWS とも関連する[1]．またシスプラチンによるヘンレループの障害は Mg の再吸収障害も引き起こし低マグネシウム血症が生じることもある[1]．両方とも低ナトリウム血症を呈するが RSWS と抗利尿ホルモン不適合分泌症候群（Syndrome of inappropriate antidiuretic hormone：SIADH）の特徴的な違いは，RSWS では循環血漿量も減少していることである．

③集合管

集合管は Na，K，水の調節を担っているだけでなく Mg の恒常性を保つ役割もはたしている．上皮増殖因子受容体（epidermal growth factor receptor：EGFR）は，Mg のイオンチャネルである TRPM6（transient receptor potential melastin6）を介する集合管における Mg の吸収にかかわっており EGFR 阻害薬により Mg の喪失が生じる[4]．

シクロホスファミドやビンクリスチンはバソプレシンの放出や効果の増強を促す可能性が報告されており[1]，水の再吸収増加による低ナトリウム血症を引き起こすこともある．逆にイホスファミドやシスプラチンはバソプレシンの作用を阻害する可能性がありそれにより腎性の尿崩症を引き起こす[1]．

3）腎血管障害　内皮細胞障害

血管新生阻害薬である血管内皮増殖因子（vascular endothelial growth factor：VEGF）阻害薬は高血圧や血栓性微小血管症（thrombotic microangiopathy：TMA）を引き起こすとされている．TMA は微小血管症性溶血性貧血，血小板減少症，高血圧，蛋白尿と血尿を伴う AKI を呈する．

VEGF 阻害薬は病的血管新生を阻害することで抗腫瘍効果をもつ．VEGF は血管透過性，内皮細胞の遊走・増殖・生着の制御といった機能をもつが，それらが阻害されることによって腎機能障害が生じると考えられる[5]．

ピリミジン拮抗により抗腫瘍効果をもつゲムシタビンも同様に TMA に伴う AKI を引き起こすことがある．ゲムシタビンによる TMA は比較的まれであるが，マイトマイシン C が以前に投与されている症例には注意が必要である[6]．

4）糸球体障害

化学療法による糸球体障害は，軽度の場合は尿蛋白が陽性になるだけであるが，重症の場合はネフローゼ症候群になることもある．インターフェロンが最もネフローゼ症候群との関連が指摘されている．インターフェロンによる腎障害はポドサイト（podcyte：糸球体上皮細胞）の障害によるものとされている[1]．

5）急性間質性腎炎

急性間質性腎炎は化学療法の副作用としては珍しいものである．

イピリムマブやトレメリムマブといったヒト型抗 CTLA4 抗体（Cytotoxic T-lymphocyte antigen-4）と急性間質性腎炎との関連が報告されている．原因は自己抗原への寛容を失った T リンパ球による腎臓の炎症によるものと考えられている[7]．またチロシンキナーゼ阻害薬であるスニチニブやソラフェニブも急性間質性腎炎との関連が報告されている[8]．

6）結晶による尿細管閉塞

薬物やその代謝物が尿細管で結晶として析出することで腎障害が生じる．このような機序による腎機能障害はメトトレキサートの使用で最も認められる[1]．

各　論

表　化学療法による腎機能障害を臨床症候群により分類

急性尿細管壊死（ATN）	
白金製剤，イホスファミド，ペメトレキセド，イマチニブ，Mithramycin，ペントスタチン，ゾレドロネート，Diaziquone	
尿細管障害	
Fanconi 症候群	イホスファミド，シスプラチン，アザシチジン，イマチニブ，ペメトレキセド，Diaziquone
腎塩分喪失症候群（RSWS）	シスプラチン，Azacitidine
マグネシウム喪失	セツキシマブ，パニツムマブ，シスプラチン
SIADH	シクロホスファミド，ビンクリスチン
腎性尿崩症	シスプラチン，イホスファミド，ペメトレキセド
腎血管障害	
急性腎障害（毛細血管漏出）	インターロイキン（IL）-2，Denileukin diftitox
血栓性微小血管障害症（TMA）	VEGF 阻害薬，チロシンキナーゼ阻害薬，ゲムシタビン，シスプラチン，マイトマイシン C，インターフェロン
急性間質性腎炎	
Ipilimumab，tremelimumab，ソラフェニブ，スニチニブ	
糸球体障害（ネフローゼ症候群）	
微小変化群	インターフェロンα・β・γ
巣状糸球体硬化症	インターフェロンα・β・γ，パミドロネート，ゾレドロネート
結晶による尿細管閉塞	
メトトレキサート	
腎後性腎障害	
シクロホスファミド	
腎前性腎障害	
インターロイキン（IL）-2	

まとめ

　以上，腎機能障害を引き起こす化学療法に関して分類し各々について簡単ではあるが概説した．数多くの抗がん薬が開発され，臨床の現場で使用できるようになっているが，それら抗がん薬は腎機能障害を引き起こす可能性があることを念頭におかなければならない．化学療法を扱う臨床医は使用する抗がん薬の腎機能障害について精通している必要があり，必要な予防策や腎毒性への対応が求められる．

文献

1) Aziz K. Valika, *et al.*：Nephrotoxicity of Chemotherapy Agents：Kenar D. Jhaveri（eds），Onconephrology：Cancer, Chemotherapy and the Kidney. 1st ed, Springer New York 2015；65-91.

2) T. M. Wong *et al.*：Hemorrhagic pyelitis, ureteritis and cystitis secondary to cyclophosphamide：case report and review of the literature. *Gynecol Oncol* 2000；**76**：223-225. PMID：10637075

3) Lapi F, *et al.*：Androgen deprivation therapy and risk of acute kidney injury in patients withprostate cancer. JAMA 2013；**310**：289-296. PMID：23860987

4) GroenestegeWM. *et al.*：Impaired basolateral sorting of pro-EGF causes isolated recessive renal hypomagnesemia. *J Clin Invest* 2007；

117：2260-2267. PMID：17671655
5) Gurevich F. *et al.*：Renal effects of anti-angiogenesis therapy：Update for the internist. *Am J Med* 2009；122：322-328. PMID：19332223
6) erazella MA. *et al.*：Onco-nephrology：renal toxicities of chemotherapeutic agents. Clin J *Am Soc Nephrol* 2012；7：1713-1721. PMID：22879440
7) Jolly EC. *et al.*：Anti-CTLA-4(CD152)monoclonal antibody-induced autoimmune interstitial nephritis. *NDT* 2009；2：300-302. PMID：25984021
8) Winn SK, *et al.*：Biopsy-proven acute interstitial nephritis associated with the tyrosine kinase inhibitor sunitinib：a class effect？ *Nephrol Dial Transplant* 2009；24：673-675. PMID：19039026

（長屋直哉，堀江重郎）

Q36 シスプラチン腎症とはどのようなものですか？

A シスプラチン腎症とは，シスプラチン投与に起因した薬剤性腎障害の総称であり，近位尿細管障害を特徴とします．頻度は25〜35％と比較的高く，臨床的には糸球体濾過値の低下，血清クレアチニン値の上昇，低マグネシウム血症や低カリウム血症などがみられます．

● シスプラチン

シスプラチン（cis-diamminedichloroplatinum（Ⅱ），$H_6Cl_2N_2Pt$：CDDP）は1978年に米国で承認され，現在多くの癌薬物療法において最も汎用されている白金製剤である．CDDPは中心に白金をもち，アンモニア分子と塩素イオンが2つずつ結合した平面四角形構造のシス化合物である（図1）．CDDPは塩素イオン濃度の高い血液中では安定しているが，塩素イオン濃度の低い細胞内でCl基がOH基に置換された活性型に変化することによって細胞障害が現れやすくなる[1]．近位尿細管細胞が障害されると，CDDPの副作用の1つである腎毒性が生じ，急性腎障害，低マグネシウム血症，低カルシウム血症，Fanconi-like症候群，遠位尿細管アシドーシス，高尿酸血症などの形で発現する．これらの腎毒性はCDDPの用量規制毒性として知られる．

● CDDPの体内動態

CDDPは静脈内投与後90％以上が速やかに血漿蛋白と非可逆的に共有結合し，糸球体で濾過されず全身に広く分布する．血漿蛋白と結合しない未変化体である遊離型CDDPが腎毒性の原因となる[2]．遊離型CDDPは糸球体濾過と尿細管分泌により約2時間かけて尿中に排泄される[3]．

● 腎臓におけるCDDPの蓄積

CDDPの細胞内への取り込みは，約半分が細胞膜からの受動拡散によるが，残りは銅トランス

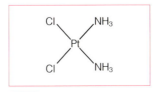

図1　シスプラチンの構造式

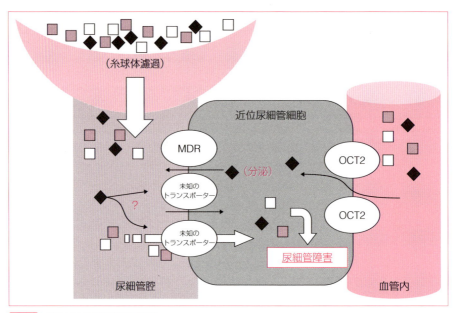

図2 腎における薬剤排出動態
MDR：Multiple drug resistance, OCT2：Organic cation transporter 2

ポーターCtr1などのトランスポーターが関与している[4]．CDDPの蓄積には血管側に高発現しているOrganic cation transporter 2（OCT2）による能動輸送が重要である[5]（図2）．腎臓におけるCDDP濃度は血中濃度に比べ5倍に達し[6]，特に近位尿細管のS3部位を中心に尿細管細胞が障害を受ける[7]．

急性腎障害

実地臨床では，Common Terminology Criteria for Adverse Events（CTCAE）Version 4.0やRIFLE（Risk, Injury, Failure, Loss, and End-stage）分類の基準に従い，推算糸球体濾過量（estimated glomerular filtration rate：eGFR）がベースラインの25%以上の増加，あるいは血清クレアチニン値がベースラインと比較して0.3 mg/dLの増加または1.5倍の増加がみられた際に急性腎障害と判断している．頻度は25〜35%と比較的高い[8]．CDDP投与後10日ほどで出現し，臨床的にはeGFRや血清クレアチニンの変化の他に，低マグネシウム血症，低カリウム血症などがみられることで顕在化する．

文献

1) 千熊正彦，他：次世代白金抗がん薬開発の現状．薬学雑誌 2008；**128**：307-316.
2) Reece PA, et al：Creatinine clearance as a predictor of ultrafilterable platinum disposition in cancer patients treated with cicplatin：relationship between peak ultrafilterable platinum plasma levels and nephrotoxicity. *J Clin Oncol* 1987；**5**：304-309. PMID：3806171
3) Sasaki Y, et al：Pharmacokinetics of（glycolate-0,0'）-diammine platinum（Ⅱ）, a new platinum derivative, in comparison with cisplatin and carboplatin. *Cancer Chemother Pharmacol* 1989；**23**：243-246. PMID：2647312
4) Ishida S, et al：Uptake of the anticancer drug cisplatin mediated by the copper transporter Ctr1 in yeast and mammals. *Proc Natl Acad Sci USA* 2002；**99**：14298-14302. PMID：12370430
5) Yonezawa A, et al：Organic cation transporter OCT/SLC22A and H（＋）/organic cation antiporter MATE/SLC47A are key molecules for nephrotoxicity of platinum angents. *Biochem Pharmacol* 2011；**81**：563-568. PMID：21144842
6) Kuhlmann MK, et al：Insights into potential cellular mechanisms of cisplatin nephrotoxicity and their clinical application. *Nephrol Dial Transplant* 1997；**12**：2478-2480. PMID：9430835
7) Dobyan DC, et al：Mechanism of cis-platinum nephrotoxicity：Ⅱ Morphologic observations. *J Pharmacol Exp Ther* 1980；**213**：

551-556. PMID：7193726
8）Ries F, *et al*：Nephrotoxicity induced by cancer chemotherapy with special emphasis on cisplatin toxicity. *Am J Kidney Dis* 1986；**8**：368-379. PMID：3538860

（近藤利恵，菊地利明，成田一衛）

Q37 シスプラチン腎症の治療法と予防法について教えてください．

A シスプラチン腎症が発症した際の治療法は現時点においては存在しません．休薬の上，腎機能が回復するまで経過観察します．予防法は，補液法の工夫，利尿，マグネシウム（Mg）の補充などが試みられています．

● シスプラチン腎症の治療

　シスプラチン（CDDP）腎症の有効な治療法は現時点では存在しない．対処法としては休薬の上，腎機能の回復を待つのみであるが，低蛋白・高カロリー食，血圧の管理，脱水予防，高尿酸血症の改善など一般的な保存期慢性腎不全の治療に準じた対処を行うこともある．

● 予防法①：補液法の工夫

1）補液法
　CDDPの投与前後に大量補液を行うことで腎障害を回避できるとされてきた[1]．遊離型CDDPは投与終了後から血中濃度が低下し，約2時間を経過すると測定限界値以下となることから[2]，CDDP投与後2～3時間における補液が最も重要と考えられる．添付文書上は，CDDP投与前後に10時間以上，合計2.5～5 Lの補液を行うよう記載されている[3]．しかしながら，長時間の大量補液は入院を要し患者負担も大きい．近年の制吐療法の進歩に伴い，短時間かつ少量補液での投与法―ショートハイドレーション（short hydration：SH）法が欧米で導入されるようになった．点滴は1日のみ，投与時間は4時間前後に短縮され，補液量は1,500～2,000 mL程度で実施されていることが多い．制吐療法を徹底し，患者本人へは電解質を含んだ水分1,000 mL程度の経口摂取（1～3日目）を指導する（図）．

2）使用する溶液
　CDDPは構造上，塩素イオン濃度が低い溶液と配合するとCl基がOH基に置換した活性代謝物に変化し，腎毒性が現れやすくなる．したがって，尿細管管腔内の塩素イオン濃度は上昇させておくことが望ましい．CDDPは必ず生理食塩水または5％ブドウ糖液と生理食塩水の混合したものを用いて溶解する．

● 予防法②：強制利尿

　CDDP腎症予防には，マンニトールやフロセミドによる強制利尿も重要である[1]．尿中のCDDP濃度を低下させ，CDDPと尿細管との接触時間を短縮させる役割を担う．利尿のタイミングはCDDP投与2時間後までが重要と考えられる．

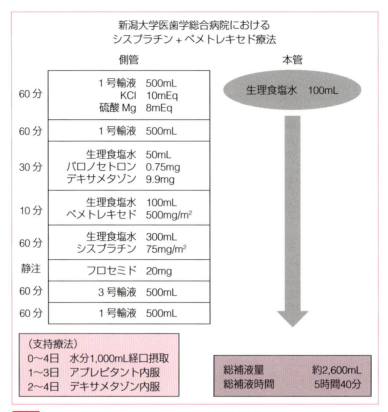

図 ショートハイドレーション法の実際（自施設例）

予防法③：マグネシウム（Mg）補充

低 Mg 状態ではトランスポーター OCT2 の発現が増加し，CDDP が尿細管細胞に多く取り込まれ腎障害が増強される[4]．Mg の補充で腎障害を予防・軽減できることが示唆される．National Comprehensive Cancer Network（NCCN）のオーダーテンプレートには Mg 8 mEq を 1 日目に注射薬で投与することとされている[5]．

CDDP 腎症のリスクファクター

投与前の正確な腎機能評価とリスクファクターの検討が重要である．実地臨床では，クレアチニンクリアランスが 60 mL/分未満の症例は原則として CDDP の投与はさけている．われわれは，CKD のリスクファクターの中で特に非ステロイド性抗炎症薬（NSAIDs）の使用と心疾患を有することが CDDP 腎症発症の独立した要因であったと報告した[6]．これらの要因を有する症例では CDDP の投与を避けることを検討する．

今後の展望

CDDP 腎症を完全に回避することはむずかしい．基礎研究では，OCT2 以外のトランスポーターの存在も検証中であり，これらを阻害することで尿細管への薬剤再吸収を抑制する治療が有望である可能性がある．今後，尿細管障害のハイリスク群を鋭敏に予測するマーカーの開発も見込まれており，新たな予防・治療法の発展が期待される．

文献

1) Cvikovic E, et al.: Improvement of cis-dichlorodiammineplatinum (NSC 119875): therapeutic index in an animal model. Cancer 1977；**39**：1357-1361. PMID：856436
2) 堀内正敏, 他：Cis-dichlorodiammineplatinum（Ⅱ）の体内動態. 癌と化学療法 1982；**9**：632-637.
3) 独立行政法人医薬品医療機器総合機構. Available online at：http://www.info.pmda.go.jp/go/pack/4291401A1097_1_10/
4) Yokoo K, et al.：Enhanced renal accumulation of cisplatin via renal organic cation transporter deteriorates acute kidney injury in hypomagnesemic rats. Clin Exp Nephrol 2009；**13**：578-584. PMID：19629622
5) National Comprehensive Cancer Network Chemotherapy Order Templates（NCCN Templates®）2015；Available online at：http://www.nccn.org/ordertemplates/default.asp
6) Sato K, et al.：Nephrotoxicity of cisplatin combination chemotherapy in thoracic malignancy patients with CKD risk factors. BMC Cancer 2016；**16**：222-227. PMID：26979596

（近藤利恵，菊地利明，成田一衛）

Q38 カルボプラチン投与の際に用いられる Calvert の式について教えてください.

A Calvert の式とは，カルボプラチン投与時のカルボプラチンの薬物血中濃度-時間曲線下面積（AUC）を推算するために考案された計算式のことです．

カルボプラチンの特徴

カルボプラチンはシスプラチンの類似物質であり，シスプラチンと同様の抗腫瘍活性を発揮する一方で，シスプラチンで認められる腎毒性，聴覚毒性，神経毒性がほとんどなく，用量制限毒性は骨髄毒性とされている（図）．

歴史

1989 年に Calvert らは糸球体濾過量（GFR）とカルボプラチンのクリアランスがよく相関することを発見し，カルボプラチン投与量（mg/body）から AUC を推算できることを報告した[1]．これを用いると目標とする AUC を得るためのカルボプラチン投与量（mg/body）が

> 目標 AUC（分・mg/mL）×[GFR（mL/分）＋25]）
> ※この式中の「25」はカルボプラチンの非腎クリアランスを示している．

という式で算出できることになる．

さらに Sørensen らは，カルボプラチン投与によって生じる骨髄毒性は，体表面積あたりの薬物投与量（mg/m^2）よりも AUC とよく相関し，さらに Calvert の式から予測された AUC と実際に測定された AUC がよく相関した（相関係数＝0.89）と報告している[2]．

図　カルボプラチンの構造式

各　論

　当然のことながら，カルボプラチンは抗がん薬であるため，過剰投与は患者に致死的な有害事象を起こしうる．一方で過少投与では十分な抗腫瘍活性を得ることができないため，その投与量は厳密に決定される必要がある．Calvert の式は 30 年近く前に考案されたカルボプラチンの投与量決定方法であるが，今日でも標準的な手法として全世界で使用されている．

GFR として代入すべき数値

　Calvert の式に用いられた GFR は，51Cr-EDTA を用いた方法[3]で測定されているが，この方法で測定された GFR は，現在のイヌリンクリアランス法で測定された値と近似する．実臨床ではイヌリンクリアランスを測定することは煩雑にすぎるため，クレアチニンクリアランス（CCr）などで代用することになるが，クレアチニンが尿細管分泌を受ける影響で，24 時間蓄尿による CCr や Cockcroft-Gault の式による推算 CCr は，イヌリンクリアランスより 20〜30％高値となる．この計算に用いる血清クレアチニン値は，以前欧米では Jaffe 法で測定されていた．Jaffe 法で測定されたクレアチニンは真の値より 20〜30％低値となることが知られている．こうして 2 つの誤差は相殺し合うため，Calvert の式の GFR として CCr を代入しても問題はなかった．

　しかし，わが国では血清クレアチニン値の測定に Jaffe 法ではなく酵素法が用いられている．近年欧米では Jaffe 法に代わって IDMS に準じた方法（IDMS-traceable）で血清クレアチニン値が測定されるようになった．酵素法や IDMS 法に準じた測定法で測った血清クレアチニン値は Jaffe 法よりも（正確で）20〜30％良好な値になる．このため，Calvert の式に酵素法や IDMS 法で測定した血清クレアチニン値に基づく CCr を代入すると，結果としてカルボプラチンの過剰投与となることが危惧される．実際，2010 年 10 月 8 日に NCI 癌治療評価プログラムの勧告にもとづき，FDA は血清クレアチニン値の測定方法が変更されたことについて警告し，カルボプラチンの投与量に上限を設定することを推奨している．

　この問題に対して，Ando らは Calvert の式に代入する CCr を求める際に，24 時間の蓄尿あるいは Cockcroft-Gault の式による推算いずれであっても，酵素法での実測値に 0.2 mg/mL を加えた値を血清クレアチニン値として用いることを提案している[4]．これによって，原法の Calvert の式通りの正確なカルボプラチンのクリアランスを推算できることが示されている．

文献

1) Calvert AH, et al.：Carboplatin dosage：prospective evaluation of a simple formula based on renal function. *J Clin Oncol* 1989；**7**：1748-1756. PMID：2681557
2) Sørensen BT, et al.：Dose-toxicity relationship of carboplatin in combination with cyclophosphamide in ovarian cancer patients. *Cancer Chemother Pharmacol* 1991；**28**：397-401. PMID：1914085
3) Chantler C, et al.：Glomerular filtration rate measurement in man by the single injection method using 51Cr-EDTA. *J Clin Sci* 1969；**37**：169-190. PMID：4980763
4) Ando M, et al.：Multi-institutional validation study of carboplatin dosing formula using adjusted serum creatinine level. *Clin Cancer Res* 2000；**6**：4733-4738. PMID：11156227

（市川紘将，菊地利明，成田一衛）

Q39 メトトレキサートによる腎障害とはどのようなものですか？

A メトトレキサート（MTX）は腎排泄性の薬剤で，大量投与時にはMTXやその代謝産物が尿細管で析出し，腎機能障害が生じます．MTXは原尿の酸性化により溶解度が著明に低下し，遠位尿細管で析出しやすくなって，析出した結晶が尿細管の閉塞を引き起こします．また，MTXの溶解はpHに依存し，尿中の濃度上昇や酸性尿で尿細管や集合管に沈着し腎障害を引き起こします．

● メトトレキサートの作用機序

　メトトレキサート（MTX）は葉酸代謝の阻害によりDNA合成を抑制し，細胞の増殖を抑制する抗がん薬である．葉酸は水溶性ビタミンに分類され，食物より摂取される．腸管から吸収された葉酸は核酸合成に使用されるために代謝を受けるが，葉酸に対して葉酸レダクターゼが作用することでジヒドロ葉酸となる．さらに，ジヒドロ葉酸にジヒドロ葉酸レダクターゼ（DHFR）が作用することでテトラヒドロ葉酸となる．テトラヒドロ葉酸は補酵素として核酸合成に関与する．MTXはDHFRを阻害することで抗がん作用を示す．DHFRが阻害されると，テトラヒドロ葉酸が生成されなくなり，これによりプリン合成やチミジル酸合成が阻害され細胞増殖が抑制される[1]（図）．MTXの解毒薬としてはホリナートカルシウムが使用される．MTXはDHFRを阻害す

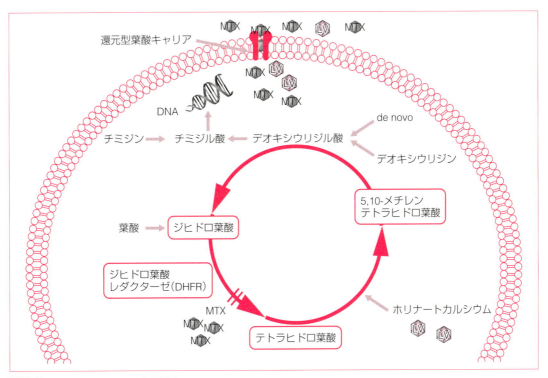

図　メトトレキサートの作用機序
MTX：メトトレキサート，LV：ホリナートカルシウム
メトトレキサート（MTX）は還元型葉酸キャリアにより細胞内に取り込まれる．取り込まれたMTXはジヒドロ葉酸レダクターゼ（DHFR）を阻害することにより核酸合成阻害作用を示す．ホリナートカルシウムはDHFRには関与せずに活性型葉酸へと変換される．これにより，MTXによって抑制されていた核酸合成が再開される．
（文献1より作成）

るが，ホリナートカルシウムは DHFR には関与せずに活性型葉酸へと変換される．これにより，MTX によって抑制されていた核酸合成が再開され，正常細胞が救援される．

腎障害の発生機序

　抗がん薬の腎障害発生機序は，腎臓への直接作用と腫瘍随伴性の腫瘍崩壊症候群，腎静脈塞栓症，播種性血管内凝固などによる二次的障害とに分けられる．MTX は腎臓への直接作用により，尿細管障害をきたす．近位尿細管上皮細胞は，血管側の側底膜と尿細管の管腔側を形成する刷子縁膜の異なる細胞膜によって極性を維持し，これらの細胞膜にはそれぞれ特徴的なトランスポーターが複数種存在しており，尿細管分泌を行っている．

　MTX は，このようなトランスポーターによって積極的に尿細管分泌を受ける．MTX は弱酸性薬物であるため，尿が酸性側に傾くと尿に対する溶解度が低下し，尿中に溶解していた MTX が結晶として析出する．析出した結晶は尿細管に沈着して尿管閉塞を引き起こし腎障害を惹起する．初期には尿量が保たれ血清クレアチニン値の上昇が認められる非乏尿性腎不全のパターンをとる．その後，進展すると尿細管壊死を引き起こし重症な腎障害へと進展する．そのため，MTX を抗がん薬として使用する場合には，十分な補液や尿のアルカリ化は必須である．

腎障害のリスクファクター

　MTX は正常では約 90% が尿より未変化体のまま排泄される．高用量の MTX は尿細管に沈着し，直接的な尿細管障害を起こしうる．MTX 誘発性腎障害のリスクは酸性尿で増加するが，脱水状態においても尿量が減少し尿細管の MTX 濃度が増加するためリスクは増加する．さらに血漿の MTX 濃度が高いときにも結晶が析出しやすくなるためリスクは増加する．また，薬物間相互作用により MTX の排泄が遅延し腎障害を増悪させる場合がある．尿細管における MTX の排泄に競合的に働くプロベネシド，ペニシリン，NSAIDs，ST 合剤などの投与は腎障害リスクが増大するとされている[2]．

　また，アミノグリコシド系抗菌薬，アムホテリシン B，造影剤は薬剤自体の腎毒性のため MTX の排泄を遅延させる．その他，患者側のリスクファクターとして，嘔吐，下痢，急性副腎不全，血管内脱水，腹水，CKD の存在などが MTX の排泄を遅延させる[3]．

腎障害の対策

　腎障害の対策として，輸液による尿量の確保，重曹やアセタゾラミドによる利尿と尿のアルカリ化，ホリナートカルシウムによる中和があげられる．蛋白結合率が高い薬剤であり，投与後 7 日間は依然として高い血中濃度になることが知られているので，1 回投与が $100\ mg/m^2$ を超える場合にはホリナートカルシウムの救援投与が勧められる．

文献

1) メトトレキセート®点滴注射液インタビューフォーム　第 17 版（2016 年 2 月改訂）．
2) Takeda M, *et al.*：Characterization of methotrexate transport and its drug interactions with human organic anion transporters. *J Pharmacol Exp Ther* 2002；**302**：666–671. PMID：12130730
3) Howard SC, *et al.*：Preventing and managing toxicities of high-dose methotrexate. *Oncologist* 2016 Aug 5. pii：theoncologist. 2015–0164. PMID：27496039

（黒田　毅，成田一衛）

Q40 メトトレキサートによる腎障害の予防法を教えてください．

腎障害がある患者ではメトトレキサート（MTX）を使わない，あるいは減量することが基本です．十分な補液と尿のアルカリ化を行い，消炎鎮痛薬やプロトンポンプ阻害薬などの併用を避けます．大量のMTXを使用する場合はホリナートカルシウム救援療法を行います．

腎障害がある患者への適応，腎障害に応じた減量

　MTXの添付文書では，MTXは腎障害のある患者には禁忌とされている．副作用が強く現れる可能性があるためである．わが国における関節リウマチに対するMTXは糸球体濾過量（GFR）30 mL/分未満では禁忌，GFR 60 mL/分未満では慎重投与とされており[1]，抗腫瘍薬として用いる場合でも参考となる．

　腎障害がある患者に高用量のMTXを使用する場合，減量する必要があるが，一定の方法はない．推奨される方法としては，GFR 10〜50 mL/分ではMTXを50％減量し，GFR 10 mL/分未満ではMTXを避け，透析患者では50％減量する方法[2]や，GFR 46〜60 mL/分では35％減量，GFR 31〜45 mL/分では50％減量とし，GFR 30 mL/分以下ではMTXを避ける方法[3]などがある．いずれの方法でも患者の容態に合わせて減量することが肝要である．

補液と尿のアルカリ化

　腎障害を防ぐためには，十分な補液による尿量の確保，重曹による尿のアルカリ化が基本となる[4]．多くのレジメンでMTX点滴の4〜12時間前から，2.5〜3.5 L/m^{2}の補液が行われる．MTX，およびその代謝産物の溶解度は尿pHに依存し，6.0から7.0に上昇すると溶解度は5〜8倍高くなる．尿をアルカリ性に保つことで，MTXの溶解性を増加させ，尿細管中のMTXの析出を防止する．炭酸水素ナトリウム溶液の点滴を行い，尿のpHを7.0以上に保つことで血漿MTX濃度を0.1 μM以下とすることができる．利尿を促すために利尿薬が用いられるが，サイアザイドやループ利尿薬では尿のpHが低下してしまうため，尿をアルカリ化させるアセタゾラミドを使用することが多い．

併用注意薬

　アスピリン，サリチル酸などの非ステロイド性抗炎症薬（NSAIDs）は腎におけるプロスタグランジンの合成阻害作用による腎血流量低下，およびナトリウム，水分貯留傾向のため，MTXの腎からの排泄が遅延する（表）．また，機序は明らかでないがプロトンポンプ阻害薬はMTXの排泄を遅延させるので，高用量のMTXを使用する場合にはできれば休薬する．

ホリナートカルシウム

　活性型葉酸であるホリナートカルシウムは，葉酸代謝拮抗薬であるMTXの副作用を軽減させるために使用される[5]．MTXは1回の点滴が100 mg/m^{2}を超えるときにはホリナートカルシウムの救援療法が勧められる．具体的には10〜15 mg/m^{2}のホリナートカルシウムを6時間ごとに導入し，血漿MTX濃度が0.1 μM以下になるまで行う．

	注意事項	機序
サリチル酸等の非ステロイド性抗炎症薬（NSAIDs）	MTX の副作用が増強されることがある．頻回に臨床検査を行うなど観察を十分に行い，異常が認められた場合には，MTX の減量，休薬等適切な処置を行うこと．また，MTX の拮抗薬であるホリナートカルシウムを投与すること．	非ステロイド性抗炎症薬の腎におけるプロスタグランジン合成阻害作用による腎血流量の低下およびナトリウム，水分貯留傾向のため MTX の排泄が遅延するためと考えられている．
スルホンアミド系薬剤テトラサイクリンクロラムフェニコールフェニトインバルビツール酸誘導体		併用薬剤が血漿蛋白と結合している MTX を競合的に置換遊離し，MTX の濃度を上昇させ，その毒性を増強させる．
スルファメトキサゾール・トリメトプリム（ST 合剤）		両薬剤の葉酸代謝阻害作用が協力的に作用するためと考えられている．
ペニシリンプロベネシド		併用薬剤が MTX の腎排泄を競合的に阻害するためと考えられている．
シプロフロキサシン		機序は不明であるが，MTX の腎尿細管からの排泄が阻害されるためと考えられている．
プロトンポンプ阻害薬	上記に加え，高用量の MTX を投与する場合には，一時的にプロトンポンプ阻害薬の中止を考慮すること．	機序は不明であるが，MTX の血中濃度が上昇することがある．

表　メトトレキサート（MTX）の代謝，排泄に関わる併用注意薬

（添付文書より抜粋）

glucarpidase

　リコンビナント酵素製剤である glucarpidase（カルボキシペプチダーゼ G2：CPDG2）は，補液と尿のアルカリ化をしても高濃度である血漿 MTX 濃度を急速に低下させることができる[6]．グルカルピダーゼ 50 単位/kg 静注 30 分後には血漿 MTX 濃度は 98％減少する．2012 年 1 月，米国食品医薬品局は腎障害により血漿 MTX 濃度が $1\,\mu$M 以上の患者の治療に glucarpidase を承認したが，日本では未承認である．glucarpidase は MTX だけでなく，葉酸やホリナートカルシウムも代謝するので注意を要する．

文献

1) 日本リウマチ学会 MTX 診療ガイドライン策定小委員会：関節リウマチ治療におけるメトトレキサート（MTX）診療ガイドライン 2016 年改訂版　羊土社，2016.

2) Aronoff GM, *et al*. Drug Prescribing in Renal Failure：Dosing Guidelines for Adults and Children, 5th, American College of Physicians, 2007.

3) Kintzel PE, *et al*.：Anticancer drug renal toxicity and elimination：dosing guidelines for altered renal function. *Cancer Treat Rev* 1995；**21**：33. PMID：7859226

4) Widemann BC, *et al*.：Understanding and managing methotrexate nephrotoxicity. *Oncologist* 2006；**11**：694-703. PMID：16794248

5) Ackland SP, *et al*.：High-dose methotrexate：a critical reappraisal. *J Clin Oncol* 1987；**5**：2017. PMID：3316519

6) Schwartz S, *et al*.：Glucarpidase（carboxypeptidase G2）intervention in adult and elderly cancer patients with renal dysfunction and delayed methotrexate elimination after high-dose methotrexate therapy. *Oncologist* 2007；**12**：1299. PMID：18055849

（中枝武司，成田一衛）

Q41 メトトレキサートによる腎障害の治療として血液浄化療法は有用ですか？

A 一定の見解はなく，現時点で推奨できる特定の血液浄化療法はありません．しかし，急性腎障害によりメトトレキサート血中濃度高値が持続する場合は，血中濃度を早期に低下させる目的で血液浄化療法の適応を考慮すべきです．

● メトトレキサートによる急性腎障害

メトトレキサート（MTX）は，体内に投与されると80～95％が未変化体のまま尿中に排泄される．このため，腎機能低下時や尿量低下時には排泄が低下し，MTX中毒を起こす．また，尿アルカリ化が不十分な場合には，尿細管内で結晶化し，急性腎障害を引き起こす．MTX大量化学療法は骨肉腫のようなMTXの細胞内取り込みが悪い腫瘍に対して行われるが，正常細胞への毒性軽減のためホリナートカルシウム（ロイコボリン®）による救援療法や，尿アルカリ化の確保が必要になる．これらの処置にもかかわらずMTXの排泄遅延を呈する場合には，血液浄化療法の適応を考慮する．

● メトトレキサート急性腎障害に対する血液透析療法

MTX中毒および急性腎障害に対する，high flux膜を使用した血液透析療法の有効性が報告されている．渡辺らはバーキットリンパ腫の71歳男性のMTX中毒および急性腎障害に対して血液透析を3回施行し，ロイコボリン®も併用したところ，MTX血中濃度は13μMから0.14μMまで減少したことを報告した[1]．MTXの蛋白結合率は約50％と低く，分布容積は0.4～0.8 L/kgと小さいため，透析で除去されやすい薬物と考えられる．

● メトトレキサート急性腎障害に対する血液吸着療法

血液吸着療法では蛋白に結合したMTXの除去も可能であることから，血液吸着療法の有用性も報告されている[2,3]（表）．一方で，血液透析と血液吸着の比較では，どちらも実際のMTX除去量はほぼ同等とされており，かつ血液吸着療法は1回8～9万円と高価であることから，血液透析療法のほうが医療資源の面からは効率的であるとも考えられる．

● メトトレキサート腎障害に対するその他の血液浄化療法

その他の血液浄化療法として血漿交換の報告がある[3]．また，複数の血液浄化療法を組み合わせた治療報告もみられる[2,3]が，医療費が高額になるため推奨されない．急性腎障害下で高MTX血中濃度が持続している場合には，MTXの血中濃度を速やかに低下させることを目的に，血液浄化療法を考慮する必要があると考えられる．

● glucarpidase

米国では，MTX急性腎障害により排泄遅延に対する治療薬として，細菌酵素の1種であるglucarpidase（カルボキシペプチダーゼG2）が米国食品医薬品局（FDA）に認可されている[5]．CPDG2は，MTXを加水分解してDAMPAとグルタミン酸に加水分解する作用を有し，米国での小規模臨床試験では，1回もしくは2回の必要量投与で，半数以上の患者でMTX血中濃度を1μM未満に

各論

表 各種血液浄化療法によるMTX除去効果

方法	症例数	透析膜	血流量(mL/分)	透析時間(時間)	治療前Ccr(mL/分)	腎MTXクリアランス(mL/分)	治療によるMTXクリアランス(mL/分)
血液透析							
high-flux HD	6	1.8 m² PS	300	4〜6	2〜26	ND	59〜126
血液吸着	1	charcoal	ND	ND	ND	ND	137

（文献1より改変）

下げることができたことが報告されている．副作用も悪心，頭痛，低血圧など比較的軽微なもので，血液浄化療法と比較して低侵襲な治療法として期待される．

文献

1) 渡辺悦子, 他．：High-flux膜を使用下血液透析により加療したmethotrexate（MTX）中毒の1例．広島医学 2007；**60**：359-362.
2) 澤田真理子, 他．メソトレキサート中毒に対し血液透析および血液吸着を施行した12歳男児例．日児会誌 2010；**24**：74-80.
3) 木村尚美, 他．：Methotrexate排泄遅延に対し血液浄化法が有用だった1例．医療薬学 2006；**32**：314-319.
4) Kummar N, *et al*．：What is the best therapy for toxicity in the setting of Methotrexate-associated acute kidney injury：High-flux hemodialysis or Carboxypeptidase G2? *Semin Dial* 2014；**27**：226-228. PMID：24620824

（和田庸子，成田一衛）

VEGF阻害薬による腎障害とはどのようなものですか？

進行がんに対する代表的な抗がん治療薬である血管内皮増殖因子（VEGF）阻害薬は血栓性微小血管症を起こすことが知られています．VEGF阻害薬による腎障害の一般的な臨床所見は，高血圧，蛋白尿，腎機能低下，浮腫等です．治療としては，VEGF阻害薬の継続による抗がん効果（利益）と腎障害の程度（不利益）の両者を考慮したうえで，VEGF阻害薬の休薬・減量を検討する必要があります．

VEGF阻害薬とは

　血管内皮増殖因子（vascular endothelial growth factor：VEGF）阻害薬は代表的な抗がん薬であり，その作用機序はVEGF経路の抑制による腫瘍の血管新生の阻害効果である．わが国で販売されているVEGF阻害薬を表に示す．複数のシグナル経路を阻害するマルチキナーゼ阻害薬の腎病変は抗VEGFモノクローナル抗体による腎病変に類似しており，VEGF経路の阻害による腎障害が主体であると考えられている．

腎障害のメカニズム

　VEGFは血管新生の促進や血管構築の維持に関与する45 kDaの糖蛋白である．糸球体では，ポドサイトからVEGFが分泌され，近接する内皮細胞に発現しているVEGFレセプター2に作用あ

表　わが国で販売されている VEGF 阻害薬

薬剤名	おもな商品名	わが国での適応疾患(一部省略)	副作用頻度	
			高血圧(%)	蛋白尿(%)
抗 VEGF モノクローナル抗体				
ベバシツマブ	アバスチン	結腸直腸癌，非小細胞肺癌，卵巣癌，子宮頸癌，乳癌，悪性神経膠腫	18.0	10.4
ラニビズマブ	ルセンティス(硝子体内注射用)	加齢黄斑変性症，各種黄斑浮腫等	0.4	0.1 未満
VEGF アダプタマー(合成オリゴヌクレオチド)				
ペガプタニブ	マクジェン(硝子体内注射用)	加齢黄斑変性症	1.1	記載なし
VEGF デコイレセプター				
アフリベルセプト	アイリーア(硝子体内注射用)	加齢黄斑変性症，各種黄斑浮腫等	1.0 未満	1.0 未満
抗 VEGF レセプター 2 抗体				
ラムシルマブ	サイラムザ	胃癌，結腸・直腸癌，非小細胞肺癌	5.0〜20.0	3.0〜18.1
マルチキナーゼ阻害薬(VEGF レセプターチロシンキナーゼ阻害薬)				
ソラフェニブ	ネクサバール	腎細胞癌，肝細胞癌，甲状腺癌	10.0 以上	頻度不明
スニチニブ	スーテント	消化管間質腫瘍，腎細胞癌，膵神経内分泌腫瘍	59.1	20.4
アキシチニブ	インライタ	腎細胞癌	39.3	10.7
パゾパニブ	ヴォトリエント	悪性軟部腫瘍，腎細胞癌	42.0	12.5
レゴラフェニブ	スチバーガ	結腸・直腸癌，消化管間質腫瘍	32.1	1.0〜10.0
バンデタニブ	カプレルサ	甲状腺髄様癌	10.0 以上	1.0〜10.0
ニンテダニブ	オフェブ	特発性肺線維症	5.0 未満	記載なし

(各薬剤の添付文書より作成)

るいは一部ポドサイトに作用することで，糸球体係蹄の構築・機能を維持している．ポドサイトに限定して VEGF の産生を低下させたマウスでは糸球体内皮細胞障害を主体とした血栓性微小血管症(thrombotic microangiopathy：TMA)が観察され，VEGF による糸球体係蹄の構築・機能維持の破綻による病変と考えられている[1]．そして，このモデルにおける TMA は，ヒトの VEGF 阻害薬に関連した腎病変と類似しており，共通の障害メカニズムが想定されている．高度な腎障害を呈した場合，TMA にあわせてポドサイト障害も起こることが観察されており，ポドサイト障害を介し糸球体硬化へと進展していく[2]．

臨床病理学的特徴

　腎障害として高血圧，蛋白尿の出現頻度が高い(表)．その他，腎機能低下，浮腫，低頻度な副作用として高血圧クリーゼ，ネフローゼ症候群があげられる．薬剤全般に腎障害が起こりうるが，薬剤ごとの腎障害の発生頻度が異なる．その理由として選択的 VEGF 阻害薬とマルチキナーゼ阻害薬(たとえば血小板由来成長因子経路の阻害による腎障害への影響)との違い等があげられる．眼内注射薬でも低頻度であるが腎障害が出現する．腎障害は初回投与以降いずれの期間においても出現し，用量依存的とされている[3,4]．TMA に特徴的な溶血性貧血および消費性血小板減少は約半数で認められるにすぎない．

　共通の腎生検所見は糸球体内皮細胞障害である[5]．しかし，実際には糸球体病変に加えて，尿細管間質障害，細動脈障害を伴う混合性病変であることが多い．また，片腎(腎摘出術後)，全身状態不良，出血傾向等を理由に腎生検の実施は容易ではない．

治療

　VEGF阻害薬の投与患者では定期的な血圧測定と検尿による腎障害の早期発見が大切である[6]．アンジオテンシン変換酵素（ACE）阻害薬やアンジオテンシンⅡ受容体拮抗薬（ARB）を主体とした降圧薬により十分に降圧する[4]．蛋白尿では薬剤の休薬や減量したうえでの治療継続が現実的な選択肢であるが，グレード1の蛋白尿（試験紙法1＋）の場合，進行がんに対する薬物治療継続の利益・不利益や患者の希望を考慮して治療継続を判断する必要がある．グレード2以上の蛋白尿（試験紙法2＋以上）の場合，薬剤の休薬や減量を行う．ちなみに臨床試験では一時休薬後に再投与していることが多い．

文献

1) Eremina V, et al.：VEGF inhibition and renal thrombotic microangiopathy. *N Engl J Med* 2008；**358**：1129-1136. PMID：18337603
2) Usui J, et al.：The detection of urinary podocytes from drug-induced glomerular thrombotic microangiopathy in advanced cancer patients. *Clin Lab* 2016 in press
3) Izzedine H, et al.：Thrombotic microangiopathy, cancer, and cancer drugs. *Am J Kidney Dis* 2015；**66**：857-868. PMID：25943718
4) Kandula P, et al.：Proteinuria and hypertension with tyrosine kinase inhibitors. *Kidney Int* 2011；**80**：1271-1277. PMID：21900879
5) Usui J, et al.：Clinicopathological spectrum of kidney diseases in cancer patients treated with vascular endothelial growth factor inhibitors：a report of 5 cases and review of literature. *Hum Pathol* 2014；**45**：1918-1927. PMID：25087655
6) 日本腎臓学会，他編：がん薬物療法時の腎障害診療ガイドライン2016．ライフサイエンス出版，2016；34-35．

（臼井丈一）

Q43 抗利尿ホルモン不適合分泌症候群（SIADH）はどのような抗がん薬で起こりやすいですか？

A SIADHは担癌患者の低ナトリウム血症で頻度の高い原因です．肺小細胞癌に対するシスプラチン使用時の発症がよく知られていますが，シクロホスファミド，ビンクリスチン，ビノレルビンなども誘因だと考えられています．低ナトリウム血症の症状が，抗がん薬投与後の悪心や倦怠感と類似すること，腎性ナトリウム喪失性腎症（RSWS）との鑑別が容易でないことにも注意を要します．

SIADHの診断

　抗利尿ホルモン不適合分泌症候群（syndrome of inappropriate secretion of antidiuretic hormone：SIADH）は抗利尿ホルモン（ADH）の異常分泌のため尿細管での水再吸収増加，体内水分貯留が起こり低ナトリウム血症に至る症候群である．食思不振，意識障害，けいれん等の中枢神経系の症状を発現しうる．『SIADHの診断と治療の手引き』[1]（表1）によると，診断基準は，①低ナトリウム血症，②血漿バゾプレシン高値（測定感度以上），③低浸透圧血症，④高張尿，⑤ナトリウム利尿の持続，⑥腎機能正常，⑦副腎皮質機能正常，⑧脱水所見を認めないことであり，低尿酸血症が認められることもある．悪性腫瘍（異所性ADH産生腫瘍），中枢神経疾患，肺・胸腔内疾患，薬剤（抗がん薬，抗てんかん薬，抗精神病薬，抗うつ薬，非ステロイド性抗炎症薬など）との関連が推測される．ADH産生腫瘍の原因は肺癌が約80％を占め，その90％を肺小細胞癌が占めるとの報告もある[2]．また，抗がん薬として，シクロホスファミド，シスプラチン（CDDP），ビンクリスチン，ビノレルビン，イホスファミドなどが誘因と考えられている．

表1	SIADH の診断基準

Ⅰ．主症候
　1．脱水の所見を認めない．
　2．倦怠感，食欲低下，意識障害などの低ナトリウム血症の症状を呈することがある．
Ⅱ．検査所見
　1．低ナトリウム血症：血清ナトリウム濃度は 135 mEq/L を下回る．
　2．血漿バゾプレシン値：血清ナトリウム濃度が 135 mEq/L 未満で，血漿バゾプレシン濃度が測定感度以上である．
　3．低浸透圧血症：血漿浸透圧は 280 mOsm/kg を下回る．
　4．高張尿：尿浸透圧は 300 mOsm/kg を上回る．
　5．ナトリウム利尿の持続：尿中ナトリウム濃度は 20 mEq/L 以上である．
　6．腎機能正常：血清クレアチニンは 1.2 mg/dL 以下である．
　7．副腎皮質機能正常：早朝空腹時の血清コルチゾールは 6 μg/dL 以上である．
Ⅲ．参考所見
　1．原疾患の診断が確定していることが診断上の参考となる．
　2．血漿レニン活性は 5 ng/mL/h 以下であることが多い．
　3．血清尿酸値は 5 mg/dL 以下であることが多い．
　4．水分摂取を制限すると脱水が進行することなく低ナトリウム血症が改善する．
[診断基準]
　確実例：Ⅰの 1 およびⅡの 1〜7 を満たすもの．

（文献 1）

薬剤を原因とする SIADH

　SIADH をきたす代表薬剤を（表2）に示す[3]．抗がん薬ごとの SIADH 発症リスクの検討はないが，ここでは日常臨床で最も遭遇するであろう CDDP を中心に述べる．CDDP を原因とする SIADH は 1982 年に Levin らによりはじめて報告された[4]．添付文書によると CDDP による SIADH の頻度は 0.1％未満とされる．多くは薬剤投与後 3〜9 日で発症しているが，24 時間程度で発症したり，1 コース目で起こらなかった場合でも，2 コース目以降に発症する可能性があり，反復投与による CDDP 蓄積による影響も示唆される．また，低ナトリウム血症の症状が，抗がん薬投与後の悪心や倦怠感と類似するため注意を要する．CDDP を用いた抗がん化学療法時は，肝動脈化学塞栓術や胸腔内投与でも SIADH を起こしうること[5]，まれながら他の白金製剤（カルボプラチン，ネダプラチン）でも報告があることに留意する．また，CDDP 投与による SIADH 発症では，原疾患は肺小細胞癌が最多であるが，近年では食道癌や膵臓癌に対する FP 療法（5-FU＋CDDP）に関係した SIADH の報告も増えている．さらに，中枢神経作動薬や抗不整脈薬など，臨床現場で使用頻度の高い薬剤も SIADH をきたしうる点に注意が必要である．

CDDP による SIADH 発症機序

　CDDP による SIADH 発症機序は，①ヘンレループからの電解質再吸収障害と集合尿細管からの水再吸収増加，②CDDP 投与時の腎障害予防目的の大量水分負荷，③嘔吐や疼痛による ADH 分泌促進などが報告されているが[6]，腎性ナトリウム喪失症候群（renal sodium wasting syndrome：RSWS）との鑑別にも注意を要する．SIADH と RSWS はいずれも血漿浸透圧低下を伴った低ナトリウム血症を呈するが，RSWS では脱水所見を認める．抗がん化学療法後の RSWS の報告例[7]もあり，両者の評価はむずかしく鑑別は容易ではない．さらに，SIADH 発症の背景に，高齢者などの subclinical SIADH 状態の低ナトリウム血症をきたしやすい患者の存在が示唆され，抗がん化学

各 論

表2　SIADH をきたす薬剤

薬　効	薬　剤
(1)抗腫瘍薬	★★シスプラチン(ランダ®) ★★ビノレルビン(ナベルビン®) ★シクロホスファミド(エンドキサン®) ★ビンクリスチン(オンコビン®) ★ビンブラスチン(エクザール®) ★イホスファミド(イホマイド®) 　メルファラン(アルケラン®) 　イマチニブ(グリベック®)
(2)中枢神経作動薬	★ハロペリドール(セレネース®) ★アミトリプチン(トリプタノール®) ★バルプロ酸(デパケン®) ★カルバマゼピン(テグレトール®) ★イミプラミン(トフラニール®) 　ブロモクリプチン(パーロデル®) 　MAO阻害薬(エフピー®)
(3)その他	★アミオダロン(アンカロン®) 　メトトレキサート(リウマトレックス®) 　非ステロイド性抗炎症薬 　インターフェロン製剤 　シプロフロキサシン 　クロフィブラート

添付文書記載の頻度：★★〜0.1%，★頻度不明，印なし：記載なし　　　　　　　(文献3より一部改変)

療法の増加，高齢患者の増加によって SIADH に遭遇する機会が増加するかもしれない．また，抗がん化学療法時は，原疾患や薬物の直接作用に加えて中枢神経合併症，肺合併症，併用する他薬剤の影響等も十分検討し，頻回に電解質を検査し，意識障害や低ナトリウム血症を認めた場合には速やかに治療を行うことが肝要である．

文献

1) 厚生労働科学研究費補助金難治性疾患克服研究事業間脳下垂体機能障害に関する調査研究班：バゾプレシン分泌過剰症（SIADH）の診断と治療の手引き(平成22年度改訂)，2011.
2) 清水倉一：異所性 ADH 産生腫瘍．日本臨牀 1993；**51 Suppl**：222-233.
3) Richard, HS：Pathophysiology and etiology of the syndrome of inappropriate antidiuretic hormone secretion（SIADH）. In：UpToDate, Waltham, MA.［Online］Accessed on November 8, 2016.
4) Levin L, *et al.*：Syndrome of inappropriate antidiuretic hormone following cis-dichlorodiammineplatinum Ⅱ in a patient with malignant thymoma. *Cancer* 1982；**50**：2279-2282. PMID：6890402
5) 菅　宏美，他：肝細胞癌に対してシスプラチンを使用した肝動注化学療法塞栓術後に抗利尿ホルモン不適合分泌症候群（SIADH）をきたした1例．日消会誌 2014；**111**：1805-1810.
6) 金田邦彦，他：術前後の化学療法で同様に抗利尿ホルモン分泌異常症候群を発症した食道癌の1例．日臨外会誌 2010；**71**：77-82.
7) Tscherning C, *et al.*：Recurrent renal salt wasting in a child treated with carboplatin and etoposide. *Cancer* 1994；**73**：1761-1763. PMID：8156505

(山下靖宏，藤元昭一)

各 論

E. 免疫抑制薬

Q44 カルシニューリン阻害薬による腎障害とはどのようなものですか？

A カルシニューリン阻害薬（CNI．シクロスポリン，タクロリムス）は，臓器移植，自己免疫疾患，ネフローゼ症候群などに対して免疫抑制薬として広く使用されてきており，その最も重要な副作用が腎障害です．CNI 投与により輸入細動脈が収縮し GFR を低下させることが CNI 機能性腎障害とよばれるもので CNI 投与症例には常に存在しています．CNI 血中濃度が上昇した場合や，脱水や腎障害薬剤併用などで急性 CNI 腎障害が出現し，臨床的には腎機能低下（血清クレアチニン値の上昇）を示します．急性の尿細管機能障害をきたすこともあり，高カリウム血症，低マグネシウム血症，高尿酸血症，代謝性アシドーシスなどを呈しますが，急性 CNI 腎障害は可逆性の変化です．しかし長期の CNI 投与により，高血圧や進行性の腎機能低下が慢性 CNI 腎障害として出現してくることが大きな問題となっています．

● CNI 急性腎障害

1) CNI 使用による腎機能低下の本質

　カルシニューリン阻害薬（Calcineurin inhibitor：CNI）使用による腎機能低下の本質は，腎血流低下機序すなわち輸入細動脈の収縮である．シクロスポリン（CSA）を投与したラットの糸球体血管鋳型を作成すると，極めて高度な輸入細動脈の収縮と糸球体係蹄の虚脱が起きている．また CSA を投与した動物実験より，全身の末梢血管抵抗決定に関与する小動脈と比較し明らかに腎臓の輸入細動脈に強力な収縮が生じている．CSA 投与症例においては常にこの輸入細動脈収縮が存在しており，軽度ながら腎機能低下や尿細管機能障害を認め，これが機能性腎障害とよばれている．安定した腎移植症例において，CSA 投与例は CSA 非投与例に比べて血清クレアチニン値が高値であることが臨床的な CSA 機能性腎障害と考えられる．この細動脈収縮（＝腎血流量低下＝糸球体濾過量低下＝腎機能障害）は，タクロリムス（TAC）でも同様である．

2) CNI 投与下の反応

　CNI 投与下では，輸入細動脈を収縮させるすべての刺激に対しより強い反応が生じる．すなわち CNI 血中濃度が上昇することや，CNI 投与下に輸入細動脈収縮を増強させる脱水や薬剤投与が加わることで腎血流低下と高血圧が発症し，急性の CNI 腎障害が引き起こされる．CNI の投与量減少（血中濃度低下）に従いこの反応は減弱していくため，CNI 急性腎障害は可逆的である．腎移植への CSA 臨床応用の初期には 16〜18 mg/kg/日の大量が使用され，激しい急性血管毒性や溶血性尿毒症性症候群による著しい移植腎機能低下例もみられた．その後，血中濃度管理を行う低用量時代となり急性腎毒性は劇的に減少した．最近の CNI 投与法は中等量から少量で血中濃度モニタリングが行われているため急性腎障害が問題となることはまれだが，CNI 腎障害の誘因や増悪因子には注意が必要である．

3) 急性拒絶反応との鑑別

　腎移植において CNI 急性腎障害は急性拒絶反応との鑑別が重要となる．移植腎機能低下をみた場合に急性拒絶反応と CNI 急性腎障害を区別することはむずかしく，移植腎生検が必須となる．CNI 血中濃度が高い時期に腎機能低下を示す急性腎障害の腎生検組織像を図 1 に示す．

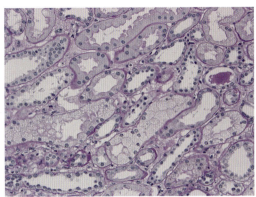

図1 PAS染色（200倍）
CNI急性腎障害は急性尿細管障害（CNI toxic tubulopathy）ともよばれる．直部近位尿細管に出現しやすい特徴的な細かい均質な微細空胞（isometric vacuolization）が診断に有用であり，遠位尿細管への微小石灰化の出現も診断補助となる．

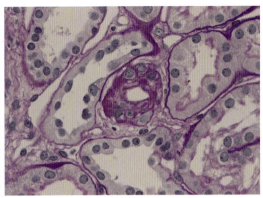

図2 PAS染色（400倍）
CAAの初期像は細動脈の中膜平滑筋細胞の膨化・空胞化であり，進行すると平滑筋細胞に強い変性壊死を認め同部に血漿蛋白が浸出して球状・紡錘型に沈着し連続すると首飾り様の所見を呈する．

CNI慢性腎毒性

1）CNI慢性腎障害の病態

　CNI慢性腎障害の病態は長期間にわたり反復持続する腎内細小動脈の収縮である．加えて，CNIによる血管内皮細胞障害および間質線維化促進状態が重要と考えられている．血管収縮に伴って出現する間質線維化の進展には，オステオポンチン，各種ケモカイン，TGF-βの過剰発現が関与するとされる．CNI慢性腎障害の臨床経過に特異的なものはないが，進行性に悪化する経過を示す例では腎機能低下と高血圧を示してくる．臨床的に腎機能低下なく組織学的に腎障害が潜行することも多い．腎移植においては，慢性に移植腎機能障害を引き起こしてくる病態を病理学的に検討することは移植腎予後にとって重要である．免疫学的拒絶反応が存在するのか，CNI慢性腎障害が主体であるのか，病理組織像から正しく診断することが治療方針を決定することになる．

2）CNI慢性腎障害の組織像

　CNI慢性腎障害の組織像はCNI腎症とよばれる．長期間にわたるCNI機能性血管障害から細小動脈や糸球体に形態学的変化を起こしてくるのがCNI腎症であり，間質線維化と萎縮尿細管を伴ってくる．CNI腎症の診断と他の原因による腎機能低下との鑑別には腎生検による病理学的な検索が不可欠である．CNI腎症の最も特徴的な病変がCNI慢性細小動脈症（CNI associated arteriolopathy：CAA）である（図2）．CAAは血栓性微小血管症（TMA）の一型であり，長期間にわたる潜在的な血管内皮細胞障害に伴う病変である．

文献

1) Burdmann EA, *et al*.：Cyclosporine nephrotoxicity. *Semin Nephrol* 2003；**23**：465. PMID：13680536
2) Mihatsch MJ, *et al*.：Renal transplant morphology after long-term therapy with cyclosporine. *Transplant Proc* 1995；**27**：39-42. PMID：7879032

（武田朝美）

各論

Q45 mTOR阻害薬による蛋白尿はどうして出現するのですか？

A mTOR阻害薬（エベロリムス）が腎移植で使用できるようになり，拒絶反応予防に加え，CNIの減量や，悪性腫瘍，ウイルス感染のリスク軽減などの目的で広く使用されてきています．一方で懸念されている副作用の1つに蛋白尿があげられます．蛋白尿発現の機序についてはいまだ明確にはなっていませんが，カルシニューリン阻害薬からの切り替えに伴う血行動態の変化による蛋白尿や，mTOR阻害薬がVEGFの分泌を減少させポドサイトの正常な構造のバランスが維持できなくなることの影響や，近位尿細管でのアルブミン再吸収を減少させることなどが推測されています．

● mTOR阻害薬（エベロリムス）の作用機序

　エベロリムスは，FKBP-12（FK-506 binding protein-12）と複合体を形成し，細胞内情報伝達分子であるmTOR（mammarian target of rapamysin）に結合して細胞増殖シグナルを阻害することにより細胞増殖抑制作用を示すと考えられている．インターロイキン-2によるT細胞の増殖を抑制することで免疫抑制作用を示し臓器移植拒絶反応の予防として使用され，血管内膜の増殖抑制により冠動脈の再狭窄を抑制する薬剤溶出性ステントに用いられ，腎細胞癌や乳癌における細胞増殖および血管発育シグナルを阻害する抗がん薬として用いられている．腎移植領域でのmTOR阻害薬は，悪性腫瘍やウイルス感染のリスク軽減をはじめとして，冠動脈病変や増殖性内膜炎，慢性拒絶反応などの抑制にも効果が期待できる薬剤として注目されている．

● mTOR阻害薬の腎障害

　①急性腎障害：急性尿細管壊死（ATN），非典型円柱腎症，血栓性微小血管症（TMA）．
　②慢性腎障害：FSGS病変，蛋白尿．
　腎においてmTORは尿細管上皮細胞に発現しており，上皮細胞の細胞回転や増殖を通して急性尿細管壊死（ATN）の修復に関与している．mTOR阻害薬は尿細管上皮細胞の増殖やATN時のアポトーシスを抑制する．またmTOR阻害薬はポドサイトにおいてVEGF（血管内皮増殖因子）合成を減少させ，分化異常を起こすことも示されている．mTOR阻害薬の慢性腎障害としての蛋白尿出現が，腎移植症例では大きな問題となってきている（症例提示）．

● mTOR阻害薬の蛋白尿発症機序についてはまだ明らかにはなっていない

　臨床的にはカルシニューリン阻害薬（CNI）からの切り替えでmTOR阻害薬を使用して蛋白尿が出現することが多く，CNI中止による血行動態の変化やポドサイト保護作用の解除に伴う蛋白尿出現が考えられる．mTOR阻害薬がポドサイトでのVEGF分泌を抑制させネフリン発現低下を促し，ポドサイトの正常な構造が維持できないために蛋白尿が発現する可能性もある．mTOR阻害薬が近位尿細管上皮細胞機能低下させ，アンジオテンシン-Ⅱ依存性のアルブミン再吸収を減少させることで蛋白尿が増加する可能性も考えられている．

● mTOR阻害薬による蛋白尿のリスク因子

　CNIからmTOR阻害薬に切り替える場合，すでに蛋白尿が出ている症例や腎機能が悪化している症例では，mTOR阻害薬を投与すると蛋白尿がさらに増加し腎機能が悪化すると報告されてい

る．これまでのわが国での使用経験からは，腎移植時新規にmTOR阻害薬を投与する症例では蛋白尿出現の頻度は少ないものの，高齢ドナーやIgA腎症症例では注意が必要であり，諸々の原因で蛋白尿が出はじめている症例にmTOR阻害薬を投与すると蛋白尿が増加しやすいということがわかってきている．

● mTOR阻害薬による蛋白尿への対処方法

軽度な蛋白尿に対しては，ACE阻害薬またはARBの投与を行い，あわせて一般的な減塩，蛋白制限，脂質管理などを行う．CNIからの切り替えで蛋白尿が増加した場合には，CNI再導入により蛋白尿減少も期待できる．多くの症例はACE阻害薬/ARBの投与により数か月くらいで蛋白尿の減少・消失を認めるが，大量の蛋白尿が持続し腎機能低下を伴う場合にはmTOR阻害薬は減量・中止が推奨される．

文献

1) Letavernier E, et al.：mTOR inhibitors-induced proteinuria：mechanisms, significance and management. *Transplantation Reviews* 2008；**22**：125-130. PMID：18631865
2) Diekmann F, et al.：mTOR inhibitor-associated proteinuria in kidney transplant recipients. *Transplantation Reviews* 2012；**26**：27-29. PMID：22137729

〈武田朝美〉

症例提示

患者 32歳男性，ABO血液型適合生体腎移植．身長171 cm．体重90.7 kg．
原疾患 IgA腎症．
ドナー 56歳母，身長155 cm，体重37 kg．
経緯 1時間生検で動脈硬化性変化高度．免疫抑制療法：CSA＋PSL＋MMF．
診断 移植2週間後，移植腎機能発現遅延で生検し急性拒絶反応（AR-Ⅲ）を診断した．
治療 ステロイドパルスを施行し，CSAを減量しMMFを増量した．

　移植2か月目でCr＝2.37 mg/dL，UP＝0.5 g/日まで改善した．

　移植腎生検で急性拒絶がないことを確認しエベロリムス1.0 mgを追加した．

　その後，徐々に蛋白尿が増加し移植後5.5か月でCr＝2.43 mg/dL，UP＝6.9 g/日となり，移植腎の生検を施行した（図）．

考察 この症例の蛋白尿の原因としては，もともと動脈硬化の強いグラフトに，ドナー・レシピエントの体格のミスマッチがあって，拒絶反応（免疫学的障害）が加わったところに，さらにエベロリムスによる腎障害が蛋白尿を増加させたのではないか．複合的な要因による蛋白尿と考えられる．

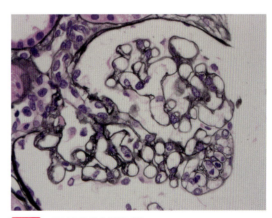

図 PAM染色（400倍）
糸球体末梢係蹄で管内細胞増多を伴って構造改変を認め，FSGS病変を呈する．

Column

腎移植後蛋白尿管理の重要性

　腎移植後は腎機能測定とあわせて検尿異常（蛋白尿）に注意してフォローされなければならない．蛋白尿そのものが，移植腎機能予後だけでなく CKD 患者と同様に心血管系疾患のリスクとなり移植患者の生命予後にも影響を与えている．移植後 1 年での蛋白尿の程度と移植腎長期予後および生命予後をみた大規模臨床研究において，0.5 g/日を超える蛋白尿が 15.3%の患者に認められ，0.5 g/日未満に比べて蛋白尿の多い群では移植腎予後および生命予後が有意に不良であった．蛋白尿＞0.5 g/日の群での心血管系死亡が多く，移植後 1 年目での蛋白尿の有無・程度が移植腎予後の予測因子だけでなく生命予後の独立した危険因子となることが示された．

　腎移植後に蛋白尿の出現をみた場合には，どの時期でもどの程度の蛋白尿でも，どのような病態で出現してきている蛋白尿であるかを考えていくことになる．蛋白尿が多く臨床的に移植後腎炎や慢性拒絶反応が疑われれば，移植腎生検を施行して病理学的に検索し，病態に合わせた特異的な治療介入をする必要がある．それらが除外された場合には，蛋白尿として反映されている移植腎の基礎にある病態を把握して管理していくことが重要となる．

腎移植後蛋白尿の分類

1）拒絶反応に関与する蛋白尿	・Transplant glomerulitis ・Transplant glomerulopathy
2）移植後腎炎	・再発性腎炎 ・*de novo*（新生）腎炎
3）二次性蛋白尿	・ドナー腎および移植術時の影響：re-perfusion injury ・薬剤性：カルシニューリン阻害薬，mTOR 阻害薬など ・血行動態の変化による（Hyperfiltration，ネフロン量減少） ・膀胱尿管逆流（VUR）

各 論

F. 造影剤

Q46 造影剤腎症の定義を教えてください．

  造影剤腎症(CIN)とは，ヨード造影剤投与後，72時間以内に血清クレアチニン(SCr)値が前値より 0.5 mg/dL 以上または 25%以上増加した場合を CIN と定義しています．

● CIN の発症リスク

造影剤腎症(contrast induced nephropathy：CIN)の発症リスクは腎機能低下に応じて増加するので，造影剤投与前にできるだけ直近の血清クレアチニン(SCr)値を用いて腎機能を評価することが重要である．腎機能の評価には以下の推算式による推算 GFR(eGFR)を用いる．

> 日本人の GFR 推算式(18 歳以上を対象)
> eGFR creat(mL/分/1.73 m^2)＝194×Cr$^{-1.094}$ Age$^{-0.287}$(女性は×0.739)

● CIN ガイドライン

CKD の重症度分類における，GFR＜60 mL/分/1.73 m^2 である GFR ステージ G3a〜G5 を『腎障害患者におけるヨード造影剤使用に関するガイドライン 2012』[1])では CKD と表現している．腎機能低下を意味する CKD は CIN 発症の最も強いリスクファクターである．CKD は腎機能の他に蛋白尿によっても診断されるが，CIN の発症と蛋白尿の関連を示す明らかなエビデンスがないことから，このガイドラインでは腎機能低下を CKD としている．

CIN とは，ヨード造影剤による腎障害のことで，造影後に腎機能低下がみられ，造影剤以外の原因(コレステロール塞栓症など)が除外される場合に診断される．一般的に腎機能低下は可逆的で，SCr 値は 3〜5 日後にピークに達した後，7〜14 日後に前値に戻る．症例によっては，腎機能低下が進行し，人工透析が必要となる場合がある．CIN の鑑別診断として重要なコレステロール塞栓症の特徴を表1 に示す．

CIN の発症機序としては，造影剤による腎髄質虚血(低酸素)，活性酸素産生，直接細胞毒性が重要であるとされている(図)[2]．

● CIN の診断基準

CIN の診断基準としては，SCr 値の 0.5 mg/dL 以上の増加，1.0 mg/dL 以上の増加，25%以上の

表1　コレステロール塞栓症の特徴

①カテーテル検査後，数日〜数週間後と遷延性に，かつ進行性に腎機能が低下する．
②腎障害は一般的に不可逆的で，進行性の経過をたどる症例も存在する．
③腎機能障害だけではなく多臓器障害をきたす．
④全身の塞栓症状として，下肢の網状皮斑，チアノーゼあるいは blue toe などの皮膚症状を認める．
⑤発熱，関節痛，全身倦怠感，好酸球増多，CRP 上昇，血清補体の低下や血沈亢進など，血管炎類似所見を認めることもある．
⑥確定診断には皮膚および腎生検などによる病理診断が必要である．

Q46 造影剤腎症の定義を教えてください．

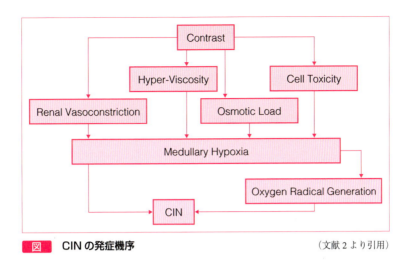

図 CINの発症機序

（文献2より引用）

表2 AKIの診断基準

● **RIFLE分類**

AKIの定義：7日以内にSCr値≧1.5倍，またはGFR低下＞25％の状態が24時間以上持続する．または0.5 mL/kg/時未満の尿量減少が6時間以上持続する．

重症度	SCr値による診断基準	尿量による診断基準
Risk	SCr値≧1.5倍，またはGFR低下＞25％	0.5 mL/kg/時未満の尿量減少が6時間以上持続
Injury	SCr値≧2.0倍，またはGFR低下＞50％	0.5 mL/kg/時未満の尿量減少が12時間以上持続
Failure	SCr値≧3.0倍，またはGFR低下＞75％	0.3 mL/kg/時未満の尿量減少が24時間以上持続 または12時間以上の無尿
Loss	腎代替療法を要する腎不全が4週間以上持続	
ESKD	腎代替療法を要する末期腎不全が3か月以上持続	

● **AKIN分類**

AKIの定義：48時間以内にSCr値≧1.5倍，または≧0.3 mg/dLの増加，または0.5 mL/kg/時未満の尿量減少が6時間以上持続する．重症度は7日以内のSCr値の増加，尿量減少で評価する．

重症度	SCr値による診断基準	尿量による診断基準
Stage 1	SCr値≧1.5倍または≧0.3 mg/dLの増加	0.5 mL/kg/時未満の尿量減少が6時間以上持続
Stage 2	SCr値＞2.0倍	0.5 mL/kg/時未満の尿量減少が12時間以上持続
Stage 3	SCr値＞3.0倍またはSCr値が≧4.0 mg/dLに至り，かつ0.5 mg/dL以上の急速な増加がある場合	0.3 mL/kg/時未満の尿量減少が24時間以上持続 または12時間以上の無尿

（文献1）

増加，50％以上の増加など，臨床研究によって様々な基準が用いられており，また腎機能低下を評価する時期も造影後24時間，48時間，72時間，4日，7日など一定していない．しかし多くの臨床研究では，造影後，72時間以内にSCr値が前値より0.5 mg/dL以上または25％以上増加した場合をCINと定義されていることが多い．実際の臨床では72時間にこだわらず，CIN発症が疑われる場合には，より早期から，そして経時的なSCr値評価を行うことが重要である．CINの発症頻度は診断基準に大きく依存し，造影前の腎機能などCIN発症群の臨床的な特徴も診断基準に影響されるので注意が必要である．今後，臨床研究を推進していくためにも診断基準の標準化が必要である．

CINは急性腎障害（AKI）の1つであるので，RIFLE分類やAKIN分類（表2）のようなAKIの診

断基準を用いて評価することも試みられている．しかし，RIFLE 分類や AKIN 分類は腎機能正常者に発症する AKI をおもに対象としているのに対して，CIN の発症は腎機能正常者にはまれで腎機能が低下するほど発症頻度が高く，また乏尿を伴う CIN もまれである．このようなことからこのガイドラインでは CIN の定義として両分類の AKI の診断基準を採用しなかった．

文献

1) 日本腎臓学会，他編：腎障害患者におけるヨード造影剤使用に関するガイドライン 2012，東京医学社，2012．
2) Cronin RE. Contrast-induced nephropathy：pathogenesis and prevention. *Pediatr Nephrol* 2010；**25**：191-204. PMID：19444480

（大野岩男）

Q47 侵襲的検査（心臓カテーテル検査）における造影剤腎症について教えてください．

A 心臓カテーテル検査後の造影剤腎症（CIN）の発症リスクは 3.0〜5.0％です．そのほとんどが糖尿病・高齢・貧血・脱水・既存の腎障害・腎毒性物質の併用・心機能低下患者・心不全の既往など，高リスク患者に発症しています．特に急性心筋梗塞に対する緊急冠動脈カテーテル治療（PCI）においては，安定狭心症に対する待機的 PCI に比較して，CIN の発症頻度が高くなります．CIN の予防として，術前から十分な輸液をすること，造影剤投与量をなるべく少なくすることが推奨されています．

CIN の発症頻度

　わが国の循環器疾患患者は，高齢化社会の訪れ，食習慣をはじめとする生活様式の変化，社会的ストレスの増大とともに増加している．それとともに冠動脈造影検査や PCI などの症例数も増加し，造影剤を使用する機会が増加している．腎機能が正常な場合には，特に造影剤腎症の予防的対策を必要としないが，CKD（eGFR＜60 mL/分/1.73 m^2）の場合には，造影剤使用による一時的あるいは恒久的な腎機能悪化のリスクが生じる．また腎機能が低下するにしたがって，CIN の発症リスクが増加する[1]．

　近年海外において大規模なコホート研究が報告されている．2013 年に報告された Blue Cross Blue Shield of Michigan Cardiovascular Consortium 研究では，PCI を受けた 48,001 人中，1,234 人（2.59％）に CIN が発症し（血清クレアチニン（Cr）値≧0.5 mg/dL 上昇），169 人（0.35％）が新規透析導入となった[2]．また，2014 年に報告された National Cardiovascular Data Registry Cath-PCI registry 研究では，PCI を受けた 985,737 人中，69,658 人（7.1％）に CIN が発症し（血清 Cr≧0.3 mg/dL 上昇か 50％以上の血清 Cr 上昇），3,005 人（0.3％）が新規透析導入となった[3]．院内死亡率は，CIN 発症群で 9.7％，透析導入群で 34％と CIN 非発症群 0.5％に比較して有意に高値であった．多変量解析では，CIN と新規透析導入が院内死亡の独立した予測因子であった．わが国の前向き多施設研究である CINC-J study では，心臓カテーテル検査を受けた 907 名について腎機能別に CIN の発症率を調べた[4]．造影剤投与後 48〜72 時間以内の血清 Cr 値が前値より，0.5 mg/dL か 25％以上上昇したものを CIN と定義すると，eGFR＞60，45＜eGFR＜60，30＜eGFR＜45，eGFR＜30 各群での CIN の発症率はそれぞれ 4.1％，2.6％，4.2％，13.1％であり，eGFR が低下するにしたがって発症率が増加しているが，腎機能が正常な場合にも CIN が発症している．また蛋白尿陽性例の CIN の

造影剤腎症の予防法	推奨グレード
・生理食塩水投与 ・最小限の造影剤使用	推奨グレードA
・重炭酸ナトリウム液投与	推奨グレードC1
・N-acetylcysteine（NAC） ・アスコルビン酸 ・スタチン	推奨グレードC2
・血液透析療法	推奨グレードD

図　造影剤腎症予防に関する推奨グレード

発症率は蛋白尿陰性例と比較して高く，蛋白尿陽性はCINの独立した危険因子であった．

急性心筋梗塞に対する緊急PCIにおいては，安定狭心症に対する待機的PCIに比較して，心筋梗塞による心機能低下，血行動態の不安定，造影剤量の増加などによって，CINの発症頻度や院内死亡率が高くなる．われわれの報告でもCINの発生頻度は，ST上昇型心筋梗塞16.1%，不安定狭心症/非ST上昇型心筋梗塞10.7%と安定狭心症4.24%に比べて有意に高かった[5]．多変量解析では，緊急PCI，左室駆出率<40%，貧血がCINの独立した危険因子であった．

CINの予後に与える影響

CINは日常臨床においてしばしば一過性のイベントとして考えられているが，多くの臨床試験から短期的および長期的な心血管イベントを増加させることが報告されている[6]．2013年に報告されたJamesらの39件の観察研究に関するメタ解析では，CINを生じた患者で，死亡率，心血管イベント，腎不全，入院期間の延長などが有意に増加していた[7]．しかしながら，CINは，糖尿病・高齢者・貧血・脱水・既存の腎障害など心血管イベントの高リスク患者に発症しやすく，両者は強い交絡因子を有しており，CINと死亡率との直接的な因果関係は今のところ確立されていない．

造影剤投与量とCIN

造影剤投与量は，特にCKD患者では最大造影剤投与量を超えて造影剤を投与するとCINの発症のリスクが高くなる．Lanskeyらは造影剤最大投与量を造影剤投与量/クレアチニンクリアランス（CCr）が3.7未満とすることを提唱している[8]．GurmらはPCIを施行された58,957例において造影剤量/CCrが2を超えるとCINの発症と新規透析導入が有意に増加し，3を超えるとCINと透析治療のリスクが急激に高まると報告した[9]．したがって，造影剤検査ではすべての患者において不必要な造影剤の投与は避けるべきである．

CINの予防法

CINの予防法に関する推奨グレードは，日本腎臓学会・日本医学放射線学会・日本循環器学会の3学会によって共同編集された『腎障害患者におけるヨード造影剤使用に関するガイドライン2012』に詳細に記載されている（図）．2014年に発表されたヨーロッパ心臓病学会の『造影剤腎症予防ガイドライン』にエビデンスベースに基づいた予防戦略が詳細に述べられている[10]．高リスク患者に対して腎毒性のある薬は48時間前に，メトホルミンは24時間前に中止し，高用量のスタチンの投与を考慮すること，術前12時間前から十分な輸液をすること（0.9%生理食塩水1～1.5 mL/kg），造影剤投与量をなるべく少なくすることが推奨されている．

文献

1) 日本腎臓学会,他編:腎障害患者におけるヨード造影剤使用に関するガイドライン 2012,東京医学社,2012;33-41.
2) Gurm HS, *et al.*:A novel tool for reliable and accurate prediction of renal complications in patients undergoing percutaneous coronary intervention. *J Am Coll Cardiol* 2013;**61**:2242-2248. PMID:23721921
3) Tsai TT, *et al.*:Contemporary incidence, predictors, and outcomes of acute kidney injury in patients undergoing percutaneous coronary interventions:insights from the NCDR Cath-PCI registry. *JACC Cardiovasc Interv* 2014;**7**:1-9. PMID:24456715
4) Saito Y, *et al.*:Proteinuria and reduced estimated glomerular filtration rate are independent risk factors for contrast-induced nephropathy after cardiac catheterization. *Circ J* 2015;**79**:1624-1630. PMID:25891891
5) Abe D, *et al.*:Clinical predictors of contrast-induced acute kidney injury in patients undergoing emergent versus elective percutaneous coronary intervention. *Circ J* 2014;**78**:85-91. PMID:24107362
6) Watabe H, *et al.*:Association of contrast-induced acute kidney injury with long-term cardiovascular events in acute coronary syndrome patients with chronic kidney disease undergoing emergent percutaneous coronary intervention. *Int J Cardiol* 2014;**174**:57-63. PMID:24726211
7) James MT, *et al.*:Contrast-induced acute kidney injury and risk of adverse clinical outcomes after coronary angiography:a systematic review and meta-analysis. *Circ Cardiovasc Interv* 2013;**6**:37-43. PMID:23322741
8) Lanskey WK, *et al.*:Volume-to-creatinine clearance ratio:a pharmacokinetically based risk factor for prediction of early creatinine increase after percutaneous coronary intervention. *J Am Coll Cardiol* 2007;**50**:584-590. PMID:17692741
9) Gurm HS, *et al.*:Renal function-based contrast dosing to define safe limits of radiographic contrast media in patients undergoing percutaneous coronary interventions. *J Am Coll Cardiol* 2011;**58**:907-914. PMID:21851878
10) Windecker S, *et al.*, Authors/Task Force members.:2014 ESC/EACTS guidelines on myocardial revascularization:the task force on myocardial revascularization of the European Society of Cardiology(ESC)and the European Association for Cardio-Thoracic Surgery(EACTS)developed with the special contribution of the European Association of Percutaneous Cardiovascular Interventions(EAPCI). *Eur Heart J* 2014;**35**:2541-2619. PMID:25173339

(佐藤 明)

非侵襲的検査における造影剤腎症について教えてください.

A CKD ステージ G3b 以降(eGFR 45 mL/分/1.73 m²未満)では,造影 CT による造影剤腎症(CIN)の発症リスクが高まります.このような患者で検査を行う場合には,CIN のリスクについて説明を行い,造影 CT 前後に補液などの適切な予防策をとる必要があります.

CT 検査と CIN

　ヨード造影剤を用いた造影 CT 検査は,多くの有益な情報をもたらし,今日の臨床において必須の検査である.造影 CT が予定されている患者の 19% が eGFR 60 mL/分/1.73 m² 未満であったとする報告があり,相当数の CKD 患者が実際に造影 CT を受けているものと思われる[1].腎機能低下がある患者にヨード造影剤を経静脈投与した場合,造影剤腎症(CIN)発症率は 1.3%〜21%(平均 5.4%)であったとする報告がある(表)[2].心臓カテーテル検査の場合と同様に,造影 CT でもベースラインの腎機能低下が CIN 発症のリスクと考えられている.

　造影 CT 検査を受けた CKD 患者の腎機能別検討では,eGFR 45 mL/分/1.73 m² 未満で CIN の有意な増加が示されている[3].また他の報告では,CIN の発症は eGFR 45〜59 mL/分/1.73 m² で 0%,eGFR 30〜44 mL/分/1.73 m² で 2.9%,eGFR 30 mL/分/1.73 m² 未満で 12.1% であった[4].2011 年に発表された欧州泌尿生殖器放射線学会(European Society of Urogenital Radiology:ESUR)のガイドラインでは,経静脈造影検査における CIN の発症リスク閾値は eGFR 45 mL/分/1.73 m² 未満であると言及されている[5].

　以上より,CKD ステージ G3b 以降(eGFR 45 mL/分/1.73 m² 未満)の患者に造影 CT を行う場合

表	腎機能障害患者における経静脈投与による CIN の発症頻度（前向き観察研究）

著者	造影剤	CIN 基準	CIN 発症率
Teplel M, et al.	低浸透圧造影剤	SCr≧0.5 mg/dL	9/42（21%）
Becker CR, et al.	等浸透圧造影剤	SCr≧0.5 mg/dL	9/100（9%）
Barrett BJ, et al.	低浸透圧造影剤，等浸透圧造影剤	SCr≧0.5 mg/dL	2/153（1.3%）
Thomsen HS, et al.	低浸透圧造影剤，等浸透圧造影剤	SCr≧0.5 mg/dL	5/148（3.4%）
Kuhn MJ, et al.	低浸透圧造影剤，等浸透圧造影剤	SCr≧25%	13/248（5.2%）
Nguyen SA, et al.	低浸透圧造影剤，等浸透圧造影剤	SCr≧0.5 mg/dL	13/117（11.1%）
Weisbord SD, et al.	低浸透圧造影剤，等浸透圧造影剤	SCr≧0.5 mg/dL	13/367（3.5%）
			合計 64/1,175（5.4%）

※注意：わが国では高浸透圧造影剤は血管内投与の適用からはずれている．　（文献 2, 6 を一部改変）

には，CIN のリスクについて説明を行い，造影 CT 前後に補液などの適切な予防策をとる必要がある．

造影剤の投与量

　心臓カテーテル検査では，造影剤の使用量に応じて CIN の発症リスクが高まることが報告されている．造影 CT では，検査目的により必要な造影剤投与量は異なる．造影 CT において，造影剤投与量が 100 mL を超えた場合に CIN のリスクであったとする報告があり，放射線科医等と相談の上，可能なかぎり造影剤を減量することが望ましい[3]．

造影剤の反復投与

　救急患者では，短期間に繰り返し造影剤が投与されることも少なくない．短期間に造影 CT が繰り返し行われた場合，CIN の発症頻度が高いとする報告と関連がないとする報告の両者があり，現時点で明確なエビデンスはない．しかし，1 回の造影剤投与量が多くなるにつれて CIN の発症頻度は高まるため，24〜48 時間以内に造影剤を反復投与する場合も CIN の発症が増える可能性があり，原則として造影 CT の反復検査は避けるべきである[5]．

外来と入院での比較

　造影 CT の半数以上は外来患者に対して行われているが，外来患者では造影 CT 前後の予防策や経過観察が十分ではない可能性が指摘されている．しかし，入院および外来患者における CIN の発症頻度は，報告によりばらつきが大きく，外来検査でより CIN の発症リスクが高いとする明確な根拠はない．

文献

1) Utsunomiya D, et al.：Baseline incidence and severity of renal insufficiency evaluated by estimated glomerular filtration rates in patients scheduled for contrast-enhanced CT. *Acta Radiol* 2011；**52**：581-586. PMID：21498297

2) Katzberg RW, et al.：Newhouse JH：Intravenous contrast medium-induced nephrotoxicity：Is the medical risk really as great as we have come to believe? *Radiology* 2010；**256**：21-28. PMID：20574082

3) Weisbord SD, et al.：Incidence and outcomes of contrast-induced AKI following computed tomography. *Clin J Am Soc Nephrol* 2008；**3**：1274-1281. PMID：18463172

4) Kim SM, et al.：Incidence and outcomes of contrast-induced nephropathy after computed tomography in patients with CKD：a quality improvement report. *Am J Kidney Dis* 2010；**55**：1018-1025. PMID：20097462

5) Stacul F, et al.：Contrast induced nephropathy：updated ESUR Contrast Media Safety Committee guidelines. *Eur Radiol* 2011；**21**：

2527-2541. PMID：21866433
6) 日本腎臓学会，他編：腎障害患者におけるヨード造影剤使用に関するガイドライン 2012．東京医学社，2012．

（清水達也，山縣邦弘）

Q49 使用するヨード造影剤の種類による造影剤腎症の発症の差はありますか？

A ヨード造影剤の種類による造影剤腎症（CIN）の発症の差については，いまだ明確な結論は得られていません．

ヨード造影剤

　様々な疾患の診断，治療のために X 線，CT，血管造影などの画像診断が行われ，良好なコントラスト分解能を得るために，ヨード造影剤が血管内に投与される．以前は高浸透圧造影剤が使用されていたが，その浸透圧による悪心，嘔吐などの副作用を軽減するために，イオン性高浸透圧造影剤から非イオン性低浸透圧造影剤へと開発が進んだ．現在，同じ種類の造影剤でもヨード含有量の異なる数種類の造影剤が市販されている（表 1）．なお，造影剤の浸透圧は，等ヨード含有量において高浸透圧造影剤＞低浸透圧造影剤＞等浸透圧造影剤の順であり，低浸透圧造影剤の生理食塩水に対する浸透圧比（2〜4 倍程度）は，等浸透圧造影剤（浸透圧比 1）より高いことに注意を要する．

ヨード造影剤と CIN

　低浸透圧造影剤の普及により造影剤投与に伴う副作用は減少したが，ヨード造影剤は投与量の 98％が腎臓から排泄されるため造影剤腎症（CIN）とよばれる腎機能障害の発生が問題となる．CIN の発症頻度は，患者背景，投与経路（経静脈，経動脈）などで異なるが，Kim らは造影 CT 検査後の CIN の発症頻度は eGFR 45〜59 mL/分/1.73 m^2，eGFR 30〜44 mL/分/1.73 m^2，eGFR＜30 mL/分/1.73 m^2 でそれぞれ 0％，2.9％，12.1％であったと報告している[1]．CIN の発症について様々なリスク因子が報告されているが（表 2），異なる種類の造影剤間での発症率の違いについても報告が散見される．Barret らの 31 試験のメタ解析の結果によると，イオン性高浸透圧造影剤に対して非イオン性低浸透圧造影剤による腎障害のオッズ比（OR）は 0.61（95％CI：0.48〜0.77）であった[2]．ESUR のガイドラインや ACR Manual on contrast media では，腎障害患者に対して低浸透圧造影剤もしくは等浸透圧造影剤を使用するように推奨している．わが国では 2001 年 2 月からイオン性高浸透圧造影剤の血管内投与は保険適用から外れている．

低浸透圧造影剤と等浸透圧造影剤

　血管内投与が行われている低浸透圧造影剤と等浸透圧造影剤での CIN の発症頻度の比較では，Aspelin らが，冠動脈，大動脈造影を受けた糖尿病患者 129 例において等浸透圧造影剤使用群 2/64 人（3％）のほうが低浸透圧造影剤使用群 17/65 人（26％）と比較して有意（$p=0.002$）にクレアチニン（Cr）上昇が抑えられたことを報告している[3]．一方，Solomon らのランダム比較前向き試験では，等浸透圧造影剤使用群と低浸透圧造影剤使用群では CIN 発症頻度に有意な差認めなかった[4]．Eng らのシステマティックレビューでは異なる低浸透圧造影剤間での CIN の発症頻度に有意差は

表1 市販されているヨード造影剤

浸透圧	一般名(商品名)	ヨード含有量 (mgI/mL)	浸透圧 (対生食比)	実測浸透圧 (mOsm/kg H2O)	適応
低浸透圧	イオパミドール (イオパミロン)	150	約1	340	CT・血管・尿路
		300	約3	620	
		370	約4	800	
	イオヘキソール (オムニパーク)	140	約1	—	CT・血管
		180	約1	—	脳室・脳槽・脊髄
		240	約2	520	CT・血管・尿路・脳室・脳槽・脊髄
		300	約2	680	CT・血管・尿路・脊髄
		350	約3	830	CT・血管・尿路
	イオベルソール (オプチレイ)	160	約1	350	血管
		240	約2	500	CT
		320	約2	710	CT・血管・尿路
		350	約3	790	血管
	イオメプロール (イオメロン)	300	約2	520	CT・血管・尿路
		350	約2	620	
		400	約3	730	血管・尿路
	イオプロミド (プロスコープ)	150	約1	330	CT・血管・尿路
		240	約2	480	
		300	約2〜3	610	
		370	約3〜4	800	
	イオキシラン (イマジニール)	300	約2	570	CT・血管・尿路
		350	約3	690	
	イオキサグル酸 (ヘキサブリックス)	320	約2	—	CT・血管・尿路
等浸透圧	イオトロラン (イソビスト)	240	約1	—	脳室・脳槽・脊髄・関節
		300	約1	—	子宮卵管・関節
	イオジキサノール (ビジパーク)	270	約1	—	血管・胆道・膵管・逆行性尿路
		320	約1	—	血管

(文献6)

表2 造影剤腎症(CIN)のハイリスク群

- 腎機能低下
- 高齢者
- 脱水状態
- 心不全
- 糖尿病
- 多発性骨髄腫
- 薬剤使用(利尿薬, NSAIDs, 降圧薬, ジピリダモール, ボセンタン, アミノグリコシド, バンコマイシン, アムホテリシンBなど)

認めなかった. この報告では等浸透圧造影剤であるイオジキサノールは低浸透圧造影剤より CIN 発症のリスクを抑える可能性が指摘されているが, 臨床的には有意な差はないと結論づけている[5]. このように浸透圧の異なる造影剤での CIN の発症率の差については様々な報告があり現時点では明確な結論は得られていない.

CIN に関するガイドライン

わが国の 3 学会合同ガイドライン[6], 2014 年に改訂された ESUR ガイドラインでも CIN のリスクが高い患者には低浸透圧または等浸透圧の造影剤を使用すると記載されており，低浸透圧造影剤，等浸透圧造影剤のどちらを推奨するかについてはエビデンスが乏しい．CIN のリスクが高い場合には，適切な補液と必要最小限の造影剤を使用することにより CIN の発症を防ぐことが重要であると考えられる．

文献

1) Kim SM, *et al.*：Incidence and outcomes of contrast-induced nephropathy after computed tomography in patients with CKD：a quality improvement report. *Am J Kidney Dis* 2010；**55**：1018-1025. PMID：20097462
2) Barret BJ, *et al.*：Metaanylysis of the relative nephrotoxicity of high-and low-osmolality iodinated contrast media. *Radiology* 1993；**188**：171-178. PMID：8511292
3) Aspelin P, *et al.*：Nephrotoxicity in high-risk patients study of iso-osmolar and low-osmolar non-ionic contrast media study investigators. *N Engl J Med* 2003；**348**：491-499. PMID：12571256
4) Solomon RJ, *et al.*：Cardiac angiography in renally impaired patients（CARE）study：a randomized double-blind trial of contrast-induced nephropathy in patients with chronic kidney disease. *Circulation* 2007；**115**：3189-3196. PMID：17562951
5) Eng J, *et al.*：Comparative Effect of Contrast Media Type on the Incidence of Contrast-Induced Nephropathy：A Systematic Review and Meta-analysis. Ann *Intern Med* 2016；**164**：417-424. PMID：26830055
6) 日本腎臓学会，他編：腎障害患者におけるヨード造影剤使用に関するガイドライン．東京医学社，2012．
7) European Society of Urogenital Radiology：ESUR Guidelines on Contrast Media v 9.0（2014）www.esur.org/guidelines/jp/index.php

（伊藤雄伍，小松康宏）

Q50 生理食塩液の経静脈投与は造影剤腎症の発症予防に有用ですか？

A 造影剤腎症（CIN）のリスクが高い CKD 患者では，CIN を予防するため生理食塩液などの等張性輸液製剤を造影検査の前後に経静脈投与することを推奨する．
日本の 3 学会合同ガイドライン，ヨーロッパ泌尿生殖器放射線学会，米国放射線科医学会，KDIGO のガイドラインが CIN の予防として推奨しているのは輸液療法のみである．

CIN の発症機序（図）

造影剤腎症（CIN）の発症機序はまだ十分に解明されていないが，①造影剤による直接の尿細管障害，②造影剤による血管収縮と腎髄質の低酸素状態が想定されている[1,2]．

CIN の予防

輸液により造影剤による尿細管障害を軽減するメカニズムは，①尿細管での造影剤濃度を低下させることにより直接の尿細管障害を抑制すること，②有効循環血漿量が増加することによりレニン-アンジオテンシン系，バソプレシンなどが抑制され，また血管拡張作用がある NO やプロスタグランジン産生が抑制されないために，造影剤によって起こる動脈収縮が抑制されることによる．

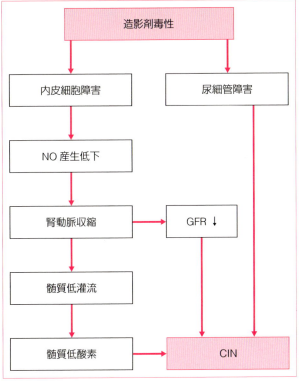

図 造影剤腎症(CIN)の発症機序

● 予防的輸液療法

　予防的輸液療法を行うにあたって，予防を実施する対象，輸液製剤の選択，輸液処方を考慮する．

1）対象
　CKD（GFR＜60 mL/分/1.73 m²）は CIN 発症のリスクを増加させる可能性が高く，腎機能が低下するにつれて CIN の発症頻度は高くなる．そこで CIN 発症予防のために輸液を行う対象は，造影 CT では eGFR＜45 mL/分/1.73 m²，心臓カテーテル検査などの侵襲的診断法では eGFR＜60 mL/分/1.73 m²である．eGFR≧60 mL/分/1.73 m²では特に予防策は必要ないが，脱水のある場合には輸液を検討する．

2）輸液製剤の選択
　Trivedi らは，腎機能が正常な 53 例の患者で心臓カテーテル検査の前に生理食塩液で輸液をした 27 例と自由に飲水を行った 26 例で CIN の発症頻度を比較した結果，生理食塩液で輸液を行った群で有意に低かったことを報告している[3]．CIN の予防として輸液を経静脈投与する際に輸液の張度が重要かどうかを検証するために，等張と低張度の輸液製剤を比較した RCT が 1620 例の CAG 予定患者で行われた．その結果 0.45％食塩液群での CIN の発症率が 2％であったのに対して，0.9％食塩液群では 0.7％と有意に CIN の発症を抑制したことが報告された[4]．これらの結果から生理食塩液のような等張液の輸液を CIN の発症予防のために行うことが推奨されている．

3）輸液処方
　輸液処方は報告により様々だが，生理食塩液投与の目安としては，造影剤使用前後 6～12 時間

に1 mL/kg/時，等張性炭酸水素ナトリウム液では造影剤投与前1時間に3 mL/kg/時，投与後6時間は1 mL/kg/時とする報告が多い．短時間の輸液は長時間の輸液よりCINの発症頻度を増加させる可能性があり推奨されない[5]．現実にはCINの予防のために長時間の輸液を外来で実施することは困難であり，今後の研究が求められる．

文献

1) 日本腎臓学会，他編：腎障害患者におけるヨード造影剤使用に関するガイドライン．東京医学社，2012.
2) Seeliger E, et al.：Contrast-induced kidney injury：mechanisms, risk factors, and prevention. *Eur Heart J* 2012；**33**：2007-2015. PMID：22267241
3) Trivedi HS, et al.：A Randomized Prospective Trial to Assess the Role of Saline Hydration on the Development of Contrast Nephrotoxicity. *Nephron Clin Pract* 2003；**93**：c29-c34. PMID：12411756
4) Mueller C, et al.：Prevention of cotrastmedia-associated nephropathy：randomized comparison of 2 hydration regimens in 1620 patients undergoing coronary angioplasty. *Arch Intern Med* 2002；**162**：329-336. PMID：11822926
5) Krasuski RA, et al.：Optimal timing of hydrateon to erase contrast-associated nephropathy：*the OTHER CAN study* 2003；**15**：699-702. PMID：14660821

〈伊藤雄伍，小松康宏〉

炭酸水素ナトリウムの投与は造影剤腎症の発症予防に有用ですか？

 1.26%炭酸水素ナトリウム液は造影剤腎症(CIN)の予防に有用な可能性があります．しかし，これまでのシステマティックレビュー・メタ解析では，CKD患者を含め，有用性は0.9%生理食塩水と変わりませんでした．したがって，いずれかの輸液によって細胞外液量を増やすことが，CINの発症予防にとって重要となります．

● 炭酸水素ナトリウムによるCINの発症予防機序

酸性の条件下では，造影剤は近位尿細管細胞内のフリーラジカル生成を増やす．したがって，炭酸水素ナトリウム(重曹)液によって尿細管内pHを上げることにより，尿細管の細胞障害が軽減すると推察される[1]．

● ガイドラインにおける推奨グレード

重曹輸液の有用性は，日本腎臓学会・日本医学放射線学会・日本循環器学会が合同編集した『腎障害患者におけるヨード造影剤使用に関するガイドライン2012』[2]および『急性腎障害のためのKDIGO診療ガイドライン』[3]に記載されている(表1)．

1) 腎障害患者におけるヨード造影剤使用に関するガイドライン2012

本ガイドライン[2]では，重曹輸液と生理食塩水輸液の有用性を比較した7つのメタ解析をもとに，ステートメントを作成している．1つのメタ解析を除き，いずれも重曹輸液はCINの予防に有用との結果であった．そこで，"重曹輸液は生理食塩水より優れる可能性がある(エビデンスレベルⅠ，推奨グレードC1)"とコメントしている．一方で，より重要なアウトカムである生命予後や腎予後については，両者で差がなかったことより，"現時点において重曹輸液の使用が必須との結論に至らない"と最終的に結論している．

注意点として，両液の投与期間の違いをあげている．通常，重曹液(わが国では1.26%炭酸水素

表1　ガイドラインにおける炭酸水素ナトリウム投与の推奨度

ガイドライン	記載内容	エビデンスレベル 推奨グレード
腎障害患者におけるヨード造影剤使用に関するガイドライン 2012	CQ：重炭酸ナトリウム(重曹)液投与は造影剤腎症(CIN)発症のリスクを減少させるか？	エビデンスレベル：I 推奨グレード：C1
	回答：重曹液投与は CIN 発症のリスクを抑制し，その効果は生理食塩水よりも優れる可能性があるが，現時点において重曹輸液の使用が必須との結論に至らない	
急性腎障害のための KDIGO 診療ガイドライン	造影剤 AKI のリスクが増加している患者では，等張性生理食塩水か重炭酸ナトリウム液による細胞外液量の増加をむしろ行うことを推奨する	エビデンスレベル：I 推奨グレード：A

ナトリウムバッグ「フソー」(152 mEq/L))は，造影剤投与 1 時間前から 3 mL/kg 体重/時の速度で開始し，造影剤投与後 6 時間まで 1 mL/kg 体重/時で持続投与する．一方，生理食塩水は造影剤開始 6 時間前から造影剤投与後 6〜12 時間まで，1 mL/kg 体重/時の速度で持続点滴する．

国内の報告[4]では，緊急の冠動脈インターベンションを受けた患者において，カテーテル検査直前に生理食塩水または重曹液を投与した 2 群を比較すると，重曹液群において CIN の発症率が 12%抑制された．この結果を受け，予防投与ができない緊急症例では，"生理食塩水よりも重曹液のほうが CIN の発症を予防できる可能性がある" とコメントしている．

2)　急性腎障害のための KDIGO 診療ガイドライン

本ガイドライン[3]では，1950〜2008 年までの 23 報告，3,563 例の造影剤使用者と 396 件の CIN の発症に関するデータをシステマティックレビューした解析[5]を取りあげ，重曹液と生理食塩水の有用性を解説している．重曹液投与群は，CIN(定義：造影剤投与後に血清クレアチニンの 25%上昇，または 0.5 mg/dL の上昇)のリスクを全体では 38%低下させていた．しかし，論文になっていない試験を選ぶと，その有用性は消失した．さらに，患者数の少ない質の低い論文において，重曹液の有用性が認められる傾向であった．一方，予防投与は行わず，造影剤の投与直後に重曹液または生理食塩水を点滴したランダム化比較試験では，重曹液投与は腎症の発症を有意に抑制したため，本プロトコルでは重曹液が優れる可能性がある．

重曹液の有用性は，すべての研究で認められないため，本ガイドラインでは生理食塩水と重炭酸ナトリウム液の効果は同等とみなし，いずれかの輸液で細胞外液量をふやすことを推奨している．

CKD 患者を対象とした報告

上記のガイドラインが発表された後，CKD 患者を対象として，生理食塩液と重曹液の予防効果に関するランダム化比較試験が報告されている．代表的な論文を**表2**に示す．3 つの報告[7-9]で，重曹液投与の予防効果は認めず，1 つの研究[6]ではむしろ発症頻度が増えていた．

2004〜2014 年に発表された 20 篇のランダム化比較試験をメタ解析($n = 4,280$)した報告[10]によると，重曹液は生理食塩水輸液よりも，CKD 患者の CIN の予防に有用であった(オッズ比(OR) 0.67，95%CI：0.47-0.96，$p = 0.027$)．しかし，2008 年以降に報告された 16 篇($n = 3,707$)では有用性は認めず，新規透析導入や死亡リスクも両者で差がなかった．

まとめ

最近のシステマティックレビュー・メタ解析[10]においても，低張および等張造影剤による腎症

各論

表2 CKD患者に対する生理食塩水および重曹液による造影剤腎症(CIN)の予防効果

N	投与プロトコル		結果	文献
	重曹液	生理食塩水		
258	造影剤投与1時間前から3mL/kgで開始し,投与後6時間まで1mL/kgを持続	造影剤投与の前後12時間に1mL/kg/時の持続投与	重曹液投与群のほうがeGFRは有意に低下し,CINの発症率も高かった	6
548	造影剤投与1時間前に1.4%液を250mL投与(投与後は補液なし)	造影剤投与前および投与後に1,000mLずつ投与	CINの発症率は両群間で差なし	7
120	糖尿病患者を対象.両群とも,造影剤投与1時間前から3mL/kgで開始(最大量330mL)し,投与後6時間まで1mL/kgを持続(最大量660mL)		CINの発症率は両群間で差なし	8
391	ステージG3b以降のCKD患者を対象.両群とも,造影剤投与1時間前から5mL/kgで開始し,投与後4時間まで1.5mL/kgを持続		CINの発症率は両群間で差なし	9

に対し,重曹輸液と生理食塩水輸液の予防効果は同等であった.したがって,重曹液あるいは生理食塩水を用いた輸液によって細胞外液量を増やすことが,CINの予防にとって最も重要となる.

一方,CKD患者において,より重篤なアウトカムである透析導入や生命予後のリスクは軽減しないことより[11],腎症発症後の末期腎不全や生命予後に対しては,輸液療法の有用性は少ない.

文献

1) Burgess WP, *et al.*：Mechanisms of contrast-induced nephropathy reduction for saline(NaCl)and sodium bicarbonate(NaHCO3). *BioMed Res Int* 2014；**510385**；2014. PMID：24826379
2) 日本腎臓学会,他編：腎障害患者におけるヨード造影剤使用に関するガイドライン2012.東京医学社,2013；52-53.
3) 日本腎臓学会/KDIGOガイドライン全訳版作成ワーキングチーム監訳：急性腎障害のためのKDIGO診療ガイドライン.東京医学社,2014；75-79.
4) Ueda H, *et al.*：Prevention of contrast-induced nephropathy by bolus injection of sodium bicarbonate in patients with chronic kidney disease undergoing emergent coronary procedures. *Am J Cardiol* 2011；**107**：1163-1167. PMID：21349483
5) Zoungas S, *et al.*：Systematic review：sodium bicarbonate treatment regimens for the prevention of contrast-induced nephropathy. *Ann Intern Med* 2009；**151**：631-638. PMID：19884624
6) Klima T, *et al.*：Sodiumu chrolide vs. sodium bicarbonate for the prevention of contrast medium-induced nephropathy：a randomized controlled trial. *Eur Heart J* 2012；**33**：2071-2079. PMID：22267245
7) Kooiman J, *et al.*：A randomized comparison of 1-h sodium bicarbonate hydration versus standard peri-procedural saline hydration in patients with chronic kidney disease undergoing intravenous contrast-enhanced computerized tomography. *Nephrol Dial Transplant* 2014；**29**：1029-1036. PMID：24578471
8) Boucek P, *et al.*：Prevention of contrast-induced nephropathy in diabetic patients with impaired renal function：a randomized, double blind trial of sodium bicarbonate versus sodium chloride-based hydration. *Diabetes Res Clin Pract* 2013；**101**：303-308. PMID：23835495
9) Solomon R, *et al.*：Randomized trial of bicarbonate or saline study for the prevention of contrast-induced nephropathy in patients with CKD. *Clin J Am Soc Nephrol* 2015；**10**：1519-1524. PMID：26185263
10) Subramaniam RM, *et al.*：Effectiveness of prevention strategies for contrast-induced nephropathy. A systematic review and meta-analysis. *Ann Intern Med* 2016；**164**：406-416. PMID：26830221
11) Zhang B, *et al.* The efficacy of sodium bicarbonate in preventing contrast-induced nephropathy in patients with pre-existing renal insufficiency：a meta-analysis. *BMJ Open* 2015；**5**：e006989. PMID：25783425

（加藤明彦）

Q52 造影剤腎症が発症した場合，どのように対処したらよいでしょうか？

造影剤腎症（CIN）の発症後に，ループ利尿薬，低用量のドパミン，カルペリチドなどの薬剤を投与しても，腎機能低下の進行には無効です．同様に，透析自体も腎症を回復させません．ただし，生命を脅かす急性腎障害（AKI）合併症を認める場合には，直ちに急性血液浄化療法を開始する必要があります．現時点では，腎症が回復するまでの期間，腎機能に悪影響を及ぼす可能性のある薬剤を避け，必要なエネルギー・蛋白を確保し，血糖値を 110～150 mg/dL にコントロールすることが基本的な対処となります．

CIN 発症後の薬物療法

　造影剤腎症（CIN）発症後の AKI 自体の治療として，ループ利尿薬，輸液療法，低用量ドパミン，低用量カルペリチド（心房性ナトリウム利尿ペプチド：ANP）が試みられてきたが，いずれの治療もエビデンスに乏しく，現在では推奨されていない．表に『腎障害患者におけるヨード造影剤使用に関するガイドライン 2012』[3]と『急性腎障害のための KDIGO 診療ガイドライン』[4]における各治療法の推奨度を示す．

1) ループ利尿薬

　ループ利尿薬はヘンレの太い上行脚の Na-K-2Cl 共輸送体を阻害することで，ナトリウム再吸収を抑制し，利尿作用を発揮し，尿細管円柱による閉塞を予防しうる．加えて，動物実験では腎髄質内の酸素濃度や髄質血流が増加することが観察されている．

　2009 年以前の 11 篇のランダム化比較試験（$n=962$）をメタ解析した報告によると，フロセミドを投与しても腎代替療法導入や全体死のリスクは軽減しなかった[1]．また，透析治療が必要な進行した AKI 患者に，フロセミドを静注（25 mg/kg/日）または内服（35 mg/kg/日）させても，尿量の回復期間，透析の実施回数，生命予後に差がなかった[2]．

　これらの結果をふまえ，『腎障害患者におけるヨード造影剤使用に関するガイドライン 2012』[3]では，CIN の治療にループ利尿薬の使用を推奨していない（エビデンスレベル：I，推奨グレード：D）．同様に，『急性腎障害のための KDIGO 診療ガイドライン』[4]でも，体液過剰の治療以外では，AKI の治療目的に利尿薬は投与しない方が望ましい，としている（エビデンスレベル：C，推奨グ

表　造影剤腎症発症後の治療法についての推奨度

薬物療法および透析療法	腎障害患者におけるヨード造影剤使用に関するガイドライン 2012	急性腎障害のための KDIGO 診療ガイドライン
ループ利尿薬	推奨しない（D-I）	体液過剰の治療以外は投与しないことが望ましい（2C） 腎機能の改善を早めたり，または腎代替療法の頻度を減らしたりする目的で，利尿薬を使用しないことが望ましい（2B）
輸液	推奨しない（C2-IVa）	記載なし
低用量ドパミン	推奨しない（D-I）	使用しない（1A）
カルペリチド	推奨しない（D-I）	使用しないことが望ましい（2B）
腎代替療法	乏尿を伴う，全身状態不良な患者には推奨する（B-I）	体液量，電解質，酸塩基平衡の致死的になりうる変化がある場合は速やかに腎代替療法を開始する（グレードなし）

レード：レベル2).

2）輸液療法

『腎障害患者におけるヨード造影剤使用に関するガイドライン2012』[3]では，腎症発症後の過剰な体液量の増加は，腎機能障害の進行を抑制せず，死亡率はむしろ上昇させる危険性があるため，輸液量は体液の状況を慎重に評価したうえで決定する，と記載している（エビデンスレベル：IVa，推奨グレード：C2）（CQ51参照）.

3）低用量ドパミン

低用量ドパミンは，健常人では腎血管の拡張，ナトリウム利尿，糸球体濾過量の増加をきたすため，腎保護作用が期待される．しかし，2005年の66篇によるメタ解析[5]では，低用量ドパミンは透析導入率や生命予後を改善させていなかった．また，低用量ドパミンの開始日には尿量が24％増えたが，腎機能自体は改善しなかった．本解析にはCINが3篇含まれていたが，いずれも透析導入および死亡率に対する有用性は認めなかった．

一方で，低用量ドパミンには，頻脈，心筋虚血，腸管血流の減少，下垂体機能低下症などの副作用があり，AKI患者ではむしろ腎血管抵抗を増やして腎血流量を減少させるリスクが懸念される．

以上より，『腎障害患者におけるヨード造影剤使用に関するガイドライン2012』[3]および『急性腎障害のためのKDIGO診療ガイドライン』[4]とも，低用量ドパミン投与をAKI治療薬として推奨していない．

4）低用量カルペリチド（ANP）

ANPには血管拡張，水やナトリウムの再吸収抑制，糸球体濾過量の増加，レニン-アンジオテンシン系や交感神経系の抑制などの作用があるため，AKIの治療薬として検討されてきた．

ANPの有用性については，2009年にシステマティックレビュー・メタ解析が発表されている[6]．全8篇の報告があるが，ANP群と対照群で腎代替療法の必要性や死亡率に差はなかった．一方，心臓手術などでの大手術では，低用量ANP（$\leq 50\,ng/kg/$分）を投与すると，腎代替療法の必要性が有意に減少していた[6]．

『急性腎障害のためのKDIGO診療ガイドライン』[4]では，個々のエビデンスについて慎重に審議しており，その結果，低用量ANPがAKI治療に有効であるとするエビデンスは不十分，と結論している．同様に，『腎障害患者におけるヨード造影剤使用に関するガイドライン2012』[3]でも，ANP投与は腎機能障害の進行を抑制しないために推奨していない．

CIN発症後の急性血液浄化療法

1回の透析で造影剤は60～90％を除去できるため，CINのリスクが高い患者では予防的に間欠的な血液透析または血液濾過が行われていた．しかし大部分の研究では，造影剤投与直後の透析療法を行っても，AKIの発症は予防されなかったため，現在では造影剤の除去目的で透析療法は行われていない[3,4]．さらに，造影剤腎症の発症後に急性血液浄化療法を行っても，腎機能の予後が改善するというエビデンスはない．

『腎障害患者におけるヨード造影剤使用に関するガイドライン2012』[3]では，乏尿を伴う，全身状態不良の患者に対してのみ，急性血液浄化療法を推奨している．他のAKI同様，肺水腫，高カリウム血症，高度の代謝性アシドーシスなど，生命にかかわる体液・代謝異常を認める場合には，速やかに急性血液浄化療法を開始する必要がある[4]．

まとめ

現行のガイドライン[3,4]では，CIN発症後のAKIに対し，上述の薬物療法や透析治療は推奨していない．現時点では，CINが自然に回復するまでの期間，腎機能に悪影響を及ぼしうる因子を可能な限り取り除くことが，治療の主体となる．薬剤では，アンジオテンシン受容体拮抗薬（ARB）/アンジオテンシン変換酵素阻害薬（ACEI）や腎毒性のある抗菌薬（アミノグリコシド）の投与は控える．そして，必要栄養量（エネルギー：20〜30 kcal/kg BW/日，蛋白：0.8〜1.0 g/kg BW/日）を確保し，随時血糖値は110〜150 mg/dLにコントロールする[4]，などの対処が必要である．

文献

1) Ho KM, et al.：Benefits and risks of furosemide in acute kidney injury. *Anaesthesia* 2010；**65**：283-293. PMID：20085566
2) Cantarovich F, et al.：High-dose furosemide for established ARF：a prospective, randomized, double-blind, placebo-controlled, multicenter trial. *Am J Kidney Dis* 2004；**44**：402-409. PMID：15332212
3) 日本腎臓学会，他編：腎障害患者におけるヨード造影剤使用に関するガイドライン2012．東京医学社，2013；82-87．
4) 日本腎臓学会/KDIGOガイドライン全訳版作成ワーキングチーム監訳：急性腎障害のためのKDIGO診療ガイドライン．東京医学社，2014；29-63．
5) Friedrich JO, et al.：Meta-analysis：low-dose dopamine increases urine output but does not prevent renal dysfunction or death. *Ann Intern Med* 2005；**140**：510-524. PMID：15809463
6) Nigwekar SU, et al.：Atrial natriuretic peptide for management of acute kidney injury：a systematic review and meta-analysis. *Clin J Am Soc Nephrol* 2009；**4**：261-272. PMID：19073785

（加藤明彦）

Q53 腎障害時のガドリニウム造影剤の投与方法を教えてください．

重篤な腎障害のある患者へのガドリニウム造影剤（GBCA）使用に関連して，腎性全身性線維症（NSF）の発症が報告されています．確立した治療法はなく，死亡例も報告されており，発症予防が最重要です．そこで，使用前には腎機能を評価し，透析患者やeGFR 30 mL/分/1.73 m²未満の保存期腎不全患者，急性腎不全患者では他の代替検査への変更を検討します．やむを得ずGBCAを使用しなければならない場合には，NSF発症報告の多い造影剤の使用を避けることが賢明です．

昔は安全と考えられていたGBCA

ガドリニウム（Gd）は，ランタノイド系の原子番号64の重金属である．Gdは常磁性物質であり，生体組織中の水プロトン緩和促進作用を有し，異なる組織間のコントラストを増強することができる．単独では毒性が非常に強く体内蓄積性があるため，キレートすることにより毒性低減，排泄向上をはかり造影剤として使用されている．キレート構造は，直線型と環状型，そしてイオン性と非イオン性に分類され，それらにより安定性の差異を認める．

ガドリニウム造影剤（gadolinium-based contrast agent：GBCA）は，過去には腎臓を介して速やかに排泄され安全であると信じられていたため，腎不全患者へのヨード造影剤使用を避けてGBCAを使用することがしばしばみられた．しかし，2006年にGrobnerらにより重度腎障害患者に発現する副作用として腎性全身性線維症（nephrogenic systemic fibrosis：NSF）が報告されて以来，その認識は一変した[1]．GBCAの適正使用に関するガイドラインとして，日本医学放射線学会・日本腎臓学会[2]，European Society of Urogenital Radiology（ESUR）[3]，American College of Radiology

各 論

透析患者	急性腎不全患者	CKD 患者		
		GFR（mL/分/1.73 m²）		
		0〜29	30〜59	60≦
原則としてガドリニウム造影剤は使用しない（やむを得ず使用する場合には，NSF 発症報告の多い造影剤の使用を避ける）			利益と危険性とを慎重に検討し，最少量を使用する	危険性が高いとする根拠には乏しい
5 or 4			3	2 or 1
CKD ステージ				

図 腎障害患者におけるガドリニウム造影剤（GBCA）使用法　　　（文献 2 より引用）

（ACR）[4]から報告されており，広く現在使用されている．本項では，『腎障害患者におけるガドリニウム造影剤使用に関するガイドライン』[2]を柱に詳述する．

造影 MRI 検査前の腎機能評価が必須

　緊急検査を除き，腎機能を造影 MRI 検査前に評価すべきである．性別，年齢，血清クレアチニン値から推算 GFR（推算糸球体濾過量：eGFR）を算出することが推奨される．可能な範囲で，腎機能評価は造影 MRI 検査日直近データの使用が望ましい．ただし，eGFR は 18 歳未満や妊婦には適応されず，また筋萎縮のみられる患者，低栄養，体液貯留患者では誤差が大きくなるため，イヌリンクリアランスやクレアチニンクリアランスによる評価も検討すべきである．腎機能を正確に評価し，GBCA の使用を判断すべきである（図）．

腎障害時の GBCA 投与の実際

1）GBCA の使用を避けるべき症例

　原則として GBCA を使用せず，他の代替検査が望ましい患者は以下のものである．
①長期透析が行われている終末期腎障害
②非透析例で GFR が 30 mL/分/1.73 m²未満の慢性腎不全
③急性腎不全
④すでに NSF と診断されている症例
　また，適応について慎重に吟味すべき症例として，eGFR 30〜59 mL/分/1.73 m²の CKD ステージ 3 症例があげられる．

2）腎障害患者へ投与する際の注意点

　腎障害患者でやむを得ず GBCA を使用しなければならない場合には，NSF 発症報告の多い GBCA の使用を避けることが必須である（表）．ガドジアミド水和物に最も報告が多く，腎障害患者あるいは透析患者に投与された場合の発症確率は 5％以下と推定される．欧州医薬品庁（European Medical Agency：EMA）の 2010 年の報告では，ガドジアミド水和物のリスクを 100％とした場合，ガドペンテト酸ジメグルミンが 10％，ガドテリドールとガドテル酸メグルミンが 1％以下と報告されている．また，大量投与や反復投与は避けるべきである．その他の NSF 発症危険因子として，大きな組織障害（活動性感染症，動静脈血栓症，大きな外科手術など），肝移植後または肝移植待機中の腎機能低下患者，エリスロポエチン併用，代謝性アシドーシス，血栓症，過凝固状態，リン高値などが報告されており注意が必要である．ACR のガイドラインでは，血液透析患者で GBCA を使用した場合，検査後すぐの血液透析や，複数回の血液透析を行うことで NSF 発

表 ガドリニウム造影剤（GBCA）の特性と NSF 発症リスク

GBCA	イオン性	キレート構造	NSF 発症リスク		
			ESUR	EMA	ACR*
ガドジアミド水和物（オムニスキャン®）	非イオン性	直線	High	High	Group Ⅰ
ガドテリドール（プロハンス®）	非イオン性	環状	Low	Low	Group Ⅱ
ガドブトロール（ガドビスト®）	非イオン性	環状	Low	Low	Group Ⅱ
ガドテル酸メグミン（マグネスコープ®）	イオン性	環状	Low	Low	Group Ⅱ
ガドペンテト酸ジメグルミン（マグネビスト®）	イオン性	直線	High	High	Group Ⅰ
ガドキセト酸ナトリウム（EOB・プリモビスト®）	イオン性	直線	Medium	Medium	Group Ⅲ

* ：Group Ⅰ：NSF 発症症例が最も多い造影剤
　　Group Ⅱ：NSF 発症が少数例報告されている造影剤
　　Group Ⅲ：最近市場にでたばかりの造影剤

（文献 3，4，5 より抜粋）

症を減少させられる可能性を示しているが，いまだ証明されていない．腹膜透析は，GBCA 排泄効率が悪く，血液透析ほど NSF リスクを減らすことはできないと考えられている．

まとめ

　造影剤の適正使用は，一般臨床医にとって必須の知識となってきていると思われる．腎機能評価を行い，GBCA 使用の可否，そして GBCA の適切な選択を行うことにより，NSF 発症を防ぐことが望まれる．

文献

1) Grobner T：Gadolinium--a specific trigger for the development of nephrogenic fibrosing dermopathy and nephrogenic systemic fibrosis? Nephrology, dialysis, transplantation：official publication of the European Dialysis and Transplant Association- European Renal Association 2006, **21**：1104-1108. PMID：16431890
2) 細谷龍男，他：腎障害患者におけるガドリニウム造影剤使用に関するガイドライン．日腎会誌 2009，**51**：839-842.
3) Thomsen HS, *et al*：Nephrogenic systemic fibrosis and gadolinium-based contrast media：updated ESUR Contrast Medium Safety Committee guidelines. *European radiology* 2013, **23**：307-318. PMID：22865271
4) ACR Committee on drugs and contrast media：ACR manual on contrast media Ver. 10.1. 2015.
5) EMA：Assessment report for Gadolinium-containing contrast agents. 2010. EMA/740640/2010

（清水昭博，横尾　隆）

各論

Q54 腎障害時のガドリニウム造影剤の投与においてどのような副作用に注意が必要ですか？

A ガドリニウム造影剤（GBCA）の副作用は，0.07〜2.4％と幅広い頻度で報告されています．大きく分けて即時型副作用と超遅発性副作用に分けられ，アレルギー様反応を含む前者は，ヨード造影剤よりも頻度が低いことが特徴です．それに対して腎機能障害患者で注意すべきは，後者である腎性全身性線維症（NSF）です．GBCA 投与後数日から数か月後，ときに数年後に皮膚の腫脹や硬化，疼痛などを発症する疾患で，進行すると四肢関節拘縮が出現し，著しく QOL は制限されます．GBCA 使用の各ガイドラインが作成され，NSF が周知されるようになり，GBCA 使用の可否の検討，比較的安全な製剤の選択が行われ，発症報告は減少してきています．

● 即時型副作用

1）即時型副作用の頻度

即時型副作用の多くは軽症であり，注射部位の冷感・温感・疼痛，悪心，頭痛，知覚障害，めまいなどがある．アレルギー様反応は，ヨード造影剤と同様の症状であり，0.004〜0.7％と低頻度である．10 万回以上のガドリニウム造影剤（GBCA）投与で，アレルギー様反応が 0.15％，軽症反応 0.13％，重篤な反応 0.006％で認めたと単施設研究で報告されている[1]．致死的副作用は非常にまれであり，また重症アナフィラキシー反応の頻度は 0.001〜0.01％といわれている．

2）即時型副作用の危険因子

喘息や他のアレルギー性疾患を有する患者では軽度リスク増加するが，特別な対応措置は必要ないと考えられている．また，GBCA とヨード造影剤の間には交差反応はないと報告されている．それに対して，GBCA によるアレルギー様反応を過去に発症した患者は，副作用出現頻度が約 8 倍上昇すると報告されており，コルチコステロイド予防投与が検討される．

3）即時型副作用の治療

ヨード造影剤を含む即時型アレルギーの一般的治療法・対処法に準じる．

● 腎性全身性線維症（NSF）

1）NSF の臨床所見

腎性全身性線維症（Nephrogenic Systemic Fibrosis：NSF）は腎障害患者への GBCA 使用により生ずる重篤な後遺症を残す疾患である．GBCA 投与後，数日から数か月，ときに数年後に四肢の皮膚発赤，腫脹，疼痛などで発症する（投与後 2〜10 週以内が一般的）．病変は通常左右対称であり，顔面と頸部は侵されないことが特徴である．最初は，四肢末端の皮膚発赤・腫脹から始まり，その数週後に，大腿部，前腕部，下腹部に皮膚硬化が広がる．進行すると四肢関節拘縮が出現し，歩行困難となり車椅子生活を余儀なくされることがあり，患者の QOL は著しく低下する．

2）NSF の診断基準

Girardi らは，評価/診断を標準化し，診断を容易にするために診断スコアリングシステムを提案した[2]．診断には全身皮膚診察と皮膚病理所見が必須であり，臨床所見と病理所見をそれぞれスコアリングして診断する（図）．ただし，煩雑であることが問題である．

3）NSF の頻度と危険因子

米国の 4 大学からの報告では，ガドジアミド水和物（オムニスキャン®）投与症例中の NSF 発症

臨床スコア	
4	大基準2つ以上
3	大基準1つ
2	小基準1つ以上
1	小基準1つ以下
0	他の診断

皮膚病理所見	
細胞増多	score＋1
CD34陽性細胞の集族	score＋1
膠原線維束の肥厚および菲薄化	score＋1
弾性線維正常	score－1
皮下脂肪織葉間浸潤	score＋1
骨化生	score＋3

臨床所見
大基準
パターン化局面
関節拘縮
敷石状皮膚
著明な皮膚硬化/オレンジ皮様
小基準
線状皺壁形成
表在性局面/斑
真皮性丘疹
強膜斑(45歳以下)

病理スコア	臨床スコア				
	0	1	2	3	4
0	他の診断				
1		NSF否定的			一致せず
2	NSF否定的		示唆	一致	
3					
4	一致せず		一致	NSF	

図　NSF診断のスコアリングシステム　（文献2より改変）

率は0.039％であり，ガドペンテト酸ジメグルミン（マグネビスト®）では0.003％であった[3]．CKDステージ1，2の症例では，現在までにNSFの報告はない．CKDステージ3症例はNSF発症リスクが低いが，CKDステージ4，5そして5Dに至り発症リスクが増加すると考えられている．CKDステージ5症例でのNSF発症率は約18％と報告されている[4]．急性腎障害もNSF危険因子となると認識されており，48時間腎代替療法を要さない急性腎障害症例のNSF発症率は19％と高値である[5]．またGBCAの単回投与よりも2回以上投与にてNSF発症率が上がることも示されている．

4) NSFの予後と治療

NSF患者の18か月死亡率は40％と高値であり（NSFのない患者では16％），調整ハザード比2.9（95％CI：1.3-6.5；$p＝0.008$）であったと報告されている[6]．また，NSF患者32名の研究で，10名が診断後中央値112日で死亡している[7]．NSFは肝臓や肺，筋肉，心臓などの臓器にも線維化をきたし，おそらくNSF患者の死亡率増悪に関与していると考えられている[8]．NSFの治療はいまだ確立されていない．ただし，NSFが腎移植および急性腎障害からの回復により改善したという報告がある．しかし，発症しないように対処することが最重要である．

まとめ

最近数年はNSFへの興味は減少し，2009年をピークにNSF関連論文は減少してきている[9]．しかし，NSFの病因に関して，身体へのガドリニウム蓄積が考慮され，本当に腎機能正常者も安全と考えてよいか，いまだ明確になっていない．今後のさらなる研究が必要である．

文献

1) Davenport MS DJ, *et al*.：Effect of abrupt substitution of gadobenate dimeglumine for gadopentetate dimeglumine on rate of allergic-like reactions. *Radiology* 2013；**266**：773-782. PMID：23238152

2) Girardi M, *et al*.：Nephrogenic systemic fibrosis：clinicopathological definition and workup recommendations. *J Am Acad Dermatol* 2011；**65**：1095-1106. PMID：21724294

3) Wertman R, *et al*.：Risk of nephrogenic systemic fibrosis：evaluation of gadolinium chelate contrast agents at four American universities. *Radiology* 2008；**248**：799-806. PMID：18632533

4) Rydahl C, *et al*.：High prevalence of nephrogenic systemic fibrosis in chronic renal failure patients exposed to gadodiamide, a gadolinium-containing magnetic resonance contrast agent. *Invest Radiol* 2008；**43**：141-144. PMID：18197066

5) Prince MR, *et al*.：Incidence of nephrogenic systemic fibrosis at two large medical centers. *Radiology* 2008；**248**：807-816. PMID：18710976

6) Todd DJ, *et al*.：Cutaneous changes of nephrogenic systemic fibrosis：predictor of early mortality and association with gadolinium exposure. *Arthritis Rheum* 2007；**56**：3433-3441. PMID：17907148

7) Swaminathan S, *et al*.：Cardiac and vascular metal deposition with high mortality in nephrogenic systemic fibrosis. *Kidney Int* 2008；**73**：1413-1418. PMID：18401336

8) Thomsen HS：Nephrogenic systemic fibrosis：a serious adverse reaction to gadolinium-1997-2006-2016. Part 1. *Acta Radiol* 2016；**57**：515-520. PMID：26802069

9) Thomsen HS：Nephrogenic systemic fibrosis：a serious adverse reaction to gadolinium-1997-2006-2016. Part 2. *Acta Radiol* 2016；**57**：643-648. PMID：26802070

（清水昭博，横尾　隆）

各 論

G. 薬剤と水・電解質異常

各 論

Q55 下剤や利尿薬の乱用による腎障害にはどのようなものがありますか？

A 下剤や利尿薬などの不適切な長期連用によって起きる腎障害には，①慢性の脱水による腎前性腎障害，②利尿薬においては偽性 Bartter 症候群，③持続的な低カリウム血症による腎障害があげられます．①は脱水の補正，適切な輸液を投与すること，②，③については原因となる薬剤を可能な限り中止し，電解質の補正を行うことが必要になります．下剤や利尿薬の乱用は習慣・依存性があるため，患者から聴取するのが困難であり，治療コンプライアンスも不良であることが多いです．

● 下剤の種類と特徴

下剤には浸透圧性下剤（酸化マグネシウム），刺激系下剤（センナ，大黄など），膨張性下剤，浣腸，新しいものではクロライドチャネルアクティベーター（ルビプロストン）がある．ダイエット目的で利尿薬と並んで乱用されることが多く，習慣性も高い．入手しやすい点から浸透圧性，刺激系下剤が使用されることが多い．

● 重度の下痢や利尿作用による腎前性腎不全

脱水により有効腎血漿流量が減少した状態で，理学的所見（皮膚，口腔内，下大静脈径など）や血液・尿所見（尿素窒素／クレアチニン比開大，尿浸透圧，尿中ナトリウム濃度など）から鑑別することができる．適切な補液を早期に行うことで腎機能の回復を期待することができる．

● 偽性 Bartter 症候群

Bartter 症候群とは，太いヘンレループの尿細管上皮細胞膜に発現するチャネル，トランスポーターをコードする遺伝子変異で発症する症候群である[1]．対する偽性 Bartter 症候群は，狭義ではフロセミドの乱用による電解質異常を意味するが，実際にはサイアザイド系利尿薬乱用や習慣性嘔吐などを含む，人為的な低カリウム血症を総称することが多い（表）．思春期以降の女性に多くみられる．フロセミド乱用の場合，臨床症状は Bartter 症候群と類似するが Bartter 症候群は幼少期に指摘され，成長障害を伴うことも多いため実際の鑑別は容易である．類似疾患として Gitelman 症候群があり，遠位尿細管にあるサイアザイド系利尿薬感受性の Na/Cl 共輸送体（NCC）遺伝子異常が知られている[2]．こちらは思春期以降に発症するのでしばしば偽性 Bartter 症候群と混同されるが，低カリウム血症，代謝性アルカローシスに加え低カルシウム尿症，低マグネシウム血症を呈する．治療に対する反応もよい．対して Bartter 症候群，偽性 Bartter 症候群は治療への反応は良好ではなく，特に偽性 Bartter 症候群でコンプライアンスの悪い症例では，末期腎不全に移行することもある．

1）臨床症状

代謝性アルカローシス，低カリウム血症を呈する．背景に摂食障害を伴うことが多く，BMI＜18 の例が多い．習慣性嘔吐の例では，う歯多数，尿中クロールの低下を認めることもある．フロセミド乱用例では，尿中フロセミドを検出して診断に至ることもある．

2）治療

可能であれば薬物や習慣性嘔吐を中止させるが，実際は困難である．カリウム補充と，他の塩

| 表 | Bartter 症候群と偽性 Bartter 症候群 |

	Bartter 症候群	Gitelman 症候群	偽性 Bartter 症候群
発症時期	新生児期, 幼児期	小児期〜思春期以降	思春期以降
臨床症状	重症	比較的軽症	比較的軽症
低マグネシウム血症	頻度は低い	有	無
尿中カルシウム排泄	正常〜増加	減少	正常〜時に低値
随伴症状	腎石灰化　感音難聴	テタニー, 関節石灰化	低カリウム血症による脱力, 便秘
最大水利尿時利尿薬反応性	フロセミドに反応性低下	サイアザイド系に反応性低下	フロセミド乱用例ではフロセミド反応性低下. 摂食障害の場合はフロセミド, サイアザイド系とも正常

(文献 3 より一部改変)

分喪失が顕著なときはその補充を行う. 高レニン・正常〜高アルドステロンを呈し, アルドステロン受容体拮抗薬や, 上皮性ナトリウムチャネル阻害薬を用いることも多い. 習慣性嘔吐のある偽性 Bartter 症候群では, プロトンポンプ阻害薬により胃酸分泌を低下させると, 嘔吐による代謝性アルカローシスを軽減できることがある.

低カリウム血症による腎障害

　下剤や利尿薬の長期使用により, 慢性的な低カリウム血症($<3.0\,mEq/L$)が続くと, 集合管での抗利尿ホルモン感受性低下により尿濃縮異常が起き, 多尿・多飲がみられることがある[4]. また, 細胞外にカリウムが流出することで細胞内アシドーシスを惹起し, 尿細管でのアンモニア生成, 重炭酸やナトリウムの再吸収を増加させたりする. 1か月以上慢性の低カリウム血症に晒されると, 尿細管炎, 線維化, 尿細管萎縮, 腎髄質に囊胞を形成することが知られているが, 明らかな機序は不明である. カリウムの補正により囊胞の数や大きさは減るといわれているが, 一度起こった尿細管障害は不可逆的である[5].

文献

1) Bartter FC, *et al.*：The syndrome of inappropriate secretion of antidiuretic hormone. *Am J Med* 1967；**33**：790-806. PMID：5337379
2) Gitelman BH, *et al.*：A new familial disorder characterized by hypokalemia and hypomagnesemia. *Trans Assoc Am Physicians* 1966；**79**：221-235. PMID：5929460
3) 林　松彦：Gitelman 症候群. 日腎会誌 2011；**53**：169-172.
4) Marples D, *et al.*：Hypokalemia-induced downregulation of aquaporin-2 water channel expression in rat kidney medulla and cortex. *J Clin Invest* 1996；**97**：1960. PMID：8621781
5) Riemenschneider T, *et al.*：Morphologic aspects of low-potassium and low-sodium nephropathy. *Clin Nephrol* 1983；**19**：271. PMID：6872364

(今井惠理)

各 論

Q56 高マグネシウム血症を起こしやすい薬物を教えてください．

A 下剤，制酸薬などのマグネシウム含有薬剤が多いです．

● マグネシウムの腎排泄

　体内のマグネシウムバランス，特に細胞外液量のマグネシウム量は，おもに腎臓での排泄によって調整されている（図）[1]．通常の食事によるマグネシウム摂取では，尿中マグネシウム排泄は平均100～150 mg/日または8～12 mEq/日である．マグネシウム含有の制酸剤を服用している患者ではそれ以上に増加させることができる．同様に，食事のマグネシウム摂取量を制限していると，24時間尿中マグネシウムは4～6日のうちに，10～12 mg（1 mEq）まで減少する．このように腎臓は必要に応じてマグネシウムを非常によく保持することができる[2]．

　腎機能低下がある場合，特に末期腎不全患者では，通常量のマグネシウムを含む薬剤によっても血中マグネシウム濃度の上昇を認める．また，腎機能が正常でも，腎排泄以上の過剰負荷があ

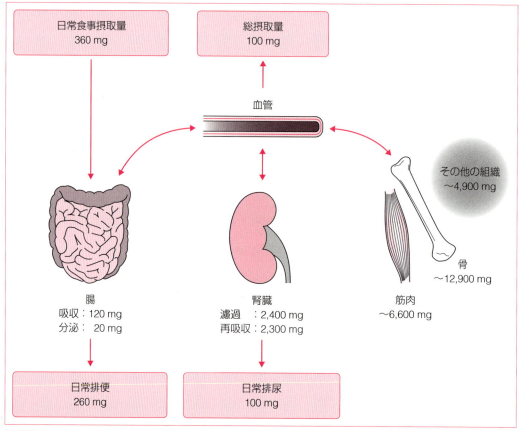

図　マグネシウムバランス

正常な人では，血清マグネシウム濃度は1.7～2.7 mg/Lまたは0.7～1.1 mmol/Lに保たれている．北米の平均的な食事には1日あたり約360 mgのマグネシウムが含まれており，体内のマグネシウムを維持している．

（文献1を引用改変）

れば高マグネシウム血症をきたしうる.

マグネシウムを含む薬剤

1) 消化器官用薬

マグネシウム製剤は，腸内での水分吸収を抑えて便を柔らかくし排便を容易にすることから，緩下剤として多用されている．また，胃酸の主成分である塩酸を中和して胃内の pH を高めて胃粘膜を保護するため，古くから胃・十二指腸潰瘍，胃炎の症状改善に用いられてきた.

緩下剤として有名な酸化マグネシウム（マグラックス®）の他に，下剤としてのクエン酸マグネシウム（マグコロール®）や硫酸マグネシウム，制酸薬として水酸化マグネシウムと酸化アルミニウムの合剤（マーロックス®），健胃消化剤としてメタケイ酸アルミン酸マグネシウムを含む合剤や炭酸マグネシウムを含む合剤（S・M 散®，つくし A・M 散®），胃粘膜保護剤としてケイ酸マグネシウムを含む合剤（メサフィリン®）があげられる.

消化器官用薬や合剤が投与されている場合は，マグネシウムが含有されている可能性を考慮し，高マグネシウム血症に注意して診療する必要がある[3].

2) その他

電解質補正用薬や子癇治療薬としての硫酸マグネシウム（マグネゾール®）がある.

文献

1) Jeroen H, *et al.*：Regulation of magnesium balance：lessons learned from human genetic disease. *Clin Kidney J* 2012；**5**：15-24. PMID：26069817
2) シュライアー：腎臓病と病態生理．メディカルサイエンスインターナショナル，2011；241-263.
3) 北山浩嗣，他：酸化マグネシウムの過剰投与．小児内科 2013；**45**：1699-1703.

（川端千晶，深川雅史）

Q57 高カルシウム血症を起こしやすい薬物を教えてください.

A 高カルシウム血症の原因の 9 割以上は原発性副甲状腺機能亢進症と悪性腫瘍によるものです．それらを除外したうえで，ビタミン D 過剰およびその他薬剤の可能性を検討します（表）.

ビタミン D 過剰

ビタミン D 過剰では，腸管からのカルシウム吸収と骨吸収上昇により血清カルシウムが上昇する．骨粗鬆症や慢性腎不全に対し，活性型ビタミン D 製剤が投与される．高用量であったり，複数の医療機関から気づかれずに重複して処方されている例が散見される．尋常性乾癬の治療として用いられる活性型ビタミン D の軟膏でも高カルシウム血症が起こりうる.

また，静脈栄養などに含まれるビタミン D により，高カルシウム血症をきたすことがある[1].
脱水や長期臥床の影響で，より顕在化しやすい.

カルシウム過剰（炭酸カルシウム，カルシウム含有サプリメントなど）

カルシウムの過剰摂取だけで高カルシウム血症をきたすことはまれである．カルシウム濃度が上がったとしても，通常は PTH と活性型ビタミン D の分泌が抑制されるためである.

各　論

表　高カルシウム血症の鑑別診断	
原発性副甲状腺機能亢進症	PTH
悪性腫瘍	PTHrP，ビタミン D，骨髄腫・骨転移によるカルシウム融解
薬剤性	本項
サルコイドーシス，結核など	肉芽腫による活性型ビタミン D 産生
家族性低カルシウム尿性高カルシウム血症	カルシウム感受性受容体(CaSR)
長期臥床	不動による脱灰

　しかし，炭酸カルシウムなどカルシウム含有リン吸着薬に加え，活性型ビタミン D 製剤を内服している慢性腎不全患者では，腎からのカルシウム排泄低下も影響して高カルシウム血症が起こりうる．内服薬だけでなく，サプリメント内服の有無やカルシウム含有の有無などの情報収集も重要である．

　また，ミルク・アルカリ症候群や，近年増加しているカルシウム・アルカリ症候群も原因となる．

サイアザイド系利尿薬

　遠位曲尿細管の Na^+-Cl^- 共輸送体(NCC)をブロックすることにより，尿細管側から細胞内への $Na+$ 移動が減少する．代わりに同じ尿細管側にある TRPV5 というチャネルから Ca^{2+} が流入し，血管側へ移動する．このためサイアザイド系利尿薬は尿中カルシウム排泄を低下させる．

　高カルシウム血症を呈するのは，内服開始後平均 6 年で，2/3 の症例では原発性副甲状腺機能亢進症を合併していたとの報告がある．原発性副甲状腺機能亢進症については必ず鑑別する必要がある[2]．

テリパラチド

　テリパラチドは PTH 分子の活性部分である N 末端から 34 番目までのアミノ酸鎖に相当するポリペプチド(PTH(1-34))の名称である．遺伝子組み換えテリパラチドの皮下注射(連日，2 年以内)により，リモデリングの促進とともに骨組織量が上昇する．骨密度低下の強い骨粗鬆症やすでに骨折を生じている重篤な骨粗鬆症に用いられる[3]．

　半減期が 1 時間と短いものの，高カルシウム血症が遷延した例が報告されており，血清カルシウム値のモニタリングが必要である[4]．

リチウム

　慢性のリチウム投与は軽度の高カルシウム血症を起こしうる．カルシウム感受性受容体(CaSR)の機能を抑制し，PTH 分泌を抑制する血清カルシウム値の閾値が上がるためである．

テオフィリン中毒

　テオフィリンはホスホジエステラーゼ阻害薬であり，cAMP 上昇による PTH 増強作用や，エピネフリン受容体を介した作用により高カルシウム血症をきたすと考えられている[5]．

ビタミン A，レチノイン酸過剰

　レチノイン酸は用量依存性に骨吸収を増加させる．経腸栄養やサプリメントに含まれるビタミン A も含め，不動や腎不全患者に対する過剰投与には注意を要する[6]．

エストロゲン，抗エストロゲン（タモキシフェン）

内服開始後2週間以内の早期に血清カルシウム値の上昇をきたす点で，悪性腫瘍による高カルシウム血症と区別できる．高カルシウム血症をきたす例では治療反応性がよく，ホルモン反応性の腫瘍により，骨吸収が亢進するためと考えられている[7]．

文献

1) Shike M, et al.：A possible role of vitamin D in the genesis of parenteral-nutrition-induced metabolic bone disease. Ann Intern Med 1981；**95**：560-568. PMID：6794407
2) Wermers RA, et al.：Incidence and clinical spectrum of thiazide-associated hypercalcemia. Am J Med 2007；**120**：911. e9-911.15. PMID：17904464
3) 骨粗鬆症の予防と治療ガイドライン作成委員会編：骨粗鬆症の予防と治療ガイドライン2015年版．日本骨粗鬆症学会2015．
4) Thiruchelvam N, et al.：Teriparatide induced delayed persistent hypercalcemia. Case Rep Endocrinol 2014；**2014**：802473. PMID：25202461
5) McPherson ML, et al.：Theophylline-induced hypercalcemia. Ann Intern Med 1986；**105**：52-54. PMID：3013062
6) Bhalla K, et al.：Hypercalcemia caused by iatrogenic hypervitaminosis A. J Am Diet Assoc 2005；**105**：119-121. PMID：15635357
7) Legha SS, et al.：Tamoxifen-induced hypercalcemia in breast cancer. Cancer 1981；**47**：2803-2806. PMID：7260871

（川端千晶，深川雅史）

  腎性尿崩症を起こしやすい薬物を教えてください．

 腎性尿崩症は，腎臓集合管でのバソプレシン（AVP）の作用不全の結果，多尿をきたす疾患です．成人発症の大多数は，薬剤などの後天的要因によります．原因薬剤は躁状態治療薬（炭酸リチウム）が最多ですが，抗リウマチ薬，抗HIV薬，抗菌薬，抗ウイルス薬など多岐にわたります．

腎性尿崩症とは

正常の腎臓集合管では，視床下部より分泌されたAVPが集合管主細胞基底膜のAVP2型受容体（V2R）に結合し，細胞内cAMPが増加，プロテインキナーゼA（PKA）が活性化しアクアポリン2（AQP2）がリン酸化されて管腔側膜へ誘導され，水吸収がなされる（図）が，腎性尿崩症ではこの過程のどこかに障害があり多尿をきたす．先天性腎性尿崩症は，V2R遺伝子（AVPR2）やAQP2遺伝子異常による．一方，後天性腎性尿崩症は，薬剤，電解質異常（高カルシウム，低カリウム）によるものが代表的である[1]．

腎性尿崩症をきたす薬剤は？

表のように多くの薬剤が原因となりうる[2]が，リチウムの頻度が最多である．リチウムの使用で85％の頻度で腎性尿崩症が起こるという報告[1]もあり特に注意が必要である．実際にリチウムによる腎性尿崩症の患者では，AQP2の尿中排泄が減少することが確認されており[1]，機序としては集合管での上皮のリモデリングが起き，主細胞の数が減少すること[3]，cAMPを介する系と別の経路でもAQP2の減少をきたすことが推定されている[4]．

薬剤性腎性尿崩症の治療は？

早期発見で障害が軽度なら原因薬の中止のみでよく，長くても1か月程度で自然回復すること

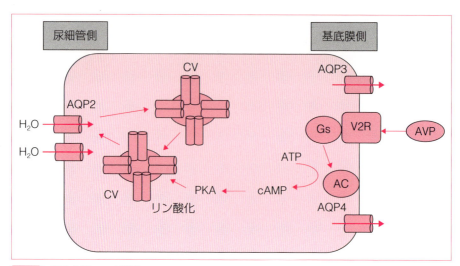

図 腎集合管での水輸送
V2R：AVP2型受容体，Gs：G蛋白，AC：アデニル酸シクラーゼ，PKA：プロテインカイネースA，CV：細胞内小胞

表 尿崩症をきたす代表的な薬剤

薬剤分類	薬剤名
躁うつ病治療薬	炭酸リチウム
抗リウマチ薬	ロベンザリット2ナトリウム
抗HIV薬	フマル酸テノホビル
	ジソプロキシル
抗菌薬	イミペネム・シラスタチンナトリウム
抗真菌薬	アムホテシリンB
抗ウイルス薬	ホスカルネットナトリウム水和物
抗てんかん薬	フェニトイン
麻酔薬	セボフルラン
抗がん剤	シスプラチン
	イホスファミド

が多い[5]．しかし原因薬の中止でも回復が遷延するときはサイアザイドやプロスタグランジン（PG）阻害薬が有効であるケースもある．サイアザイドは遠位尿細管でのナトリウム再吸収阻害により，循環血液量が減少し，GFRの減少と近位尿細管での水・ナトリウムの再吸収増加により最大50％程度の尿量減少が得られる．PGは腎でAVPと拮抗するので，阻害薬によりAVP作用が増強すると推察されている．他にリチウムは主細胞上皮のNaチャネルの浸透性が高く毒性を発揮するため，ナトリウムチャネルブロッカーであるアミロライドも有効とされる[6]．

文献

1) Bockenhauer, D, et al.：Pathophysiology, diagnosis and management of nephrogenic Diabetes insipidus. Nat Rev Nephrol 2015；11：576-588. PMID：26077742
2) 厚生労働省科学研究費補助金　平成27年度日本医療開発機構　腎疾患実用化研究事業「慢性腎臓病の進行を促進する薬剤等による腎障害の早期診断法と治療法の開発」薬剤性腎障害の診療ガイドライン作成委員会編：薬剤性腎障害診療ガイドライン2016．日腎会誌58；2016：477-555．

3) Christensen, B. M. et al.：Changes in cellular composition of kidney collecting duct Cells in rats with lithium-induced NDI. *Am J Physiol cell Physiol* 2004；**286**：952-964. PMID：14613889
4) Li, Y. et al.：Development of lithium-Induced nephrogenic diabetes insipidus is dissociated from adenylyl cyclaseactivity. *J. Am. Soc. Nephrol.* 2006；**17**：1063-1072. PMID：16495377
5) 厚生労働省：重篤副作用疾患別対応マニュアル．腎性尿崩症．平成23年3月．
6) kortenoeven, M. L. et al.：Amiloride blocks lithium entry through the sodium channel thereby attenuating the resultant nephrogenic diabetes insipidus. *Kidney Int* 2009；**76**：44-53. PMID：19367330

（佐藤英彦，内田信一）

Q59 腎障害時の高カロリー輸液の注意点を教えてください．

A 腎不全では30 kcal/kg体重/日以上の十分な熱量の投与が必要で，非蛋白熱量(kcal)/窒素量(g)［NPC/N比］は300以上が目標です．腎不全では窒素代謝物の排泄が低下し，高窒素血症を呈します．このため必須アミノ酸を主体とし，体蛋白の合成促進と異化抑制に働く分岐鎖アミノ酸の配合量を多くし，腎不全時の含硫アミノ酸代謝異常を考慮してメチオニンを減量し，非必須アミノ酸も添加した特別なアミノ酸製剤（キドミン®やネオアミユー®）が作られています．表1に慢性腎臓病での処方例を示します[1]．CKD，急性腎障害（AKI），Protein energy wasting（PEW）の有無など病態に応じて高カロリー輸液の内容は変わってきます（表2）．

腎不全時の完全静脈栄養（TPN）組成に関するガイドラインはわが国ではまだない．海外では腎不全時のTPNに関するESPENガイドラインがあり，参考になる[2]．以下，病態に分けて記載する．

● 慢性腎臓病(CKD)

CKD患者での完全静脈栄養（total parenteral nutrition：TPN）の適応は一般の患者と同様で，経口摂取が困難であり，経腸・経管栄養が困難あるいは不十分な場合にTPN施行が考慮される．可能な場合には経口摂取や経管栄養を優先する．CKDステージ3以上では水分・ナトリウムバランスの異常，代謝性アシドーシス，アミノ酸代謝異常，高カリウム血症，高リン血症および低カルシウム血症などが生じていることが多く，このような代謝異常を可能な限り是正できる輸液を考慮する．

CKD患者ではProtein energy wasting(PEW)を合併していることが多い．PEWは3つの特徴を満たすときに診断される．①血清アルブミン低下(3.5 g/dL未満)，トランスサイレチン低下(30 mg/dL未満)，コレステロール低下，②体重低下，③筋肉量低下の3つである[3]．CKDにおけるPEWの原因は，経口摂取量の低下，食事制限の影響，尿毒症，慢性炎症(MIA症候群：malnutrition-inflammation-atherosclerosis)，代謝性アシドーシス，内分泌性の要因(インスリン抵抗性，副甲状腺機能亢進症，血漿レプチン濃度の上昇など)，消化管の要因(胃麻痺，吸収障害)など多岐にわたる．

CKDでのTPNの目標は，①PEWの予防と治療，②適切なエネルギー・必須の栄養素・微量元素の投与，③蛋白あるいはリン制限によるCKD進行の抑制である．過度のエネルギー制限はPEWになるリスクがあり，適切なエネルギー投与を行う．

TPN開始後，最初の1週間は特に電解質のチェックをしっかりと行う．Refeeding syndromeによる低カリウム血症，低リン血症はよく報告されており，注意が必要である[4,5]．

表1	CKD での高カロリー輸液

例1	例2
ハイカリック RF® 1,000 mL キドミン® 400〜500 mL ネオラミン・マルチV® 1 A エレメンミック® 1 A	50%ブドウ糖 1,000 mL キドミン® 400〜500 mL 10%NaCl 20〜40 mL ネオラミン・マルチV® 1 A エレメンミック® 1 A

表2	病態に応じた高カロリー輸液

	アミノ酸投与量 (g/kg 体重/日)	脂質投与量 (g/kg 体重/日)	NPC/N 比
CKD 代償期	0.6〜0.8		300 以上
CKD 透析開始後	1.2〜1.5 (持続透析では 2.0)		150 以下も可能
AKI PEW なし	0.6〜1.0	1.0 前後	300 前後
AKI PEW あり	1.2〜1.5 (透析も考慮)		150〜300
AKI 透析開始後	1.5 で開始し増量 (持続透析では 1.7〜2.0))		150 以下も可能

　ハイカリック RF® にはカリウムやリンが入っていないため，数日後にはカリウム製剤，リン製剤の投与による補正を必要とすることがある．

　エネルギーは 30〜35 kcal/kg 体重/日以上が望ましい．また，血中尿素窒素の増加と蛋白異化抑制のために，NPC/N 比を 300 以上に維持することが望ましい．ブドウ糖はおもに 50%製剤を用いて調整する．アミノ酸投与量は，0.6〜0.8 g/kg 体重/日である．腎不全用アミノ酸製剤であるキドミン® を用いることが多い．

　栄養指標のモニタリングを綿密に行い，TPN によっても栄養指標が低下するなら，積極的に血液透析の施行を考慮する．透析開始後はアミノ酸投与量を 1.2〜1.5 g/kg 体重/日までの増量を考慮する．持続血液透析の場合には，アミノ酸投与量を 2 g/kg 体重/日までの増量を考慮する．

　ビタミンと微量元素も経静脈的に投与する．2 週間を超える場合には，ビタミン A や微量元素の蓄積の可能性を考慮する．代謝性アシドーシスは蛋白異化を亢進させるため，積極的に補正を行う．二次性副甲状腺機能亢進症の治療も行う．糖尿病では血糖値のコントロールも重要である．

● 急性腎障害（AKI）

　急性腎障害（AKI）の病態が代謝に与える影響は CKD に比べて大きい．AKI では蛋白異化が特徴的である．様々なアミノ酸代謝が異常となり，いくつかの非必須アミノ酸（たとえばチロシン）がAKI では必須となる．AKI ではインスリン抵抗性と肝での糖新生亢進により高血糖になることがある．脂質代謝異常も認められ，脂肪分解抑制から高中性脂肪血症が認められる．AKI でも PEWが合併していることが多い．腸管が使える場合は経腸栄養が基本であるが，そうでない場合には TPN を考慮する．

　AKI で重症の患者では持続血液透析が施行されることがよくある．限外濾過液 1 L あたり約 0.2 g のアミノ酸が失われ，可溶性のビタミンも失われるため，注意が必要である．

異化期においては，総カロリーは非窒素カロリーとして少なめに $20〜25\,kcal/kg$ 体重/日からはじめる．同化期では慎重にカロリーの増量を検討する．PEW がない場合にはアミノ酸投与量は $0.6〜1.0\,g/kg$ 体重/日とする．PEW の病態ではアミノ酸必要量は $1.2〜1.5\,g/kg$ 体重/日以上と多く，透析導入による対応も必要になることがある．

透析開始後は，透析液内に漏出するアミノ酸を補充する必要があり，アミノ酸投与量を $1.5\,g/kg$ 体重/日から栄養状態の指標を見ながら徐々に増量する．持続血液透析の場合には，アミノ酸投与量を $1.7〜2\,g/kg$ 体重/日までの増量を考慮する[6]．これは持続透析の重症患者の RCT で $2\,g/kg$ 体重/日以上の蛋白摂取で正の窒素バランスが得られやすく，窒素バランスが $1\,g/$日増加するごとに生存率が 21% 増加するという研究を参考にしている[7]．ただし，AKI での異化亢進はアミノ酸摂取量を増やすだけでは改善しない可能性があり，注意を要する．

脂肪酸は AKI でも重要なエネルギー基質であり，投与が望ましい．脂肪乳剤として $1\,g/kg$ 体重/日の補給が推奨される．なお，栄養状態の悪い患者で，骨格筋および心筋内の L-カルニチンが不足していて，脂肪酸が利用できないことがある．その場合，L-カルニチンの補給を考慮する．ビタミンは AKI では欠乏することが多く，総合ビタミン剤を併用する．ただし，投与過剰になっていないかどうか，ビタミン A 中毒の症状には注意すべきである．またビタミン C の過剰投与で二次性シュウ酸症になる可能性があり，注意が必要である．

持続血液透析が長期になると，推奨量で投与していても，セレン欠乏およびビタミン B_1 欠乏になることが示されており，少なくとも通常量の 2 倍の投与量が必要との報告もある[8]．

文献

1) 正路久美：腎機能低下時の薬剤ポケットマニュアル［第2版］．南学正臣（編），15 腎不全患者用輸液・栄養製剤．中外医学社，2011：226-228.

2) Cano NJ, *et al.*：ESPEN guidelines on parenteral nutrition：adult renal failure. *Clin Nutr* 2009；**28**：401-414. PMID：19535181

3) Fouque D, *et al.*：A proposed nomenclature and diagnostic criteria for protein-energy wasting in acute and chronic kidney disease. *Kidney Int* 2008；**73**：391-398. PMID：18094682

4) Duerksen DR, *et al.*：Electrolyte abnormalities in patients with chronic renal failure receiving parenteral nutrition. *J Parenter Enteral Nutr* 1998；**22**：102-104. PMID：9527968

5) Druml W, *et al.*：Hypophosphatemia in patients with chronic renal failure during total parenteral nutrition. *J Parenter Enteral Nutr* 1999；**23**：45-46. PMID：9888418

6) Wooley JA, *et al.*：Metabolic and nutritional aspects of acute renal failure in critically ill patients requiring continuous renal replacement therapy. *Nutr Clin Pract* 2005；**20**：176-191. PMID：16207655

7) Scheinkestel CD, *et al.*：Prospective randomized trial to assess caloric and protein needs of critically ill, anuric, ventilated patients requiring continuous renal replacement therapy. *Nutrition* 2003；**19**：909-916. PMID：14624937

8) Berger MM, *et al.*：Copper, selenium, zinc, and thiamine balances during continuous venovenous hemodiafiltration in critically ill patients. *Am J Clin Nutr* 2004；**80**：410-416. PMID：15277163

（熊谷天哲，内田俊也）

各 論

H. その他の薬剤

各論

Q60 リウマチ治療薬による腎障害にはどのようなものがありますか？

A カルシニューリン阻害薬では，腎血流量低下による一過性腎機能低下，血栓性微小血管症，間質障害がみられます．非ステロイド性抗炎症薬(NSAIDs)は微小変化型ネフローゼ(MCNS)，腎血流症低下による一過性腎機能低下，尿細管間質障害をきたします．金製剤や D-ペニシラミンは MCNS，膜性腎症(MN)を，ブシラミンは MN の原因となります．D-ペニシラミン，ブシラミンは，ANCA 関連血管炎(AAV)，半月体形成性糸球体腎炎(CrGN)の原因にもなります．関節リウマチ(RA)治療のアンカードラッグであるメトトレキセートによる尿細管障害もまれに経験します．最近，頻度は低いですが，生物学的製剤，特に TNF 阻害薬により，半月体形成性腎炎やループス腎炎様の糸球体腎炎などを含む自己免疫性腎障害が出現することが報告されています．

関節リウマチ(RA)の治療薬

　現在，国内では，関節炎の消炎鎮痛薬として NSAIDs，アセトアミノフェンとステロイド，また，RA の疾患活動性をコントロールする薬として，13 種類の合成抗リウマチ薬(synthetic DMARDs：sDMARDs)と 8 種類(うち 1 種類はインフリキシマブの biosimilar)の生物学的抗リウマチ薬(biologic DMARDs：bDMARDs)が RA の治療薬として使われている．これらの多くで様々な腎障害をきたす．表に各薬剤について報告のあった腎障害をまとめた．休薬のみで改善する場合もあるが，CrGN や AAV は治療を必要とすることが多い．以下，各薬剤の腎障害を解説する．

消炎鎮痛薬

1) NSAIDs

　NSAIDs はアラキドン酸からプロスタグランジン(PG)を産生させるシクロオキシゲナーゼ-1(COX-1：全身に恒常的に発現)，COX-2(脳，腎等一部の臓器でのみ恒常的に発現，その他の臓器では炎症時のみ誘導される)を抑制する．したがって，COX-2 選択的阻害薬は，消化性潰瘍出現頻度の少ない安全な NSAIDs と考えられているが，腎では COX-2 の発現は恒常的であり，NSAIDs は COX 抑制の選択性に限らず PG 産生低下から虚血性腎障害をきたす．したがって，CKD，高齢者など，腎血流量が低下している症例の消炎鎮痛には，末梢組織での PG 産生抑制効果のないアセトアミノフェンがよい．腎に対する直接の中毒作用として，尿細管壊死，アレルギー・免疫機序による，急性間質性腎炎，微小変化型ネフローゼ症候群(MCNS)をきたすこともある．間接毒性としては，NSAIDs による内因性 ADH 作用の増強から出現する，循環血液量正常低ナトリウム血症がみられる．

2) アセトアミノフェン(APAP)

　慢性的な腎乳頭壊死・石灰化，慢性間質性腎炎による慢性腎不全を呈するが，APAP 単独でこのような腎障害が起こることはまれ．アスピリンや NSAIDs との長期併用で，アスピリンあるいは NSAIDs と APAP の腎髄質乳頭部での濃縮が起こり，APAP の中間代謝産物である M-acetyl-p-benzoquinone imine を介した直接毒性にて，腎乳頭壊死，尿細管腎障害を起こす．

表　リウマチ治療薬による腎障害

	微少変化型ネフローゼ	膜性腎症	半月体形成性腎炎	ANCA関連血管炎	メサンギウム増殖性腎炎	巣状糸球体硬化症	ループス腎炎	間質性腎炎・間質性腎障害
NSAIDs	●							●
アセトアミノフェン								●
金チオリンゴ酸ナトリウム	●	●						
オーラノフィン	●	●						
ブシラミン		●	●	●				
D-ペニシラミン	●	●		●				
メトトレキサート								●
タクロリムス						●		●
アクタリット								
レフルノミド								
サラゾスルファピリジン	●							
ロベンザリット								●
イグラチモド								
ミゾリビン								
トファシチニブ								
インフリキシマブ			●	●				
エタネルセプト	●	●	●	●	●		●	●
アダリムマブ		●	●	●	●		●	●
ゴリムマブ							●	
セルトリズマブペゴル								
トシリズマブ			●		●			
アバタセプト		●			●			

sDMARDs

1）ブシラミン・D-ペニシラミン

　ブシラミンは2つ，D-ペニシラミンは1つの SH 基を持つ．ブシラミンは膜性腎症（MN），半月体形成性腎炎（一部は ANCA 関連血管炎），D-ペニシラミンは MCNS，MN，半月体形成性腎炎（一部は ANCA 関連血管炎）をきたす．

2）金製剤（金チオリンゴ酸ナトリウム注射液，オーラノフィン）

　MCNS，MN の原因となる．

3）メトトレキサート

　頻度は低く，過去の報告も少ないが，尿細管毒性があり，尿細管に空胞変性を引き起こし，腎機能を悪化させる場合がある．

4）タクロリムス

　カルシニューリン阻害薬であり，腎細小血管収縮により，腎前性要因から一過性腎機能低下をきたすが，この状態が慢性的に続くと，病的蛋白尿が出現し，巣状糸球体硬化症をきたす場合がある．また，尿細管萎縮，間質の縞状繊維化をきたすことがある．糸球体に血栓性微小血管症をきたす場合がある．タクロリムス投与中の腎移植患者における巣状糸球体硬化症の報告がなされている．

5）サラゾスルファピリジン

　ネフローゼをきたした報告を散見する．

6）ロベンザリッド

間質性腎障害の原因となることがある．

7）レフルノミド，アクタリット，イグラチモド，ミゾリビン，トファシチニブ（JAK 阻害剤）

腎障害は報告されていない．

● bDMARDs

　生物学的抗リウマチ薬の中でも，TNFα を阻害する TNF 阻害薬，特に処方頻度を反映して，エタネルセプトとアダリムマブの報告が多い．TNF 阻害による腎障害の特徴は，ANCA 陽性の CrGN と 2 本鎖 DNA（dsDNA）抗体が陽性となるループス腎炎である．TNF 阻害薬使用中に，尿検査所見の異常を呈した場合は，MPO-ANCA，PR3-ANCA，dsDNA 抗体，補体価を確認したい．TNF 阻害薬は上記以外の腎病変をきたす場合もまれにある．TNF 阻害薬以外の bDMARDs による腎障害の報告もあるが，非常にまれである．

文献
1) 梶山　浩：腎機能障害のある RA での DMARDs や生物学的製剤の使用法．山岡邦宏，他編，リウマチ・膠原病診療ハイグレード　リウマチ・膠原病の合併症や諸問題を解く．第 1 版，文光堂，2016：124-138
2) Piga M, et al.：Biologics-induced autoimmune renal disorders in chronic inflammatory rheumatic diseases：Systematic literature review and analysis of a monocentric cohort. Autoimmun Rev 2014：13：873-879. PMID：24840285

（梶山　浩）

Q61 抗甲状腺薬による腎障害とはどのようなものですか？

　抗甲状腺薬のひとつであるプロピルチオウラシルにより，薬剤誘発性 ANCA 関連血管炎・腎炎が起こる可能性があります．血尿，蛋白尿や血清クレアチニン値上昇など軽度腎障害を起こし，腎生検では半月体形成を認めることもありますが，薬剤中止により腎障害は改善することが多く一般的に予後良好です．頻度は低いですが，チアマゾールでも ANCA 関連血管炎・腎炎が起こります．その他，チアマゾールでは，まれに横紋筋融解症による腎障害がみられることがあります．

● 抗甲状腺薬の作用と副作用

　抗甲状腺薬にはチアマゾール（MMI）とプロピルチルウラシル（PTU）の 2 種類があり，いずれもサイログロブリンのチロシン残基にヨウ素を付加する thyroid peroxidase を阻害することによって甲状腺ホルモン（thyroxine）の産生を抑制する．最も多い副作用は発疹と蕁麻疹であり，他にも無顆粒球症などが知られている．

　腎障害をきたすものとしては，PTU による薬剤誘発性 ANCA 関連血管炎の出現が重要である[1]．その他，特に MMI では横紋筋融解症が現れることがまれにあり，その際，急性腎障害を生ずる可能性がある．

PTU による薬剤誘発性 ANCA 関連血管炎について

1）頻度

ANCA 関連血管炎の発生率は，PTU によるものが 1 万人あたり 0.47〜0.71 人/年，MMI によるものは比較的少なく 0.057〜0.085 人/年と報告されている．

2）原因・病態

薬剤誘発性の ANCA 関連血管炎がいくつか知られているが，その中で抗甲状腺薬によるものが最も多く，PTU 使用例の 20〜64％で MPO-ANCA が陽性になると報告されている[2,3]．抗甲状腺薬以外では，ヒドララジン，フェニトイン，アロプリノール，抗菌薬（ミノサイクリン，セフォタキシム），抗リウマチ薬（スルファサラジン，D-ペニシラミン），抗がん薬（フルダラビン，レバミゾール），生物学的製剤（インフリキシマブ，アダリムマブ，エタネルセプト），などが知られている．PTU による高率な ANCA 誘導の機序には，thyroid peroxidase と myeloperoxidase（MPO）の間に塩基で 46％，アミノ酸で 44％の相同性があり，PTU と MPO との相互作用により MPO に構造変化が生じること，PTU により MPO を含む好中球細胞外トラップ（NETs）の構造変化と分解障害が生じることにより，MPO に対する自己抗体が形成されやすくなることなどが想定されている[1,4]．

3）危険因子

繰り返す長期暴露，特に使用期間が 9 か月以上にわたるものでは ANCA が誘導されやすいが，実際に血管炎が発症する割合は ANCA 陽性例のうち 4〜6.5％と低い．また，薬剤誘発性 ANCA 関連血管炎では，高力価（100 EU 以上：基準値 10 EU 以下）の MPO-ANCA 値が検出されることが特徴である．他にも ANCA 特異的抗原や抗内皮細胞抗体の存在，遺伝的背景も影響する[1]．

4）症状・検査所見

臨床的には，原発性 ANCA 関連血管炎と比べて臓器障害は軽微なことが多い．症状は，原発性と同様一臓器に限局したものから，皮膚，肺，腎，眼，神経系など多臓器に血管炎を呈するものまで様々である．なかでも皮膚血管炎による皮疹の頻度が高い．

検査所見では，ほとんどの症例で MPO-ANCA が検出されるほか，種々の白血球抗原（proteinase3，cathepsinG，lactoferrin，netutrophil elastase，azurocidin など）に対する ANCA が同時にみられることある．その他，原発性との違いを表にまとめた．

PTU 誘発 ANCA 関連血管炎および腎障害の特徴

PTU 誘発薬剤誘発性 ANCA 関連血管炎では，およそ 58〜66％で何らかの腎障害が認められる．症状としては血尿・蛋白尿が多く，中にはネフローゼ症候群や急速進行性糸球体腎炎（rapidly progressive glomeruonephritis：RPGN），乏尿を伴うものや，維持透析導入となった報告例もある．病理組織学的には，壊死性半月体形成性腎炎を示すものが多いが，原発性と比べると軽症例が大半であり，RPGN の経緯を示す例は少ないのが特徴的である[5]．免疫蛍光法では必ずしも "pauci-immune" ではなく，約 40％の症例で免疫複合体の沈着を認めるとの報告がある．また，原発性に比べ，薬剤誘発性 ANCA 関連血管炎のほうが 24 時間尿蛋白量や血清クレアチニン値が低く，組織病理学的所見も軽微であったと報告されている[1,6]．

治療・予後

原因薬剤の中止により改善することが多く，一般的に予後は良好である．重症例ではステロイドパルス療法で開始し，副腎皮質ステロイド（プレドニゾロン 0.5〜1.0 mg/kg/日）やシクロホスファミド，さらに血漿交換による治療を行う．一般的に薬剤投与中止により臓器障害の進行は抑

各 論

表 PTU 誘発 ANCA 関連血管炎と原発性 ANCA 関連血管炎の比較

特徴	PTU 誘発 ANCA 関連血管炎	原発性 ANCA 関連血管炎
年齢・性別	おもに若い女性	高齢者
重症度	一般に軽度．血尿・蛋白尿が多いが，時に RPGN がみられる．	しばしば RPGN やびまん性肺胞出血など重症化する．
ANCA の標的抗原	MPO，PR3，cathepsinG，lactoferrin，netutrophil elastase，azurocidin を含む複数の標的抗原	通常 PR3 や MPO などの単一の標的抗原
MPO-ANCA IgG のサブクラス	IgG3 サブクラスは検出されず（寛解達成後は IgG4 が著しく低下）	IgG1～4 すべてのサブクラスが検出される
MPO-ANCA のエピトープ	限局	比較的広域
MPO-ANCA 値	高値	低値
MPO-ANCA 結合力	低い	高い
抗ヒストン抗体の存在	認める	まれ
抗 β2-glycoprotein 1 抗体の存在	認める	まれ
腎生検所見	軽症例が多い．	壊死性半月体形成性糸球体腎炎
蛍光抗体所見	約 40%で免疫グロブリンの沈着あり	免疫グロブリンの沈着は無～ごく微量（pauci-immune 型）
予後	比較的良好	治療が遅れると不良

（文献 2 に追加・改変）

制されるため，これらの免疫抑制療法は短期間で終了できる場合が多い[1]．

　PTU を使用中の場合，原疾患に対する治療薬を MMI へ変更するか，甲状腺亜全摘や ^{131}I 放射性ヨード療法など他の治療法を検討する．ただし，PTU と MMI の双方で血管炎を生じることもあり，注意が必要である[3]．

📚 文献

1) Chen M, et al.：Propylthiouracil-induced anineutrophil cytoplasmic antibody-associated vasculitis：*Nat Rev Nephrol* 2012；**8**：476-483. PMID：22664738

2) Slot MC, et al.：Occurrence of antineutrophilcytoplasmic antibodies and associated vasculitis in patients with hyperthyroidism treated with anti-thyroid drugs：A long-term follow-up study. *Arthritis Rheum* 2005；**53**：108-113. PMID：15696557

3) 有村義宏，他：MPO-ANCA 関連血管炎における抗甲状腺薬の病因論的意義．難治性血管炎に関する調査研究班 平成 11 年度研究報告書，2000；134-139．

4) Nakazawa D, et al.：Abnormal conformation and impaired degradation of propylthiouracil-induced neutrophil extracellular traps：*Arthritis Rheum* 2012；**64**：3779-3787. PMID：22777766

5) Yu F, et al.：Clinical and pathological features of renal involvement in propylthiouracil-associated ANCA-positive vasculitis：*Am J Kidney Dis* 2007；**49**：607-614. PMID：17472842

6) Cao X, et al.：Clinical study of renal impairment in patients with propylthiouracil-induced small-vessel vasculitis and patients with primary ANCA-associated small-vessel vasculitis：*Exp Ther Med* 2013；**5**：1619-1622. PMID：23837042

（竹森　愛，要　伸也）

Q62 薬剤誘発性ループスはどの薬剤で起こりやすいですか？

A 抗不整脈薬のプロカインアミド（15〜20%），降圧薬のヒドララジン（7〜13%）が薬剤誘発性ループス（DIL）を起こす頻度が高い薬剤として古くから知られています．抗不整脈薬のキニジンや，頻度は低いですが，降圧薬のメチルドーパ，カプトプリル，アセブトロール，抗精神病薬のクロルプロマジン，抗菌薬のイソニアジド，ミノサイクリン，抗けいれん薬のカルバマゼピン，抗甲状腺薬のプロピルチオウラシル，抗リウマチ薬のD-ペニシラミン，スルファサラジンも原因薬剤としてあげられます．まれですが，TNF阻害薬（Q60参照）やIFNαでみられることがあります．

薬剤と全身性エリテマトーデス（SLE）

　薬剤のSLE病態に対する影響を考えたとき，薬剤が，正常な免疫機能を持つ症例にSLE様自己免疫あるいは病態を誘導する場合と，薬剤がもともと存在するSLEの病態を悪化させる場合とに区別される．本項で扱う薬剤誘発性ループス（drug-induced lupus：DIL）は前者であり，原因薬剤の休薬で改善することが多い．一方，後者は，関連薬剤の休薬でもSLE活動性の改善に時間がかかることがある．また薬剤は，血管炎（Q60参照）や自己免疫性溶血性貧血など，様々な免疫異常をきたしうるが，ここでは触れない．SLEとDILは，疫学，臨床像，検査所見が異なるため，表にまとめたので参考にしてほしい．DILは，SLEに比し好発年齢が高いせいか性差がなく，腎障害，神経障害が少なく，抗dsDNA抗体，抗Sm抗体が陽性になることがまれである．
　以下，DILをきたす薬剤，SLEの病態を悪化させる薬剤をあげる．

1）薬剤誘発性ループス（drug-induced lupus：DIL）

誘発頻度	薬効	薬物名
高	抗不整脈薬	プロカインアミド
	降圧薬	ヒドララジン
中	抗不整脈薬	キニジン
低	降圧薬	メチルドーパ，カプトプリル，アセブトロール
	抗精神病薬	クロルプロマジン
	抗菌薬	イソニアジド，ミノサイクリン
	抗けいれん薬	カルバマゼピン
	抗甲状腺薬	プロピルチオウラシル
	抗リウマチ薬	D-ペニシラミン，サラゾスルファピリジン
極低	抗不整脈薬	ジソピラミド，プロパフェノン
	降圧薬	エナラプリル，クロニジン，アテノロール，ラベタロール，ピンドロール，ミノキシジル，プラゾシン
	抗精神病薬	フェネルジン，クロルプロチキセン，炭酸リチウム
	抗菌薬	ニトロフラントイン
	抗けいれん薬	フェニトイン，トリメタジオン，プリミドン，エトスクシミド
	抗炎症薬	フェニルブタゾン
	利尿薬	ヒドロクロロチアジド
	その他	インフリキシマブ，アダリムマブ，エタネルセプト（TNF阻害薬），ロバスタチン，レボドパ，など

各　論

2）SLE の病態を悪化させる薬剤

薬効	薬物名
降圧薬	ヒドララジン
抗菌薬	スルホンアミド系抗菌薬*，ペニシリン系抗菌薬，テトラサイクリン系抗菌薬*
抗真菌薬	グリセオフルビン*
NSAIDs	フェニルブタゾン，ピロキシカム*，ベノキサプロフェン*，イブプロフェン**，スリンダク**，トルメチン**，ジクロフェナク**

*：光感受性物質．紫外線暴露で発疹や皮膚炎を起こす．
**：SLE に薬剤性無菌性髄膜炎を起こす．

薬剤が SLE 様自己免疫反応を起こす機序

以下のようにいくつかの説が考えられている．

①好中球や単球，マクロファージ，皮膚ランゲルハンス細胞など貪食機能を持つ白血球，特に好中球が活性化し，NADPH oxidase が O_2 から superoxide anion，hydrogen peroxide を産生，さらに好中球が myeloperoxidase を放出し，薬剤が酸化され，自己免疫誘導活性をもつようになるとする説．

②原因薬剤が，自己抗原と結合するハプテンとなったり，直接 T 細胞を刺激するアゴニストになるとする説．

③細胞毒性のある薬剤の代謝産物が自己免疫を誘導するとする説．

④薬剤が非特異的にリンパ球を活性化するとする説．

⑤薬剤の代謝産物が，1 次リンパ節組織において成立する中枢性トレランスを破綻させるとする説．

⑥薬剤が胸腺での自己反応性 T 細胞の産生を促すとする説．

TNF 阻害薬による SLE 様自己免疫反応

　TNF 阻害薬による SLE 様自己免疫反応を DIL とするかどうかは異論もある（表）．その他の薬剤による DIL と比較して，TNF 阻害薬によるものは，補体が低く，抗ヒストン抗体陽性の頻度が低く，抗 dsDNA 抗体が陽性であることが多く，また，SLE による皮膚症状が DIL より多いことなどから，DIL とは異なる自己免疫病か，SLE そのものが惹起されているのではないかと考えられている．その一方，DIL と似た罹患臓器スペクトラムであること，当該薬剤を休薬して改善す

表　SLE と DIL の違い（疫学，症状，検査所見）

	性差（女性：男性）	acetylation type	発症機序	好発年齢	人種
全身性エリテマトーデス	9：1	slow/fast まちまち	次第に	20〜40 歳	すべての人種
薬剤誘発性ループス	1：1	slow	急速に	＞50 歳*	黒人に少ない
	関節痛・関節炎	紅斑	腎症状	神経症状	血液学的異常
全身性エリテマトーデス	75〜95%	50〜70%	30〜50%	25〜70%	よくみられる
薬剤誘発性ループス	80〜95%	10〜30%	0〜5%	0〜2%	あまりみられない
	ANA	anti-dsDNA	anti-Sm	anti-Histone	低補体
全身性エリテマトーデス	95〜98%	50〜80%	20〜30%	60〜80%	40〜65%
薬剤誘発性ループス	95〜100%	＜5%	＜5%	90〜95%	まれ

ることなどから，やはり DIL としてもよいのではないかという考えもある．

 文献
1) Rubin RL：Drug-induced lupus. *Toxicology* 2005；**209**：135-147. PMID：8093494
2) Rubin RL：Drug-induced lupus. *Expert Opin Drug Saf* 2015；**14**：361-378.
3) Katz U, Zandman-Goddard G：Drug-induced lupus：*An update* 2010；**10**；46-50.
4) 梶山　浩：腎機能障害のある RA での DMARDs や生物学的製剤の使用法．山岡邦宏，他編，リウマチ・膠原病診療ハイグレード　リウマチ・膠原病の合併症や諸問題を解く．第 1 版，文光堂，2016；124-138.

（梶山　浩）

Q63 悪性症候群を起こしやすい薬物を教えてください．

A 精神神経用薬，特に抗精神病薬によるものが圧倒的に多く，ほかに抗うつ薬，気分安定薬，認知症治療薬や，パーキンソン病治療薬，制吐薬なども原因となることがあります．一般内科やプライマリ・ケア領域で用いられる薬物でも起こりうるため十分な注意が必要です．

● 悪性症候群とは

　悪性症候群は，おもに抗精神病薬の投与開始後，あるいは減量・中止・再開を契機に，高熱，意識障害，錐体外路症状，自律神経症状，横紋筋融解などをきたす症候群である．急性腎障害（AKI）を伴い致死的となることもある重篤な有害事象である．薬剤投与量変更後 1 週間以内の発症が 66％ であり，96％ が 1 か月以内に発症したとの報告がある[1]．

　発症機序と病態は十分に解明されていないが，原因薬剤の多くがドパミン受容体遮断作用を有すること，ドパミン作動薬の中断や減量で惹起されること，ドパミン作動薬が治療に有効であることから，急激なドパミン受容体遮断やドパミンと他のモノアミン神経系との不均衡といったドパミン神経系説が想定されている．多彩な症状がドパミン説単独では説明できないため，ドパミン/セロトニン神経系不均衡説や，ノルエピネフリン，コリン系などの神経伝達系の関与も推測されている．また薬物代謝酵素遺伝子多型やドパミン受容体遺伝子多型との関連も検討されている[2]．

● 悪性症候群の原因となりうる薬剤

　抗精神病薬によるものが最も多いが，抗うつ薬，気分安定薬のほか，パーキンソン治療薬，認知症治療薬，抗てんかん薬などでの報告がある．さらに麻酔薬や制吐薬などでも発症報告があり，精神科以外の診療科でも遭遇しうる病態である．特に抗うつ薬などはかかりつけ医から処方されることも増えており，発症の可能性を常に念頭におく必要がある．悪性症候群発症の報告がある日常診療で比較的よく目にする薬剤を（表）にまとめた[3]．

● 臨床症状と検査所見

　上記薬剤服用下あるいは中断・減量後に，急性の発熱，意識障害，筋強直・振戦・ジストニアなどの錐体外路症状，自律神経症状（発汗・頻脈・血圧変動・頻呼吸など），ミオクローヌスなどが出現する．横紋筋融解をきたし，障害された筋細胞から遊離したミオグロビン（Mb）により惹起

各 論

表 悪性症候群発症の報告がある薬剤（日常診療でよく使用されるもの）

分類		一般名	おもな商品名
抗精神病薬	定型抗精神病薬	クロルプロマジン塩酸塩	ウインタミン，コントミン
		スルピリド	ドグマチール
		チアプリド塩酸塩	グラマリール
		ハロペリドール	セレネース
		ゾテピン	ロドピン
		プロクロルペラジン	ノバミン
		レボメプロマジン	ヒルナミン，レボトミン
		ブロムペリドール	インプロメン
		ペルフェナジン	ピーゼットシー
	非定型抗精神病薬	オランザピン	ジプレキサ
		クエチアピンフマル酸塩	セロクエル
		リスペリドン	リスパダール
		ペロスピロン	ルーラン
		アリピプラゾール	エビリファイ
抗うつ薬	三環系	アミトリプチリン塩酸塩	トリプタノール
		クロミプラミン塩酸塩	アナフラニール
		イミプラミン塩酸塩	トフラニール，イミドール
	四環系	ミアンセリン塩酸塩	テトラミド
		マプロチリン塩酸塩	ルジオミール
	SSRI	塩酸セルトラリン	ジェイゾロフト
		パロキセチン塩酸塩	パキシル
		フルボキサミンマレイン酸塩	デプロメール，ルボックス
	SNRI	ミルナシプラン塩酸塩	トレドミン
	SARI	トラゾドン塩酸塩	デジレル，レスリン
睡眠導入剤	ベンゾジアゼピン系	フルニトラゼパム	サイレース
気分安定薬		炭酸リチウム	リーマス
抗不安薬		エチゾラム	デパス
		タンドスピロンクエン酸塩	セディール
精神刺激薬		メチルフェニデート塩酸塩	リタリン，コンサータ
抗てんかん薬		カルバマゼピン	テグレトール
		ゾニサミド	エクセグラン
抗パーキンソン病薬		アマンタジン塩酸塩	シンメトレル
		ビペリデン	アキネトン
		ブロモクリプチンメシル酸塩	パーロデル
		ドロキシドパ	ドプス
		ペルゴリドメシル酸塩	ペルマックス
		セレギリン塩酸塩	エフピー
		カベルゴリン	カバサール
		レボドパ・カルビドパ	ネオドパストン
		レボドパ・ベンセラジド	マドパー，ネオドパゾール
認知症治療薬		ドネペジル塩酸塩	アリセプト
麻酔薬		ミダゾラム	ドルミカム
		ドロペリドール	ドロレプタン
制吐薬		メトクロプラミド	プリンペラン

される尿細管上皮細胞障害からAKIに至ることがある．Mbは腎血管をれん縮させ，腎血流減少と糸球体透過性の低下による糸球体濾過量減少をきたし腎機能低下を助長する．

発症の危険因子として，脱水，低栄養，感染，疲労のほか，悪性症候群の既往や家族歴も関与することが示唆されている．また急激な薬剤投与量の変更や頻回の筋肉注射も危険因子となる可能性が考えられている[2]．

検査所見では血清CPK上昇，白血球増加が認められ，ほかにCRPや筋酵素（AST，LDH，アルドラーゼなど），血中・尿中Mb上昇を認めることも多い．尿検査では尿潜血強陽性を認めるが沈渣で赤血球を認めない場合がありMb尿を示唆する所見である．CPKやMbの値は腎障害発症危険性の予測に有用であるとされる．重症例ではAKI，代謝性アシドーシスや播種性血管内凝固症候群（DIC）に至ることもあり，腎機能検査や凝固系検査なども行う必要がある．

● 悪性症候群の治療

本症の発症予測や予防は困難であり，早期に発見・診断して治療を開始することが最も重要である．該当薬剤を可能な限り早期に同定し，中止することがまず基本である[4]．症状がごく軽微な場合は，離脱症候群を考慮して段階的な中止を考慮してもよい．脱水の補正（十分な補液），全身冷却による体温調節，呼吸管理などの全身管理とあわせて，筋弛緩作用・解熱効果にも期待してダントロレンナトリウム（1 mg/kg/日）の投与を行う[5]．ドパミン作動薬のブロモクリプチン製剤併用が有効との報告もあるがわが国では適応がない．精神症状が顕著な場合には抗不安薬の短期併用も有効である．十分な補液を行っても利尿が得られずAKIが悪化する場合には，必要に応じて血液浄化療法を行う．横紋筋融解によるAKIの予後は原疾患が改善すれば比較的良好なため，早期診断と早期からの十分な輸液でAKI発症を予防すること，また腎不全に至った場合でも早期から適切な血液浄化療法を行うことで生命予後・腎機能予後を改善できる可能性がある．

文献

1) Caroff SN, *et al*：Neuroleptic malignant syndrome. *Med Clin North Am* 1993；**77**：185-202.
2) 厚生労働省：重篤副作用疾患別対応マニュアル　悪性症候群．平成20年4月．
3) 富野康日己，他編：薬剤性腎障害ケーススタディ―診療に活かす33の症例．南江堂，2010；182-183.
4) 厚生労働省科学研究費補助金　平成27年度日本医療開発機構　腎疾患実用化研究事業「慢性腎臓病の進行を促進する薬剤等による腎障害の早期診断法と治療法の開発」薬剤性腎障害の診療ガイドライン作成委員会編：薬剤性腎障害診療ガイドライン 2016．日腎会誌 2016；**58**：477-555.
5) 頼岡德在：日常診療に用いられる薬剤による腎障害．日内会誌 2010；**99**：564-569.

（菊本陽子，杉山　斉）

　横紋筋融解症を起こしやすい薬剤を教えてください．

　横紋筋融解症をきたす薬剤は，高脂血症用薬，抗精神病薬，鎮静薬，抗菌薬など多岐にわたります．そのうち，スタチン（HMG-CoA還元酵素阻害薬）は投与機会が多く，注意が必要な薬剤の1つです．

● 横紋筋融解症の症状と診断

横紋筋融解症は，骨格筋線維が壊死をきたし細胞内成分が循環血中に流出する病態である．症

各　論

表　スタチンの種類と筋肉系の副作用

種類	プラバ スタチン	シンバ スタチン	フルバ スタチン	アトルバ スタチン	ロスバ スタチン	ピタバ スタチン
おもな 代謝排泄経路	未変化体 のまま 胆汁排泄	CYP3A4	CYP2C9	CYP3A4	未変化体 のまま 胆汁排泄	未変化体 のまま 胆汁排泄
副作用頻度						
横紋筋融解症	頻度不明	0.01%	0.03%	頻度不明	0.05%	0.03%
筋痙直 筋けいれん 筋れん縮	0.01%	0.01%	0.05%	0.09%	0.90%	0.07%
筋痛 筋肉痛	記載なし	0.13%	0.16%	0.44%	3.19%	0.60%
筋力低下	記載なし	0.01%	記載なし	0.02%	0.27%	0.12%
CK 上昇	0.54%	1.38%	1.47%	2.79%	1.65%	1.36%

ロスバスタチンは，国内と海外における試験での発現率．その他の薬剤は，承認時までの調査および使用成績調査の累計の合計発現率．
（各薬剤のインタビューフォームから作成）

状として筋痛や筋力低下にとどまるものから，ヘム蛋白による腎血管収縮や尿細管障害，ミオグロビン(Mb)円柱の形成により急性腎障害を呈し致命的になるものまで[1]，重症度によって様々である．臨床検査所見では，血清クレアチンキナーゼ(creatine kinase：CK)，aspartate aminotransferase(AST)，lactate dehydrogenase(LDH)，カリウム(K)，Mb などが上昇する．また尿中 Mb の所見は重要だが結果が出るまでに2〜5日を要するため，尿試験紙法で潜血陽性かつ尿沈渣法で尿中赤血球陰性の所見は参考になる．

　横紋筋融解症に対する明確な診断基準はない．筋の壊死による血清 CK の上昇については，基準値の 3〜10 倍の上昇とするものや[2]，基準値の 10 倍以上という記載もあり[3]，厚生労働省の重篤副作用疾患別対応マニュアル[4]にも具体的な検査値の記載はない．

薬剤性横紋筋融解症の機序と原因薬剤

　横紋筋融解症を生じる薬剤は抗精神病薬，鎮静薬，抗パーキンソン病薬，高脂血症用薬，抗菌薬など多岐にわたる[1,4]．また，低カリウム血症などの電解質異常をきたす利尿薬や緩下剤のような薬剤も横紋筋融解症の原因となりうる．その機序として，筋細胞内のナトリウム(Na)やカルシウム(Ca)は Na/K-ATPase ポンプや Ca^{2+} ATPase ポンプにより低く維持されているが，筋線維膜の直接障害，低カリウム血症・低ナトリウム血症・低リン血症などの電解質異常による ATP の欠乏，薬剤による ATP の合成・利用障害が起こると，ポンプの機能異常により細胞内へ Na や Ca が流入し，筋細胞の壊死をきたすためと考えられている[5]．

　以下，使用頻度の高い薬剤のうちスタチン，抗菌薬による横紋筋融解症について概説する．抗精神病薬や鎮静薬などの悪性症候群に伴う横紋筋融解症については，他項(**Q63**)に譲る．

1) スタチン(表)

　スタチンはコレステロール合成の律速酵素である HMG-CoA 還元酵素を拮抗的に阻害し，血中の LDL コレステロールを低下させる．その副作用として横紋筋融解症が報告されており，その原因として細胞膜のコレステロール成分が減少することによる骨格筋細胞膜の不安定化，筋肉内のコエンザイム Q10 低下によるミトコンドリア機能障害などの機序が考えられている[6]．

　アトルバスタチン，シンバスタチン，プラバスタチン単剤での横紋筋融解症の平均発症率は

10,000 患者/年あたり 0.44 と報告されている[7]．筋障害をきたす薬剤（フィブラート製剤，ステロイド，コルヒチンなど）との併用で発症頻度が増加し，わが国では腎機能に関する臨床検査値に異常が認められる患者に，スタチンとフィブラート製剤の併用は原則禁忌である．またシンバスタチン，アトルバスタチンは CYP3A4，フルバスタチンは CYP2C9 で代謝される．CYP 阻害薬との併用はスタチンの血中濃度を上げる可能性があり，注意が必要である．さらにシクロスポリンは，CYP3A4 の阻害作用のみならず，肝細胞膜の有機アニオントランスポーターを阻害しスタチンの血中濃度を上げるため，横紋筋融解症の発症頻度が増加する．そのため，ピタバスタチンとロスバスタチンでは併用禁忌，その他のスタチンでも併用注意となっている．

2）抗菌薬

ニューキノロン系，マクロライド系，ダプトマイシン，スルファメトキサゾール・トリメトプリム（ST 合剤）などの抗菌薬，アムホテリシン B などの抗真菌薬，抗ウイルス薬などで横紋筋融解症が報告されている[1,4]．発症機序は不明なものが多いが，ニューキノロン系[8]やダプトマイシン[9]は直接的な筋障害，アムホテリシン B は低カリウム血症による機序が考えられている．また，マクロライド系抗菌薬は CYP3A4 によって代謝される薬物と相互作用をきたすため，前述のシンバスタチンやアトルバスタチンとの併用に注意が必要である．

おわりに

横紋筋融解症の原因となる薬剤は多岐にわたり，併用薬剤との相互作用の関与もある．臨床症状，血清 CK 値や尿 Mb などの検査を行い，早期発見に努めることが重要である．

文献

1) Huerta-Alardin AL *et al*.：Bench-to-bedside review：Rhabdomyolysis--an overview for clinicians. *Crit Care* 2005；**9**：158-169. PMID：15774072
2) Rosenson RS *et al*.：An assessment by the Statin Muscle Safety Task Force：2014 update. *J Clin Lipidol* 2014；**8**：S58-71. PMID：24793443
3) Pasternak RC *et al*.：ACC/AHA/NHLBI Clinical Advisory on the Use and Safety of Statins. *Stroke* 2002；**33**：2337-2341. PMID：12215610
4) 厚生労働省：重篤副作用疾患別対応マニュアル　横紋筋融解症；平成 18 年 11 月.
5) Khan FY：Rhabdomyolysis：a review of the literature. *Neth J Med* 2009；**67**：272-283. PMID：19841484
6) Thompson PD *et al*.：Statin-associated myopathy. *JAMA* 2003；**289**：1681-1690. PMID：12672737
7) Graham DJ *et al*.：Incidence of hospitalized rhabdomyolysis in patients treated with lipid-lowering drugs. *JAMA* 2004；**292**：2585-2590. PMID：15572716
8) George P *et al*.：Gatifloxacin-induced rhabdomyolysis. *J Postgrad Med* 2008；**54**：233-234. PMID：18626179
9) Kostrominova TY *et al*.：Effect of daptomycin on primary rat muscle cell cultures in vitro. *In Vitro Cell Dev Biol Anim* 2010；**46**：613-618. PMID：20383664

（木野村　賢，杉山　斉）

Q65 腎障害時の骨粗鬆症治療薬の使い方と注意点について教えてください．

A CKDステージG1～G3までなら腎機能正常者と同様でかまいません．すなわち，骨粗鬆症と診断された場合には，『骨粗鬆症の予防と治療ガイドライン』[1]に準じて治療を行います．CKDステージG4～G5では，使用できる薬剤が限られてきます．なぜなら，高度腎障害例では，禁忌もしくは慎重投与とされる薬剤があること，そして，副作用が出やすいおそれがあるからです．CKDステージG5Dも同様です．以下に，腎機能ごとの骨粗鬆症治療薬の選択や注意点について，エビデンスと筆者の経験から述べます．

● 腎障害と骨粗鬆症

腎障害患者では，骨折リスクが高いことが明らかになっている．一例をあげると，年齢調整したわが国血液透析患者の大腿骨近位部骨折発症率は，一般住民の約5倍である[2]．そして，その理由は明らかではないが，西日本で高く東日本で低いという地域差が，一般住民のみならず血液透析患者でも認められている[3]．腎機能が低下した患者でも，骨粗鬆症治療薬は骨密度を上昇させ骨折発症率を低下させる[4,5]ことから，骨粗鬆症治療薬の適切な使用により腎障害患者の高い骨折リスクを低下させることが期待できる．

ただし，骨粗鬆症治療薬には，腎排泄の薬剤が多く，高度腎障害例では禁忌もしくは慎重投与とされる薬剤があること，そして，副作用が出やすい恐れがあるため，腎機能を評価してから薬剤を選択し，投与する必要性がある．

● 腎機能ごとの骨粗鬆症治療薬の選択や注意点

1）CKDステージG1～G3

腎機能が正常の患者と同様でよい．すなわち，『骨粗鬆症の予防と治療ガイドライン2015』に準じて治療薬を選択する．病態や骨量低下部位を考慮して薬剤を選択する（図）．骨吸収亢進が主である場合には，骨吸収抑制薬（ビスホスホネート薬，抗RANKL抗体薬であるデノスマブ，閉経後早期なら選択的エストロゲン受容体モジュレーター（selective estrogen receptor modulator：SERM），負のカルシウムバランスがある場合にはエルデカルシトールなど）を選択する．骨形成低下が主の場合には，骨形成薬の副甲状腺ホルモン薬を選択する場合もあるが，高価で一定期間の投与に限定されることから，第一選択とはなりにくい．なお，骨代謝マーカーは腎機能による影響を受けないもの（骨吸収マーカーではTRACP-5b，骨形成マーカーではBAPなど）で評価する．

2）CKDステージG4～G5

ビスホスホネート薬は禁忌または慎重投与，デノスマブ，SERM，エルデカルシトール，副甲状腺ホルモン薬も慎重投与と，使用できる薬剤が限られてくる．腎機能低下時に最も問題となりうる薬物がビスホスホネート薬である[1]ことから，筆者は骨吸収抑制薬としてデノスマブとエルデカルシドールの併用を第一選択としている．デノスマブの重篤な副作用である低カルシウム血症や，エルデカルシトールの副作用である高カルシウム血症が出現しやすいため，治療開始後1週間以内に必ず血清カルシウム値を測定している．この腎機能の患者では副作用が出やすいため，メリットがデメリットを上回ると考えられる場合に薬物療法を開始している．

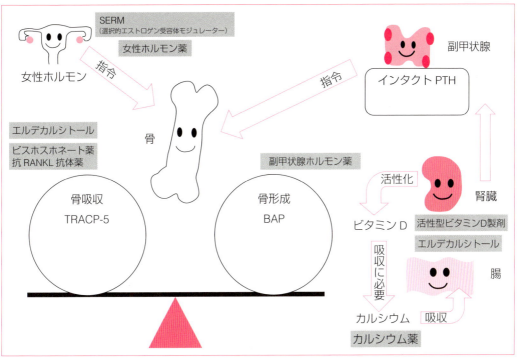

図 骨も新陳代謝をしている〜古くなった骨を吸収し，新しい骨を形成している〜

筆者が実際に患者さんに説明する際に使用している図の一部である．骨も代謝をしていること，様々な臓器と関係があること，病態や薬剤の選択理由などについて，この図を用いて患者さんに説明している．

3) CKD ステージ G5D（透析患者）

CKD ステージ G4〜G5 と同様である．ただし，血清カルシウム値が高めの場合や，静注活性型ビタミン D 製剤を透析時に使用している患者では，エルデカルシトールは使用せずにデノスマブ単独で使用する場合もある．

4) 腎移植患者

基本的に保存期症例に準じている．

その他，特に注意すべき副作用について

発生率が低いが重要な副作用である骨吸収薬関連顎骨壊死（antiresorptive agent-induced osteonecrosis of the jaw：ARONJ）を回避するため，薬物治療開始前に歯科受診を行い，口腔衛生状態を良好に維持するよう努める．同じく発症率が低いが重要な副作用である大腿骨転子下および近位大腿骨骨幹部の非定型骨折（atypical femoral fracture：AFF）は，発症率が増加傾向にある[6]．筆者も，この1年弱で診療した220例あまりの大腿骨骨折のうち5〜6例は非定型骨折と，これまで報告されているよりも高い発症率ではないかと感じている．長期間にわたるビスホスホネート薬治療により，ARONJ や AFF の発生リスクが高まることから，治療開始後3〜5年で骨折リスクを評価し，継続，休薬，中止の判断を行う[1]ことが重要である．

文献

1) 骨粗鬆症の予防と治療ガイドライン作成委員会編：骨粗鬆症の予防と治療ガイドライン2015年版．日骨粗鬆症学会，2015．
2) Wakasugi M, et al.：Increased risk of hip fracture among Japanese hemodialysis patients. *J Bone Miner Metab* 2013；**31**：315-321.

PMID：23292163
3）Wakasugi M, *et al.*：Regional variation in hip fracture incidence among Japanese hemodialysis patients. *Ther Apher Dial* 2014；**18**：162-166. PMID：24720407
4）Miller PD, *et al.*：Safety and efficacy of risedronate in patients with age-related reduced renal function as estimated by the Cockcroft and Gault method：a pooled analysis of nine clinical trials. *J Bone Miner Res* 2005；**20**：2105-2015. PMID：16294264
5）Jamal SA, *et al.*：Alendronate treatment in women with normal to severely impaired renal function：an analysis of the fracture intervention trial. *J Bone Miner Res* 2007；**22**：503-508. PMID：17243862
6）Meier RP, *et al.*：Increasing occurrence of atypical femoral fractures associated with bisphosphonate use. *Arch Intern Med* 2012；**172**：930-936. PMID：22732749

（若杉三奈子）

Q66 腎障害時の認知症治療薬の使い方と注意点について教えてください．

A NMDA受容体拮抗薬は腎排泄性であり，腎機能障害者では減量が必要です．いずれの薬剤も少量から開始し，副作用に注意しながら必要に応じて増量します．また，他の薬剤との相互作用や服薬数増加によるアドヒアランス低下に注意が必要です．

● CKDと認知症

　CKDと認知症は共通のリスク因子を多くもつが，CKDそのものが認知症のリスクであり[1]，腎機能の低下とともに認知症の有病率は増加する[2]．一般的に認知症の原因として最も多いのはアルツハイマー型認知症（Alzheimer dementia：AD）であるが，CKD患者では脳血管障害（cerebrovascular disease：CVD）を合併したADがより一般的である[3]．認知症を合併したCKD患者では，通院困難や服薬アドヒアランスの低下など治療への影響だけでなく，介護負担や入院の増加など社会・経済的な影響も大きな問題となる．

● 認知症治療について

　一般的には薬物治療のみではなく，よりよい介護環境，適切なケア，非薬物療法などとのバランスのよい治療が重要である．薬物療法としては記憶障害や見当識障害などの中核症状と，易刺激性，焦燥・興奮，異常行動，うつ，不安，周囲への無関心（アパシー），幻覚，妄想を含む周辺症状である行動・心理症状（behavior and psychological symptoms of dementia：BPSD）に対する治療がある．薬物治療については，現在わが国でADに対して処方可能な薬剤は，コリンエステラーゼ阻害薬とN-メチル-D-アスパラギン酸（N-methyl-D-aspartic acid：NMDA）受容体拮抗薬がある（表）．治療薬の選択に関しては重症度に応じて治療薬の選択アルゴリズムに則って選択する[4]．

● コリンエステラーゼ阻害薬

　共通の副作用として，腸管のコリン作動性神経細胞に対するコリンエステラーゼ阻害作用により，腸管の蠕動運動を過度に誘発し，食欲低下，下痢，悪心，嘔吐などの消化器症状が最も頻度が高い．高齢のCKD患者では，容易に脱水症状をきたし，腎機能が急性増悪する危険がある．そのため，あらかじめ本人や家族などの介護者に副作用やその対応について説明しておき，場合によっては制吐剤や整腸剤を併用で処方しておくことで，重篤な副作用を回避することにつながる．また，迷走神経刺激の亢進による徐脈，房室ブロック，失神発作なども報告されており，不

Q66　腎障害時の認知症治療薬の使い方と注意点について教えてください.

表　わが国で使用可能な認知症治療薬

作用機序	一般名	製品名	特徴	代謝経路	効能	常用量	CCr(mL/分) 30～59	CCr(mL/分) 15～29	CCr(mL/分) <15	透析患者
コリンエステラーゼ阻害作用	ドネペジル塩酸塩	アリセプト	作用時間が長い 末梢組織でのコリンエステラーゼ阻害作用が少ない	肝代謝(CYP2D6, 3A4)	軽度～高度のAD	1日1回3mgから開始し, 1～2週間後に5mgに増量 高度のAD患者には, 5mgで4週間以上経過後, 10mgに増量	腎機能正常者と同じ			
	ガランタミン臭化水素酸塩	レミニール	アセチルコリン受容体を変容させ受容体感受性を上昇させるアロステリック効果	肝代謝(CYP2D6, 3A4)	軽度, 中等度のAD	1回4mgを1日2回から開始 4週間後に1日16mgまで増量(最高24mg)	AUCが1.38倍上昇するため, 3/4に減量	AUCが1.67倍上昇するため2/3に減量または低用量から慎重投与		
	リバスチグミン	イクセロンパッチ リバスタッチパッチ	アセチルコリンエステラーゼとブチルコリンエステラーゼ阻害作用	肝代謝(エステラーゼ)	軽度, 中等度のAD	1日1回4.5mgから開始し, 原則として4週毎に4.5mgずつ増量し, 維持量として1日1回18mgを貼付し, 24時間毎に貼り替える	腎機能正常者と同じ			
NMDA受容体拮抗作用	メマンチン塩酸塩	メマリー	神経保護作用	腎排泄	中等度～高度のAD	1日1回5mgから開始し, 1週間に5mgずつ増量し, 維持量として1日1回20mg	維持量1日1回10～20mg	維持量1日1回10mgまで		

AD：アルツハイマー型認知症, AUC：薬物血中濃度-時間曲線下面積, CCr：クレアチニンクリアランス, CYP：シトクロム P450, NMDA：N-メチル-D-アスパラギン酸

(巻末付録表2より抜粋)

整脈のある患者や迷走神経過緊張の患者に投与する際は注意が必要である. 高齢のCKD患者で, 心疾患(心筋梗塞や弁膜症, 心筋症など), カリウム異常などの電解質異常を合併している場合や, 慢性心不全に対してβ遮断薬を服用している場合は, 併用による徐脈に注意する.

1) ドネペジル(アリセプト®)

　腎機能障害者でも常用量で使用可能である. 半減期が長いため, 重篤な副作用発現時には投薬を中止するだけでなく, アトロピンの投与を必要とすることがある. シトクロムP450(cytochrome P450：CYP)の影響を受けるので, CYPの代謝を受ける薬物あるいはCYPを阻害または誘導する薬物との併用に注意する.

2) ガランタミン(レミニール®)

　腎機能障害者では血中濃度が上昇するおそれがあるため慎重投与である. 半減期が短いので副作用発現時の対応が容易で, 休薬時の症状悪化がない. 一方, 短所として, 1日2回投与のため介護負担が増加することや, CYPの影響を受けるので併用薬に注意が必要であることなどがあげられる.

3）リバスチグミン（イクセロンパッチ®，リバスタッチパッチ®）

腎機能障害者でも常用量で使用可能である．唯一の貼付剤で，1日1回の貼り替えでよいため介護負担軽減という長所がある．貼付剤は皮膚から徐々に吸収され血中濃度が徐々に上昇するので，薬物の血中濃度が急上昇することによる副作用が少ない一方で，貼付剤という剤型の性質上，皮膚症状が高率に認められる．腎不全患者では皮膚掻痒症の合併が多く[5]，副作用を避けるために同一部位への連続した貼付を避ける．また，保湿剤による事前の保湿が有効とされる（貼付時には剝がれやすくなるため，塗布しない）．

NMDA 受容体拮抗薬

1）メマンチン（メマリー®）

腎排泄型の薬剤であるため，高度腎機能障害者（クレアチニンクリアランス 30 mL/分未満）では維持量が 10 mg までの投与に制限されている．神経保護作用を有することに加え，コリンエステラーゼ阻害薬とは異なる機序で進行抑制効果を発揮することから，併用療法という選択肢が選択可能となっている．シメチジンなどの尿細管分泌により排泄される薬剤との併用やアセタゾラミドなどの尿アルカリ化を起こす薬剤との併用により，尿中排泄低下による血漿中メマンチン濃度増大が起こるため，安全性に影響する可能性がある．一方でメマンチンは消化器症状などの副作用が少なく，CYP の影響をほとんど受けないことなどから忍容性の高い薬剤とされている．副作用としては頭痛，眠気や浮動性めまいなどがあり，出現した際には減量，中止する．

文献

1) Krishnan AV, et al.：Neurological complications of chronic kidney disease. *Nat Rev Nerurol* 2009；**5**：542-551. PMID：19724248
2) Kurella TM, et al.：Kidney function and cognitive impairment in US adults：the Reasons for Geographic and Racial Differences in Stroke（REGARDS）Study. *Am J Kidney Dis* 2008；**52**：227-234. PMID：18585836
3) 櫻井 孝, 他：認知症の予防と治療―慢性腎臓病（CKD）と認知症. 臨床透析 2011；**27**：1041-1046.
4) 「認知症疾患治療ガイドライン」作成委員会編：認知症疾患治療ガイドライン 2010　コンパクト版 2012. 医学書院. 137-139.
5) Pisoni RL, et al.：Pruritus in haemodialysis patients：International results from the Dialysis Outcomes and Practice Patterns Study（DOPPS）. *Nephrol Dial Transplant* 2006；**21**：3495-3505. PMID：17893106
6) 志賀浪貴文, 他：透析患者の中枢神経障害と対応（6）認知症―透析患者の中枢神経障害. 臨床透析 2013；**29**：1491-1495.

（原　雅俊，鶴屋和彦）

腎障害時の消化性潰瘍治療薬の使い方と注意点について教えてください．

A 消化性潰瘍治療薬で中心となるのはプロトンポンプ阻害薬（PPI）とヒスタミン H$_2$ 受容体拮抗薬です．PPI は腎障害時でも通常量が投与可能ですが，多くの H$_2$ 受容体拮抗薬では減量が必要です．H$_2$ 受容体拮抗薬の過量投与による副作用に注意してください．ヘリコバクターピロリ（*H. pylori*）除菌療法で使用する抗菌薬も腎機能によっては減量を考慮します．

腎不全患者における消化性潰瘍

腎不全患者では消化性潰瘍をはじめとする上部消化管病変の合併が少なくない．胃，十二指腸潰瘍の誘因として，①ヘリコバクターピロリ（*Helicobacter pylori*：*H. pylori*）感染，②胃粘膜血流障

害，③非ステロイド性抗炎症薬（Non-Steroidal Anti-Inflammatory Drugs：NSAIDs）の頻用，④高ガストリン血症，⑤胃酸分泌異常，⑥尿毒症，⑦二次性副甲状腺機能亢進症，⑧体外循環時の抗凝固薬の使用　などである[1]．

消化性潰瘍の治療方針

NSAIDs 非使用例で，*H. pylori* 陽性胃，十二指腸潰瘍では，*H. pylori* 除菌治療を実施する．*H. pylori* 除菌治療によらない治療では，プロトンポンプ阻害薬（Proton-pump inhibitor：PPI）を第 1 選択薬とする．PPI を投与できない場合は，H_2受容体拮抗薬（Histamine H2-receptor antagonist）や選択的ムスカリン受容体拮抗薬もしくは防御因子増強薬のいずれかを投与する．薬物性潰瘍に対する治療では，NSAIDs 投与中の症例には，まず可能であれば NSAIDs の投与を中止する．NSAIDs 継続投与下では，PPI またはプロスタグランジン（PG）製剤を投与する．NSAIDs 潰瘍の予防には，高用量の NSAIDs 投与を避け，PPI，H_2受容体拮抗薬，PG 製剤を併用する．

腎障害時の消化性潰瘍治療薬の使用方法

腎機能障害時には，腎排泄性の薬物は腎機能に応じて減量や投与間隔の延長を行う必要がある．腎機能障害患者における消化性潰瘍薬の投与法を表に示す．

1）PPI

PPI は，胃粘膜壁細胞が H^+を分泌するプロトンポンプ（H^+/K^+-ATPase）に不可逆的に結合し，阻害することで酸分泌を強力に抑制する．市販されているエソメプラゾールマグネシウム水和物，オメプラゾール，ナトリウム水和物，ラベプラゾールナトリウム，ランソプラゾールは肝代謝型であり腎機能正常者と同量で投与可能である．近年，PPI が CKD の発症リスクとなりうることが報告されてきている[21]．

2）H_2受容体拮抗薬

H_2受容体拮抗薬のうち，シメチジン，ニザチジン，ファモチジン，ラニチジン，ロキサチジンは腎排泄型の薬剤である．腎不全患者では血中濃度が上昇するため副作用の発現リスクが増加する[3,4]．そのため表に示すように減量が必要である．また，透析性のある薬剤は透析後に投与することが望ましいとされている．腎不全患者における過量投与では，特に顆粒球減少症，汎血球減少などの骨髄抑制や見当識障害，意識障害，けいれんといった中枢神経症状が発症しやすい．シメチジンなど H_2受容体拮抗薬では，薬剤性急性尿細管間質性腎炎の原因となりうるとも報告されている[5]．H_2受容体拮抗薬の中でもラフチジンは肝代謝，胆汁排泄が主体であり，透析患者以外では減量の必要はない．

3）PG 製剤

PG 製剤はヒスタミンに反応して cyclicAMP を産生する壁細胞活性を選択的に減弱するとともに，粘膜防御機構を増強する．ミソプロストールは NSAIDs 潰瘍の予防と治療に使用される．腎障害時でも減量の必要はない．

4）その他の消化性潰瘍治療薬（制酸薬，防御因子増強薬）

制酸薬や防御因子増強薬にはアムミニウム，マグネシウムが含まれるものがあり，微量が腸管から吸収された後に腎から排泄される．腎不全患者（特に透析患者）では継続投与による蓄積性が問題となる．アルミニウム中毒では脳症や骨軟化症，貧血などが生じるため注意が必要である．水酸化アルミニウムゲル・水酸化マグネシウム配合剤（マーロックス®など）やスクラルファート（アルサルミン®など）をはじめとして透析患者では禁忌である．防御因子増強薬のなかでもテプレノンやレバミピドなどは腎障害時でも減量の必要はない．

各 論

表 腎機能障害時における消化性潰瘍薬の投与量

分類	重要度	一般名	商品名	製薬会社	透析性	禁忌	腎障害	GFR または Ccr(mL/分) 30〜59	15〜29	<15	HD(血液透析) PD(腹膜透析)
H₂遮断薬	◎	シメチジン	タガメット錠 / タガメット注	大日本住友	○		○	50 mL/分以上：1回200 mg　1日4回，6時間毎　　30〜49 mL/分：1回200 mg　1日3回(8時間間隔)　　5〜29 mL/分：1回200 mg　1日2回(12時間間隔)　　0〜4 mL/分：1回200 mg　1日1回(24時間間隔)			
	◎	ニザチジン	アシノン錠	ゼリア	○			150 mg 分1	75 mg 分1		75 mg 分1または 150 mgを週3回, HD患者はHD後
	◎	ファモチジン	ガスター錠	アステラス	○		○	60以上：1回20 mg　1日2回　　59〜31：1日20 mgを分1〜2　　30以下：1回20 mg　2〜3日に1回または1日1回10 mg　　透析：1日1回10 mg．または20 mgを週3回 HD後			
			ガスター注					60以上：1回20 mg　1日2回　　59〜31：1日20 mgを分1〜2　　30以下：1回10 mg　2日に1回または1日1回5 mg　　透析：1日1回5 mg．または10 mgを週3回 HD後			
	◎	ラニチジン塩酸塩	ザンタック錠	グラクソ・スミスクライン	×		○	Ccr>70：1回150 mg　1日2回　　70≧Ccr≧30：1回75 mg　1日2回　　30>Ccr投与法：1回75 mg　1日1回			
			ザンタック注					Ccr>70：1回50 mg　1日3〜4回　　70≧Ccr≧30：1回50 mg　1日2回　　30>Ccr投与法：1回5,550 mg　1日1回			
	△	ラフチジン	プロテカジン錠	大鵬	不明			腎機能正常者と同じ			5〜10 mg 分1〜2
	◎	ロキサチジン酢酸エステル塩酸塩	アルタットカプセル	あすか				75 mg 分1	37.5 mg 分1		37.5 mg, 分1または 75 mgを週3回, HD患者はHD後
			アルタット静注					37.5 mgを1日2回	25 mgを1日1回		25 mgを1日1回, または 75 mgを週3回, HD患者はHD後
プロトンポンプ阻害薬(PPI)		エソメプラゾールマグネシウム水和物	ネキシウムカプセル	第一三共/アストラゼネカ	×			腎機能正常者と同じ			
		オメプラゾールナトリウム水和物	オメプラール錠/オメプラゾン錠	アストラゼネカ/田辺三菱	×		○				
			オメプラール注	アストラゼネカ							
		ラベプラゾールナトリウム	パリエット錠	エーザイ	×						
		ランソプラゾール	タケプロンカプセル・OD錠	武田	×		○				

(巻末表2より抜粋)

H. pylori 除菌治療

H. pylori 除菌治療では，PPI＋AMPC（アモキシシリン）1,500 mg＋CAM（クラリスロマイシン）400〜800 mg の PPI-AC 療法が一般的である．腎不全患者でも 3 剤併用で高い除菌率が報告されているが[6]，除菌治療適応や薬剤使用量の配慮が必要となる．一般的に，AMPC と CAM は腎機能障害時には減量が必要とされている．透析患者では，AMPC 500 mg＋CAM 200 mg でも良好な除菌率が得られたとの報告もある[7]．二次除菌で使用する MNZ（メトロニダゾール）も重度の腎障害時には減量することを考慮する．AMPC や MNZ には透析性があり，透析日の投与は透析後に行う．

文献

1) 保坂尚志，他：腎疾患治療薬マニュアル 2013-14．「腎と透析」編集委員会（編）．東京医学社，2013；512-514．
2) Lazarus B, et al.：Proton Pump Inhibitor Use and the Risk of Chronic Kidney Disease. *JAMA Intern Med* 2016；**176**：238-246. PMID：26752337
3) Lauritsen K, et al.：Clinical pharmacokinetics of drugs used in the treatment of gastrointestinal disease（Part Ⅰ）. *Clin Pharmacokinet* 1990；**19**：11-31. PMID：1974182
4) Lauritsen K, et al.：Clinical pharmacokinetics of drugs used in the treatment of gastrointestinal disease（Part Ⅱ）. *Clin Pharmacokinet* 1990；**19**：94-125. PMID：2199130
5) 武井卓，他：薬剤性腎障害―腎機能低下をきたす薬剤性腎障害．日腎会誌 2012；**54**：985-990．
6) Mak SK, Loo CK, Wong AM, et al.：Efficacy of a 1-week course of proton-pump inhibitor-based triple therapy for eradicating *Helicobacter pylori* in patients with and without chronic renal failure. *Am J Kid Dis* 2002；**40**：576-581. PMID：12200810
7) 伊藤和郎：維持透析患者の *Helicobacter Pylori* 除菌．臨床透析 2006；**8**：1161-1166．

（勝野敬之，丸山彰一）

Q68 腎障害時の抗凝固血栓薬の使い方と注意点について教えてください．

A 腎障害は血栓リスクと出血リスクのどちらも増加します．薬剤によっては血中濃度の上昇により，重篤な出血合併症が発生する危険性もあります．個々の症例についてリスク・ベネフィットを慎重に評価し，腎機能に応じて投与量を調整する必要があります．

腎障害と出血リスク

腎障害は心筋梗塞や脳梗塞などの血栓塞栓症の重大な危険因子である一方，血小板機能の低下を通して出血性合併症も増加し，その頻度は腎機能が増悪するほど高まることが明らかになっている[1]．HAS-BLED スコア[2]や ATRIA スコア[3]などの出血リスク評価法には腎障害の項目が含まれているものの，腎障害の程度は反映されておらず，現在のところ腎機能別の出血リスクを評価できる指標は確立されていない．

抗凝固薬（表1）

おもに深部静脈血栓症（DVT）や肺血栓塞栓症（PE）といった静脈血栓症と心房細動（AF）による心原性脳梗塞の予防として処方されることが多い．AF に対する抗凝固薬の適応について CHADS2 スコアと CHA2DS2-VASc スコアが一般的だが，どちらも腎障害による影響は考慮されていない．腎機能障害者では心原性脳塞栓以外の原因による脳梗塞が多く，出血性合併症の頻度も高い．上記のスコアで抗凝固薬の適応と判断される症例でも，実際は投与が勧められない場合

表1 腎機能低下時の主な抗凝固薬投与量（1日量を記載）

一般名	商品名	CCr 50 mL/分以上	CCr 30〜49mL/分	CCr 29〜15mL/分	CCr 15 mL/分未満	血液透析 腹膜透析
ワルファリン	ワーファリン	適量1日1回（PT-INRで調整）		重篤な腎障害には禁忌だが，使用せざるを得ない場合に，PT-INRを定期的に測定し，その値が2.0を上回らないように厳重に監視しながら投与すべき		
アピキサバン	エリキュース	NVAF　10mg 1日2回	5mg 1日2回へ減量を考慮	5mg 1日2回	禁忌	
		DVT，PE　初期20mg 1日2回 維持10mg 1日2回		禁忌		
エドキサバン	リクシアナ	NVAF　30〜60mg 1日1回	30mg 1日1回	30mg 1日1回	禁忌	
		DVT，PE　30mg 1日1回	15mg 1日1回	禁忌	禁忌	
ダビガトラン	プラザキサ	220〜300mg 1日2回	220mg 1日2回	禁忌		
リバーロキサバン	イグザレルト	NVAF　15mg 1日1回	10mg 1日1回		禁忌	
		DVT，PE　初期15mg 1日2回 維持15mg 1日1回		禁忌		

NVAF：nonvalvular atrial fibrillation，DVT：deep vein thrombosis，PE：pulmonary embolism

（巻末付録表2を参考に作成）

が多い．

1) ワルファリン

　添付文書上は重篤な腎機能障害において禁忌と記載されているが，人工弁置換後の透析患者などのやむを得ない症例に限り，例外的に使用されてきた．しかし，前述したように出血リスクが高いことに変わりはなく，PT-INRが3.0を超えたCKD患者では急激に腎障害が進行するワルファリン関連腎症[4]を発症する危険性もある．したがって，腎障害にかかわらず血栓性合併症リスクが高い症例ではワルファリンの投与を検討されるべきだが，PT-INRはより厳密にコントロールする必要がある．

2) 直接作用型経口抗凝固薬（DOAC）

　近年，ワルファリンに代わる抗凝固薬として直接作用型経口抗凝固薬（direct oral anti coagulants：DOAC．旧NOAC）が登場した．DOACは用量調節や食事制限が必要なく，有効性や安全性についてもワルファリンへの非劣性を示すエビデンスが蓄積されてきたこともあり，処方される機会が増えている．DOACも添付文書上はワルファリンと同様に重篤な腎機能障害では禁忌だが，このような患者群に対する使用経験が少ないため，現時点でDOACが腎障害患者に対して処方されることは極めて少ない．

● 抗血小板薬（表2）

　おもに不安定狭心症，心筋梗塞，脳血管障害の二次予防や慢性動脈閉塞症などの動脈血栓症に

表2 腎機能低下時の主な抗血小板薬投与量（1日量を記載）

一般名	商品名	CCr 50 mL/分以上	CCr 30〜49 mL /分	CCr 15〜29 mL /分	CCr 15 mL /分未満	血液透析 腹膜透析
アスピリン	バイアスピリン	100 mg 1日1回	腎機能正常者と同量を慎重投与			
クロピドグレル	プラビックス	50〜75 mg 1日1回	腎機能正常者と同じ			
サルポグレラート	アンプラーグ	300 mg 1日3回	腎機能正常者と同じ			
シロスタゾール	プレタール	200 mg 1日2回	腎機能正常者と同じ		腎機能正常者と同じ（うっ血性心不全合併では禁忌）	
チクロピジン	パナルジン	200〜600 mg 1日1〜3回	腎機能正常者と同じ			
プラスグレル	エフィエント	初回：20 mg 1日1回 維持：2.5〜3.75 mg 1日1回	腎機能正常者と同じ（Up to Date）		活性代謝物 R-138727 の AVC が約 31〜47% および Cmax が約 20〜52% 低下し，t1/2 も 1/5 以下に短縮するため，少なくとも減量の必要はない	

（巻末付録表2を参考に作成）

対して処方されることが多い．主要な抗血小板薬は添付文書上の禁忌ではないものの，腎障害の存在は出血性合併症を増加させる[5]ため，適応は慎重に判断する必要がある．

文献

1) Go AS, *et al.*：Impact of proteinuria and glomerular filtration rate on risk of thromboembolism in atrial fibrillation：the Anticoagulation and Risk Factors in Atrial Fibrillation（ATRIA）Study. *Circulation* 2009；**119**：1363-1369. PMID：19255343

2) Camm AJ, *et al.*：2012 focused update of the ESC Guidelines for the management of atrial fibrillation：an update of the 2010 ESC Guidelines for the management of atrial fibrillation--developed with the special contribution of the European Heart Rhythm Association. *Europace* 2012；**14**：1385-413. PMID：22923145

3) Fang MC, *et al.*：A new risk scheme to predict warfarin-associated hemorrhage：The ATRIA（Anticoagulation and Risk Factors in Atrial Fibrillation）Study. *J Am Coll Cardiol* 2011；**58**：395-401. PMID：21757117

4) Brodsky SV, *et al.*：Warfarin-related nephropathy occurs in patients with and without chronic kidney disease and is associated with an increased mortality rate. *Kidney Int* 2011；**80**：181-189. PMID：21389969

5) Palmer SC, *et al.*：Antiplatelet agents for chronic kidney disease. *Cochrane Database Syst Rev* 2013；**28**：CD008834. PMID：23450589

（宮内健一郎，佐藤　博）

各論

I. 腎機能障害時の薬物投与法

各論

Q69 腎排泄性薬物の特徴を教えてください．

A 腎機能障害時では腎排泄性の薬物は経口投与での吸収は低下しますが，糸球体濾過量（GFR）の低下により除去半減期が大幅に延長します．

● 薬物動態

1）吸収（absorption）
　腎機能障害が進展し尿毒症になると，腎臓だけではなく消化器系にも様々な影響を与えることが知られている．尿毒症患者では唾液腺中に尿素が増加することで，尿素がアンモニアに変換されることで胃内がアルカリ化し，胃内での薬物吸収を低下させる．さらにH_2受容体拮抗薬が投与されていることもあり，さらなる吸収の低下を認める．また，肝における薬物代謝が阻害されるために，消化管から吸収された薬物が最初に肝臓を通り，代謝を受ける初回通過効果（first pass effect：FPE）が回避され，そのために生体利用率が増加することがある．

2）分布（distribution）
　腎機能障害時の分布の変化はその薬物の蛋白結合率に影響されることが多い．肝代謝を受ける薬物はおもに脂溶性であり血液中でおもにアルブミンと結合している．しかし，腎機能障害時には，低アルブミン血症，蛋白結合阻害物質の存在，またはアルブミンの構造変化血中アルブミンとの結合率が低下し非結合型の割合が増える．その結果，薬物は全身の組織に分布しやすくなり，分布容積は増加するため同じ投与量でも血中濃度は低値となってしまうことがあるため注意が必要である．
　反対に腎排泄性の薬物は水溶性が多くジゴキシンやゲンタマイシンなどの蛋白結合率が低い薬物が多い．そのため，腎不全での分布容積の変化は小さい．さらには，逆にジゴキシンにおいては腎機能障害により心筋への取り込みが低下することがあり，分布容積が小さくなることもあるため血中濃度がうまくコントロールされていても効果が不十分であることもしばしば経験される．

3）代謝（metabolism）
　腎排泄性の薬物のほとんどは水溶性であり未変化体のまま体外に排泄されるため，代謝は受けないことが多いが，ほかの薬物は1回もしくはそれ以上の代謝を受け，極性が高く水に溶けやすい形になって腎排泄される．現在では腎機能障害の進行に伴い尿毒素が蓄積することにより肝代謝薬物の除去速度も低下することが知られている．

4）排泄（excretion）
　多くの薬物は未変化体のまま（腎排泄性薬物），あるいは代謝を受けた後（肝代謝性薬物）に腎排泄される．腎排泄性の薬物では腎機能障害により除去半減期は延長する．一般的な薬物では代謝されることによって薬理活性が消失したり，減弱したりする．しかし，代謝物が未変化体と同程度の薬理活性をもっている場合や，未変化体のまま腎排泄される場合は腎機能低下とともにその薬物（未変化体＋代謝物）が血中に蓄積し，有害事象を呈することがある（表）．

● 薬物に対する反応性

　薬物動態に関して今まで記述してきたが，それ以外にも薬物に対する反応性そのものが変化することが知られている．たとえば，尿毒症患者では外因性カテコラミンに対する反応性が減弱さ

表　腎不全で問題となる活性代謝物の蓄積

薬物名	活性代謝物	活性代謝物の作用
ジソピラミド	モノ-N-デアルキルジソピラミド	強力な抗コリン作用・低血糖
プロカインアミド	N-アセチルプロカインアミド	抗不整脈作用の増強
アセトヘキサミド	ヒドロキシヘキサミド	血糖降下作用の増強
グリベンクラミド	4-trans-OH体，3-cis-OH体	血糖降下作用の増強
モルヒネ	モルヒネ-6-グルクロニド	傾眠傾向・鎮静作用の持続
リドカイン	グリシネキシリダイド	けいれんなどの中枢障害
クロフィブラート	クロロフェノキシイソプチル酸	骨格筋障害の増強
ニトロプルシドナトリウム	チオシアネート	中枢毒性
ミダゾラム	α-ヒドロキシミダゾラム抱合体	傾眠傾向・鎮静作用の持続
アロプリノール	オキシプリノール	剝奪性皮膚炎・汎血球減少など

れ，また，腎機能障害による高カリウム血症により，ジギタリスやキニジン，プロカインアミドのような刺激伝導抑制作用を有する薬物の作用が増強される．

　反対に，腎機能障害時にはインスリンの代謝や排泄が低下するためにインスリンの濃度は上昇するが，インスリンの作用を阻害する物質があるためにインスリンの感受性は低下している．

　このように，尿毒症患者では血中濃度にかかわらず反応性が変化しており，病態を注意深く観察しながら適切な投与が必要である．

文献

1) 齋藤秀之, 他：腎疾患時における薬物投与計画. 臨床薬理. 2002；**33**：25-36.
2) Jusko WJ *et al.*：Myocardial distribution of digoxin and renal function. *Clin pharmacol Ther* 1974；**16**：449. PMID：4414761
3) 門脇大介, 他：Q. 薬物が腎排泄されるメカニズムについて教えてください. 月刊薬事 2016；**58**：723-726.

（荒川裕輔，鶴岡秀一）

Q70　Giusti-Hayton 法とはどのようなものですか？

 患者の腎機能および薬物の尿中活性体排泄率によって腎機能障害患者での至適投与量を求める方法です．

● 腎機能の評価法

　腎機能の指標としては糸球体濾過率（glomerular filtration rate：GFR）が利用される．これを正確に求めるのは煩雑であり，臨床的には24時間内因性クレアチニンクリアランス（24CCr）が利用されることが多い．しかし，実際には蓄尿が困難な場合や，腎機能障害時はクレアチニンの尿細管分泌が増加するため，実際のGFR値を反映していないこともある．そのため，現在では血清クレアチニン濃度からのGFR推定式が広く使用されている．

各 論

薬物名	除去半減期（時）	
	腎機能正常	腎不全
アモキシシリン	1	12.5
セフロキシム	1.6	14
ゲンタマイシン	2.7	42
エリスロマイシン	1.8	3.2
テトラサイクリン	6	65
シプロフロキサシン	4.6	8
オフロキサシン	5.5	32.5
フルコナゾール	25	125
ジゴキシン	30	85
エナラプリル	24	40
アテノロール	6	15

表 腎障害時の除去半減期の変化

$$GFR = \frac{(140-年齢)\times体重(kg)}{72\times血清クレアチニン濃度(mg/dL)} \quad (成人男性)$$

$$= \frac{(140-年齢)\times体重(kg)}{85\times血清クレアチニン濃度(mg/dL)} \quad (成人女性)$$

投与計画

1）100％腎より排泄される薬物

　このような薬物を腎機能低下患者に投与するには健常人に対する患者の GFR の比（R）を求め，それに応じて投与量を減少させるか投与間隔を延長させる．腎機能低下患者の GFR（CLp）と健常人の GFR（CLh）を求め，R＝CLp/CLh とし，投与間隔を変更するには，

$$T = \frac{T}{R} \quad (T：正常者での投与間隔,\ T：患者での投与間隔)$$

　投与量を変更させるときは，

$$D = D \times R (D：正常者での投与量,\ D：患者での投与量)$$

にて求める．たとえば，健常人の GFR を 100 とし，腎機能が正常の 50％（R＝0.5）のときには投与間隔を 2 倍にするか，あるいは投与量を 1/2 にすればよい．

2）混合型薬物

　100％腎排泄の薬物ではなく混合型薬物の場合は腎機能低下者の GFR（CLp）および正常腎機能者の GFR（CLh），および薬物の尿中未変化体排泄率（fu）から補正係数 G を求める．

$$G = 1 - fu(1-R)$$

　投与間隔を変更するには，

$$T'=\frac{T}{G} \quad (T：正常者での投与間隔，T'：患者での投与間隔)$$

投与量を変更させるときには,

$$D'=D×G (D：正常者での投与量，D'：患者での投与量)$$

にて求める.

　しかし，実際の臨床では必ずしも上記条件を満たしていない．そのため，腎機能の程度に応じて投与間隔や投与量を調整し，注意深く観察していくことが重要である(表).

文献
1) Cockcroft DW *et al*：Prediction of creatinine clearance from serum creatinine. *Nephron* 1976；**16**：31-41. PMID：1244564
2) Giusti DL *et al*：Dosage regimen adjustment in renal impairment. *Drug Intel Clin Pharmacy* 1973；**7**：382-387. 特定できず
3) Dettli L：Drug dosage in renal disease. *Clin Pharmacokinet* 1976；**1**：126. PMID：797495

（荒川裕輔，鶴岡秀一）

Column

Giusti-Hayton 法を用いた投与量調節の実際

　例えば正常者での投与量(*D*)が 30 mg，投与間隔(*T*)が 6 時間であり，尿中未変化体排泄率(fu)が 0.6 の混合型薬物を投与する場合，GFR が 50 mL/分の腎機能障害患者に対しては，G は 0.7 となる．そのため，計算すると投与間隔(*T'*)は 8.6 時間，投与量(*D'*)は 21 mg となる．さらに GFR が 10 mL/分の重篤な腎機能障害患者の場合では投与間隔(*T'*)は 11.1 時間，投与量(*D'*)は 16.2 mg となる．

Q71 イヌリン・クリアランスは最も正確な糸球体濾過量の測定方法ですか？

A 様々な糸球体濾過量(GFR)測定に用いられる物質のうち，イヌリンは臨床的な観点から最も理想的な物質であり，イヌリン・クリアランスは最も正確な糸球体濾過量の測定方法です．

● 糸球体濾過量(GFR)測定法

　糸球体濾過量(glomerular filtration rate：GFR)を測定する際に用いられる物質は様々あり，そのうちこれまでに報告されてきたものの一部を表に示す．大きく内因性物質と外因性物質に分けられる．

1) 内因性物質

　GFR の測定に用いられる物質のうち，クレアチニンが唯一の内因性物質である．筋肉のクレアチンから一定の割合で産生され尿中に排泄される．そのためクレアチニンクリアランスは蓄尿と採血のみで簡便に測定することが可能であり，日常臨床で広く使われている．しかしクレアチニンは尿細管からも排泄されるため，GFR が過大に評価されることがある．また血清のクレアチニンは筋肉量，運動量，栄養状態に左右されるため，正確な評価が困難な場合がある．

各　論

表 糸球体濾過量（GFR）測定に用いられる物質

	起因	物質
1）	内因性物質	クレアチニン
2）	外因性物質	イヌリン，チオ硫酸ナトリウム，^{99m}Tc-DTPA，^{51}Cr-EDTA　など

	開始30分前	開始	30分	45分	60分	75分	90分	105分	120分
イヌリン投与量		300 mL/時	100 mL/時						
採血	①			②		③		④	
採尿	①		排尿のみ		②		③		④
飲水	500 mL		60～100 mL		60～100 mL		60～100 mL		

図 イヌリン・クリアランス測定法

2）外因性物質

　以前はイヌリンを使用することができなかったため，チオ硫酸ナトリウムを GFR 測定に用いていた．しかしチオ硫酸ナトリウムは体内で代謝され，さらに尿細管からも排泄されるため正確な評価には不向きである．放射性物質である^{99m}Tc-DTPA，^{51}Cr-EDTA を用いた測定法はその管理，廃棄の問題からそのほかの物質に比べ汎用性に欠ける測定方法である．

イヌリン・クリアランス

　イヌリンは体内で代謝，分解されることなく糸球体で完全に濾過され，尿細管で分泌，再吸収されることもない．このため正確な GFR の測定に適している．しかしわが国では，近年までイヌリンは市販されておらず使用できなかった．そのためチオ硫酸ナトリウムが GFR 測定に用いられていた．この状況を改善するため，日本腎臓学会で腎機能（GFR）・尿蛋白測定小委員会を 1994 年に発足し良質な静脈注射用イヌリン製剤の開発を進めた．その結果，2006 年にイヌリンが腎機能検査薬として認可され，イヌリン濃度測定が保険適用となった．

イヌリン・クリアランス測定法

　検査のスケジュールを図に示す．

　検査当日は絶食（飲水は自由），内服もやむをえないもの以外は禁止とし，イヌリン投与 30 分前に尿量保持のため 500 mL の飲水をする．検査開始前に採尿，採血を行い，イヌリンの投与を開始する．投与は必ず輸液ポンプを使用し，300 mL/時で希釈したイヌリン製剤を静脈内注射する．30 分後より投与速度を 100 mL/時に減量する．この際に完全に排尿し 60 mL から 100 mL の飲水をする．採尿は検査前および検査開始後より 30 分おきに計 4 回行い，採尿するごとに 60 mL から 100 mL の飲水をする．採血は検査前および開始後 45 分，75 分，105 分で行う．すべての手順を完了するのに 120 分を要する．

GFR 推定式

　イヌリン・クリアランスは国際的標準法であり，定期的に行うことが推奨されている．保険上は 6 か月に 1 回，年 2 回の測定が認められている．しかし，上記のごとく非常に煩雑な手技であ

り，長い時間を要する．日常の診療において，すべての症例に定期的なイヌリン・クリアランス測定を実施するのは非常に困難である．そこでより簡便に GFR を反映する eGFR が主流となっている．eGFR は血清クレアチニン値をもとに算出されるが，前述のように体内でのクレアチニン産生量が変化する状態では，eGFR 値も変動する．このため筋肉量等に影響されないシスタチン C を用いた GFR 推定式があり，クレアチニンに基づく GFR 推定式と正確度は同程度といわれている．しかし妊娠，甲状腺機能障害等に影響されるなど問題点があり，今後さらなる評価が必要である．日常診療では eGFR は簡便であり，多くの場で用いられているが，あくまで推定値であることを覚えておかなくてはならない．

🗎 文献

1）折田義正：イヌリンクリアランス測定法．モダンメディア 2007；**53**：33-39.
2）矢内　充：GFR 測定法と推定 GFR．モダンメディア 2013；**59**：155-160.
3）日本腎臓学会編：CKD 診療ガイド，6-1 腎機能の評価法：成人．18-21，東京医学社，2012.
4）折田義正，他：日本腎臓学会腎機能（GFR）・尿蛋白測定委員会報告書．日腎会誌 2001；**43**：1-19.

（大塚智之，酒井行直）

Q72 薬物投与設計のための腎機能評価法として推算糸球体濾過量（eGFR）は適していますか？

A eGFR は尿細管からのクレアチニンの排泄や，患者の筋肉量，栄養状態などの影響を受けるため正確な腎機能の指標とならない場合があります．そのため薬物投与時は eGFR のみで評価するべきでなく，その他の評価法とあわせて使用するのが望ましいです．

腎機能障害時の薬物投与

腎機能障害では，腎排泄型薬物の排泄遅延が起こり，血中濃度が上昇し副作用発現のリスクが高くなる．このため腎機能に応じて 1 回投与量の減量，もしくは投与間隔の調節が必要になる．原則として腎排泄性の薬物を避け，肝代謝型薬物もしくは胆汁排泄型薬物などの代替薬を選択することが望ましい．また一部の抗菌薬やステロイド性抗炎症薬（NSAIDs）などの腎障害性薬物の投与を避ける必要がある．

腎機能の評価

前述のように肝代謝型薬物や胆汁排泄型薬物を選択することが望ましいが，腎排泄型薬物を使用しなくてはならない場面も多々ある．このような場合には腎機能に応じて投与量の減量，投与間隔の調節が必要となるが，その前に腎機能を正確に評価することが重要になる．各種糸球体濾過量の推算式を以下にあげる．

1）血清クレアチニン値を用いた推算糸球体濾過量

イヌリンクリアランスを用いた推算式が最も正確ではあるが，その手技の煩雑さから，より簡便なクレアチニンを用いた推算式が用いられる．現在はこのクレアチニンを用いた推算糸球体濾過量（eGFR）が主流となっている．推算式を示す．薬物投与設計を行う際には体表面積補正は行わずに mL/分に換算し使用する．

各　論

[血清クレアチニン値を用いた推算糸球体濾過量]

男性 eGFR(mL/分/1.73 m^2)＝194×年齢(歳)$^{-0.287}$×血清クレアチニン値(mg/dL)$^{-1.094}$
女性 eGFR(mL/分/1.73 m^2)＝194×年齢(歳)$^{-0.287}$×血清クレアチニン値(mg/dL)$^{-1.094}$×0.738

2）血清シスタチン C 値を用いた推算糸球体濾過量

　クレアチニンを用いた糸球体濾過量は，筋肉量の少ない高齢者や栄養状態の悪い患者では高い数値になる．またシメチジンなどのクレアチニンの尿細管分泌を抑制する薬剤を内服している場合は低くなる．このようにクレアチニンに基づく eGFR で腎機能の評価が困難な場合に，筋肉量や食事に影響されないシスタチン C を用いた推算式を用いる．クレアチニンと同様に薬物投与設計を行う際には体表面積補正は行わずに mL/分に換算し使用する．

[血清シスタチン C 値を用いた推算糸球体濾過量]

男性 eGFR(mL/分/1.73 m^2)＝104×血清シスタチン C 値$^{1.019}$×0.996$^{年齢(歳)}$)−8
女性 eGFR(mL/分/1.73 m^2)＝104×血清シスタチン C 値$^{1.019}$×0.996$^{年齢(歳)}$×0.929)−8

3）内因性クレアチニンクリアランス(CCr)

　上記に示した二つの推算式は慢性腎臓病を対象に作成されており，急激な腎機能の悪化には対応していない．この場合には内因性クレアチニンクリアランス(CCr)を用いる．Cockcroft-Gault により考案された CCr 推算式を示す．

[内因性クレアチニンクリアランス(CCr)推算式]

男性推算 CCr(mL/分)＝(140−年齢(歳))×体重(kg)÷(72×血清クレアチニン濃度(mg/dL))
女性推算 CCr(mL/分)＝(140−年齢(歳))×体重(kg)÷(72×血清クレアチニン濃度(mg/dL))×0.85

● 投与量変更方法

　GFR を評価したのち，投与補正係数から投与量の減量もしくは投与間隔の調節を行う．

投与補正係数＝患者 GFR/健常者 GFR
患者投与量＝通常投与量×投与補正係数
患者投与間隔＝通常投与間隔÷投与補正係数

　また薬物の尿中未変化体排泄率がわかる場合には Giusti-Hayton の式より投与補正係数を求める．

[Giusti-Hayton の式]

投与補正係数＝1−尿中未変化体排泄率×(1−患者 GFR/健常者 GFR)（Giusti-Hayton の式）
患者投与量＝通常投与量×投与補正係数
患者投与間隔＝通常投与間隔÷投与補正係数

　クレアチニンクリアランスと eGFR の使い分けには明確なものはない．患者個々の状態に応じて選択すべきである．

文献

1）日本腎臓学会編：CKD 診療ガイド，22 CKD における薬物治療の注意，94-99，東京医学社，2012.
2）厚生労働省科学研究費補助金　平成 27 年度日本医療開発機構　腎疾患実用化研究事業「慢性腎臓病の進行を促進する薬

剤等による腎障害の早期診断法と治療法の開発」薬剤性腎障害の診療ガイドライン作成委員会編：薬剤性腎障害診療ガイドライン 2016. 日腎会誌 58；2016；509-515.

（大塚智之，酒井行直）

Q73 透析患者の薬物投与法の注意点を教えてください．

A 薬剤の透析性や，透析膜の薬剤吸着に注意して下さい．また透析によって血圧・血糖が変動することから，降圧薬・インスリンの投薬量やタイミングを調整する必要があります．その他，末期腎不全で注意を要する薬は透析患者でも同様に注意が必要です．

透析について

透析には血液透析（HD）と腹膜透析（PD）がある．PD は腹膜を透析膜の代わりに使用し，腹腔内に透析液を貯留させ，1 日数回透析液を交換することで透析を行う方法であり，HD より残腎機能保護にすぐれているといわれている．PD の薬物除去能は緩徐であり，HD あるいは透析導入前の末期腎不全患者と同様の薬物投与法が適応されていることから，本項では HD を中心に解説する．

HD について

HD にはおもに 2 つの原理がある．1 つは拡散であり，透析膜の内側に血液，外側に透析液を流して，その濃度差により小分子量の溶質を除去する．もう 1 つは濾過であり，圧力により透析膜の外へ中分子量の溶質を含んだ溶水を移動させる．またある種の透析膜では特定の物質を吸着する働きがある．

HD によって薬物が抜けることを透析性があるというが，薬物の分子量が大きく（分子量 500 以上），血漿蛋白結合率が高く（血漿中の非結合型の分子が少なく），分布容積が大きい（血漿中に存在する薬物が少ない）場合，除去されにくい．透析患者では透析性のある薬は透析後投与し，透析性のない薬はいつ投与してもよいことが多い．ただし最近は中分子量物質除去のために高機能透析膜が使用されるため，よほどの高分子量物質以外は除去されうる．また透析膜の材質によっては薬物が吸着されることもあるため注意が必要である．実際，塩酸バンコマイシン（VCM）は分子量約 1,486 であるが，PS 膜では透析液中に 39.1〜55.1％除去され[1]，吸着の作用も受ける[2]．

透析患者と抗菌薬

ペニシリン系・セフェム系・カルバペネム系などの多くの抗菌薬は透析性があり，腎機能にあわせて減量して透析後に投与することが多い．一方，グリコペプチド系（VCM など），アミノグリコシド系（アルベカシンなど）などは治療薬物モニタリング（TDM）を行い投与量の調節を行う．図に HD 患者に VCM を投与した際のシミュレーションを示す．VCM は血中濃度 50〜80μg/mL 以上で聴力障害があり，ピーク値 25〜40μg/mL，トラフ値 10〜15μg/mL が目標とされる[1]．透析によって除去できるのは血漿中のみであり，透析後血漿以外に分布していた薬物が血漿に再分布するため（リバウンド現象），透析後よりは透析前のほうがトラフ値の採血に適している．透析患者での TDM の実施時期は明確ではないが，VCM については通常，投与開始後 2 回目の透析日に実施する[3]．適切な TDM を実施し，安全な薬物投与を行うように注意する．

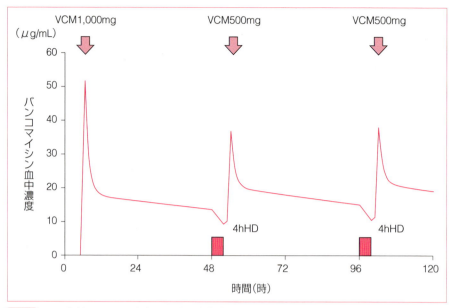

図 HD 患者に VCM を投与した際の血中濃度のシミュレーショングラフ

HD 患者(体重 60 kg, Ccr 5.86 mL/分)に初回 VCM 1,000 mg, 2 回目以降は透析後に VCM 500 mg を追加したと仮定して, BMs-Pod(http://bmspod.web.fc2.com/)にて VCM 血中濃度をシミュレーションした.

● 透析患者と血糖降下薬

　糖尿病を合併した透析患者に使える経口血糖降下薬は制限される. DPP-4 阻害薬と α-グルコシダーゼ阻害薬(α-GI)はすべて使用できるが, ビグアナイド系・チアゾリジン系薬剤は使用できず, スルホニルウレア(SU)薬・グリニド系薬は低血糖のリスクが高く基本的には禁忌である(ミチグリニド・レパグリニドなどは慎重投与). GLP-1 受容体作動薬に関してエキセナチドは禁忌であるが, リラグルチドやリキシセナチド, デュラグルチドなどは使用可能である. SGLT2 阻害薬は中等度以上の腎機能障害がある場合は尿糖排泄作用が期待できず十分な血糖降下作用は発揮できない. よって, 多くの場合インスリンを導入せざるを得ないのが現状である. しかしインスリンは透析膜の吸着を受けやすく(特に PS 膜)[4], また透析前の血糖が高い例では透析により急激な血糖低下が生じると, グルカゴン・成長ホルモン・副腎皮質刺激ホルモンなどが分泌され, 透析後に血糖上昇が生じるため[5], 透析後のインスリン追加投与, 透析日・非透析日のインスリン投与量調整・投与時間の変更を検討する.

● 透析患者と降圧薬

　Ca 拮抗薬, アンジオテンシン受容体拮抗薬(ARB), α 遮断薬はすべて肝代謝型であり, 透析患者での減量の必要性はなく, アンジオテンシン変換酵素阻害薬(ACE)はほぼ腎排泄型であり減量することが多い. β 遮断薬はカルベジロール, プロプラノロールなど肝代謝型であるが, アテノロールは腎排泄型であり減量を要する. AN69 膜を使用している患者では ACE を併用するとブラジキニン上昇により血圧低下するため禁忌とされる. 透析患者では除水により透析中や透析後の血圧低下を認めることがあり, 降圧薬の投薬量・内服時間を調節する必要がある.

透析患者と汎用薬

　透析患者では，添付文書上禁忌との記載のある薬剤が数多くみられる．古くはジゴキシン製剤など透析性を欠く薬剤が知られていたが，最近汎用されている薬剤でも注意をする薬剤を示す．

　・オセルタミビル：5日間で1回1錠75 mgのみ内服．
　・抗ヘルペスウイルス薬：血中濃度は上がりやすく精神神経症状を呈するため注意を要する．多くは透析性がある．
　・ワルファリン：透析患者は出血のリスクが高く，明らかに有益な場合を除き原則禁忌．
　・NOAC：透析患者に対する使用成績がないか，出血リスクが高いため禁忌．
　・抗不整脈薬：シベンゾリンは低血糖，ジソピラミドでは徐放剤で排泄遅延があり禁忌．
　・リザトリプタン：HD患者で排泄遅延あり禁忌．
　・エダラボン：透析患者については議論があるが一般的に禁忌とされる．

　そのほかにも注意を要する薬が数多くあり，使用する前にその都度チェックするように心がけることが大切である．

文献

1) 平田純生，他：透析患者への投薬ガイドブック 慢性腎臓病(CKD)の薬物治療 改訂2版，じほう，2009，534-535.
2) Tian Q, *et al*.：Absorption of vancomycin by polyacrylonitrile, polyamide, and polysulfone hemofilters. *Artif Organs* 2008；**32**：81-84. PMID：18181809
3) 村上　穣：2. 特殊な患者に対する抗菌薬の使用方法—種類の選択・用法用量設定・適正使用—2)透析患者. 化学療法の領域 2016；**32**：413-417.
4) Abe M, *et al*.：Characterization of insulin adsorption behavior of dialyzer membranes used in hemodialysis. *Artif Organs* 2011；**35**：398-403. PMID：21314833
5) 日本透析学会：血液透析患者の糖尿病治療ガイド2012. 透析会誌 2013；**46**：311-357.

（三上勇人，土谷　健）

各 論

J. 高齢者・小児

Q74 高齢者の薬剤性腎障害の特徴を教えてください．

A 高齢者は糸球体濾過量や尿細管機能が低下し，薬剤代謝も低下しています．体液量も減少しているため，薬剤性腎障害をきたしやすいのが特徴です．多剤併用により副作用が増強することもあります．

● 高齢者における薬剤性腎障害の特徴

高齢者は除脂肪体重および体水分量が減少する．口渇感が低下し水分摂取量が少ないため，容易に細胞外液量低下をきたす．腎血流量（RBF）や糸球体濾過量（GFR）が低下するだけでなく，尿細管機能も低下し，薬物代謝も変動する（図1）[1]．また，尿希釈能と尿濃縮能がともに減弱する．多数の薬剤を併用していることがあり，薬剤の副作用が増強しやすい．

● 糸球体濾過量の自動調節機構

動脈圧が変動してもRBFとGFRはほぼ一定に保たれる（図2）．しかし，動脈硬化病変を有する高齢者では，過度の降圧や脱水により腎糸球体への灌流圧が低下し，急性腎障害をきたす．血圧低下が軽度であっても，レニン・アンジオテンシン（RA）系阻害薬の使用により，糸球体内圧の過降圧をきたし，正常血圧急性腎障害をきたすことがある（図2）[2]．

また，交感神経系やRA系の活性化により腎血管の収縮が生じると，血管拡張性プロスタグランジン（PG）の産生が腎で亢進し，GFRを維持する代償機構が働く[3]．しかし，このような病態で非ステロイド性抗炎症薬（NSAIDs）を服用するとPG産生が低下し，GFRが低下する．

● 多剤併用

高齢者はしばしば複数の医療機関を受診し，多数の薬剤を併用している．たとえば，高齢者では骨粗鬆症の治療として，多量のビタミンDやカルシウム製剤を処方され，高カルシウム血症をきたすことがある．サイアザイド系利尿薬は骨粗鬆症を有する高血圧患者で推奨されているが，腎でのカルシウム再吸収を亢進するため，上記薬剤との併用により高カルシウム血症を助長する．

● 水・電解質異常

高齢者では細胞内液が減少するため，細胞内液のおもな陽イオンであるカリウム総量が減少する．特に筋肉量が少ない高齢患者では低カリウム血症をきたしやすい．高齢者では，食欲不振やうつ病によるカリウム摂取不足，吸収不良や下痢・嘔吐による消化管からの喪失に加えて，利尿薬や甘草などの服用が低カリウム血症の要因となる．

バソプレシンの分泌は加齢の影響を受けないとされるが，高齢者ではプロスタグランジン産生が抑制され，尿希釈能が低下している．自由水の排泄が低下するとともに，水負荷時に自由水が排泄されるまでの時間も延長するため，低ナトリウム血症をきたしやすい[4]．したがって，NSAIDsにより低ナトリウム血症をきたしやすい．利尿薬を服用すると，細胞外液量減少により，バソプレシンが分泌され，低ナトリウム血症をきたしやすいが，サイアザイド系利尿薬が作用する遠位尿細管は尿の希釈部であり，特に低ナトリウム血症をきたしやすい．

Q74　高齢者の薬剤性腎障害の特徴を教えてください．

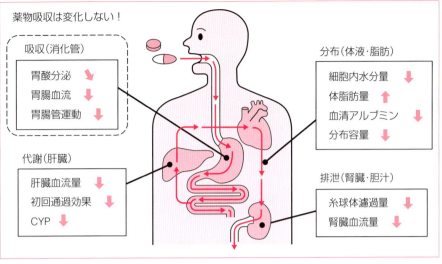

図1　薬物動態に関連した生理機能の加齢変化

（文献1より改変）

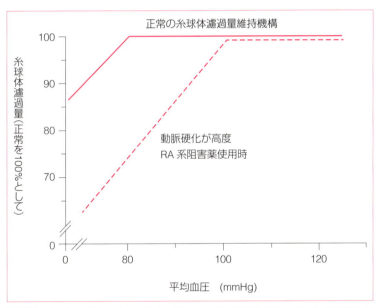

図2　血圧が変動してもGFRを一定に保つ維持機構が存在するが，動脈硬化が高度な場合やRA系阻害薬使用時は，軽度の血圧低下でもGFRは低下する．

（文献2より改変）

文献

1）海老原昭夫：高齢者における薬物の体内動態の変化．*Geriatric Medicine* 1993；**31**：185-190．
2）Abuelo J G：Normotensive ischemic acute renal failure. *N Engl J Med* 2007；**357**：797-805. PMID：17715412
3）Ailabouni W, *et al.*：Nonsteroidal anti-inflammatory drugs and acute renal failure in the elderly. A risk-benefit assessment. *Drugs Aging* 1996；**9**：341-351. PMID：8922561
4）Clark B A, *et al.*：Increased susceptibility to thiazide-induced hyponatremia in the elderly. *J Am Soc Nephrol* 1994；**5**：1106-1111. PMID：7849250

（猪阪善隆）

各論

Q75 高齢者の腎機能障害時に慎重な投与を要する薬物にはどのようなものがありますか？

A 非ステロイド性抗炎症薬(NSAIDs)は腎機能が低下しやすく，使用量は最小限とし，連用を避けます．レニン-アンジオテンシン(RA)系阻害薬は急性腎障害や高カリウム血症，利尿薬は低ナトリウム血症や低カリウム血症に注意します．サイアザイド系利尿薬はビタミンD等との併用により高カルシウム血症をきたしやすいので注意が必要です．

非ステロイド性抗炎症薬(NSAIDs)

　腎機能障害時，血管拡張性プロスタグランジン(PG)は交感神経系やレニン-アンジオテンシン(RA)系活性化に拮抗し，輸入細動脈を拡張し腎血流量(RBF)・糸球体濾過量(GFR)を維持している[1]．非ステロイド性抗炎症薬(NSAIDs)服用によりPG産生が低下すると，RBF，GFRが低下する．このような変化はNSAIDs服用中止により回復するが，継続服用していると虚血性の尿細管細胞壊死に陥る(図1)．したがって，長期間の使用や常用は避け，使用する場合は低用量とする．なお，COX-2選択と非選択性のNSAIDsに腎障害に対する影響に有意差はなく[2]，アセトアミノ

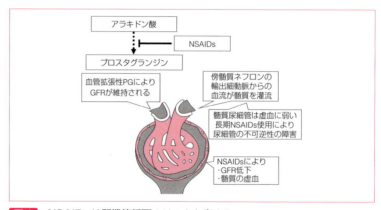

図1　NSAIDsは腎機能低下のリスクを高める

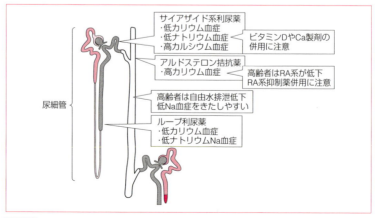

図2　高齢者は尿細管機能も低下する

フェンも NSAIDs と同様に腎障害のリスクが高い[1]．したがって，COX-2 選択性 NSAIDs やアセトアミノフェンについても使用量は最小限にとどめる．

RA 系阻害薬

高齢慢性腎臓病（CKD）患者は動脈硬化による腎硬化症もしくは虚血性腎症により GFR が低下していることが少なくない．このような患者では，必ずしも糸球体内圧は上昇しておらず，RA 系阻害薬の使用により，糸球体内圧の過降圧をきたし，正常血圧急性腎障害をきたすことがある[3]．RA 系抑制薬を使用する場合は，低用量から開始する．また，高齢者は RA 系が低下しているため高カリウム血症をきたしやすい．RA 系阻害薬同士の併用は，高カリウム血症のリスクを増加させる[5]．

利尿薬

高齢者は尿細管機能が低下し，電解質異常をきたしやすい（図2）．サイアザイド系利尿薬は，骨粗鬆症を有する患者では積極的な使用が推奨されている．しかし，腎機能の低下した高齢者では，ビタミン D やカルシウム製剤等の併用により高カルシウム血症をきたすことがある．また，高齢者は低ナトリウム血症をきたしやすいが，サイアザイド系利尿薬が作用する遠位尿細管は尿の希釈部であり，かつバソプレシン分泌亢進により低ナトリウム血症をきたしやすい[4]．

高齢者は，食欲不振やうつ病によるカリウム摂取不足，吸収不良や下痢・嘔吐による消化管からの喪失などの全身状態に加えて，ループ利尿薬やサイアザイド系利尿薬の連用によるカリウム喪失により低カリウム血症をきたしやすい．

文献

1) Ailabouni W, et al.：Nonsteroidal anti-inflammatory drugs and acute renal failure in the elderly. A risk-benefit assessment. *Drugs Aging* 1996；**9**：341-351. PMID：8922561
2) Gooch K, et al.：NSAID use and progression of chronic kidney disease. *Am J Med* 2007；**120**：280 e281-287. PMID：17349452
3) Abuelo J G：Normotensive ischemic acute renal failure. *N Engl J Med* 2007；**357**：797-805. PMID：17715412
4) Clark B A, et al.：Increased susceptibility to thiazide-induced hyponatremia in the elderly. *J Am Soc Nephrol* 1994；**5**：1106-1111. PMID：7849250
5) Makani H, et al.：Efficacy and safety of dual blockade of the renin-angiotensin system：meta-analysis of randomised trials. *B M J* 2013；**346**：f360. PMID：23358488

（猪阪善隆）

Q76 小児の薬剤性腎障害について教えてください．

A 小児の薬剤性腎障害も基本的に成人と同様の考え方でよいと思いますが，血清クレアチニンの基準値が年齢や体格によって異なることや，乳児期，特に新生児は GFR が低いことを考慮に入れておく必要があります．

小児の腎機能について

出生直後の糸球体濾過率（GFR）は 20〜30 mL/分/1.73 m^2 で，生後 1 か月で 60 mL/分/1.73 m^2，1 歳で 80 mL/分/1.73 m^2，3 歳以降は成人とほぼ同じ 100〜120 mL/L 分/1.73 m^2 となる[1]．小児の

各論

表 血清クレアチニン年齢別基準値(mg/dL)

a. 3か月以上 12 歳未満(男女共通)

年齢	2.5 パーセンタイル	50 パーセンタイル	97.5 パーセンタイル
3～5か月	0.14	0.20	0.26
6～8か月	0.14	0.22	0.31
9～11か月	0.14	0.22	0.34
1歳	0.16	0.23	0.32
2歳	0.17	0.24	0.37
3歳	0.21	0.27	0.37
4歳	0.20	0.30	0.40
5歳	0.25	0.34	0.45
6歳	0.25	0.34	0.48
7歳	0.28	0.37	0.49
8歳	0.29	0.40	0.53
9歳	0.34	0.41	0.51
10歳	0.30	0.41	0.57
11歳	0.35	0.45	0.58

b. 12 歳以上 17 歳未満(男女別)

年齢	2.5 パーセンタイル		50 パーセンタイル		97.5 パーセンタイル	
性別	男児	女児	男児	女児	男児	女児
12歳	0.40	0.40	0.53	0.52	0.61	0.66
13歳	0.42	0.41	0.59	0.53	0.80	0.69
14歳	0.54	0.46	0.65	0.58	0.96	0.71
15歳	0.48	0.47	0.68	0.56	0.93	0.72
16歳	0.62	0.51	0.73	0.59	0.96	0.74

(文献 4 より引用)

GFR は下記で算出できる[2].

eGFR＝110.2×(y÷血清クレアチニン)＋2.93(2-18 歳)
男児：$y＝-1.259×H^5＋7.815×H^4-18.57×H^3＋21.39×H^2-11.71×H＋2.628$
女児：$y＝-4.536×H^5＋27.16×H^4-63.47×H^3＋72.43×H^2-40.06×H＋8.778$
H：身長(m)

なお，2～11 歳に関しては，男女共通の簡易式として，下記も報告されている[3].

eGFR＝0.35×身長(m)÷血清クレアチニン

　血清クレアチニンは，筋肉量に比例するため，年齢や体格ごとに基準値が異なる．出生直後は母体とほぼ同じ値をとるが，生後 1 か月には 0.2 mg/dL 前後まで低下し，その後体格とともに上昇する(表)[4]．ただし，この表は「年齢相当の体格の児」でないと不正確となり，寝たきりの児など極端に筋肉量が少ないことが予想される児などでは使用すべきでない．なお，標準的な血清クレアチニン値は，身長(m)×0.3 で推測可能である．

小児の薬剤性腎障害

　小児の薬剤性腎障害も，成人と同様に考えてよい．比較的頻度が高く重要なものとして，造影

剤→急性尿細管壊死，アンジオテンシン変換酵素阻害薬(ACEI)およびアンジオテンシン受容体拮抗薬(ARB)→腎血流低下，カルシニューリン阻害薬(シクロスポリンおよびタクロリムス)→腎血流低下，慢性腎障害，抗菌薬(アミノグリコシドやバンコマイシンなど)(→急性尿細管壊死)，抗真菌薬(アムホテリシンBなど)→急性尿細管壊死，抗ウイルス薬(アシクロビルやガンシクロビルなど)→結晶性腎症，急性尿細管壊死，スタチン製剤→横紋筋融解などがある[5]．小児の薬剤性腎症のリスクファクターとして，脱水，心不全，敗血症，CKDの存在などが報告されている[6]．また，複数の腎毒性薬剤の存在は，よりリスクを高めるとされる[7]．

バンコマイシンによる急性腎障害(AKI)

バンコマイシンによる腎毒性は小児でも古くより報告されており，治療薬物モニタリング(ピーク濃度またはトラフ濃度)が重要であるとされている．最近報告された，バンコマイシンを使用した小児の心疾患患者418名の後方視的研究によると，AKIを起こした30名(7.2%)とそうでない患者の間にバンコマイシンの投与量に有意差はなく，体外式膜型人工肺装置(ECMO)使用症例や心臓の手術未施行例など患者の疾患の状態がより大きなAKIのリスクファクターであるとしている[8]．

ACEI や ARB による AKI

ACEIやARBは，CKDの治療に最も使用される薬剤であり，輸出細動脈の拡張による糸球体内圧低下による蛋白尿抑制効果，さらにはアンジオテンシンIIによる糸球体硬化を抑制する効果を有する．また心筋の保護作用も報告されているため，心疾患にも頻用されている．最近報告された，ACEIやARB内服中で心臓カテーテル検査を施行した心疾患小児患者312名の後方視的研究によると，45名にAKIを発症し，低年齢などがリスクファクターであるとしている[9]．脱水時や造影剤使用時は，ACEIやARBを休薬することが重要である．

カルシニューリン阻害薬による腎障害

シクロスポリンやタクロリムスは，血管収縮作用を有し，開始後細動脈のれん縮によるAKIを起こすことが知られている．また，頻度は高くないが，血栓性微小血管症(TMA)の原因としても知られる．ネフローゼ症候群や腎移植後で使用される場合，長期投与による慢性腎障害が問題となる．病理学的に輸入細動脈の硝子化や，間質の縞状線維化などを認めることが特徴で，投与が長期に及ぶ場合は定期的に腎生検を施行したほうがよいとされる．

バルプロ酸による尿細管障害

バルプロ酸でFanconi症候群を発症することが知られている．本症は重症心身障害児に発症することが多く，くる病による病的骨折や重症の代謝性アシドーシスなどの重篤な症状により診断に至る例が多い．本症の病態生理はいまだ不明だが，バルプロ酸がミトコンドリアβ酸化に影響し，近位尿細管障害をきたす可能性が指摘されている．薬剤中止により改善する例が多く，予後は比較的良好とされる．当センターで過去に12名のバルプロ酸によるFanconi症候群を経験したが，全例大島分類1の重症心身障害児で，発症時期はバルプロ酸開始後3か月から9年(中央値3年)，初発症状は7名がくる病による骨折，3名が多呼吸(代謝性アシドーシスの代償)，2名が定期検査であった．全例で蛋白尿または尿糖が陽性で，尿中β2ミクログロブリンが高値であった．7名に代謝性アシドーシスを，7名で低尿酸血症(1.0 mg/dL以下)を，7名が低リン血症(2.0 mg/dL以下)を呈していた[10]．バルプロ酸を内服中の患者の診療にあたっては，Fanconi症候群の発症

を念頭におき，定期的な血液検査・尿検査で早期発見に努めることが必要である．

📑 文献

1) Friedman A：Laboratory Assessment and Investigation of Renal Function. In：Avner ED, Harmon WE, Niaudet P, Yoshikawa N（eds）, *Pediatric Nephrology* 6th ed, Lippincott Williams and Wilkins, Philadelphia, 2009；491-504.

2) Uemura O, *et al.*：Creatinine-based equation to estimate the glomerular filtration rate in Japanese children and adolescents with chronic kidney disease. *Clin Exp Nephrol* 2014；**18**：626-633. PMID：24013764

3) Nagai T, *et al.*：Creatinine-based equations to estimate glomerular filtration rate in Japanese children aged between 2 and 11 years old with chronic kidney disease. *Clin Exp Nephrol* 2013；**17**：877-881. PMID：23564380

4) Uemura O, *et al.*：Age, gender, and body length effects on reference serum creatinine levels determined by an enzymatic method in Japanese children：a multicenter study. *Clin Exp Nephrol* 2011；**15**：694-699. PMID：21505953

5) Patzer L.：Nephrotoxicity as a cause of acute kidney injury in children. *Pediatr Nephrol* 2008；**23**：2159-2173. PMID：18228043

6) Ghane Shahrbaf F, *et al.*：Drug-induced renal disorders. *J Renal Inj Prev* 2015；**4**：57-60. PMID：26468475

7) Moffett BS, *et al.*：Acute kidney injury and increasing nephrotoxic-medication exposure in noncritically-ill children. *Clin J Am Soc Nephrol* 2011；**6**：856-863. PMID：21212419

8) Moffett BS, *et al.*：Vancomycin-associated acute kidney injury in pediatric cardiac intensive care patients. *Congenit Heart Dis* 2015；**10**：E6-10. PMID：24934335

9) Terano C, *et al.*：Incidence of and risk factors for severe acute kidney injury in children with heart failure treated with renin-angiotensin system inhibitors. *Eur J Pediatr* 2016；**175**：631-637. PMID：26687571

10) 星野，他：水電解質異常最近の話題—バルプロ酸による Fanconi 症候群．小児科 2009；**50**：1575-1580.

（亀井宏一）

付 録

表 1　薬剤性腎障害原因薬物一覧表
表 2　腎機能低下時の主な薬物投与量一覧

表 1　薬剤性腎障害原因薬物一覧表

（2016 年 12 月現在）

発症機序	病態 略名：正式英名	原因薬剤	臨床経過および治療法	検査所見
中毒性	急性尿細管壊死(尿細管細胞毒性による)(浸透圧性を除く)※1 ATN：acute tubular necrosis(tubular toxicity)	アミノグリコシド系抗菌薬，第 1 世代セフェム(セファロリジン：製造中止)，アムホテリシン B，重金属(シスプラチン，ネダプラチン)，リチウム，ゾレドロン酸，パミドロン酸，ヨード造影剤，マンニトール，低分子デキストラン，ヒドロキシデンプン，バンコマイシン，テイコプラニン，NSAIDs(COX-2 阻害薬を含む)，メトトレキサート，インターフェロン，マイトマイシン C，ペントスタチン，イマチニブ，ペメトレキセド，タクロリムス，ペンタミジン(ベナンバックス®．注射だけでなく吸入も)，カルバペネム(イミペネム，パニペネム，ビアペネム，ファロペネム)，ニューキノロン系抗菌薬，サルファ剤，メトキシフルラン，カルバマゼピン，抗 HIV ウイルス薬(アデホビル，シドフォビル，テノホビル)，ホスカルネット，コカイン，イホスファミド*，コリスチン，ポリミキシン B 注，ボリコナゾール注，イトラコナゾール注，ガンマグロブリン，鉛，ストレプトゾシン，アリストロキア酸(関木通：中国製漢方薬の成分)，Fosfamide，Picamycin/Mithramycin，シメプレビル，シクロスポリン，リファンピシン，ミコナゾール，フルコナゾール，アシクロビル，オセルタミビル，テガフール，シロリムス，マイトマイシン C，Chloroquine(ライソゾーム酵素阻害によるリン脂質症)，カドミウム，水銀，ポリドカノール，デフェラシロクス，テムシロリムス，臭素酸ナトリウム(パーマ第 2 液) *：腎における CYP3A と 2B6 がイホスファミドの腎毒性を増強	尿細管細胞が障害され，GFR が低下し腎不全になる．用量依存性薬物が多い被疑薬の投与を中止し，対症療法を行う．TDM 対象薬は TDM を実施する．	FE_{Na} が 2% 以上，尿浸透圧が 350 mOsm/L 未満になる．尿沈渣で顆粒円柱(泥茶色円柱 muddy brown cast)・白血球円柱，尿細管上皮が出現する．尿細管から逸脱する N-アセチル-β-D-グルコサミニダーゼ，β2-ミクログロブリン，α1-ミクログロブリン上昇．
	浸透圧性腎障害 ON：osmotic nephrosis	大量静注イムノグロブリン(安定化剤として含まれているショ糖が腎障害の原因?)，ショ糖，デキストラン，ヒドロキシエチルデンプン，ヨード造影剤，D-マンニトール(高用量)	細胞膜を介した浸透圧変化による急性尿細管壊死．	
	血栓性微小血管症(内皮/筋細胞障害)※1 TMA：thrombic microangiopathy	シクロスポリン，タクロリムス，マイトマイシン C，キニーネ，結合型エストロゲン，5-FU，インターフェロン，チクロピジン，クロピドグレル，血管新生阻害薬(チロシンキナーゼ阻害薬・抗 VEGF 抗体：ベバシズマブ)，ゲムシタビン，ソラフェニブ，スニチニブ，キニーネ，フルオロウラシル，インジナビル，オザグレル，バラシクロビル，ブレオマイシン，シスプラチン，ペントスタチン，ヨード造影剤	志賀毒素による溶血性尿毒症症候群(HUS)，血栓性血小板減少性紫斑病(thrombotic thrombocytopenia purpura：TTP)も典型的な血栓性微小血管症である．被疑薬の投与を中止し，対症療法を行う．マイトマイシンによる血栓性血小板紫斑病に対してステロイド治療，血漿交換，免疫吸着が有効な場合がある．ステロイド治療，血漿交換無効例にリツキシマブが有効であったという報告もあるが，『がん薬物療法時の腎障害診療ガイドライン 2016』では血漿交換は推奨されていない．	血小板減少による紫斑，溶血性貧血による全身倦怠感・動悸・呼吸困難，腎機能障害，発熱，蛋白尿も起こる．
	溶血性尿毒症症候群(免疫反応によるメサンギウム融解，血管内皮障害により緩徐に進行する)※1 HUS：hemolytic-uremic syndrome(severe hemolysis)	マイトマイシン C，キニーネ，シクロスポリン，メルファラン，シスプラチン，オキサリプラチン，カルボプラチン，ゲムシタビン，インターフェロン，ペントスタチン，タクロリムス，エベロリムス，リバビリン，キニジン，スルホンアミド，ヒドララジン，トリアムテレン，Nitrofurantoin，Mephenytoin	被疑薬の投与を中止し，対症療法を行う．酢酸リンゲル液に比し，HES 使用群で有意に総死亡リスク・死亡リスクが高いという CHEST 研究あり(NEJM，2012)．	LDH の上昇，ヘモグロビン値の低下が認められる．

表 1　薬剤性腎障害原因薬物一覧表

発症機序	病態 略名：正式英名		原因薬剤	臨床経過および治療法	検査所見
中毒性	尿細管炎(Fanconi症候群) FS：Fanconi syndrome		イホスファミド，ストレプトゾシン，ジダノシン，シドフォビル，テトラサイクリン(期限切れの製品)，シスプラチン，アザシチジン，イマチニブ，ペメトレキセド	近位尿細管再吸収における複数の欠陥により，糖尿，リン酸尿，汎アミノ酸尿，HCO₃⁻の喪失を引き起こす障害	
	慢性尿細管・間質性腎炎 CTIN：chronic tuburointerstitial nephritis		炭酸リチウム*，シクロスポリン，ニトロソウレア系抗がん薬(ニムスチン，ラニムスチン，カルムスチン，Semustine)，鎮痛薬(アセトアミノフェン，アスピリン，NSAIDs)，アリストリキア酸(中国製漢方薬の成分)，メサラジン，タクロリムス，ロベンザリット，シスプラチン，リチウム，鉛，カドミウム，無機水銀，メチル水銀，アンチモン，ヒ素，ビスマス，バリウム，銅，金，鉄，クロム，銀，タリウム，ウラニウム *：血中濃度上昇に起因するためTDMを実施し，脱水を避ける		
	腎乳頭壊死(鎮痛薬腎症) RPN：renal papillary necrosis		フェナセチン(製造中止)，アセトアミノフェン，アスピリン，NSAIDs	アセトアミノフェン大量投与時には腎臓のCYPによって代謝され，グルタチオンの枯渇時には毒性の強い中間代謝物NAPQIの産生により肝障害とともに腎腫大，消化器症状などを伴う急性腎障害が起こることがある．しかし通常は大量長期連用による慢性腎障害が多い．	AST，ALTなどの間逸脱酵素の上昇．
アレルギー・免疫学的機序	急性尿細管間質性腎炎(免疫反応が介在するアレルギー性間質性腎炎)※1 ATIN：acute tubulointerstitial nephritis (immune-mediated interstitial inflammation)		ペニシリン系抗菌薬(ペニシリンG，アンピシリン，クロキサシリン，methicillin)，セフェム系抗菌薬，カルバペネム系抗菌薬，モノバクタム系抗菌薬，ニューキノロン系抗菌薬(特にシプロフロキサシン)，サルファ剤(スルファメトキサゾール，トリメトプリムを含む)，マクロライド系抗菌薬(クラリスロマイシン)，テトラサイクリン系抗菌薬，アミノグリコシド系抗菌薬，リファンピシン，NSAIDs(COX-2阻害薬を含む)，フェナセチン(製造中止)，アセトアミノフェン，シクロスポリン，抗てんかん薬(フェニトイン，バルプロ酸，カルバマゼピン)，リチウム，利尿薬(サイアザイド系，フロセミド，ブメタニドなどのループ系，トリアムテレン)，アロプリノール，オメプラゾール，ランソプラゾール，シメチジン，ラニチジン，ファモチジン，アシクロビル，インジナビル，シタラビン，ブレオマイシン，インターフェロン，ソラフェニブ，スニチニブ，サラゾスルファピリジン，メサラジン(5-ASA)，コカイン，Telithromycin，Rofecoxib，Atazanavir，Pantoprazole，エダラボン，アレンドロン酸，バンコマイシン，シロリムス，テムシロリムス，エフェドリン，カプトプリル，アザチオプリン，オセルタミビル，クロザピン，鉛，水銀，カドミウム	被疑薬投与後2週間程度の潜伏期間後に発症，発熱，皮疹，関節痛，腰痛などの全身症状が現れる．高アレルゲン性薬物を中心に原因薬物を検索し，被疑薬物の投与を中止し，重症の場合にはステロイドを短期間投与する．	発熱，非真，好酸球増加，血沈亢進，CRP陽性，IgE抗体増加などのアレルギー様所見を伴い，蛋白尿，顕微鏡的血尿あるいは膿尿(白血球尿・好酸球尿)を伴い腎機能障害が進行し，尿量減少，浮腫を生じる．尿沈渣で白血球円柱，好酸球が出現し，急性尿細管壊死と同様，尿中のNAG/Cr比，BMG/Cr比などを測定．腹部超音波，CT，MRI等で両腎の腫大を認める．⁶⁷Gaシンチで腎臓全体に取り込みが認められることが多い．
	糸球体障害(ネフローゼ症候群)	糸球体腎炎(免疫反応による)※1 GN：glomerular nephritis (glomerulopathy)	NSAIDs(COX-2阻害薬を含む)，リチウム，ペニシリン(アンピシリン)，リファンピシン，D-ペニシラミン，ヒドララジン，金製剤，カプトプリル，アクタリット，ブシラミン，ロベンザリット，インターフェロン，パミドロン酸2ナトリウム，水銀，ヘロイン，メフェナム酸，ペメトレキセド，Fenoprofen，Fenclofenac，Tolmetin，ホスカルネット，シクロスポリン，タクロリムス，アセトアミノフェン，アスピリン	被疑薬の投与を中止し，対症療法を行う．	浮腫，蛋白尿，血尿，尿沈渣により赤血球の変形，赤血球円柱・白血球円柱．

発症機序	病態 略名：正式英名	原因薬剤	臨床経過および治療法	検査所見
アレルギー・免疫学的機序	**糸球体障害（ネフローゼ症候群）** 微小変化群（ポドサイト障害（T-cellも関与？）MCNS：minimal-change nephrotic syndrome	NSAIDs（高頻度に間質性腎炎を合併），インターフェロン，ペメトレキセド，トリメタジオン，注射用金製剤（まれ．金チオリンゴ酸ナトリウム），D-ペニシラミン（まれ），ブシラミン（まれ）	免疫機序による．	
	膜性腎症（免疫複合体の沈着による．ループス様膜性腎症もあり）MN：membranous nephropathy	金製剤（金チオリンゴ酸ナトリウム，オーラノフィン），チオプロニン，D-ペニシラミン，ブシラミン，抗TNF-α製剤（インフリキシマブ：レミケード®），エタネルセプト，ヒドララジン，プロカインアミド，アダリムマブ，ゴリムマブ，カプトプリル，NSAIDs（COX-2阻害薬を含む），リチウム，インターフェロン，塩化水銀，ヒドロカーボン（有機溶剤），ARB，トリメタジオン	免疫機序による．チオプロニン，D-ペニシラミン，ブシラミン，カプトプリルなどSH基を持つ薬物が多い．	
	巣状分節性糸球体硬化症 FSGS：focal segment glomerular sclerosis	パミドロン酸2ナトリウム，ゾレドロン酸水和物，インターフェロン，アレンドロン酸，注射用金製剤（まれ：金チオリンゴ酸ナトリウム），リチウム，ヘロイン，シロリムス（濃度依存性），男性ホルモン，テムシロリムス	ポドサイト障害で腎不全を合併することが多い．早期に発見し薬剤中止とプレドニゾロンおよびACE阻害薬での治療が奏効するという報告がある．	
	壊死性半月体形成性糸球体腎炎（ANCA関連腎炎）NCGN：necrotic crescentic glomerulonephritis	プロピルチオウラシル，インフリキシマブ，D-ペニシラミン，エタネルセプト，チアマゾール，ヒドララジン，ミノサイクリン，インターフェロン，アロプリノール，プロカインアミド，フェニトイン，イソニアジド	急速進行性腎炎症候群（rapidly progressive glomerulonephritis：RPGN）を呈する．	蛋白尿，血尿（ほとんどが顕微鏡的血尿），顆粒円柱などの腎炎を示す尿所見．
	その他の蛋白尿（足細胞障害など）MP：miscellaneous proteinuria	Puromycin，ダウノルビシン，ドキソルビシン，ベバシズマブ，幻覚剤，麻酔薬，NSAIDs（fenoprofen），インターフェロン，インフリキシマブ，エタネルセプト，水銀，タリウム（試薬），エチレングリコール，銀，ジオキサン，四塩化炭素，蛇毒，パラコート，ヒ素，無機水銀化合物，硫酸ジメチル，インフルエンザHAワクチン，ソラフェニブ，1,4-dioxane		
	炎症性血管炎（細胞/抗体介在性）IV：inflammatory vasculitis	プロピルチオウラシル，サイアザイド系利尿薬，さまざまな抗菌薬（ペニシリン系など）	免疫機序による．	
	腎血管炎 RV：renal vasculitis	ヒドララジン		
	動脈周囲炎（免疫反応による）PA：periarteritis	アンフェタミン，スルホンアミド，マイトマイシンC		
	毛細血管漏出症候群	インターロイキン2		
間接毒性	腎血流・糸球体血流量低下 IS：ishemic nephropathy（decreased kidney perfusion）	NSAIDs（COX-2阻害薬を含む），ACE阻害薬，ARB，利尿薬，インターロイキン-2，ヨード造影剤，シクロスポリン，タクロリムス，血管拡張薬（ヒドララジン，Minoxidil，Diazoxide，カルシウム拮抗薬），β遮断薬，SGLT2阻害薬，シメプレビル，活性型ビタミンD＋カルシウム剤，アムホテリシンB，チクロピジン，マイトマイシンC，インターフェロン，コカイン	腎前性AKIの病態を呈する濃縮尿が少量排泄される．原因薬物の投与中止と臨床所見に応じた補液により早期AKIは可逆的なことが多い．大量輸液による心不全に注意し，CVP8〜12 mmHg（人工呼吸器下では12〜15 mmHg以下）を目標に補液する．活性型ビタミンD-カルシウム剤による高カルシウム血症は浸透圧利尿による多尿による．	GFRの低下，血清Cr値の上昇のほかにFENaが1%以下，尿浸透圧が500 mOsm/L以上，尿中ナトリウム＜20 mEq/Lになる．利尿薬服用患者ではFENaではなくFEurea＜35%を指標とする．BUN/Cr値＞20も脱水の指標として有用．沈渣は異常ないが硝子円柱が見られることがある．

表1 薬剤性腎障害原因薬物一覧表

発症機序	病態 略名：正式英名	原因薬剤	臨床経過および治療法	検査所見
間接毒性	横紋筋融解症（ミオグロビンによる腎障害）※1 RM：rhabdomyolysis	フィブラート系脂質異常症用薬，スタチン系脂質異常症用薬，コデインリン酸塩，ジアゼパム，エタノール，バルプロ酸ナトリウム，ゾニサミド，コルヒチン，コカイン，メタンフェタミン，プロポフォール，ハロペリドール，アミノフィリン，テオフィリン，フェニトイン，エンタカポン，ダプトマイシン，ST合剤，ニューキノロン系抗菌薬，インターフェロン，シロリムス，テムシロリムス，オメプラゾール，リスペリドン，バルビツール系麻酔薬，ベンゾジアゼピン系向精神薬，ケタミン，ヘロイン，メサドン，アモキサピン，ワルファリン，セボフルラン，フェノバルビタール，クロルプロマジン，レボメプロマジン，パリペリドンパルミチン酸エステル，クロミプラミン，マプロチリン，炭酸リチウム，スルピリド，プラミペキソール	被疑薬の投与を中止し，軽症の場合，十分な飲水を指導，重症の場合は生食等の点滴により脱水の改善と循環動態の安定を図り，マンニトール，炭酸水素ナトリウムの投与により酸性尿下で出現する尿細管障害（尿酸，シスチン，シュウ酸カルシウム結石による）を防止する．ループ利尿薬は尿の酸性化を助長するため要注意．腎機能低下時には血液透析．	CPKの上昇，尿沈渣で顆粒円柱，尿細管上皮が出現する．
	コレステロール塞栓症※1・※2 CCE：cholesterol crystal embolization	ヘパリン，ワルファリン，Streptokinase，ダビガトラン	発熱，微小血管症，溶血性貧血，血小板減少症．被疑薬の投与を中止し，対症療法を行い，場合により血漿交換を施行する．	
	腎性尿崩症（尿細管における抗利尿ホルモン（ADH）受容体異常による腎濃縮障害） NDI：nephrogenic diabetes insipidus	炭酸リチウム，セボフルラン，ロベンザリット2ナトリウム，アムホテリシンB，フェニトイン，コルヒチン，利尿薬，シスプラチン，イホスファミド，ペメトレキセド	腎濃縮障害による尿崩症をきたす．	
電解質異常	抗利尿ホルモン不適合分泌症候群 SIADH：syndrome of inappropriate anti-diuretic hormone secretion	ビンクリスチン，クロフィブラート，カルバマゼピン，アミトリプチリン，アナフラニール，イミプラミン，シクロホスファミド，ビンブラスチン，ビンデシン，ドセタキセル，ビノレルビン，シスプラチン，ネダプラチン，イホスファミド，バルプロ酸ナトリウム，エナラプリル，リシノプリル，フルボキサミン，デュロキセチン，セルトラリン，ミルナシプラン，プロクロルペラジン，クロルプロマジン，ハロペリドール，ブロムペリドール，リスペリドン，アミオダロン，アモキサピン，プラミペキソール	肺癌（特に小細胞癌）や中枢神経疾患（髄膜炎など）が多いが，そのほかにもADH産生性の腫瘍によるものがある．腎機能は正常で水分摂取を制限すると脱水が進行することなく低ナトリウム血症が改善する．非ペプチド性バソプレシンV2-受容体拮抗剤モザバプタンは異所性抗利尿ホルモン産生腫瘍によるSIADHに適応がある．	低ナトリウム血症・体内水分貯留により倦怠感，食欲低下，意識障害などの低ナトリウム血症（135 mEq/L以下）の症状を呈することがある．血漿バソプレシン値は測定感度以上，血漿浸透圧は280 mOsm/kg以下，尿浸透圧は300 mOsm/kg以上，尿中ナトリウム濃度は20 mEq/L以上，血漿レニン活性は5 ng/mL/時以下，血清尿酸値は5 mg/dL以下になることが多い．
	低カリウム血症性腎症 HN：hypokalemic nephropathy	サイアザイド系利尿薬，ループ利尿薬，下剤	尿細管でアンモニアが増加し，尿細管間質で補体が活性化されることと囊胞形成促進により腎障害が進行する．血清カリウム値が3 mEq/L以下で数か月～数年の経過により発症するが，低カリウムだけでなく，利尿薬や下剤の乱用による脱水を伴うことが多い．	血清カリウム値が3 mEq/L以下の持続が原因．
	低マグネシウム血症 HM：hypomagnesemia	シスプラチン，血管新生阻害薬（チロシンキナーゼ阻害薬・抗VEGF抗体：ベバシズマブ）	低マグネシウム血症により腎尿細管細胞におけるシスプラチン濃度が上昇し，近位尿細管障害が起こると想定されている（Sobrero A, et al.：Current strategies to reduce cisplatin toxicity. J Chemother 1990；2：3-7）．シスプラチン投与時には補液だけでなくMg剤投与も推奨されている．	

発症機序	病態 略名：正式英名	原因薬剤	臨床経過および治療法	検査所見
間接毒性	電解質異常 偽アルドステロン症 P-A：pseudo-aldo-steronism	甘草，グリチルリチン酸，グリチロン錠®，強力ネオミノファーゲンC® 注	高ナトリウム血症，低カリウム血症，浮腫，高血圧などの症状を示す．	
尿路閉塞性	尿細管閉塞性腎不全（遠位尿細管管腔における結晶析出・石灰化による尿細管間質性腎炎，急性尿管壊死，腎石灰沈着）※1 IO：intratubular obstruction(crystalluria and/or renal lithiasis)	抗ウイルス薬 ｛静注アシクロビル，ガンシクロビル，HIV感染症治療薬，インジナビル（クリキシバン®），テノホビル，ホスカルネット，サニルブジン，Cidofovir，Ata-zanavir｝，メトトレキサート，サルファ剤｛サラゾスルファピリジン（スルファサラジン），スルファジアジン（商品としては内服ではないゲーベンクリーム®・テラジアパスタ®があるがこれらには腎障害はない｝，トピラマート，メサラジン，トリアムテレン，リン酸ナトリウム（下剤），ビタミンD＋カルシウム剤の過剰投与，高用量ビタミンC（シュウ酸結晶），エフェドリン（腎結石），リン酸二水素ナトリウム/無水リン酸水素二ナトリウム（ホスリボン配合顆粒®/ビジクリア®），ミゾリビン，プロベネシド，ブコローム，アデニン，ベンズブロマロン（尿酸結石），アセタゾラミド（リン酸カルシウム結石），Orlistat，ヨード造影剤，ボリコナゾール注＊，シプロフロキサシン，イトラコナゾール注＊，グアイフェネシン（フストジル®），カルシウム製剤（沈降炭酸カルシウム，乳酸カルシウムなど），活性型ビタミンD製剤（ロカルトロール®，アルファロール® など），副腎皮質ホルモン（カルシウム含有結石），薬物以外では尿酸とジエチレングリコール（エチレングリコールの代謝物のシュウ酸によるシュウ酸カルシウム結石） ＊：添加物のシクロデキストリンの蓄積による尿細管障害の機序	被疑薬の投与を中止し，対症療法を行う．薬剤の結晶析出のため尿路閉塞による水腎症をきたす．腎機能に応じた減量をし，生食を前投与する．他の腎毒性薬物の併用を避ける．インジナビルは腎結石を防止するために24時間に少なくとも1.5Lの水分を補給すること．メトトレキサートとその代謝物は低pH環境で溶解しにくくなるため，十分な尿量を確保し炭酸水素ナトリウム，アセタゾラミドを用いた尿のアルカリ化によって予防できるとされている．	尿沈渣は間質性腎炎に近いが正常なこともある．
	尿をアルカリ化することによるリン酸カルシウムの析出 RTA：renal tubular alka-losis	炭酸脱水酵素阻害薬（アセタゾラミド，トピラマート，ゾニサミド）		
	尿管閉塞性腎不全（後腹膜線維化症による）※1 UO：ureteral obstruction(secondary to retro-peritoneal fibrosis)	エルゴタミン，ジヒドロエルゴタミン，メチルドパ，ピンドロール，ヒドララジン，アテノロール，Methylsergide（片頭痛治療薬），ペルゴリド	被疑薬の投与を中止し，腎内ステント・経皮的腎瘻増設術による尿管内圧を低下させる．	尿沈渣は正常，超音波検査により水腎症．
	尿路閉塞 UO：urinary obstruction	抗コリン薬，オピオイド，α1受容体刺激薬，ベンゾジアゼピン系薬		
	腫瘍崩壊症候群（高尿酸血症） TLS：tumor lysis syn-drome	白血病，リンパ腫，骨髄腫に用いられる多くの化学療法薬（ダサチニブ，ボルテゾミブ，ゲムツズマブオゾガマイシン，リツキシマブ，クラドリビン，イマチニブ，スニチニブ，レナリドミド，ニロチニブ，ネララビン，ベンダムスチン，フルダラビン，オファツムマブ，サリドマイド，カペシタビン，セツキシマブなど），メトトレキサート	抗癌剤投与前の積極的な水分補給と尿のアルカリ化，アロプリノールの投与を行うことで予防する．	治療開始後12〜24時間以内で高尿酸血症，高カリウム血症，高リン血症，低カルシウム血症が高率で起こるため電解質濃度，腎機能検査，心電図のチェックが必要．
その他	出血性膀胱炎 HC：hemorrhagic cysti-tis	シクロホスファミド，イホスファミド	出血性膀胱炎の予防には1日2L以上の十分な飲水，あるいは補液が必要．	

発症機序	病態 略名：正式英名	原因薬剤	臨床経過および治療法	検査所見
その他	原因不明 MIS：miscellaneous	エダラボン，アレクチニブ，オザグレル，スルチアム，テラプレビル，ミノドロン酸水和物，ワルファリン(Kidny Int 2011；80：181-189)，アザチオプリン，アザシチジン，スタリビルド配合錠®，ヴィキラックス®配合錠(オムビタスビル水和物・パリタプレビル水和物・リトナビル)		

※1：KDIGO AKI Guideline March 2012 Online Appendices A–F に収載されている分類．
※2：動脈壁の粥状硬化巣よりコレステロール結晶が流出し，末梢の小動脈に塞栓としてとどまることにより全身性に多臓器障害を起こすこと．
NAG：N-アセチル-β-D-グルコサミニダーゼ，BMG：β2-ミクログロブリン

[文献]
・多くの医薬品添付文書およびインタビューフォーム
・Schetz M, *et al.*：Drug-induced acute kidney injury. *Curr Opin Crit Care* 2005；**11**：555-265.
・田部井 薫：薬剤性急性腎不全．日腎会誌 2010；**52**：534-540.
・玄番宗一：薬物による腎機能障害の病態と発症機序．日薬理誌 2006；**127**：403-440.
・Praga M, *et al.*：Acute interstitial nephritis. *Kidney Int* 2010；**77**：956-961.
・Bentley ML, *et al.*：Drug-induced acute kidney injury in the critically ill adult：recognition and prevention strategies. *Crit Care Med* 2010；**36**：S169-174.
・Loh AHL, *et al.*：Drug-induced Kidney Disease-Pathology and Current Concepts Ann Acad Med Singapore 2009；**38**：240-250.
・Naughton CA：Drug-induced nephrotoxicity. *Am Fam Physician* 2008；**78**：743-750.
・Choudhury D, *et al.*：Drug-associated renal dysfunction and injury. *Nat Clin Pract Nephrol* 2006；**2**：80-91.
・厚生労働省：重篤副作用疾患別対応マニュアル　間質性腎炎(尿細管間質性腎炎)　平成 19 年 6 月．2007；p1-17.
・Panu N, *et al.*：An overview of drug-induced acute kidney injury. *Crit Care Med* 2008；**36**：S216-S223.
・Perazella MA：Renal vulnerability to drug toxicity. *Clin J Am Soc Nephrol* 2009；**4**：1275-1283.
・KDIGO AKI Guideline March 2012 Online Appendices A–F.
・城 謙輔，他：薬剤性腎障害の病理．日腎会誌 2012；**54**：958-971.
・杉崎徹三監訳：臨床家のための腎毒性薬物のすべて．シュプリンガージャパン，東京，2008.
・冨野康日己，他編：薬剤性腎障害ケーススタディ　診療に生かす 33 の症例．南江堂，東京，2010.
・Brodsky SV, *et al.*：Warfarin-related nephropathy occurs in patients with and without chronic kidney disease and is associated with an increased mortality rate. *Kidney Int* 2011；**80**：181-189.
・がん薬物療法時の腎障害診療ガイドライン　2016.
・薬剤性腎障害の診療ガイドライン　2016.

(平田純生)

表2　腎機能低下時の主な薬物投与量一覧

(2016 年 12 月現在)

CCr で表示している添付文書における血清クレアチニン値測定法は多くが Jaffe 法によるものであるため，CCr≒GFR と考えてよいものが多い．そのため本表では GFR または CCr と表記されているが，基本的に患者の腎機能は痩せて栄養状態の悪い患者を除き，体表面積未補正 eGFR(mL/分) によって腎機能を推算する．eGFR(mL/分) は多くの薬物の添付文書の CCr 表示と同等に扱ってよい．痩せて筋肉量の少ない患者では蓄尿による実測 CCr×0.715 により GFR として評価するか，シスタチン C による体表面積補正 eGFR を算出して腎機能の評価をする．GFR または CCr の単位は基本として mL/分を用いるが，投与量が mg/kg や mg/m² のように固定用量ではない場合には mL/分/1.73 m² を用いる．

重要度：腎機能低下患者に対する薬物投与に関し，投与法調整の重要度の高い順に◎(最重要)，○(重要)，△(要注意)印をつけている．
透析性：通常の血液透析によって除去される(除去率 40%以上)ものは○，除去されないものは×としている．
禁忌：高度腎機能障害や透析患者など腎機能の低下した患者に添付文書上，投与禁忌の記載のあるものには「禁忌」の項に「禁」をつけている．
腎障害：複数の信頼性の高い薬剤性腎障害に関する総説で，薬剤性腎障害の原因薬物となるものには腎障害の項に「○」をつけている．アレルギー性の腎障害は除いている．
本表の作成にあたっては，記載ミスのないように最大限の努力をしているが，新規性，正確性，完全性については筆者が保証することはできないので，最新の情報を入手すること．またこの一覧表は小児には適応していない．

分類	重要度	薬剤名 一般名	番号	薬剤名 商品名	透析性	禁忌	腎障害	常用量	GFR または CCr(mL/分) 30〜59	GFR または CCr(mL/分) 15〜29	GFR または CCr(mL/分) <15	HD(血液透析) PD(腹膜透析)
弱オピオイド	○	トラマドール塩酸塩	1	トラマール OD 錠	×			100〜400 mg　分 4	腎障害者(軽度も含む)では t1/2β および AUC0〜∞は健康成人のそれぞれ最大で 1.5 倍および 2 倍になるため，最大量を腎機能正常者の 50%に減量する			
	○		2	トラマール注	×			100〜150 mg を筋肉内に注射 その後必要に応じ 4〜5 時間に反復注射				
	○	トラマドール塩酸塩徐放錠	3	ワントラム錠	×	禁		1 日 1 回 100〜300 mg を経口投与し，1 日 400 mg を超えないこと．初回投与する場合は，1 日 100 mg から開始することが望ましい．	腎障害者(軽度も含む)では t1/2β および AUC0〜∞は健康成人のそれぞれ最大で 1.5 倍および 2 倍になるため，最大量を腎機能正常者の 50%に減量する		高度な腎障害では作用および副作用が増強するおそれがあるため禁忌．	
	○	トラマドール塩酸塩 37.5 mg アセトアミノフェン 325 mg 配合錠	4	トラムセット配合錠	配合剤	配合剤	○	非癌性慢性疼痛では 1 回 1 錠，1 日 4 回(投与間隔として 4 時間以上)，抜歯後疼痛では 1 回 2 錠，最高用量 1 回 2 錠，1 日 8 錠，空腹時の投与を避ける．	腎障害者(軽度も含む)ではトラマドールの t1/2β および AUC0〜∞は健康成人のそれぞれ最大で 1.5 倍および 2 倍になるため，12 時間毎に 1 回 2 錠を超えないことが推奨される(米国添付文書より)		アセトアミノフェンが配合されているため，わが国の添付文書上では重篤な腎障害のある患者では「重篤な転帰をとるおそれがあるため禁忌」となっているが，米国ではこのような記載はない	
		ブプレノルフィン塩酸塩	5	レペタン注	×			1 回 0.2〜0.3 mg 必要に応じて 6〜8 時間毎に筋注	腎機能正常者と同じ			
			6	レペタン坐剤	×			1 回 0.2〜0.4 mg 必要に応じて 8〜12 時間毎				
		ブプレノルフィン	7	ノルスパンテープ	×			前胸部，上背部，上腕外部または側胸部に貼付し，7 日毎に貼り替える．初回貼付用量はブプレノルフィンとして 5 mg とし，その後の貼付用量は患者の症状に応じて適宜増減するが，20 mg を超えないこと．				
		ペンタゾシン塩酸塩	8	ソセゴン注 ペンタジン注	×			1 回 15 mg 3〜4 時間毎/皮下注または筋注				
		ペンタゾシン塩酸塩 添加物：ナロキソン塩酸塩	9	ソセゴン錠 ペンタジン錠	×			1 回 25〜50 mg を 3〜5 時間毎				
消炎鎮痛解熱薬(NSAIDs)	○ TDM	アスピリンダイアルミネート	10	バファリン配合錠 A330	×	禁		通常は 1 回 2 錠，1 日 2 回食後 関節リウマチ，リウマチ熱，症候性神経痛では 1 回 2〜4 錠，1 日 2〜3 回食後	高齢者，高血圧患者，糖尿病患者，心不全患者，利尿薬の併用されている症例など腎障害のリスクの高い患者には漫然と投与しない	腎障害を悪化させるおそれがあるため重篤な腎障害には禁忌	重篤な腎障害には禁忌だが無尿の透析患者では減量の必要なし	
	○	アンピロキシカム	11	フルカムカプセル	×	禁	○	1 回 27 mg を 1 日 1 回食後に経口投与				
	○	アンフェナクナトリウム水和物	12	フェナゾックスカプセル	×	禁	○	1 回 50 mg を 1 日 4 回，食後				
	○	イブプロフェン	13	ブルフェン錠	×	禁	○	1 回 200 mg を 1 日 3 回，食後				
	○	インドメタシン	14	インテバン SP	×	禁	○	1 回 25 mg を 1 日 1〜3 回，食後				
	○		15	インテバン坐剤	×	禁	○	1 回 25〜50 mg を 1 日 1〜2 回直腸内投与				
	○	インドメタシンファルネシル	16	インフリーカプセル	×	禁	○	1 回 200 mg を 1 日 2 回，食後				

表2　腎機能低下時の主な薬物投与量一覧

分類	重要度	一般名	番号	商品名	透析性	禁忌	腎障害	常用量	GFR または CCr(mL/分) 30~59	15~29	<15	HD(血液透析) PD(腹膜透析)
消炎鎮痛解熱薬(NSAIDs)	○	エスフルルビプロフェン・ハッカ油	17	ロコアテープ	×	禁	○	変形性関節症における鎮痛・消炎として1日1回患部に貼付する．同時に2枚を超えて貼付してはならない．	高齢者，高血圧患者，糖尿病患者，心不全患者，利尿薬の併用されている症例など腎障害のリスクの高い患者には漫然と投与しない	腎障害を悪化させるおそれがあるため重篤な腎障害には禁忌		重篤な腎障害には禁忌だが無尿の透析患者では減量の必要なし
	○	ケトプロフェン	18	カピステン筋注	×	禁	○	1回50mgを1日1～2回腎部に筋注				
	○		19	ケトプロフェン坐剤		禁		1回50～75mgを1日1～2回 直腸内に挿入				
	○	ジクロフェナクナトリウム	20	ボルタレン錠	×	禁	○	1回25mgを1日3回，食後 1日100mgまで				
	○		21	ボルタレンSRカプセル	×	禁	○	1回37.5mgを1日2回，食後				
	○		22	ボルタレンサポ	×	禁	○	1回25～50mgを1日1～2回 直腸内投与				
	○	スリンダク	23	クリノリル錠	×	禁	○	300mg　分2食後				
	○	スルピリン水和物	24	メチロン注	×	禁	○	1回0.25g 2回まで皮下注または筋注				
	○	チアプロフェン酸	25	スルガム錠	×	禁	○	1回200mgを1日3回食後				
	○	ナブメトン	26	レリフェン錠		禁	○	800mg　分1食後				
	○	ナプロキセン	27	ナイキサン錠	×	禁	○	300～600mg　分2～3食後				
	○	ピロキシカム	28	フェルデン坐剤	×	禁	○	1日1回20mgを直腸内投与				
	○		29	バキソカプセル	×	禁	○	1日1回20mg，食後				
	○	ブコローム	30	パラミヂンカプセル	×	禁	○	1回300～900mgを1日2～4回食後				
	○	フルルビプロフェンアキセチル	31	ロピオン注	×	禁	○	1回50mgをできるだけゆっくり静注				
	○	フルルビプロフェン	32	フロベン錠・顆粒	×	禁	○	1回40mgを1日3回毎食後 頓用の場合には，1回40～80mg				
	○	メフェナム酸	33	ポンタールカプセル・シロップ・細粒	×	禁	○	1回500mg，その後6時間毎に1回250mgを経口投与．急性上気道炎では1回500mgを頓用で原則1日2回までとし，1日最大1,500mgまで．空腹時の投与は避ける				
	○	ロキソプロフェンナトリウム水和物	34	ロキソニン錠	×	禁	○	60～180mg　分1～3食後				
	○	ロキソプロフェンナトリウム水和物	35	ロキソニンテープ	×			1日1回，患部に貼付する	腎機能正常者と同じ			
	○	ロルノキシカム	36	ロルカム錠	×	禁	○	12～18mg　分3食後（術後外傷後・抜歯後は8～24mg）	高齢者，高血圧患者，糖尿病患者，心不全患者，利尿薬の併用されている症例など腎障害のリスクの高い患者には漫然と投与しない	腎障害を悪化させるおそれがあるため重篤な腎障害には禁忌		重篤な腎障害には禁忌だが無尿の透析患者では減量の必要なし
塩基性NSAIDs	○	チアラミド塩酸塩	37	ソランタール錠・細粒	×	禁	○	1回100mgを1日1～2回，または頓用	高齢者，高血圧患者，糖尿病患者，心不全患者，利尿薬の併用されている症例など腎障害のリスクの高い患者には漫然と投与しない	腎障害を悪化させるおそれがあるため重篤な腎障害には禁忌		重篤な腎障害には禁忌だが無尿の透析患者では減量の必要なし
消炎鎮痛解熱薬(COXⅡ選択的阻害薬)	○	エトドラク	38	ハイペン錠	×	禁	○	400mg　分2	高齢者，高血圧患者，糖尿病患者，心不全患者，利尿薬の併用されている症例など腎障害のリスクの高い患者には漫然と投与しない	腎障害を悪化させるおそれがあるため重篤な腎障害には禁忌		重篤な腎障害には禁忌だが無尿の透析患者では減量の必要なし
	○	セレコキシブ	39	セレコックス錠	×	禁	○	200～400mg　分2				
	○	メロキシカム	40	モービック錠	×	禁	○	10～15mg　分1				

分類	重要度	薬剤名 一般名	番号	薬剤名 商品名	透析性	禁忌	腎障害	常用量	GFR または CCr(mL/分) 30～59	15～29	＜15	HD(血液透析) PD(腹膜透析)
解熱鎮痛薬	○	アセトアミノフェン	41	カロナール錠	○×報告によって異なる	禁	○	1回300～1,000 mgを4～6時間以上の投与間隔．最大投与量は4,000 mg/日とする	1回300 mg(解熱)，500～600 mg(鎮痛)を1日3回毎食後～1日4回毎食後と寝る前または6時間毎(できるだけ食後)	重篤な腎障害には禁忌になっているが，胃障害や出血症例などはNSAIDsより安全．連続投与により抱合体が蓄積し腸肝循環するため，トラフ値は上昇するもののAUCには著変ないため，透析患者では投与量の補正は不要と思われる		
			42	アセリオ静注液				疼痛：1回300～1,000 mgを15分かけて静脈内投与し，投与間隔は4～6時間以上とする(最高4,000 mg/日)．ただし，体重50 kg未満の成人には1回15 mg/kgを上限として静脈内投与し，投与間隔は4～6時間以上とする．1日総量として60 mg/kgを限度とする．発熱：1回300～500 mgを静脈内投与し，投与間隔は4～6時間以上とする．原則として1日2回まで(最高1,500 mg/日)．15分かけて静脈内投与	腎機能正常者と同じ	重篤な腎障害には禁忌になっているが，胃障害や出血症例などはNSAIDsより安全．静注製剤はCCr≦30 mL/分では注意して投与し，用量を減量し，投与間隔を延長する(Up to Date)		
鎮痛薬その他の		ワクシニアウイルス接種家兎炎症皮膚抽出液	43	ノイロトロピン注	不明			1回3.6単位を静注・筋注・皮下注	減量は必要ないと思われるが，CKD患者の投与方法に言及した報告はない			
			44	ノイロトロピン錠				1回2錠(8単位)を1日2回				
総合感冒薬		サリチルアミド・アセトアミノフェン・無水カフェイン・プロメタジンメチレンジサリチル酸塩配合剤	45	PL配合　顆粒	配合剤		○	4 g　分4	腎機能正常者と同じ			
片頭痛治療薬	△	エルゴタミン酒石酸塩・無水カフェイン・イソプロピルアンチピリン配合剤	46	クリアミン配合錠A　1.0	配合剤	禁	○	1回1錠を1日2～3回，または1回1～2錠を頓用．1週間に最高10錠まで	エルゴタミンによる麦角中毒を起こすおそれがあるため禁忌			
			47	クリアミン配合錠S　0.5				1回2錠を1日2～3回，または1回2～4錠を頓用．1週間に最高20錠まで				
	△	ジヒドロエルゴタミンメシル酸塩	48	ジヒデルゴット錠	×			1回1 mgを1日3回	減量の必要はないが，末梢虚血に注意			
		塩酸ロメリジン	49	ミグシス錠	×			10 mg/日　分2				
5-HT1B/1D受容体作動型片頭痛治療薬		エレトリプタン臭化水素酸塩	50	レルパックス錠	×			1回20～40 mg　1日最大40 mg	腎機能正常者と同じ			
		スマトリプタン	51	イミグラン錠	×			1回50 mg～100 mg　1日最大200 mg				
			52	イミグラン注3・キット皮下注	×			1回3 mgを皮下注，1日最大6 mg				
			53	イミグラン点鼻液	×			1回20 mgを鼻腔内投与，1日最大40 mg				
		ゾルミトリプタン	54	ゾーミッグ錠・RM錠	×			1回2.5～5 mg　1日最大10 mg	腎機能正常者と同じ，ただしAUCが透析患者で増加するため頻回投与時には減量が必要			
	○	ナラトリプタン塩酸塩	55	アマージ錠	×	禁		1回2.5 mg　1日最大5 mg	軽度・中等度腎障害でAUCが2倍に増加し半減期も2倍に延長するため，1日の総投与量を2.5 mgとする	重度の腎機能障害のある患者では血中濃度が上昇するおそれがあるため禁忌		
	◎	リザトリプタン安息香酸塩	56	マクサルト錠・RPD錠	×	禁		1回10 mg　1日最大20 mg	腎機能正常者と同じ			AUCが上昇するため禁忌

表2　腎機能低下時の主な薬物投与量一覧

分類	重要度	一般名	番号	商品名	透析性	禁忌	腎障害	常用量	GFR または CCr(mL/分) 30～59	15～29	<15	HD(血液透析) PD(腹膜透析)
帯状疱疹後神経痛治療薬	◎	プレガバリン	57	リリカカプセル	○			初期量1回75 mgを1日2回，1日300 mgまで漸増（最高600 mg/日）	初期量75 mg　分1～3 維持量150～300mg 分1～2	初期量25～50mg 分1～2 維持量75～150 mg 分1～2	添付文書では初期量25 mg　分1．維持量25～75 mg　分1になっているが25 mg/日の投与を推奨する（最大50 mg）．	添付文書では初期量25 mg　分1 維持量25～75 mg 分1 HD後の補充用量は投与量により25～150 mgをHD後に補充 PDでは初期量25 mg　分1，維持量25～75 mg　分1になっているが25 mg/日でHD日にはHD後に投与を推奨する(50 mg/日投与が必要な時はより慎重に)．
抗リウマチ薬（分子標的薬）		アダリムマブ	58	ヒュミラ皮下注	×			関節リウマチ：1回40 mgを2週に1回，皮下注．効果不十分な場合，1回80 mgまで増量可	腎機能正常者と同じ			
		アバタセプト	59	オレンシア点滴静注				体重により1回500～1,000 mgを点滴．初回投与後，2週・4週に投与し，以後4週間の間隔で投与				
			60	オレンシア皮下注	×			投与初日に負荷投与として点滴静注製剤を投与した後，同日中に125 mg皮下注し，その後は週1回125 mgを皮下投与．また，週1回125 mg皮下投与からも開始することが可能	腎機能正常者と同じ（CKD患者での検討なし）			
		インフリキシマブ	61	レミケード点滴静注用	×	○		関節リウマチ：1回3 mg/kgを点滴静注．初回投与後，2週・6週に投与し以後8週間隔で投与．最大8週間隔1回10 mg/kg，投与間隔短縮1回6 mg/kg．最短投与間隔4週間				
		エタネルセプト	62	エンブレル皮下注・皮下注シリンジ・皮下注ペン	×	○		1回10～25 mg　週2回，または25～50 mgを週に1回	腎機能正常者と同じ			
		ゴリムマブ	63	シンポニー皮下注	×	○		メトトレキサートと併用：50 mgを4週に1回，皮下注（最高100 mg）メトトレキサート非併用時：100 mgを4週に1回，皮下注				
		セルトリズマブペゴル遺伝子組換え	64	シムジア皮下注シリンジ	×			治療開始時，1回400 mgを初回，2週後，4週後に投与し，以後1回200 mgを2週間毎に投与する．症状安定後には1回400 mgを4週毎に投与してもよい				
		トシリズマブ	65	アクテムラ点滴静注用	×			1回8 mg/kgを4週間毎，全身型若年性特発性関節炎，Castleman病では1～2週間毎				
			66	アクテムラ皮下注シリンジ・皮下注オートインジェクター				1回162 mgを2週間隔で皮下注射する				
	○	トファシチニブクエン酸塩	67	ゼルヤンツ錠	×			1回5 mgを1日2回経口投与	軽度腎障害患者ではAUCが137%に上昇し，中等度腎障害患者ではAUCが143%に上昇し半減期も1.21倍に延長するため2/3に減量する	重度腎障害患者ではAUCが223%に上昇し半減期も1.6倍に延長するため1/2以下に減量し1日1回投与		

分類	重要度	一般名	番号	商品名	透析性	禁忌	腎障害	常用量	GFR または CCr(mL/分) 30〜59	15〜29	<15	HD(血液透析) PD(腹膜透析)
抗リウマチ薬（DMARDS）	◎	アクタリット	68	モーバー錠	○		○	1回100 mgを1日3回	25%に減量または100 mgを1日1回			ほぼ100%尿中排泄されるが薬物動態情報がほとんどないため避けたほうがよい
		イグラチモド	69	ケアラム錠 コルベット錠	×			1回25 mg，1日1回朝食後に4週間以上経口投与し，それ以降，1回25 mg，1日2回（朝食後，夕食後）に増量	腎機能正常者と同じ			
	◎	オーラノフィン	70	オーラノフィン錠	×	禁	○	1回3 mgを1日2回	投与禁忌			
	△	金チオリンゴ酸ナトリウム	71	シオゾール注	×	禁	○	週1回または2週間に1回10 mg 筋注から増量	症状の悪化，重篤な副作用が現れやすいため禁忌			
	△	サラゾスルファピリジン	72	アザルフィジンEN錠	SASP × SP ○		○	1回500 mgを1日2回 高齢者ではその1/2から開始	腎機能正常者と同じ			
		ブシラミン	73	リマチル錠	○	禁	○	1回100 mgを1日2回	ネフローゼ症候群等の重篤な腎障害を起こすおそれがあるため禁忌			腎機能の廃絶した透析患者の用量は1回100 mgを週3回HD後
	◎	ペニシラミン	74	メタルカプターゼカプセル	×	禁	○	1回100 mgを1日1〜3回食前空腹時，最大600 mg/日	腎障害を起こすおそれがあるため禁忌			50 mg/日でも無顆粒球症の報告があるため避ける
	◎ TDM	メトトレキサート	75	リウマトレックスカプセル	×	禁	○	関節リウマチ：6 mg/週で開始し，4〜8週間経過しても効果不十分であれば8〜16 mg/週まで増量．1週間あたりの投与量を1〜3回に分割し，12時間間隔で1〜2日間かけて投与（関節リウマチ治療におけるメトトレキサート診療ガイドライン．日本リウマチ学会2010）	GFR<60 mL/分の場合は低用量から開始し，最初から葉酸の併用が望ましい（関節リウマチ治療におけるメトトレキサート診療ガイドライン．日本リウマチ学会2010）	GFR<30 mL/分の場合は禁忌（関節リウマチ治療におけるメトトレキサート診療ガイドライン．日本リウマチ学会2010）		
		レフルノミド	76	アラバ錠	×			1日1回100 mgを1日1回から開始し，維持量は1日1回10〜20 mg	腎機能正常者と同じ			
高尿酸血症治療薬	◎	アロプリノール	77	アロシトール錠 ザイロリック錠	○		○	200〜300 mg 分2〜3（食後）	100 mg 分1．ただしこの用量では適正な尿酸値にコントロールできない場合が多い	50 mg 分1．ただしこの用量では適正な尿酸値にコントロールできない場合が多い		HD患者では100 mg 週3回毎HD後．CAPD患者では50 mg 分1．ただしこの用量では適正な尿酸値にコントロールできない場合が多い
		トピロキソスタット	78	トピロリック錠 ウリアデック錠	×			1回20 mgより開始し，1日2回朝夕に経口投与．その後，血中尿酸値を確認しながら必要に応じて増量．維持量として1回60 mgで，最大投与量は1回80 mg，1日2回	ステージ3のCKD患者の無症候性高尿酸血症でも1日160 mg/日の最大用量で血清尿酸値を下げ，有害反応はプラセボ群と差がなかったという報告があり（Clin Exp Nephrol 2014：**18**：876-884），腎機能正常者と同じ	腎機能正常者と同じ		
		フェブキソスタット	79	フェブリク錠	×			1日1回10 mgより開始．その後は血中尿酸値を確認しながら徐々に増量し，維持量1日1回40 mg（最大1日60 mg）	腎機能正常者と同じだが，連続投与後7日目のAUCが腎機能軽度〜中等度低下群では53〜68%上昇するため，20 mgを超える場合には慎重に観察		1日1回10 mgより開始．その後は血中尿酸値を確認しながら必要に応じて徐々に増量する．AUC増大のため，20 mgを超える場合には慎重に観察	
	○	ブコローム	80	パラミヂンカプセル	×	禁	○	痛風の高尿酸血症の是正：1日300〜900 mgを分2〜4，食後	高齢者，高血圧患者，糖尿病患者，心不全患者，利尿薬の併用されている症例など腎障害のリスクの高い患者には漫然と投与しない	腎障害を悪化させるおそれがあるため重篤な腎障害には禁忌		重篤な腎障害には禁忌だが無尿の透析患者では減量の必要なし
		プロベネシド	81	ベネシッド錠	×	禁	○	1日0.5〜2 gを2〜4回に分割経口投与	減量の必要はないが少量から開始する	尿中への尿酸排泄促進剤のため尿量が減少した症例では効果が期待できないので原則禁忌．慢性腎不全（特にGFR 30 mL/分以下）の患者には無効とされている		
		ベンズブロマロン	82	ユリノーム錠	×	禁	○	25〜150 mg 分1〜3	減量の必要はないが少量から開始する	尿中への尿酸排泄促進剤のため尿量が減少した症例では効果が期待できないため原則禁忌		
		ラスブリカーゼ	83	ラスリテック点滴静注用	×			0.2 mg/kgを1日1回30分以上かけて点滴静注	腎機能正常者と同じ			

表2　腎機能低下時の主な薬物投与量一覧

分類	重要度	一般名	番号	商品名	透析性	禁忌	腎障害	常用量	GFR または CCr(mL/分)			HD(血液透析) PD(腹膜透析)
									30~59	15~29	<15	
痛風治療薬	◎	コルヒチン	84	コルヒチン錠	×	禁	○	3~4 mg　分6~8 発症予防0.5~1 mg/日 発作予感時1回0.5 mg 痛風発作の緩解には通常，成人にはコルヒチンとして1日1.8 mgまで	連続投与は推奨できない．腎障害があり CYP3A4 阻害薬(アタザナビル，クラリスロマイシン，インジナビル，イトラコナゾール，ネルフィナビル，リトナビル，サキナビル，ダルナビル，テリスロマイシン，テラプレビル，コビシスタットなど)，P 糖蛋白質(P-gp)阻害薬(シクロスポリン)併用患者は禁忌			
アルカリ化療法		クエン酸カリウム・クエン酸ナトリウム水和物配合剤	85	ウラリット配合錠・-U 配合散			○	痛風ならびに高尿酸血症における酸性尿の改善：[散]1回1 g [錠]1回2錠を1日3回	重篤な腎障害のある患者では血清カリウム値を上昇させることがあるため慎重投与			
ベンゾジアゼピン系睡眠導入剤		エスタゾラム	86	ユーロジン錠	×			1回1~4 mg 眠前	腎機能正常者と同じ			
		クアゼパム	87	ドラール錠	×			15~30 mg 眠前				
		トリアゾラム	88	ハルシオン錠	×			1回0.125~0.5 mg 眠前				
		ニトラゼパム	89	ベンザリン錠	×			①不眠症：1回5~10 mg，就寝前 ②麻酔前投薬：1回5~10 mg，就寝前または手術前				
		フルラゼパム塩酸塩	90	ダルメートカプセル	×			10~30 mg				
		フルニトラゼパム	91	サイレース錠 ロヒプノール錠	×			0.5~2 mg　分1(眠前)				
			92	サイレース静注 ロヒプノール静注	×			1回0.01~0.03 mg/kg	腎機能正常者と同じ(過飽和しやすいので注射用水などの低張液で希釈)			
		ブロチゾラム	93	レンドルミン錠	×			1回0.25 mg 眠前	腎機能正常者と同じ			
	◎	ミダゾラム	94	ドルミカム注	×			添付文書参照	腎機能正常者と同じ		活性代謝物が蓄積するため50%に減量	
			95	ミダフレッサ静注	×			①静脈内投与：0.15 mg/kg を1 mg/分を目安に投与．必要に応じ1回0.1~0.3 mg/kg の範囲で追加投与するが，初回と追加投与の総量は0.6 mg/kg を超えないこと．②持続静脈内投与：0.1 mg/kg/時より開始し，必要に応じて0.05~0.1 mg/kg/時ずつ増量する．最大投与量は0.4 mg/kg/時まで				
		リルマザホン塩酸塩水和物	96	リスミー錠	×			1回1~2 mg　眠前	腎機能正常者と同じ			
		ロルメタゼパム	97	ロラメット錠 エバミール錠	×			1回1~2 mg　眠前				
非ベンゾジアゼピン系睡眠導入剤		エスゾピクロン	98	ルネスタ錠	×			1回2 mg 高齢者1回1 mg を就寝前に投与．(成人1回3 mg，高齢者1回2 mg まで)	腎機能正常者と同じだが，腎機能低下により AUC の上昇，半減期の延長がみられるため，1 mg より開始			
		ゾピクロン	99	アモバン錠	×			1回7.5~10 mg 眠前	腎機能正常者と同じ			
		ゾルピデム酒石酸塩	100	マイスリー錠	×			5~10 mg　分1，就寝直前				
催眠鎮静剤		アモバルビタール	101	イソミタール原末	×	禁		①不眠症：1日100~300 mg，就寝前 ②不安緊張状態の鎮静：1日100~200 mg を分2~3	腎障害のある患者では排泄機能の低下により，効果や副作用が強く現れることがあるため禁忌			
		トリクロホスナトリウム	102	トリクロリールシロップ			不明	10~20 mL を眠前	腎機能正常者と同じ			
		ブロモバレリル尿素	103	ブロバリン原末	○			500~800 mg 眠前	腎機能正常者と同じ(腎障害を悪化させるおそれがあるため慎重投与になっているが，腎障害を悪化させるという報告はほとんどない)			
不眠症治療薬		スボレキサント	104	ベルソムラ錠	×			1日1回20 mg，高齢者には1日1回15 mg を就寝直前に経口投与	腎機能正常者と同じ			
		ラメルテオン	105	ロゼレム錠	×			1回8 mg を1日1回眠前				
抗不安薬・鎮静薬		アルプラゾラム	106	コンスタン錠 ソラナックス錠	×			0.4~2.4 mg　分3	腎機能正常者と同じ			
		エチゾラム	107	デパス錠	×			1~3 mg　分1~3				
		クロキサゾラム	108	セパゾン錠・散	×			1回1~4 mg を1日3回				
		クロチアゼパム	109	リーゼ錠	×			15~30 mg　分3				
		クロルジアゼポキシド	110	コントール錠・散	×			20~60 mg　分2~3				
	△	ジアゼパム	111	セルシン錠 ホリゾン錠	×		○	4~15 mg　分2~4	腎機能正常者と同じ．ただし腎機能低下とともに活性代謝物の蓄積が懸念される			
			112	セルシン注 ホリゾン注				できるだけ緩徐に静注または筋注				

分類	重要度	薬剤名 一般名	番号	商品名	透析性	禁忌	腎障害	常用量	GFR または CCr(mL/分) 30〜59	15〜29	<15	HD(血液透析) PD(腹膜透析)
		タンドスピロンクエン酸塩	113	セディール錠	×			30〜60 mg 分3				
		ヒドロキシジン塩酸塩・ヒドロキシジンパモ酸塩	114	アタラックス錠・Ｐカプセル	×			神経症における不安・緊張・抑うつ：1日75〜150 mg を分3〜4				
		フルタゾラム	115	コレミナール錠・細粒	×			12 mg 分3				
		フルトプラゼパム	116	レスタス錠	×			1回2〜4 mg を1日1回	腎機能正常者と同じ			
		ブロマゼパム	117	レキソタン錠・細粒	×			1日量6〜15 mg を1日2〜3回				
		ロフラゼプ酸エチル	118	メイラックス錠	×			1〜2 mg 分1〜2				
		ロラゼパム	119	ワイパックス錠	×			1〜3 mg/日 分2〜3				
定型抗精神病薬		クロルプロマジン塩酸塩	120	ウインタミン細粒 コントミン糖衣錠				30〜100 mg を分割投与 精神科領域では50〜450 mg を分割投与	腎機能正常者と同じ			
			121	コントミン筋注				1回10〜50 mg を筋肉内に緩徐に注射				
	◎	スルピリド	122	ドグマチール錠・カプセル			○	①胃・十二指腸潰瘍：[50 mg] 1日150 mg を分3 ②統合失調症：1日300〜600 mg を分割投与．1日1200 mg まで増量可 ③うつ病・うつ状態：1日150〜300 mg を分割投与．1日600 mg まで増量可	30〜300 mg 分3	25 mg 分1	25 mg 分1 HD 患者では透析日は透析後	
			123	ドグマチール筋注				①胃・十二指腸潰瘍：[50 mg] 1回50 mg を1日2回．②統合失調症：1回100〜200 mg を筋注．1日600 mg まで増量可	尿中排泄率が90%以上と高いため，初回量の減量の必要はないが連続投与する場合には投与間隔を腎機能に応じてあける．末期腎不全では7〜10日間隔で投与する			
		ゾテピン	124	ロドピン錠・細粒	×			1日75〜150 mg 分割投与 最大 450 mg/日	腎機能正常者と同じ			
	TDM	ハロペリドール	125	セレネース錠				0.75〜6 mg 分1〜3				
			126	セレネース注	×		○	1回5 mg を1日1〜2回静注または筋注				
		ピモジド	127	オーラップ錠・細粒	×			統合失調症：初期量1〜3 mg，症状に応じ4〜6 mg に漸増．維持量6 mg 以下，最大9 mg．1日1回，必要に応じ2〜3回分割投与	心電図異常を起こすおそれがあるため慎重投与になっているが，腎機能正常者と同じ			
	TDM	ブロムペリドール	128	インプロメン錠・細粒	×		○	1日3〜18 mg を分割投与 最大 36 mg/日				
		プロクロルペラジンマレイン酸塩	129	ノバミン錠	×			1回5 mg を1日1〜4回				
		プロクロルペラジンメシル酸塩	130	ノバミン筋注	×			1日1回5 mg を筋注	腎機能正常者と同じ			
		レボメプロマジンマレイン酸塩	131	ヒルナミン錠・散・細粒	×			1日25〜200 mg を分1〜3				
		レボメプロマジン塩酸塩	132	ヒルナミン筋注	×			1回25 mg を筋注				
非定型抗精神病薬		アセナピンマレイン酸塩	133	シクレスト舌下錠				1回5 mg を1日2回舌下投与から投与を開始する．なお，維持用量は1回5 mg を1日2回，最高用量は1回10 mg を1日2回までとするが，年齢，症状に応じ適宜増減する．舌下投与後10分間はバイオアベイラビリティが低下する可能性がある飲食を避けること	腎機能正常者と同じ			
		アリピプラゾール	134	エビリファイ錠・OD錠・内服液				6〜30 mg を分1〜2				
			135	エビリファイ持続性水懸筋注用	×			1回400 mg を4週に1回臀部筋肉内に投与する．なお，症状，忍容性に応じて1回量300 mg に減量する				

表2 腎機能低下時の主な薬物投与量一覧

分類	重要度	一般名	番号	商品名	透析性	禁忌	腎障害	常用量	GFR または CCr(mL/分) 30～59	15～29	<15	HD(血液透析) PD(腹膜透析)
非定型抗精神病薬		オランザピン	136	ジプレキサ筋注用10mg	×			1回10mgを筋肉内投与	腎機能正常者と同じ			
		オランザピン	137	ジプレキサ錠・細粒 ザイディス錠	×			1日1回5～10mgより開始 維持量として1日1回10mg, 最大20mg/日				
		クエチアピンフマル酸塩	138	セロクエル錠	×			50～75mg 分2～3より開始、150～600mgを分2～3 最大投与量750mg/日	腎機能正常者と同じ			
	△	クロザピン	139	クロザリル錠	×	禁	○	添付文書参照	腎機能が悪化するおそれがあるため慎重投与		腎機能が悪化するおそれがあるため禁忌(無尿患者には使用できる可能性あり)	
	◎	パリペリドン	140	インヴェガ錠	×			6mgを1日1回朝食後から開始 12mg/日まで増量可能	本剤の排泄が遅延し血中濃度が上昇するおそれがあるため禁忌			
	◎	パリペリドンパルミチン酸エステル	141	ゼプリオン水懸筋注シリンジ	×	禁	○	初回150mg, 1週間後に2回目100mgを三角筋内に投与。その後は、4週に1回, 75mgを三角筋または臀部筋内に投与し, 患者の状態により25mg～150mgの範囲で投与するが, 増量は1回50mgまで. CCr 50～80 mL/分未満には初回100mg, 1週後に2回目75mgを三角筋内に投与する。その後は4週に1回, パリペリドンとして50mgを三角筋または臀部筋内に投与する。患者の症状および忍容性に応じて25～100mgの範囲で投与するが, 増量は1回25mgまで	中等度から重度の腎機能障害患者(CCr 50 mL/分未満)では本剤の排泄が遅延し血中濃度が上昇するおそれがあるため禁忌			
		ブロナンセリン	142	ロナセン錠・散	×			8～16mg/日を分2, 最大24mg/日	腎機能正常者と同じ			
	△	ペロスピロン塩酸塩水和物	143	ルーラン錠	×			1日4mg 1日3回食後より開始。徐々に増量し、維持量として1日12～48mgを1日3回食後	腎障害ラットでAUCの増加傾向が認められるがヒトの薬物動態データがほとんどなく不明			
	◎	リスペリドン	144	リスパダール錠・OD錠	×			1回1mg 1日2回より開始。徐々に増量し、維持量2～6mgとし、最大12mg 分2	活性代謝物が蓄積するため, 初回1mg 分2, 維持量2～6mgとし, 最大6mg 分2まで			
		リスペリドン	145	リスパダールコンスタ筋注	×		○	1回25mgを2週間隔で臀部筋肉内投与する。その後、症状により適宜増減するが, 1回量は50mgを超えないこと	活性代謝物が蓄積するため, 初回25mg投与し2週間以降は1/2に減量する。その後、症状により適宜増減するが, 1回量は25mgを超えないこと			
抗うつ薬(三環系)		アミトリプチリン塩酸塩	146	トリプタノール錠	×			30～150mg 分3, 末梢性神経障害性疼痛には1日10mgを初期用量とし適宜増減し1日150mgを超えない	腎機能正常者と同じ			
		アモキサピン	147	アモキサンカプセル・細粒	?		○	25～300mg 1日1回～数回				
		イミプラミン塩酸塩	148	トフラニール錠	×		○	うつ病・うつ状態：初期量[10mg]1日30～70mg, [25mg]1日25～75mg. 1日200mgまで漸増し分割投与. 最大1日300mg				
	TDM	クロミプラミン塩酸塩	149	アナフラニール錠	×			①うつ病・うつ状態：1日50～100mgを分1～3. 最大1日225mg ②ナルコレプシーに伴う情動脱力発作：10～75mgを分1～3				
		ノルトリプチン塩酸塩	150	ノリトレン錠	×			30～75mg 分2～3, 最大150mg/日				
抗うつ薬(四環系)		セチプチリンマレイン酸塩	151	テシプール錠	×			初期用量3mg/日, 最大6mg	腎機能正常者と同じ			
		マプロチリン塩酸塩	152	ルジオミール錠	×			1日30～75mgを2～3回に分割経口投与する。また1日1回夕食あるいは就寝前に投与できる				
		ミアンセリン塩酸塩	153	テトラミド錠	×			30mg/日を分1～2で開始 維持量60mg/日				

分類	重要度	薬剤名 一般名	番号	商品名	透析性	禁忌	腎障害	常用量	GFR または CCr(mL/分) 30〜59	15〜29	<15	HD(血液透析) PD(腹膜透析)
抗うつ薬(SARI) トリアゾロピリジン系		トラゾドン塩酸塩	154	デジレル錠 レスリン錠	×			1日75〜100 mg を初期用量とし, 1日200 mg まで増量し, 1〜数回に分割経口投与	腎機能正常者と同じ			
抗うつ薬(SSRI)	○	エスシタロプラムシュウ酸塩	155	レクサプロ錠	×			1日1回夕食後に10 mg を経口投与 1日最高用量は20 mg を超えないこと	腎機能正常者と同じ			健康成人と比較してT1/2は1.35倍延長し, AUC(投与量で補正)は1.24倍に上昇するため1日1回夕食後に10 mg まで
		塩酸セルトラリン	156	ジェイゾロフト錠	×		○	25〜100 mg 分1	腎機能正常者と同じ			
	◎	デュロキセチン塩酸塩	157	サインバルタカプセル	×	禁		20〜60 mg を1日1回朝食後	中等度腎障害では薬物動態に変化が認められないため減量は不要(Lobo ED, et al.: Clin Pharmacokinet 2010；49：311-321)	ほとんど尿排泄されず, 半減期も延長しないものの, CCr 30 mL／分未満でAUC, Cmax が約2倍に上昇するため禁忌		
	△	パロキセチン塩酸塩	158	パキシルCR錠	×			初期用量として1日1回夕食後に12.5 mg を経口投与し, 1週間以上かけて25 mg/日に増量し, 1日50 mg を超えない範囲で適宜増減	理由不明だが血中濃度が上昇するため12.5 mg〜25 mg 分1 夕食後			
			159	パキシル錠	×			①うつ病・うつ状態：1日1回20〜40 mg. 1回10〜20 mg より開始し1週毎に10 mg/日ずつ増量. 最大1日40 mg ②パニック障害：1日1回30 mg. 1回10 mg より開始し1週毎に10 mg/日ずつ増量. 最大1日30 mg ③強迫性障害：1日1回40 mg. 1回20 mg より開始し1週毎に10 mg/日ずつ増量. 最大1日50 mg ④社会不安障害：1日1回20 mg. 1回10 mg より開始し1週毎に10 mg/日ずつ増量. 最大1日40 mg ⑤外傷後ストレス障害：1日1回20 mg. 1回10〜20 mg より開始し1週毎に10 mg/日ずつ増量. 最大1日40 mg いずれも夕食後投与	5〜30 mg 分1		理由不明だが血中濃度が上昇するため5〜20 mg 分1	
		フルボキサミンマレイン酸塩	160	デプロメール錠 ルボックス錠	×		○	50〜150 mg 分2	腎機能正常者と同じ			
	◎	ベンラファキシン塩酸塩	161	イフェクサーSRカプセル	×	禁		1日37.5 mg を初期用量とし, 1週後より1日75 mg を1日1回食後に経口投与する. 増量は1週間以上の間隔をあけて1日用量として75 mg ずつ行い, 最高1日225 mg とする	50〜75%に減量(Up to Date)	血中濃度が上昇するおそれがあるため50%以下に減量(総CLが約40%低下する)	使用経験が少なく, 本剤のCLが低下し, 血中濃度が上昇するおそれがあり, 透析ではほとんど除去されないため, 禁忌	
	○	ミルナシプラン塩酸塩	162	トレドミン錠	×		○	50〜100 mg 食後分割	25〜75 mg 食後分割		25〜50 mg 食後分割	
抗うつ薬(NaSSA)	○	ミルタザピン	163	レメロン錠 リフレックス錠	×			1日15 mg を初期用量とし15〜30 mg を1日1回就寝前に経口投与 最大45 mg	本剤のCLが低下する可能性があるため2/3に減量	本剤のCLが低下する可能性があるため1/2に減量	本剤のCLが低下するため1/2以下に減量. ただし透析患者で薬物動態に影響ないという症例報告もある(Pharmacopsychiatry. 2008；41：259-260)	
気分安定薬	◎ TDM	炭酸リチウム	164	リーマス錠	○	禁	○	400〜1,200 mg/日 分2〜3	50〜75%に減量(腎障害ではリチウムが体内貯留しやすいため禁忌)	25〜50%に減量1回600 mg を週3回透析後という報告あり(Am J Psychiatry 2010；167：1409-1410)(腎障害ではリチウムが体内貯留しやすいため禁忌)		

表2　腎機能低下時の主な薬物投与量一覧

分類	重要度	一般名	番号	商品名	透析性	禁忌	腎障害	常用量	GFR または CCr(mL/分) 30〜59	15〜29	<15	HD(血液透析) PD(腹膜透析)
精神刺激薬		モダフィニル	165	モディオダール錠	○			1日1回200 mgを朝に経口投与（最大1日300 mg）	腎機能正常者と同じ			
抗めまい薬		イソソルビド	166	イソバイドシロップ	○		○	脳圧降下, 眼圧降下, 利尿には, 1日70〜140 mLを2〜3回に分けて投与. メニエール病には, 1日1.5〜2.0 mL/kgを標準とし, 1日量90〜120 mLを毎食後3回. 必要によって冷水で2倍程度に希釈して投与	腎不全患者の投与方法に言及した報告はない 利尿作用による腎機能悪化に要注意			
		dl-イソプレナリン塩酸塩	167	イソメニールカプセル	不明			22.5〜45.0 mg　分3	薬物動態データがほとんどなく不明			
		ジフェニドール塩酸塩	168	セファドール錠・顆粒	不明	禁		75〜150 mg　分3	腎機能正常者と同じ		重篤な腎障害では排泄が低下し, 蓄積するため禁忌になっているが, その根拠となるデータはない	
		ジメンヒドリナート	169	ドラマミン錠	×			50 mg/日　3〜4回(〜200 mg)	腎機能正常者と同じ			
		ジフェンヒドラミンサリチル酸塩・ジプロフィリン配合剤	170	トラベルミン配合錠	△			1回1錠分3〜4				
		プロメタジン塩酸塩	171	ピレチア錠	×			5〜25 mg　分1〜3 振戦麻痺 パーキンソニズムには25〜200 mg 適宜分割				
	○	ベタヒスチンメシル酸塩	172	メリスロン錠	不明			6〜12 mg　分3				
抗てんかん薬	TDM	エトスクシミド	173	ザロンチンシロップ エピレオプチマル散	○			1日0.9〜2 g(エトスクシミドとして, 450〜1,000 mg)を2〜3回に分けて経口投与	腎機能正常者と同じ			
	◎ TDM	ガバペンチン	174	ガバペン錠	○			初日1日量600 mg, 2日目1日量1,200 mgをそれぞれ3回に分割経口投与. 3日目以降は, 維持量として1日量1,200 mg〜1,800 mgを3回に分割経口投与(1日最大投与量は2,400 mg)	初日400 mg 分2 維持量600〜800 mg 分2(最大1,000 mg 分2)	初日1回200 mgを1日1回, 維持量1回300 mg〜400 mgを1日1回(最大500 mg)	初日1回200 mgを1日1回, 維持量1日1回200 mgまたは2日に1回300 mg(最大200 mg/日)	初日1回200 mgを1日1回, 維持量1日1回200 mg(HD日にはHD後), または週3回HD後に1回200〜400 mg, CAPD患者ではGFR<15 mL/分に準じる
	TDM	カルバマゼピン	175	テグレトール錠	○		○	200〜1,200 mg　分1〜4	腎機能正常者と同じ			
	TDM	クロナゼパム	176	リボトリール錠 ランドセン錠	×			0.5〜1 mg(維持量2〜6 mg)　分1〜3				
	○ TDM	クロバザム	177	マイスタン錠	×			10〜30 mgを1〜3回に分割経口投与(最高40 mgまで)	活性代謝物 M-9 の活性比は不明だが親化合物の数十倍の血中濃度になるため慎重投与			
	○ TDM	スルチアム	178	オスポロット錠	不明	禁		200〜600 mg/日　分2〜3	腎不全を起こすおそれがあるため, 腎障害のある患者には禁忌			腎機能の廃絶した透析患者には投与可能と思われるが薬物動態データがほとんどなく不明
	○ TDM	ゾニサミド	179	エクセグラン錠	○		○	100〜600 mgを1日1〜3回	尿中排泄率はやや高いものの腎不全でも血中濃度上昇は顕著ではないため腎機能正常者と同じ			
	○ TDM	トピラマート	180	トピナ錠・細粒	○		○	50〜600 mg　分1〜2	CCr<70 mL/分では50%に減量	50%以下に減量(ただし末期腎不全の動態に関する報告はほとんどない)		50%に減量, HD患者では透析日は1日量を2分割し透析前と透析後に投与
	TDM	ニトラゼパム	181	ベンザリン錠	×			てんかん:1日5〜15 mgを分割投与	腎機能正常者と同じ			
	TDM	バルプロ酸ナトリウム	182	デパケン錠・シロップ・細粒	×			400〜1,200 mg　分2〜3 片頭痛発作の発症抑制: 400〜800 mg　分2〜3 [最大1,000 mg/日]	減量の必要はないが, 蛋白結合率が低下するため要注意			
	TDM		183	デパケンR錠 セレニカR錠・顆粒	×			400〜1,200 mg　分1〜2 (セレニカRは分1) 片頭痛発作の発症抑制: 400〜1,000 mg　分1〜2 [最大1,000 mg/日](セレニカRは分1)				

分類	重要度	一般名	番号	商品名	透析性	禁忌	腎障害	常用量	GFR または CCr(mL/分) 30〜59	15〜29	<15	HD(血液透析) PD(腹膜透析)
抗てんかん薬	◎	ビバガトリン	184	サブリル散分包	×			1日50mg/kgから投与を開始する。患者の症状に応じて、3日以上の間隔をあけて1日投与量として50mg/kgを超えない範囲で漸増するが、1日最大投与量は150mg/kgまたは3gのいずれか低いほうを超えないこととし、いずれも1日2回に分け、用時溶解して経口投与	腎機能障害患者では低い用量で反応する可能性があり、腎機能正常者に比し中等度〜重度腎障害者ではAUCが3.5倍上昇するため、低用量からの投与開始、または投与間隔の調節を考慮する			
	○ TDM	フェニトイン	185	アレビアチン錠	×	○		200〜300mg 分3	減量の必要はないが、蛋白結合率が低下するため要注意			
			186	アレビアチン注				2.5〜5mL(フェニトインナトリウムとして125〜250mg)を、1分間1mLを超えない速度で徐々に静脈内注射。この用量で発作が抑制できないときには、30分後さらに2〜3mL(フェニトインナトリウムとして100〜150mg)を追加投与するか、他の対策を考慮する				
	○ TDM	フェニトイン・フェノバルビタール配合剤	187	ヒダントールF配合錠	○	○		6〜12錠 分3 分割投与	減量の必要なし	やや減量、TDMを実施		
	△ TDM	フェノバルビタール	188	フェノバール錠	○			30〜200mg 分1〜4	腎機能正常者と同じ	投与間隔を1.5〜2倍にする	投与間隔を1.5〜2倍にする。透析性があるので、血液透析に関連する痙攣には不適切	
			189	フェノバール注				1回50〜200mgを1日1〜2回筋注または皮下注				
	△ TDM	プリミドン	190	プリミドン錠・細粒		○		治療初期3日間は1日250mgを就寝前に経口投与。以後3日間毎に250mgずつ増量し発作の消長を考慮し1日量1,500mgまで漸増し、2〜3回に分割経口投与する。(最大用量2,000mg/日)	ヒトにおける尿中排泄率が不明であるため、設定できない。			
		ペランパネル水和物	191	フィコンパ錠	×			1日1回2mgの就寝前経口投与より開始し、その後1週間以上の間隔をあけて2mgずつ漸増する。本剤の代謝を促進する抗てんかん薬を併用しない場合の維持用量は1日1回8mg、併用する場合の維持用量は1日1回8〜12mgとする(最高12mg/日)	腎機能正常者と同じ			
	△ TDM	ホスフェニトインナトリウム水和物	192	ホストイン静注	×			①てんかん重積状態：初回22.5mg/kgを3mg/kg/分または150mg/分のいずれか低いほうを超えない速度で静注。維持5〜7.5mg/kg/日を1回または分割で1mg/kg/分または75mg/分のいずれか低いほうを超えない速度で静注 ②脳外科手術または意識障害時のてんかん発作の発現抑制：初回15〜18mg/kgを1mg/kg/分または75mg/分のいずれか低いほうを超えない速度で静注。維持5〜7.5mg/kg/日を1回または分割で1mg/kg/分または75mg/分のいずれか低いほうを超えない速度で静注 ③一時的な代替療法：経口フェニトインの1日投与量の1.5倍量を1日1回または分割で1mg/kg/分または75mg/分のいずれか低いほうを超えない速度で静注				

表2　腎機能低下時の主な薬物投与量一覧

分類	重要度	一般名	番号	商品名	透析性	禁忌	腎障害	常用量	GFR または CCr(mL/分) 30〜59	15〜29	<15	HD(血液透析) PD(腹膜透析)
抗てんかん薬	○ TDM	ラモトリギン	193	ラミクタール錠	×20%			添付文書参照	やや減量		末期腎不全患者(平均CCr 13 mL/分)、透析患者のt1/2は健康成人のそれぞれ約1.6倍および約2.2倍に遅延し、AUCは末期腎不全患者で約1.8倍に増加したため50%に減量	
	◎ TDM	レベチラセタム	194	イーケプラ錠				1回500 mgを1日2回(最大1回1,500 mgを1日2回)CCr 50〜79 mL/分:1回500 mgを1日2回(最大1回1,500 mgを1日2回)	CCr 50〜79 mL/分:1回500 mgを1日2回(最大1回1,000 mgを1日2回)、CCr 30〜49 mL/分:1回250 mgを1日2回(最大1回750 mgを1日2回)	1回250 mgを1日2回(最大1回500 mgを1日2回)		1回500 mgを1日1回(最大1回1,000 mgを1日1回)、HD患者はHD後に250 mgを補充
			195	イーケプラドライシロップ50%			○	1日1,000 mg(ドライシロップとして2g)を1日2回に分けて用時溶解して経口投与する。症状により1日3,000 mg(ドライシロップとして6g)を超えない範囲で適宜増減するが、増量は2週間以上の間隔をあけて1日用量として1,000 mg(ドライシロップとして2g)以下ずつ行う。CCr 50〜79 mL/分:1回500 mgを1日2回(最大1回1,500 mgを1日2回)	CCr 50〜79 mL/分:1回500 mgを1日2回(最大1回1,000 mgを1日2回)、CCr 30〜49 mL/分:1回250 mgを1日2回(最大1回750 mgを1日2回)	1回250 mgを1日2回(最大1回500 mgを1日2回)		1回500 mgを1日1回(最大1回1,000 mgを1日1回)、HD患者はHD後に250 mgを補充
			196	イーケプラ点滴静注				レベチラセタムの経口投与から本剤に切り替える場合:通常、レベチラセタム経口投与と同じ1日用量および投与回数にて、1回量を15分かけて点滴静脈内投与する。レベチラセタムの経口投与に先立ち本剤を投与する場合:通常、成人にはレベチラセタムとして1日1,000 mgを1日2回に分け、1回量を15分かけて点滴静脈内投与する。いずれの場合も増量は2週間以上の間隔をあけて1日用量として1,000 mg以下ずつ行い最高用量は1回1,500 mgを1日2回とする	1日投与量500〜2,000 mg/日 通常投与量1回250〜500 mgを1日2回 最高投与量1回750〜1,000 mgを1日1回	1日投与量500〜1,000 mg/日 通常投与量1回250 mgを1日2回 最高投与量1回500 mgを1日1回		1日投与量500〜1,000 mg/日 通常投与量1回250 mgを1日1回 最高投与量1回1,000 mgを1日1回 HD後に通常250 mg補充(最高500 mg)
症候群(LGS)治療薬 レノックス・ガストー		ルフィナミド	197	イノベロン錠	×			最初の2日間は1日400 mgを1日2回に分けて食後に経口投与。その後は2日毎に1日用量として400 mg以下ずつ漸増する。維持用量 体重30.1〜50.0 kgの患者には1日1,800 mg、体重50.1〜70.0 kgの患者には1日2,400 mg、体重70.1 kg以上の患者には1日3,200 mgとし、1日2回に分けて食後に経口投与する。	腎機能正常者と同じ			
ドラベ症候群治療薬		スチリペントール	198	ディアコミットドライシロップ・カプセル	×			1歳以上の患者には、1日50 mg/kgを2〜3回に分割して食事中または食直後に投与	腎機能低下患者に投与した報告がないため、不明			
抗パーキンソン病薬		アポモルヒネ塩酸塩水和物	199	アポカイン皮下注	×			オフ症状の発現時に1回1 mgから開始し、経過を観察しながら1回量1 mgずつ増量、維持量(1〜6 mg)を定める(最高1回6 mgまで)	腎機能正常者と同じ			
	◎	アマンタジン塩酸塩	200	シンメトレル錠	×	禁		①パーキンソン症候群:初期量1日100 mgを分1〜2。1週間後に維持量1日200 mgを分2 ②脳梗塞後遺症:1日100〜150 mgを分2〜3	1回100 mg　2〜3日毎	1回50〜100 mg 7日毎	禁忌	

付録

213

分類	重要度	一般名	番号	商品名	透析性	禁忌	腎障害	常用量	GFR または CCr(mL/分) 30～59	15～29	<15	HD(血液透析) PD(腹膜透析)
抗パーキンソン病薬		イストラデフィリン	201	ノウリアスト錠	×			レボドパ含有製剤と併用し、成人に1日1回20mg経口投与。なお、1日1回40mgまで増量可。ただし、CYP3A4を強く阻害する薬剤を投与中の患者では1日1回20mgを上限とする	腎機能正常者と同じ			
		エンタカポン	202	コムタン錠	×			添付文書参照				
		カベルゴリン	203	カバサール錠	×			添付文書参照				
	○	セレギリン塩酸塩	204	エフピーOD錠	×			2.5～10mg 朝食後	慎重投与			
		ゾニサミド	205	トレリーフ錠・OD錠	○			25mg 分1	尿中排泄率はやや高いものの腎不全でも血中濃度上昇は顕著ではないため腎機能正常者と同じ			
		タリペキソール塩酸塩	206	ドミン錠	不明			0.2mgから開始 維持量1.2～3.6mg/日	薬物動態データがほとんどなく不明だが尿中排泄率31.3%であるため維持量は2/3に減量を推奨			
		トリヘキシフェニジル塩酸塩	207	アーテン錠・散	不明			2～10mg 分3～4	腎機能正常者と同じ			
		ビペリデン塩酸塩	208	アキネトン錠・細粒	×			初回2mg 分2、維持量3～6mg 分3				
		ピロヘプチン塩酸塩	209	トリモール錠・細粒	×			6～12mg 分3	減量する必要がないと思われるが、薬物動態データがほとんどなく不明			
	◎	プラミペキソール塩酸塩水和物	210	ビ・シフロール錠	×			パーキンソン病:1日0.25mgより開始し、2週目に1日0.5mgとし、1週間毎に1日量として0.5mgずつ増量。維持量1日1.5～4.5mg。1日量が1.5mg未満は分2、朝夕食後、1.5mg以上は分3、毎食後。最大1日4.5mg	CCr 30～49:初回1日投与量0.125mg×2回 最大1日量2.25mg(1.125mg×2回)	初回1日投与量0.125mg×1回 最大1日量1.5mg(1.5mg×1回)	十分な使用経験がないので、状態を観察しながら慎重投与	
		プラミペキソール塩酸塩水和物徐放	211	ミラペックスLA錠	×	禁		1日1回食後。維持量は1.5～4.5mg/日であるが、1日量0.375mgから始めて経過を見ながら維持量まで漸増	50>CCr≧30 mL/分では治療開始1週間は0.375mgを隔日投与し、その後は1日1回投与。最大2.25mg/日	CCr<30 mL/分では状態を観察しながら速効錠であるビ・シフロール錠0.125mg、0.5mgを慎重に投与する		
		ブロモクリプチンメシル酸塩	212	パーロデル錠	×			1回2.5～7.5mgを1～3回	腎機能正常者と同じ			
		ペルゴリドメシル酸塩	213	ペルマックス錠	×		○	1日1回50μgを夕食直後2日間投与する。以後、漸増し、第1週末には150μg/日。第2週目は300μg/日より漸増し第2週末には600μg/日。第3週目750μgより漸増し維持量750～1250μg/日。分1～分3食後投与	薬物動態データがほとんどなく不明			
		レボドパ・カルビドパ水和物配合剤	214	ネオドパストン配合錠 メネシット配合錠	△			レボドパとして100～1,500mg/日 分3(食後)	腎機能正常者と同じ			
		レボドパ・ベンセラジド塩酸塩配合剤	215	マドパー配合錠 ネオドパゾール配合錠	○			1～6錠(レボドパ100mg/錠)(食後)				
		ロチゴチン	216	ニュープロパッチ	×			パーキンソン病:1日1回4.5mgより開始し、1週間毎に1日量として4.5mgずつ増量。維持量1日9～36mg。最大1日36mg。肩、上腕部、腹部、側腹部、臀部、大腿部のいずれかの正常な皮膚に貼付し、24時間毎に貼り替え	腎機能正常者と同じ			
	△	ロピニロール塩酸塩	217	レキップ錠				0.75～15mg 分3				
			218	レキップCR錠	×			1日1回2mgから開始し、2週間目に4mg/日とする。以後経過観察し、必要に応じて1週間以上の間隔で2mg/日ずつ増量する。1日最大量としては16mgを超えないこと	腎機能正常者と同じ		少量から開始し慎重投与	

表2　腎機能低下時の主な薬物投与量一覧

分類	重要度	一般名	番号	商品名	透析性	禁忌・腎障害	常用量	GFR または CCr(mL/分) 30～59	15～29	<15	HD(血液透析) PD(腹膜透析)
筋弛緩薬		スキサメトニウム塩化物水和物	219	レラキシン注用 スキサメトニウム注	×		間歇的投与法：1回10～60 mgを静注，持続点滴法：0.1～0.2%液として2.5 mg/分の速度で持続注入	腎機能正常者と同じ			
		ベクロニウム臭化物	220	ベクロニウム静注用	○		0.08～0.1 mg/kg 術中0.02～0.04 mg/kg				
		エペリゾン塩酸塩	221	ミオナール錠・顆粒	×		150 mg 分3				
		ダントロレンナトリウム水和物	222	ダントリウムカプセル	×		25～150 mg 分2～3				
			223	ダントリウム静注用	×		1 mg/kg(～7 mg/kg)				
	○	チザニジン塩酸塩	224	テルネリン錠	×		1回1 mgを1日3回毎食後 痙性麻痺では1回1 mgを1日3回毎食後から開始し，1回2～3 mgを1日3回毎食後まで増量	腎不全患者ではAUCは約7倍に上昇するため，減量が必要だが，薬物動態データがほとんどなく不明			
	○	バクロフェン	225	ギャバロン錠 リオレサール錠	不明		20～30 mg 分2～3	10～20 mg 分1～2		10 mg 分1	
	○	ロクロニウム臭化物	226	エスラックス静注	○		挿管用量として0.6 mg/kgを静注し，必要に応じて0.1～0.2 mg/kgを追加投与または7 μg/kg/分の投与速度で持続注入（挿管用量の上限0.9 mg/kg）	尿中未変化体排泄率が38%であるため，0.6 mg/kgを静注し，作用持続時の延長を避けるため，追加投与は慎重に行う			
多発性硬化症治療薬		ナタリズマブ	227	タイサブリ点滴静注	×		1回300 mgを4週に1回1時間かけて点滴静注	腎機能正常者と同じ			
		フィンゴリモド塩酸塩	228	ジレニアカプセル イムセラカプセル	×		1日1回0.5 mg経口投与	減量の必要なし	重度腎機能障害ではリン酸化体のCmaxおよびAUCinfは，健康成人に比較して，それぞれ25%および14%高かったためやや減量		
自律神経用薬		アトモキセチン塩酸塩	229	ストラテラカプセル	×		1日40 mgより開始し，その後1日80 mgまで増量，維持量1日80～120 mg，分1～2．1日80 mgまでの増量は1週間以上，その後の増量は2週間以上の間隔をあける．最大1日120 mg	腎機能正常者と同じ			
	○	アトロピン硫酸塩	230	アトロピン硫酸塩注	×		0.5 mgを皮下または筋肉内に注射，場合により静脈内に注射．有機リン系殺虫剤中毒の場合には添付文書参照	1/2～3/4		1/2に減量	
	◎	ジスチグミン臭化物	231	ウブレチド錠	不明		①排尿困難：1日5 mg ②重症筋無力症：1日5～20 mgを分1～4．少量から開始	2.5～10 mg 分1		2.5～5 mg 分1	
		セビメリン塩酸塩水和物	232	エボザックカプセル	×		90 mg 分3	慎重投与			
	○	チキジウム臭化物	233	チアトンカプセル	不明		30 mg 分3	腎機能正常患者と同じ		不明	
		トフィソパム	234	グランダキシン錠・細粒	不明		150 mg 分3	腎機能正常者と同じ			
	◎	ネオスチグミンメチル硫酸塩	235	ワゴスチグミン注	○		重症筋無力症，クラーレ剤（ツボクラリン）による遷延性呼吸抑制，腸管麻痺，排尿困難には0.25～1.0 mgを1日1～3回皮下または筋肉内注射．非脱分極性筋弛緩剤の作用の拮抗には1回0.5～2.0 mgを緩徐に静脈内注射	50%に減量	25%に減量		
		パパベリン塩酸塩	236	パパベリン塩酸塩注	○		30～50 mg 1回，100～200 mg/日	不明			
		ピロカルピン塩酸塩	237	サラジェン錠・顆粒	不明		15 mg 分3食後	腎機能正常者と同じ			
		ブチルスコポラミン臭化物	238	ブスコパン錠	△		30～60 mg 分3	腎機能正常者と同じ		不明	
			239	ブスコパン注			10～20 mg 静注，筋注，皮下注				
		フロプロピオン	240	コスパノン錠・カプセル	不明		120～240 mg 分3	腎機能正常者と同じ			
		ベタネコール塩化物	241	ベサコリン散	不明		1日30～50 mg 分3～4				
		ロートエキス	242	ロートエキス散	不明		0.2～0.9 g 分2～3				
	◎	ピリドスチグミン臭化物	243	メスチノン錠	不明		180 mg 分3	腎障害（腎機能不明）で半減期は約3.4倍に延長し，CL値は約1/4に減少するため慎重投与			

付録

分類	重要度	薬剤名 一般名	番号	薬剤名 商品名	透析性	禁忌	腎障害	常用量	GFR または CCr(mL/分) 30〜59	15〜29	<15	HD(血液透析) PD(腹膜透析)
脳循環代謝改善薬		アデノシン三リン酸二ナトリウム水和物	244	アデホスコーワ腸溶錠・顆粒	不明			120〜300 mg 分3	腎機能正常者と同じ			
			245	アデホスLコーワ注				40〜80 mg/日 点滴静注				
		イフェンプロジル酒石酸塩	246	セロクラール錠・細粒	不明			60 mg 分3				
		イブジラスト	247	ケタスカプセル	×			①気管支喘息：20 mg 分2 ②脳血管障害：30 mg 分3				
		シチコリン	248	ニコリン注射液・ニコリンH注射液	不明			100〜1,000 mg/日				
	◎	チアプリド塩酸塩	249	グラマリール錠	△			75〜150 mg 分3	50〜75 mg 分2〜3		25〜50 mg 分1	
		ニセルゴリン	250	サアミオン錠・散	×			15 mg 分3	腎機能正常者と同じ			
		ファスジル塩酸塩水和物	251	エリル点滴静注液	不明			1回30 mgを1日2〜3回(50〜100 mLの電解質または糖液で希釈，30分かけて点滴静注)	排泄が遅延して，血中濃度が持続する可能性あり 低血圧が認められた場合には減量			
アルツハイマー型認知症治療薬	○	ガランタミン臭化水素酸塩	252	レミニール錠・OD錠・内用液	×			1回4 mgを1日2回から開始 4週間後に1日16 mgまで増量(最高24 mg)	AUC が1.38倍上昇するため，3/4 に減量	AUC が1.67倍上昇するため2/3に減量または低用量から慎重投与		
		ドネペジル塩酸塩	253	アリセプト錠・D錠・ドライシロップ・内服ゼリー	×			1日1回3 mgから開始し，1〜2週間後に5 mgに増量。高度のアルツハイマー型認知症患者には，5 mgで4週間以上経過後，10 mgに増量	腎機能正常者と同じ			
	◎	メマンチン塩酸塩	254	メマリー錠	×			1日1回5 mgから開始し，1週間に5 mgずつ増量し，維持量として1日1回20 mg	維持量1日1回10〜20 mg	維持量1日1回10 mg	維持量1日1回10 mgまで	
		リバスチグミン	255	イクセロンパッチ リバスタッチパッチ	×			1日1回4.5 mgから開始し，原則として4週毎に4.5 mgずつ増量し，維持量として1日1回18 mgを貼付し，24時間毎に貼り替える	腎機能正常者と同じ			
脳保護薬		エダラボン	256	ラジカット注点滴静注	×	禁	○	①脳梗塞急性期に伴う諸症状の改善：1回30 mgを30分かけて1日2回朝夕，点滴静注。発症後24時間以内に投与開始し，投与期間は14日以内 ②筋萎縮性側索硬化症における機能障害の進行抑制：1日1回60 mgを60分かけて点滴静注。28日間を1クールとし，第1クールは14日間連日投与後14日間休薬，第2クール以降は14日間のうち10日間投与後14日間休薬	腎機能正常者と同じ		腎機能障害が悪化するおそれがあるため重篤な腎障害には禁忌だが，腎機能の廃絶した透析患者では使用可能かもしれない	
ミオクローヌス治療薬	◎	ピラセタム	257	ミオカーム内服液	○	禁		1回12 mL(ピラセタムとして4 g)を1日3回，3〜4日間経口投与。その後病態に合わせて，1回3 mL(1 g)ずつ1日3回の割合で3〜4日毎に増量し，至適用量を決定。最高量は1回21 mL(7 g)1日3回まで	40<CCr<60 mL/分 通常量の1/2 20<CCr<40 mL/分 通常量の1/4 CCr≦20 mL/分：禁忌		禁忌	
経口脊髄小脳変性症治療薬		タルチレリン水和物	258	セレジスト錠・OD錠	×			10 mgを分2	重度の腎機能障害患者1名で血漿中濃度が約4.2倍上昇したことがあるため慎重投与			

表2 腎機能低下時の主な薬物投与量一覧

分類	重要度	一般名	番号	商品名	透析性	禁忌	腎障害	常用量	GFR または CCr(mL/分) 30~59	15~29	<15	HD(血液透析) PD(腹膜透析)
強心配糖体	◎ TDM	ジゴキシン	259	ジゴキシン KY 錠 ハーフジゴキシン KY 錠 ジゴシン錠	×			急速飽和療法：初回 0.5~1.0 mg，以後 0.5 mg を 6~8 時間毎．比較的急速飽和療法・緩徐飽和療法も可．維持療法：1日 0.25~0.5 mg	維持療法：0.125 mg　24 時間毎		維持療法：0.125 mg　48 時間毎	維持療法：0.125 mg　週 3~4 回
			260	ジゴシン注	×			急速飽和療法：1回 0.25~0.5 mg を 2~4 時間毎に静注．比較的急速飽和療法・緩徐飽和療法も可．維持療法：1日 0.25 mg を静注	維持療法：0.09 mg　24 時間毎		維持療法：0.09 mg　48 時間毎	
	◎ TDM	デスラノシド	261	ジギラノゲン注	×			急速飽和療法（飽和量：0.8~1.6 mg）：初回 0.4~0.6 mg，以後 0.2~0.4 mg を 2~4 時間ごとに静注・筋注し，十分効果の現れるまで続ける．比較的急速飽和療法：1日 0.4~0.6 mg を静注・筋注し，十分効果の現れるまで続ける．維持療法：1日 0.2~0.3 mg を静注・筋注	減量の必要はあるが，薬物動態が解明されていないため不明			
	◎ TDM	メチルジゴキシン	262	ラニラピッド錠	×			維持療法：0.05~0.1 mg 分 1	維持療法：0.05~0.1 mg　24 時間毎	維持療法：.025~0.05 mg　24~48 時間毎	維持療法：0.05 mg　週 3~4 回	
強心薬	○	安息香酸ナトリウムカフェイン	263	安息香酸ナトリウムカフェイン		○		成人 1 回 0.1~0.6 g を 1 日 2~3 回経口投与する	腎機能正常者と同じ			
	◎ ○	オルプリノン塩酸塩水和物	264	コアテック注・注 SB	不明			初回 10 μg/kg/5 分 引き続き 0.1~0.3 μg/kg/分 最高 0.4 μg/kg/分	1/3~1/2 に減量		1/3 に減量	
	○	カフェイン無水カフェイン	265	カフェイン無水カフェイン		○		無水カフェインとして通常成人 1 回 0.1~0.3 g を 1 日 2~3 回経口投与	腎機能正常者と同じ			
		コルホルシンダロパート塩酸塩	266	アデール点滴静注用	×			0.5~0.75 μg/kg/分				
	△	ピモベンダン	267	アカルディカプセル	×			2.5~5 mg 分 2	腎機能正常者と同じ		活性代謝物が蓄積するため低用量から開始(2.5~5 mg を分 1~2)	
		ブクラデシンナトリウム	268	アクトシン注	不明			0.005~0.2 μg/kg/分	腎機能正常者と同じ			
	◎	ミルリノン	269	ミルリーラ注	○			50 μg/kg を 10 分かけて静注後，0.5 μg/kg/分で点滴．0.25~0.75 μg/kg/分の範囲で増減．点滴静注から開始しても可．48 時間を超えて投与するときは慎重投与	腎機能に応じて 10~50%に減量		0.25 μg/kg/分から開始	
		ユビデカレノン	270	ノイキノン錠	×			30 mg 分 3	腎機能正常者と同じ			
カテコールアミン		アドレナリン	271	ボスミン注	○			皮下注：0.2~1.0 mg/日 静注：0.25 mg 以下/日	腎機能正常者と同じ			
			272	エピペン注射液				添付文書参照				
		l-イソプレナリン塩酸塩	273	プロタノール L 注	△			添付文書参照	腎機能正常者と同じ(Up to Date)			
		デノパミン	274	カルグート錠・細粒	不明			10~30 mg 分 3	腎機能正常者と同じ			
		ドカルパミン	275	タナドーパ顆粒	○			2250 mg 分 3				
		ドパミン塩酸塩	276	イノバン注	×			1~20 μg/kg/分				
		ドブタミン塩酸塩	277	ドブトレックス注射液	○			1~5 μg/kg/分				
	△	ノルアドレナリン	278	ノルアドリナリン注	×			1 回 1 mg(点滴静注) 1 回 0.1~1 mg(皮下注)	腎機能正常者と同じ		理論的には 40%減量だが，患者の血圧，心拍数などの血行動態によって投与量を決定する	
硝酸薬		一硝酸イソソルビド	279	アイトロール錠	○			40~80 mg 分 2	腎機能正常者と同じ			
		硝酸イソソルビド	280	ニトロールスプレー			△	1 回 1 噴霧を口腔内に投与，効果不十分の場合には 1 回 1 噴霧に限り追加可				
			281	ニトロール注				添付文書参照				
			282	フランドルテープ				1 枚を 24~48 時間毎				
			283	ニトロール R カプセル フランドル錠				40 mg 分 2				

分類	重要度	一般名	番号	商品名	透析性	禁忌	腎障害	常用量	GFR または CCr(mL/分) 30〜59	15〜29	<15	HD(血液透析) PD(腹膜透析)
硝酸薬		ニトログリセリン	284	ニトロペン舌下錠	×			0.3〜0.6 mg/回	腎機能正常者と同じ			
			285	ニトロダーム TTS ミリステープ				ニトロダーム TTS:1日1回1枚(ニトログリセリンとして25 mg)を貼付(最高1日2枚). ミリステープ:1日1回1枚(ニトログリセリンとして5 mg)を1日2回貼付(適宜増減)				
			286	バソレーターテープ				1日1回1枚(ニトログリセリンとして27 mg含有)を貼付(最高1日2枚)				
			287	ミリスロール注 バソレーター注				添付文書参照				
			288	ミオコールスプレー				1回1噴霧を口腔内に投与, 効果不十分の場合には1回1噴霧にかぎり追加可				
		ニトロプルシドナトリウム水和物	289	ニトプロ持続静注液	○	禁		0.5μg/kg/分で開始し, 血圧をみながら2.5μg/kg/分以下で維持(最大 3.0μg/kg/分)	重篤な腎機能障害患者では腎循環が抑制されているため禁忌であり, チオシアネートが蓄積し, 毒性を現すため使用は控える.			
冠血管拡張薬 その他の		ジラゼプ塩酸塩水和物	290	コメリアン錠	×			狭心症, その他の虚血性心疾患:1回50 mgを1日3回	腎機能正常者と同じ			
		ジピリダモール	291	ペルサンチン錠	×			狭心症, 心筋梗塞, その他の虚血性心疾患, うっ血性心不全の場合1日75 mgを分3				
		ニコランジル	292	シグマート錠	○			1日15 mgを分3				
β遮断薬	○	アセブトロール塩酸塩	293	アセタノールカプセル	○			①本態性高血圧症:1日200〜400 mgを分1〜2 ②狭心症・頻脈性不整脈:1日300〜600 mgを分3, 食後	50%に減量 慎重投与	25%に減量 慎重投与		
	◎	アテノロール	294	テノーミン錠	○		○	1日1回50 mg(最大100 mg)	1日1回 25 mg〜50 mg	1日1回25 mg	1日1回12.5 mg	25 mg透析後(週3回), PDでは25 mgを週3回
		アルプレノロール塩酸塩	295	スカジロールカプセル	不明			75〜150 mgを分3 食後	薬物動態データがほとんどなく不明			
		アロチノロール塩酸塩	296	アロチノロール塩酸塩錠	×			10〜20 mgを分2(最大30 mg)	腎機能正常者と同じ			
		エスモロール塩酸塩	297	ブレビブロック注	△			0.15 mg/kg/分				
	○	カルテオロール塩酸塩	298	ミケラン LA カプセル(徐放)	×			1日10〜30 mgを分1	50%に減量 慎重投与	25%に減量 慎重投与		
			299	ミケラン錠・細粒	不明			1日10〜15 mgより投与をはじめ, 効果が不十分な場合には30 mgまで漸増し, 1日2〜3回に分割				
	△	セリプロロール塩酸塩	300	セレクトール錠	不明			1日100〜400 mgを分1		50%の量から開始		
	◎	ナドロール	301	ナディック錠	○			1日1回30〜60 mg	常用量を24〜48時間毎	常用量を40〜60時間毎		
		ニプラジロール	302	ハイパジール錠	×			1日6〜18 mgを分2	腎機能障害のある患者では慎重投与			
	△	ピンドロール	303	カルビスケン錠	○		○	①本態性高血圧症:1回5 mgを1日3回 ②狭心症:1回5 mgを1日3回. 1日30 mgまで増量可 ③洞性頻脈:1回1〜5 mgを1日3回	腎機能正常者と同じ		1日5〜10 mg, 洞性頻脈ではさらに減量	

表 2　腎機能低下時の主な薬物投与量一覧

分類	重要度	薬剤名 一般名	番号	商品名	透析性	禁忌	腎障害	常用量	GFR または CCr(mL/分) 30～59	15～29	<15	HD(血液透析) PD(腹膜透析)
β遮断薬	○	ビソプロロールフマル酸塩	304	メインテート錠	×			①本態性高血圧症，狭心症，心室性期外収縮：[2.5 mg・5 mg] 1日1回 5 mg ②虚血性心疾患または拡張型心筋症に基づく慢性心不全：[0.625 mg・2.5 mg・5 mg] 1日1回0.625 mgより開始し2週間以上投与．忍容性があれば4週間以上の間隔で段階的に増量し，忍容性がなければ減量．用量の増減は1回投与量を0.625，1.25，2.5，3.75または5 mgとして必ず段階的に行い，いずれの用量でも1日1回．維持量1日1回1.25～5 mg．最大1日1回5 mg ③頻脈性心房細動：[2.5 mg・5 mg] 1日1回2.5 mgより開始し，効果不十分な場合は1日1回5 mgに増量．最大1日1回5 mg	GFR 10～50 mL/分 では 2.5～5 mg を 1日1回（Renal Pharmacotherapy, 2013）		GFR 10 mL/分未満では 2.5 mg を1日1回（Renal Pharmacotherapy, 2013）	
		ビソプロロール	305	ビソノテープ				成人，1日1回1枚，胸部，上腕部または背部のいずれかに貼付し，貼付後24時間毎に貼り替える．年齢，症状により1日1回4 mgより開始し，1日最大量8 mg	1日4 mgより投与開始となっているが，AUC が 2～2.9 倍上昇するため 4 mg 以下の減量も考慮する．減量する場合には貼付間隔をあけるよりも切断して1日1回貼付のほうがよい（製剤からの放出が1日でほぼ完了するため）			
	△	ブフェトロール塩酸塩	306	アドビオール錠		不明		15 mg を分3	薬物動態データがほとんどなく不明			
	△	プロプラノロール	307	プロプラノロール塩酸塩徐放カプセル	×			60～120 mg　分1	1/2～2/3 から開始		1/3～1/2 から開始	
			308	インデラル錠				①本態性高血圧症：1日30～60 mgより開始し，120 mgまで漸増，分3 ②狭心症，褐色細胞腫手術時，期外収縮，発作性頻拍の予防，頻拍性心房細動，洞性頻脈，新鮮心房細動，発作性心房細動の予防：1日30 mgより開始し，60，90 mgと漸増，分3 ③片頭痛発作：1日20～30 mgより開始し，60 mgまで漸増，分2～3 ④右心室流出路狭窄による低酸素発作：1日0.5～2 mg/kgを低用量から開始し，分3～4．1日4 mg/kgまで増量				
			309	インデラル注				1回2～10 mgを静注	腎機能正常者と同じ			
		ベタキソロール塩酸塩	310	ケルロング錠	×			5～20 mg　分1	腎機能正常者と同じ		50%に減量し慎重投与	
		メトプロロール酒石酸塩	311	セロケン錠 ロプレソール錠	×			1日60～120 mgを分2～3（最大 240 mg/日）	腎機能正常者と同じ			
			312	セロケンL錠（徐放） ロプレソールSR錠（徐放）				1日120 mgを分1				
		ランジオロール塩酸塩	313	オノアクト点滴静注用	○			添付文書参照				
			314	コアベータ静注用				CTを撮影する数分前に，1回0.125 mg/kgを1分間で静脈内投与				
αβ遮断薬	△	アモスラロール塩酸塩	315	ローガン錠	×			20～60 mg　分2～3			2/3 に減量	
		アロチノロール塩酸塩	316	アロチノロール塩酸塩錠「DSP」錠	×			20～30 mg　分2	腎機能正常者と同じ			

分類	重要度	一般名	番号	商品名	透析性	禁忌	腎障害	常用量	GFR または CCr(mL/分) 30〜59	15〜29	<15	HD(血液透析) PD(腹膜透析)
αβ遮断薬		カルベジロール	317	アーチスト錠	×			1回 10〜20 mg を 1日 1〜2 回. 心不全の場合, 1回 1.25 mg, 1日2回食後経口投与から開始. 1回 1.25 mg, 1日2回の用量に忍容性がある場合には, 用量の増減は必ず段階的に行い, 1日投与量は 1.25 mg, 2.5 mg, 5 mg または 10 mg を 1日2回食後. 通常, 維持量として 1回 2.5〜10 mg を 1日2回食後	腎機能正常者より少量から投与を開始する			
		ベバントロール塩酸塩	318	カルバン錠	×			1回 50 mg を 1日2回(最高 1日 200 mg まで)	腎機能正常者と同じ			
		ラベタロール塩酸塩	319	トランデート錠	×			150〜450 mg 分3				
カルシウム拮抗薬(ジヒドロピリジン系)		アゼルニジピン	320	カルブロック錠	×			8〜16 mg 分1	腎機能正常者と同じ			
		アムロジピンベシル酸塩	321	アムロジン錠 ノルバスク錠	×			2.5〜10 mg 分1				
		エホニジピン塩酸塩	322	ランデル錠	×			20〜60 mg 分1〜2				
		シルニジピン	323	アテレック錠	×			5〜20 mg 分1				
	△	ニカルジピン塩酸塩	324	ペルジピン LA カプセル(徐放)				40〜80 mg 分2	腎機能正常者と同じだが CKD では AUC が 1.6 倍上昇するため減量すべきという報告もある (Ahmed JH, et al.：Br J Clin Pharmacol 1991：32：57-62)			
			325	ペルジピン錠	×			1回 10〜20 mg を 1日3回経口投与				
			326	ペルジピン注				添付文書参照				
		ニソルジピン	327	バイミカード錠	×			5〜10 mg/日(高血圧症) 10 mg/日(狭心症, 異型狭心症) 分1	腎機能正常者と同じ			
		ニトレンジピン	328	バイロテンシン錠	×			1回 5〜10 mg を 1日1回				
		ニフェジピン	329	アダラートカプセル	×			1回 10 mg を 1日3回経口投与				
		ニフェジピン徐放剤	330	アダラート L 錠	×			20〜40 mg 分2				
			331	アダラート CR 錠	×			20〜40 mg 分1				
		ニルバジピン	332	ニバジール錠	×			4〜8 mg 分2				
		バルニジピン塩酸塩	333	ヒポカカプセル	×			5〜15 mg 分1				
		フェロジピン	334	スプレンジール錠 ムノバール錠	×			5〜20 mg 分2				
		ベニジピン塩酸塩	335	コニール錠	×			2〜8 mg/日(高血圧症) 8 mg/日(狭心症)				
		マニジピン塩酸塩	336	カルスロット錠	×			初期量 5 mg/日 持続量 10〜20 mg/日				
カルシウム拮抗薬(非ジヒドロピリジン系)		ジルチアゼム塩酸塩	337	ヘルベッサー R カプセル(徐放)	×			100〜200 mg 分1	腎機能正常者と同じ			
			338	ヘルベッサー注射用	×			静注：5 mL 以上の生理食塩液またはブドウ糖注射液に用時溶解し, 高血圧性緊急症 5〜15 μg/分, 不安定狭心症 1〜5 mg/分で投与				
	△	ベラパミル塩酸塩	339	ワソラン錠	×			120〜240 mg 分3	腎機能正常者と同量を慎重投与 非腎 CL(CYP3A4) が 54％低下するという報告もある (Dreisbach AW, et al.：Expert Opin Drug Metab Toxicol 2008：4：1065-1074)			
ACE阻害薬*1	△	アラセプリル	340	セタプリル錠	活性体○		○	25〜100 mg 分1〜2	12.5〜50 mg 分1〜2 から開始する			
	△	イミダプリル塩酸塩	341	タナトリル錠	○		○	2.5〜10 mg 分1	低用量から開始し調節する		投与量を半量にするか, もしくは投与間隔をのばすなど慎重に投与する	
	△	エナラプリルマレイン酸塩	342	レニベース錠	○		○	5〜10 mg 分1			2.5 mg/日, HD 患者では HD 日には HD 後	
	△	カプトプリル	343	カプトリル錠・R カプセル(徐放)	○		○	R カプセル：18.75〜75 mg 分1〜2, 錠：1日 37.5〜75 mg を 分3(1日最大投与量 150 mg)	50〜75％に減量	50％に減量 または 24 時間毎非腎 CL が 50％低下するという報告もある (Dreisbach AW, et al.：Expert Opin Drug Metab Toxicol 2008：4：1065-1074)	50％に減量. HD 患者では HD 日には HD 後非腎 CL が 50％低下するという報告もある (Dreisbach AW, et al.：Expert Opin Drug Metab Toxicol 2008：4：1065-1074)	
	△	キナプリル塩酸塩	344	コナン錠	○		○	5〜20 mg 分1	低用量から開始し調節する		CCr 30 mL/分未満の場合は 2.5 mg 分1 より開始	2.5 mg 分1

*1：腎排泄型ではあるが用量依存的な副作用が起こりにくいため, 減量する必要がないと考える専門家もいる

表 2　腎機能低下時の主な薬物投与量一覧

分類	重要度	一般名	番号	商品名	透析性	禁忌	腎障害	常用量	GFR または CCr(mL/分) 30～59	15～29	＜15	HD(血液透析)/PD(腹膜透析)
ACE阻害薬*1	△	シラザプリル水和物	345	インヒベース錠	○		○	0.25～2 mg　分1	75%に減量		50%に減量	50%に減量, HD患者ではHD日にはHD後
	△	テモカプリル塩酸塩	346	エースコール錠	不明		○	1～4 mg　分1	低用量から開始し調節する			
	△	デラプリル塩酸塩	347	アデカット錠	不明		○	30～60 mg　分1～2(最大120 mg)	15 mg/日　分2		7.5 mg/日　分1から開始	
	△	トランドラプリル	348	オドリック錠 プレラン錠	○		○	1～2 mg　分1	低用量から開始し調節する			
	△	ベナゼプリル塩酸塩	349	チバセン錠	×		○	2.5～10 mg　分1	50～75%に減量	25～50%に減量		
	△	ペリンドプリルエルブミン	350	コバシル錠	○		○	2～8 mg　分1	75%に減量		50%に減量	50%に減量, HD患者ではHD日にはHD後
	△	リシノプリル	351	ゼストリル錠 ロンゲス錠	○		○	5～20 mg　分1	50%に減量		25%に減量	25%に減量, HD患者ではHD日にはHD後
ARB	△	アジルサルタン	352	アジルバ錠	×		○	20 mgを1日1回投与(最大40 mg)	腎機能正常者と同量を慎重投与(低用量から開始). 腎機能正常者に比し末期腎不全患者ではAUCが約1.5倍上昇するため			
	△	イルベサルタン	353	アバプロ錠 イルベタン錠	×		○	50～200 mg　分1	腎機能正常者と同量を慎重投与(低用量から開始)			
	△	オルメサルタンメドキソミル	354	オルメテック錠・OD錠	×		○	10～40 mg　分1				
	△	カンデサルタンシレキセチル	355	ブロプレス錠	×		○	①高血圧症：[2・4・8・12 mg] 1日1回 4～8 mg. 12 mgまで増量可 ②腎実質性高血圧症：[2・4・8・12 mg] 1日1回2 mgより開始し, 8 mgまで増量 ③慢性心不全：[2・4・8 mg] 1日1回4 mgより開始し, 8 mgまで増量可	腎機能正常者と同量を慎重投与(低用量から開始) 慢性心不全では投与開始時の収縮期血圧が120 mmHg未満の患者, 腎障害を伴う患者, 利尿剤を併用している患者, 心不全の重症度の高い患者には, 2 mg/日から投与を開始すること. 2 mg/日投与は, 低血圧関連の副作用に対する忍容性を確認する目的であるので, 4週間を超えて行わないこと			
	△	テルミサルタン	356	ミカルディス錠	×		○	20～80 mg　分1	腎機能正常者と同量を慎重投与(低用量から開始)			
	△	バルサルタン	357	ディオバン錠・OD錠	×		○	40～160 mg　分1				
	△	ロサルタンカリウム	358	ニューロタン錠	×		○	25～100 mg　分1				
直接的レニン阻害薬	○	アリスキレンフマル酸塩	359	ラジレス錠	×		○	150～300 mg　分1	腎機能正常者と同量を慎重投与(軽症腎障害より中等度腎障害, 透析患者のほうがAUCが低いが, 健常者よりやや高い), 糖尿病透析患者ではACE-IやARBとの併用は治療上やむを得ないと判断される場合を除き避ける			
ARB/HCTZ合剤	△	カンデサルタンシレキセチル・ヒドロクロロチアジド配合剤	360	エカード配合錠LD エカード配合錠HD	×	禁	○	1日1回1錠	腎機能正常者と同量を慎重投与(低用量から開始). 血清Cr値が2.0 mg/dLを超える腎機能障害患者においては, 治療上やむを得ないと判断される場合を除き, 使用は避ける			無尿患者, 透析患者には投与禁忌
	△	テルミサルタン・ヒドロクロロチアジド配合剤	361	ミコンビ配合錠AP ミコンビ配合錠BP	×	禁	○	1日1回1錠				
	△	バルサルタン・ヒドロクロロチアジド配合剤	362	コディオ配合錠MD コディオ配合錠EX	×	禁	○	1日1回1錠				
	△	ロサルタンカリウム・ヒドロクロロチアジド配合剤	363	プレミネント配合錠LD・配合錠HD	×	禁	○	1日1回1錠				
ARB/トリクロロメチアジド合剤	△	イルベサルタン・トリクロロメチアジド配合剤	364	イルトラ配合錠LD・配合錠HD	×	禁	○	1日1回1錠				
ARB/カルシウム拮抗薬合剤	△	アジルサルタン・アムロジピンベシル酸塩配合剤	365	ザクラス配合錠LD・配合錠HD	×		○	1日1回1錠	腎機能正常者と同量を慎重投与			
	△	イルベサルタン・アムロジピンベシル酸塩配合剤	366	アイミクス配合錠LD・配合錠HD	×		○	1日1回1錠				
	△	オルメサルタンメドキソミル・アゼルニジピン配合剤	367	レザルタス配合錠LD・配合錠HD	×		○	1日1回1錠				

＊1：腎排泄型ではあるが用量依存的な副作用が起こりにくいため, 減量する必要がないと考える専門家もいる

分類	重要度	一般名	番号	商品名	透析性	禁忌	腎障害	常用量	GFR または CCr(mL/分) 30～59	15～29	<15	HD(血液透析) PD(腹膜透析)
ARB／カルシウム拮抗薬合剤	△	カンデサルタンシレキセチル・アムロジピンベシル酸塩配合剤	368	ユニシア配合錠LD・配合錠HD	×		○	1日1回1錠	腎機能正常者と同量を慎重投与			
	△	テルミサルタン・アムロジピンベシル酸塩配合剤	369	ミカムロ配合錠AP・配合錠BP	×		○	1日1回1錠				
	△	バルサルタン・アムロジピンベシル酸塩配合剤	370	エックスフォージ配合錠	×		○	1日1回1錠				
	△	バルサルタン・シルニジピン配合剤	371	アテディオ配合錠	×		○	1日1回1錠				
抗アルドステロン薬	○	エプレレノン	372	セララ錠	△	禁	○	50～100 mg 分1～2	CCr<50 mL/分では高カリウム血症を誘発させるおそれがあるため投与禁忌			
	○	カンレノ酸カリウム	373	ソルダクトン注	×	禁	○	1回100～200 mgを1日1～2回(1日600 mgまで)	腎機能の悪化,高カリウム血症のおそれがあるため禁忌			
カリウム保持性利尿薬	○	スピロノラクトン	374	アルダクトンA錠	×	禁	○	25～100 mg 分1～2	高カリウム血症の場合禁忌 重篤な腎障害の場合慎重投与			無尿の場合禁忌
	○	トリアムテレン	375	トリテレン・カプセル	×	禁	○	90～200 mg 分2～3	高カリウム血症の場合禁忌 重篤な腎障害の場合慎重投与			無尿の場合禁忌
サイアザイド系利尿薬		トリクロルメチアジド	376	フルイトラン錠	不明	禁	○	2～8 mg 分1～2	腎機能正常者と同じ			無尿の場合禁忌
		ヒドロクロロチアジド	377	ヒドロクロロチアジド錠	不明	禁	○	12.5～25 mg 分1				
非サイアザイド系利尿薬		インダパミド	378	ナトリックス錠	○	禁	○	0.5～2 mg 分1	腎機能正常者と同じ			無尿の場合禁忌
		トリパミド	379	ノルモナール錠	不明	禁	○	7.5～30 mg 分1				
	△	メフルシド	380	バイカロン錠	×	禁	○	25～50 mg 分1				
ループ利尿薬	△	アゾセミド	381	ダイアート錠	×		○	60 mg 分1朝	腎機能正常者と同じ			腎機能正常者と同じだが無尿の場合禁忌
	△	トラセミド	382	ルプラック錠	×		○	4～8 mg 分1				
	△	ピレタニド	383	アレリックス錠	不明	禁	○	3～12 mg 分1～2				無尿の場合禁忌
	△		384	アレリックス注	不明	禁	○	6～12 mgを1日1回静脈内投与				
	△	ブメタニド	385	ルネトロン錠	×	禁	○	1～2 mg/1～2日				
	△	フロセミド	386	ラシックス錠			○	20～80 mg 分1または隔日	腎排泄性であり血清濃度が50 μg/mL以上で聴覚障害が起こる可能性があるため,10 mg/kgを超えないようにする			腎機能正常者と同じだが無尿の場合禁忌
		フロセミド徐放カプセル	387	オイテンシンカプセル(徐放)				40～80 mg 分1～2				
		フロセミド	388	ラシックス注20 mg	×	禁	○	1日1回20 mgを静脈注射または筋肉内注射.腎機能不全等の場合にはさらに大量に用いることもある.	腎排泄性であり血清濃度が50 μg/mL以上で聴覚障害が起こる可能性があるため,注射薬では7.5 mg/kgを超えないようにする			
	◎		389	ラシックス注100 mg			○	1回20～500 mg(1日最大1,000 mg)				
その他の利尿薬	◎	アセタゾラミド	390	ダイアモックス錠・末	×	禁	○	125～1,000 mg 分1～4	1回125 mgを1日2回～1回250 mgを1日2回	1回125 mg 1日1～2回	125 mg 分1	125 mg 週3回,ただし無尿,急性腎不全の患者には禁忌
			391	ダイアモックス注射用				250～1,000 mg/日(適応症により異なる)				
	○	カルペリチド	392	ハンプ注射用	不明		○	注射用水10 mLに溶解し,必要に応じて日本薬局方生理食塩液または5%ブドウ糖注射液で希釈し,カルペリチドとして1分間あたり0.1 μg/kgを持続静脈内投与する.なお,投与量は血行動態をモニターしながら適宜調節するが,患者の病態に応じて1分間あたり0.2 μg/kgまで増量できる	2/3に減量	重症の腎障害患者では,血漿中濃度が健康人の2倍程度に上昇し,血漿中からの消失半減期はほぼ同様の値を示したという報告(Tonolo, G, et al.:Am. J. Physiol 1988;254:895-899)があるため,1/2に減量		
	△	濃グリセリン10%・果糖5%・NaCl 0.9%含有	393	グリセオール注	○		○	1回200～500 mLを1日1～2回	水・ナトリウム過剰に注意しながら投与			HD患者では透析中に100～400 mL投与

表2　腎機能低下時の主な薬物投与量一覧

分類	重要度	一般名	番号	商品名	透析性	禁忌	腎障害	常用量	30～59	15～29	<15	HD(血液透析) PD(腹膜透析)
その他の利尿薬		トルバプタン	394	サムスカ錠	×	禁	○	①心不全における体液貯留：1日1回15 mg ②肝硬変における体液貯留：[7.5 mg]1日1回7.5 mg ③常染色体優性多発性嚢胞腎の進行抑制：1日60 mgを2回(朝45 mg, 夕15 mg)で開始. 1日60 mgで1週間以上投与し忍容性がある場合は, 1日90 mg(朝60 mg, 夕30 mg), 1日120 mg(朝90 mg, 夕30 mg)と1週間以上の間隔をあけて段階的に増量. 最大1日120 mg	腎機能正常者と同じだが, 腎機能が低下していると利尿に伴う腎血流量の減少により腎機能がさらに悪化するおそれがあるため慎重投与			腎機能正常者と同じだが無尿の場合禁忌
	△	モザバプタン塩酸塩	395	フィズリン錠	×		○	30 mg を1日1回食後	未変化体および活性代謝物の血中濃度が上昇するおそれがあるため慎重投与			
中枢性α2刺激薬		グアナベンズ酢酸塩	396	ワイテンス錠	×			2～4 mg 分2	腎機能正常者と同じ			
		クロニジン	397	カタプレス錠	×			0.225～0.9 mg 分3	2/3に減量	1/2～2/3に減量	1/2に減量	
	○	メチルドパ水和物	398	アルドメット錠	○		○	250～2,000 mg 分1～3	250～500 mg 分2		125～250 mg 分1～2	
末梢性抑制性交感神経薬		レセルピン	399	アポプロン錠・散	×			①高血圧症, 悪性高血圧：1日0.2～0.5 mgを1～3回. 維持量1日0.1～0.25 mg ②統合失調症：1日0.2～2 mgより開始し, 反応を観察しつつ減量	避ける(Up to Date)			
			400	アポプロン注				①高血圧症緊急症：1回0.1～0.5 mgを1日1～2回. 重症または速効を期待する場合は1回0.5～2.5 mg ②統合失調症：1回0.3～2.5 mgを1日1～2回 いずれも皮下注または筋注				
血管拡張薬	△	ヒドララジン塩酸塩	401	アプレゾリン錠	×			初期量1日30～40 mgを分3～4, 維持量30～200 mgを分3～4	25～50 mgを8時間毎		15～60 mg 分1～2	
			402	アプレゾリン注射用	×			1回20 mgを筋肉内または徐々に静脈内注射	代謝・排泄が遅延することにより, 降圧作用および副作用が増大するおそれがあるので投与量, 投与間隔の調節を考慮する			
α遮断薬		ウラピジル	403	エブランチルカプセル	×			30 mg 分2	腎機能正常者と同じ			
		テラゾジン塩酸塩	404	ハイトラシン錠 バソメット錠	×			①高血圧：1日0.5 mg(1回0.25 mg 1日2回)より投与を始め, 効果が不十分な場合は1日1～4 mgに漸増し, 1日2回に分割経口投与 ②前立腺肥大症：1日1 mg(1回0.5 mg 1日2回)より投与を始め, 1日2 mgに漸増し, 1日2回に分割経口投与				
		ドキサゾシンメシル酸塩	405	カルデナリン錠	×			0.5～8 mg 分1				
		ブナゾシン塩酸塩	406	デタントール錠	×			1日1.5 mgより投与を始め, 効果が不十分な場合は1日3～6 mgに漸増し, 1日2～3回に分割し食後経口投与(最高12 mg)				
		ブナゾシン塩酸塩徐放性	407	デタントールR錠	×			3～9 mg 分1(最大9 mg)				
		プラゾシン塩酸塩	408	ミニプレス錠	×			1～1.5 mg 分2～3				
肺高血圧症治療薬		アンブリセンタン	409	ヴォリブリス錠	×			5 mgを1日1回経口投与(最高10 mg/日)	データはないがおそらく腎機能正常者と同じ(主要排泄経路は糞中であるため, 腎障害患者では, 本剤の血中濃度が上昇する可能性は低い)			
	○	シルデナフィルクエン酸塩	410	レバチオ錠	×			1回20 mgを1日3回	低用量から開始する. CKD患者ではCLが50%低下するという報告があり(Muirhead GJ, et al.：Br J Clin Pharmacol 2002：53：21S-30S), CCr 30 mL/分未満では慎重投与となっている			
	◎	タダラフィル	411	アドシルカ錠	×	禁		40 mgを1日1回	CCr 30～49 mL/分：20 mgを1日1回	血中濃度が上昇すること, 使用経験が限られていることおよび透析によるCLの促進は期待されないため禁忌		
		ベラプロストナトリウム徐放性	412	ケアロードLA錠 ベラサスLA錠	×			120～360 µg/日 分2	腎機能正常者と同じ			
		ボセンタン水和物	413	トラクリア錠・小児用分散錠	×			投与開始～4週間：125 mg/日 投与5週間～：250 mg/日 分2				

分類	重要度	一般名	番号	商品名	透析性	禁忌	腎障害	常用量	GFR または CCr(mL/分) 30～59	15～29	<15	HD(血液透析) PD(腹膜透析)
慢性血栓塞栓性肺高血圧症治療薬	○	リオシグアト	414	アデムパス錠	×	禁		1回1～2.5 mgを1日3回，経口投与．50≦CCr<80 mL/分では健康成人と比べてAUCが98%上昇	用量調節期においては患者の状態を観察しながら慎重に投与するとともに，1回昇するため投与する30≦CCr<50 mL/分では健康成人と比べてAUCが128%上するおそれがあるため禁忌．1.0 mg　1日3回より低用量からの開始も考慮すること	30≦CCr<50 mL/分では健康成人と比べてAUCが128%上昇するため0.5 mgを1日3回投与より低用量からの開始も考慮すること	CCr<15 mL/分では使用経験がなく，本剤の血中濃度が著しく上昇するおそれがあるため禁忌．CCr30 mL/分では健康成人と比べてAUCが72%上昇する	
抗不整脈薬Ⅰa群	TDM	キニジン硫酸塩	415	硫酸キニジン錠・末	×		○	維持量：200～600 mgを分1～3		腎機能正常者と同じ		
	◎	ジソピラミド	416	リスモダンカプセル	個人差あり			300 mg　分3	150～200 mg(20≦CCr<50 mL/分)分1～2	100 mg(CCr<20 mL/分)分1	100 mg　分1	
	TDM	ジソピラミドリン酸塩	417	リスモダンR(徐放)		禁		300 mg　分2	徐放性製剤のため用量調節できないので使用を推奨しない	重篤な腎機能障害患者は禁忌(腎排泄で徐放性製剤のため適さない)		
			418	リスモダンP静注				50～100 mg/回	適宜減量		1日100 mgまで	
	◎ TDM	シベンゾリンコハク酸塩	419	シベノール錠	×	禁		1日300 mgより投与をはじめ，効果が不十分な場合には450 mgまで増量し，1日3回に分けて経口投与	50 mgを1日1～2回	50 mg　分1	25 mg　分1	低血糖などの重篤な副作用を起こしやすいため禁忌
			420	シベノール静注				1回1.4 mg/kg	適宜減量			
	○ TDM	ピルメノール塩酸塩	421	ピメノールカプセル	×			200 mgを分2		100～150 mgを分2～3		
	◎ TDM	プロカインアミド塩酸塩	422	アミサリン錠	○			1回0.25～0.5 g　3～6時間毎	1回0.25～0.5 g　12時間毎	1回0.25～0.5 g　12～24時間毎		
	◎ TDM		423	アミサリン注				静注：200～1,000 mgを50～100 mg/分の速度で静注．最大注入総量1,000 mg　筋注：1回500 mgを4～6時間毎	1回200～400 mgを12時間毎	1回200～400 mgを12～24時間毎		
抗不整脈薬Ⅰb群	TDM	アプリンジン	424	アスペノンカプセル	×			40～60 mgを分2～3	腎機能正常者と同じ			
			425	アスペノン静注用				1回100 mgまで				
	△ TDM	メキシレチン塩酸塩	426	メキシチールカプセル	×			1日300 mgを分3，食後．頻脈性不整脈の場合は1日450 mgまで増量可	半減期が延長し，血中濃度も上昇するため2/3に減量			
			427	メキシチール点滴静注				静注1回投与法：1回125 mg(2～3 mg/kg)を5～10分間かけて徐々に静注　点滴静注投与法：静注1回投与が有効で効果の持続を期待する場合は，125 mgを0.4～0.6 mg/kg/時の速度で投与				
	△ TDM	リドカイン塩酸塩	428	キシロカイン静注用	×			1回50～100 mg，300 mg/時まで	腎機能正常者と同じ．ただし連続投与時には機能低下により定常状態の代謝物の血中濃度は，腎機能正常時に比べ2倍高値になるため，1/2に減量．			
抗不整脈薬Ⅰc群	◎ TDM	ピルシカイニド塩酸塩水和物	429	サンリズムカプセル	△(20%)			150～225 mgを分3	50 mg　分1	25 mg　分1	1回25 mgを48時間毎	1回25 mgを48時間毎より開始
	◎ TDM		430	サンリズム注射液				最大用量1.0 mg/kg	適宜減量			
	◎ TDM	フレカイニド酢酸塩	431	タンボコール錠	×			100～200 mg　分2	半減期が延長するため50～100 mg　分1			
			432	タンボコール静注				1.0～2.0 mg/kgを10分間かけて静注(1日150 mgまで)	半減期が延長するため50 mg/日から開始し，最高100 mg/日			
	TDM	プロパフェノン塩酸塩	433	プロノン錠	×			1回150 mgを1日3回経口投与	腎機能正常者と同じ			
抗不整脈薬Ⅱ群	○	ナドロール	434	ナディック錠	○			1日1回30～60 mg	常用量を24～48時間毎		常用量を40～60時間毎	
	△		435	インデラル錠	×			狭心症，褐色細胞腫手術時，期外収縮，発作性頻拍の予防，頻拍性心房細動，洞性頻脈，新鮮心房細動，発作性心房細動の予防：1日30 mgより開始し，60，90 mgと漸増，分3	1/2～2/3から開始		1/3～1/2から開始	
			436	インデラル注	×			1回2～10 mgを，麻酔時には1～5 mgを徐々に静脈内注射	腎機能正常者と同じ			

表 2　腎機能低下時の主な薬物投与量一覧

分類	重要度	薬剤名 一般名	番号	商品名	透析性	禁忌	腎障害	常用量	GFR または CCr(mL/分) 30～59	15～29	＜15	HD(血液透析) PD(腹膜透析)
抗不整脈薬III群		アミオダロン塩酸塩	437	アンカロン錠	×		○	維持量として 200 mg 分 1～2	腎機能正常者と同量を慎重投与			
			438	アンカロン注				添付文書参照				
		ニフェカラント塩酸塩	439	シンビット静注用	×			単回 0.3 mg/kg/5 分 維持 0.4 mg/kg/時	慎重投与		単回 0.1 mg/kg/5 分 維持 0.15～0.2 mg/kg/時	
	◎ TDM	ソタロール塩酸塩	440	ソタコール錠	○	禁		80-320 mg を分 2	1/3～2/3 に減量		CCr＜10 mL/分では腎臓から排泄されるため，血中濃度が高くなることにより，重篤な副作用が発現するおそれがあるため禁忌	
抗不整脈薬第IV群	TDM	ベプリジル塩酸塩	441	ベプリコール錠	×			1 日 100～200 mg を分 2	腎機能正常者と同じ			
		ベラパミル塩酸塩	442	ワソラン錠				120～240 mg　分 3	腎機能正常者と同量を慎重投与（非腎 CL が 1/2 に低下するという報告もある）			
	△		443	ワソラン注	×			1 回 5 mg を，必要に応じて生食またはブドウ糖で希釈し，5 分以上かけて徐々に静注する				
フィブラート系薬剤	○	クリノフィブラート	444	リポクリン錠	×	禁	○	600 mg　分 3	腎機能正常者と同じだが，HMG-CoA 還元酵素阻害薬との併用は原則禁忌			
	○	クロフィブラート	445	ビノグラックカプセル	不明	禁	○	750～150 mg を分 2～3	12～18 時間毎		原則禁忌	
	◎	フェノフィブラート	446	トライコア錠 リピディル錠	×	禁	○	フェノフィブラート（微粉化したもの）として 1 日 1 回 134～201 mg を食後（最高 201 mg/日）	中等度以上の腎障害では原則禁忌．血清 Cr 値 2.5 mg/dL 以上で禁忌		禁忌	
	◎	ベザフィブラート	447	ベザトール SR 錠	×	禁	○	200～400 mg　分 2	200 mg　分 1～2, 血清 Cr 2.0 mg/dL 以上は禁忌			
HMG-CoA 還元酵素阻害薬	△	アトルバスタチンカルシウム水和物	448	リピトール錠	×	禁	○	10～20 mg　分 1．家族性高コレステロール血症では最大 40 mg/日	腎機能正常者と同じだが，腎機能低下患者でフィブラート系薬剤を併用することは原則禁忌			
	△	シンバスタチン	449	リポバス錠	×	禁	○	5～20 mg　分 1				
	△	ピタバスタチンカルシウム水和物	450	リバロ錠	×	禁	○	1～2 mg　分 1　最大投与量 4 mg/日				
	△	プラバスタチンナトリウム	451	メバロチン錠	×	禁	○	1 日 10 mg を 1 回または 2 回に分け経口投与（重症の場合は 1 日 20 mg まで）				
	△	フルバスタチンナトリウム	452	ローコール錠	×	禁	○	1 日 1 回夕食後 20 mg より開始し，1 日 20 mg～30 mg を経口投与（重症の場合は 1 日 60 mg まで）				
	○	ロスバスタチンカルシウム	453	クレストール錠	×	禁	○	1 日 1 回 2.5～5 mg より開始し，4 週以降に LDL-コレステロール値の低下が不十分な場合は，10 mg まで増量可．重症例ではさらに増量可能だが，最大 1 日 20 mg	腎機能低下患者でフィブラート系薬剤を併用することは原則禁忌	CCr 30 mL/分未満では血漿濃度が約 3 倍に上昇するため，2.5 mg より開始，最大 5 mg　分 1（腎外 CL が 67% 低下する．Huang SM, et al.: Clin Pharmacol Ther 2009；86：475-479）．腎機能低下患者でフィブラート系薬剤を併用することは原則禁忌		
スタチン/カルシウム拮抗薬合剤		アムロジピンベシル酸塩・アトルバスタチンカルシウム水和物配合剤	454	カデュエット配合錠 1 番・2 番・3 番・4 番	×	禁	○	1 回 1 錠を 1 日 1 回	腎機能正常者と同じだが腎機能低下患者でフィブラート系薬剤を併用することは原則禁忌			
コレステロール吸収阻害薬		エゼチミブ	455	ゼチーア錠	×			10 mg　分 1	腎機能正常者と同じ			
陰イオン交換樹脂	△	コレスチミド	456	コレバイン錠	×			3～4 g　分 2	腎機能正常者と同じ			
		コレスチラミン	457	クエストラン粉末	×			高コレステロール血症：1 回 9 g/水 100 mL　2～3 回 レフルノミドの活性代謝物の体内からの除去：1 回 9 g/水 100 mL　3 回または 1 回 18 g/水 200 mL 3 回（本剤 9 g はコレスチラミン無水物として 1 回 4 g に相当する）				
コレステロール異化排泄促進薬		プロブコール	458	シンレスタール錠 ロレルコ錠	×			500～1,000 mg　分 2	腎機能正常者と同じ			

分類	重要度	薬剤名 一般名	番号	薬剤名 商品名	透析性	禁忌	腎障害	常用量	GFR または CCr(mL/分) 30〜59	15〜29	<15	HD(血液透析) PD(腹膜透析)
ニコチン酸誘導体		トコフェロールニコチン酸エステル	459	ユベラ N ソフトカプセル	×			600 mg 分3 食後	腎機能正常者と同じ			
		ニコモール	460	コレキサミン錠	○			1回200〜400 mg を1日3回食後				
	○	ニセリトロール	461	ペリシット錠	○			750 mg 分3	500 mg 分2		250 mg 分1	
EPA製剤		イコサペント酸エチル	462	エパデールカプセルエパデールS	×			1回 900 mg を1日2回または1回600 mg を1日3回, 食直後, 高トリグリセリド血症の場合は1回900 mg を1日3回まで	腎機能正常者と同じ			
EPA・DHA製剤		オメガ-3脂肪酸エチル	463	ロトリガ粒状カプセル	×			1日1回(1回2g)を食直後に服用(最大1回2gを1日2回)	腎機能正常者と同じ			
その他の脂質異常症治療薬		エラスターゼ	464	エラスチーム錠	不明			3〜6錠 分3	薬物動態データがほとんどなく不明			
		ガンマ-オリザノール	465	ハイゼット錠・細粒	×			10〜300 mg/日 分1〜3				
		デキストラン硫酸エステルナトリウムイオウ 18	466	MDS コーワ錠	不明			450〜900 mg/日 分3〜4				
		ポリエンホスファチジルコリン	467	EPL カプセル	不明			1,500 mg/日 分3	腎機能正常者と同じ			
昇圧薬		アメジニウムメチル硫酸塩	468	リズミック錠	×			本態性低血圧, 起立性低血圧に1回20 mg を1日2回	本態性低血圧, 起立性低血圧に1回10 mg を1日1回			本態性低血圧, 起立性低血圧に1回10 mg を1日1回, HD 施行時の血圧低下の改善 HD 患者は HD 開始時に1回 10 mg
		エチレフリン塩酸塩	469 470	エホチール錠エホチール注	×			15〜30 mg 分3 1回2〜10 mg を皮下注	腎機能正常者と同じ			
		ドロキシドパ	471	ドプスカプセル・OD 錠	?	禁		起立性低血圧を伴う HD 患者:1回量200〜40 mg, パーキンソン病:1日100 mg で開始, 隔日に100 mg ずつ増量, 標準維持量600 mg, 最大量 900 mg, シャイ・ドレーガー症候群, 家族性アミロイドポリニューロパチー:1日200〜300 mg で開始, 数日から1週間毎に100 mg ずつ増量, 標準維持量300〜600 mg, 最大量900 mg. ただし重篤な末梢血管病変(糖尿病性壊疽等)のある HD 患者は禁忌				起立性低血圧を伴う HD 患者:1回200〜400 mg を HD 開始30分〜1時間前. 最大1回400 mg. ただし, HD 重篤な末梢血管病変(糖尿病性壊疽等)のある HD 患者は禁忌
	△	ノルアドレナリン	472	ノルアドリナリン注	×			1回 1mg(点滴静注) 1回 0.1〜1mg(皮下注)	腎機能正常者と同じ			理論的には 40%減量だが, 患者の血圧, 心拍数などの血行動態によって投与量を決定する
		フェニレフリン塩酸塩	473	ネオシネジンコーワ注	不明			2〜5mg 10〜15分毎, 最大 10 mg で初回は5 mg を超えない(詳細は添付文書参照)	薬物動態データがほとんどなく不明			
	△	ミドドリン塩酸塩	474	メトリジン錠/D錠	○			1日4mg を分2(最大8 mg)	腎機能正常者と同じだが, 重篤な腎障害では消失半減期の延長により血中濃度が持続するので, 投与間隔をあけて使用する			HD 患者では HD前 2 mg から開始し, 効果の認められない場合には漸増して 8 mg まで投与量を上げる. PD では GFR<15 mL/分と同じ
抗ヒスタミン薬		d-クロルフェニラミンマレイン酸塩	475	ポララミン錠・シロップ・ドライシロップ	×			1回2mg を1日1〜4回経口投与	腎機能正常者と同じ			
			476	ポララミン注				1日1日5mg				
		d-クロルフェニラミンマレイン酸塩徐放性	477	ネオマレルミンTR 錠				1回6mg(本剤1錠)を1日2回経口投与				
		クレマスチンフマル酸塩	478	タベジール錠	不明			1回1mg を1日2回朝晩服用	薬物動態データがほとんどなく不明			
		ジフェンヒドラミン塩酸塩	479	レスタミンコーワ錠	×			30〜50 mg 分2〜3	腎機能正常者と同じ			
			480	レスミン注射液				10〜30 mg 皮下注または筋注				
		シプロヘプタジン塩酸塩水和物	481	ペリアクチン錠				腎機能正常者と同じ	50〜100%			

表2　腎機能低下時の主な薬物投与量一覧

分類	重要度	薬剤名 一般名	番号	商品名	透析性	禁忌	腎障害	常用量	GFR または CCr(mL/分) 30～59	15～29	＜15	HD(血液透析) PD(腹膜透析)
抗ヒスタミン薬		ヒドロキシジン塩酸塩	482	アタラックス錠				蕁麻疹，皮膚疾患に伴うそう痒：1日30～60mgを2～3回に分割経口投与				
			483	アタラックスPカプセル								
		ヒドロキシジンパモ酸塩	484	アタラックスP注射液	×			1回25～50mgを必要に応じ4～6時間毎に静注または点滴（最高100mg）．または1回50～100mgを必要に応じ4～6時間毎に筋注	腎機能正常者と同じ			
		プロメタジン塩酸塩（錠）プロメタジンメチレンジサリチル酸塩（細粒）	485	ピレチア錠・細粒 ヒベルナ錠	×			1回5～25mgを1日1～3回				
		ホモクロルシクリジン塩酸塩	486	ホモクロミン錠	不明			1回10～20mgを1日3回	薬物動態データがまったくないため不明			
第2世代抗ヒスタミン薬		アゼラスチン塩酸塩	487	アゼプチン錠・顆粒	不明			2～4mg　分2	腎機能正常者と同じ			
		エバスチン	488	エバステル錠・OD錠	×			1回5～10mgを1日1回				
		エピナスチン塩酸塩	489	アレジオン錠・ドライシロップ	×			①気管支喘息，蕁麻疹，湿疹・皮膚炎，皮膚そう痒症，痒疹，そう痒を伴う尋常性乾癬：1日1回20mg ②アレルギー性鼻炎：1日1回10～20mg	腎機能正常者と同じ			
		エメダスチンフマル酸塩	490	ダレンカプセル レミカットカプセル	×			1回1～2mgを1日2回，朝食後および就寝前に				
		オキサトミド	491	セルテクト錠	×			60mg　分2				
	○	オロパタジン塩酸塩	492	アレロック錠	×			10mg　分2	2.5～5mg　分1～2		2.5mg　分1～2	
		ケトチフェンフマル酸塩	493	ザジテンカプセル	×			2mg　分2	腎機能正常者と同じ			
	○	セチリジン塩酸塩	494	ジルテック錠	×	禁		10～20mg　分1（就寝前）	5～10mg　分1	1回5mgを2日に1回	1回5mgを2日に1回（CCrが10L/分未満は禁忌）	禁忌
	○	フェキソフェナジン塩酸塩	495	アレグラ錠	×			120mg　分2	60～120mg　分2		末期腎不全患者では主に小腸のP-gp（P糖蛋白質）機能の低下によりAUCが2.8倍上昇するが，半減期はあまり延長しない(Nolin TD, et al. : J Am Soc Nephrol 2009：20：2269-2276)ため1回30mgを1日2回	
	◎	フェキソフェナジン塩酸塩・塩酸プソイドエフェドリン配合剤	496	ディレグラ配合錠				1回2錠(フェキソフェナジン塩酸塩として60mgおよび塩酸プソイドエフェドリンとして120mg)を1日2回	プソイドエフェドリンの尿中未変化体排泄率のデータに幅があるため，至適投与量が定めにくいが1回1錠を1日1～2回			
	○	ベポタスチンベシル酸塩	497	タリオン錠	○			20mg　分2	腎機能障害のある患者では低用量から投与する		1/4～1/2に減量	
		メキタジン	498	ニポラジン錠 ゼスラン錠	不明			気管支喘息の場合1回6mgを1日2回，その他の疾患では1回3mgを1日2回経口投与	腎機能正常者と同じ			
	◎	レボセチリジン	499	ザイザル錠	×	禁		1日5mgを1日1回，就寝前(最高投与量は1日10mg)CCr≧80mL/分：1日5mgを分1，CCr50～79mL/分：1日2.5mgを分1	CCr 50～79mL/分では2.5mgを1～2日に1回	CCr 30～49mL/分では2.5mgを3～4日毎	腎機能正常者に比しAUCが1.8～5.7倍増加するためCCr＜10mL/分の重篤な腎不全には禁忌	
		ロラタジン	500	クラリチン錠	×			10mg　分1	腎機能正常者と同じ			
メディエーター遊離抑制薬		クロモグリク酸ナトリウム	501	インタール吸入液	不明			20mg　3～4回	腎機能正常者と同じ			
	○	トラニラスト	502	リザベンカプセル・細粒・ドライシロップ	不明			300mg　分3	薬物動態データがほとんどなく不明			
		ペミロラストカリウム	503	アレギサール錠	不明			20mg　分2				
トロンボキサン合成酵素阻害薬	○	オザグレル塩酸塩水和物	504	ドメナン錠 ベガ錠	×		○	300～400mg　分2(朝・就寝前)	200～300mg　分2		200mg　分2	

付録
227

分類	重要度	薬剤名 一般名	番号	薬剤名 商品名	透析性	禁忌	腎障害	常用量	GFR または CCr(mL/分) 30〜59	GFR または CCr(mL/分) 15〜29	GFR または CCr(mL/分) <15	HD(血液透析) PD(腹膜透析)
トロンボキサンA2拮抗薬		セラトロダスト	505	ブロニカ錠・顆粒	不明			80 mg を1日1回,夕食後に経口投与	減量する必要はないと思われるが,薬物動態データがほとんどなく不明			
		ラマトロバン	506	バイナス錠	×			1回75 mg を1日2回,朝食後および夕食後(または就寝前)に経口投与.高齢者には,低用量(100 mg/日)から投与を開始	腎機能正常者と同じ			
Th2サイトカイン阻害薬		スプラタストトシル酸塩	507	アイピーディカプセル	不明			1回100 mg を1日3回毎食後に経口投与	減量する必要がないと思われるが,薬物動態データがほとんどなく不明			
ロイコトリエン受容体拮抗薬		ザフィルルカスト	508	アコレート錠	×			40〜80 mg 分2	腎機能正常者と同じ			
		プランルカスト水和物	509	オノンカプセル・ドライシロップ	×			450 mg 分2				
		モンテルカストナトリウム	510	キプレス錠・チュアブル錠・細粒 シングレア錠・チュアブル錠・細粒	×			①気管支喘息:[錠]1日1回 10 mg. ②アレルギー性鼻炎:[錠]1日1回5〜10 mg.いずれも就寝前				
減感作療法薬(アレルゲン免疫療法薬)		コナヒョウヒダニ抽出エキス+ヤケヒョウヒダニ抽出エキス	511	ミティキュアダニ舌下錠	不明			投与開始後1週間は,ミティキュアダニ舌下錠3,300JAU を1日1回1錠,投与2週目以降は,ミティキュアダニ舌下錠10,000JAU を1日1回1錠,舌下にて1分間保持した後,飲み込む.その後5分間は,うがいや飲食を控える	減量する必要がないと思われるが,薬物動態データがほとんどなく不明			
		舌下投与用標準化スギ花粉エキス原液	512	シダトレンスギ花粉舌下液	不明			増量期(1〜2週目),維持期(3週目以降)に分け,定められた用量を1日1回舌下に滴下.いずれも2分間舌下に保持した後に飲み込み,その後は5分間,うがいや飲食を控える(詳細は添付文書参照)				
		ヤケヒョウヒダニエキス原末・コナヒョウヒダニエキス原末	513	アシテアダニ舌下錠	不明			成人および12歳以上の小児には,1回100単位(IR)を1日1回舌下投与から開始し,1回投与量は100単位(IR)ずつ,300単位(IR)まで増量する.なお,漸増期間は,原則として3日間とするが,患者の状態に応じて適宜延長する.舌下投与後は完全に溶解するまで保持した後,飲み込む.その後5分間は,うがいや飲食を控える				
その他のアレルギー治療薬		グリチルリチン酸モノアンモニウム・グリシン・L-システイン塩酸塩水和物	514	強力ネオミノファーゲンシー静注・P静注・静注シリンジ	×	○		5〜20 mL を1日1回,慢性肝疾患には1日1回40〜60 mL を静注または点滴静注(最高100 mL)	腎機能正常者と同じ			
		ベタメサゾン・d-クロルフェニラミンマレイン酸塩配合剤	515	セレスタミン配合錠・シロップ	×			2〜8錠/日または 5〜40 mL/日 分1〜4				
オピオイドκ受容体選択的作動薬		ナルフラフィン塩酸塩	516	レミッチカプセル ノピコールカプセル	×			1日1回2.5 μg を夕食後または就寝前に経口投与する(最高1日1回5 μg)	腎機能正常者と同じ			HDのみ2.5〜5 μg/日 分1(夕食後もしくは寝る前),CAPDでは適応なし. Vd,CL ともに大きいため,組織に分布した薬物は除去されないが,服用4時間以内ならHDにより除去されることから,服用からHDまでの時間が短い場合,投与からHD開始までは十分な間隔をあけること

表 2　腎機能低下時の主な薬物投与量一覧

分類	重要度	一般名	番号	商品名	透析性	禁忌	腎障害	常用量	GFR または CCr(mL/分) 30~59	15~29	<15	HD(血液透析) PD(腹膜透析)
呼吸促進薬		ジモルホラミン	517	テラプチク注	不明			静注用:1回30~45 mg 筋注用:1回30~60 mg	減量する必要がないと思われるが、薬物動態データがほとんどなく不明			
		ドキサプラム塩酸塩	518	ドプラム注	×			添付文書参照	腎機能正常者と同じ			
慢性閉塞性肺疾患(COPD)治療薬		インダカテロールマレイン酸塩	519	オンブレス吸入用カプセル	×			1回1カプセル(インダカテロールとして150 μg)を1日1回本剤専用の吸入器具を用いて吸入する	腎機能正常者と同じ			
		ウメクリジニウム臭化物・ビランテロールトリフェニル酢酸塩	520	アノーロエリプタ7吸入用	×			1日1回1吸入				
		グリコピロニウム臭化物・インダカテロールマレイン酸塩	521	ウルティブロ吸入用カプセル	×			1回1カプセルを1日1回,専用の吸入用器具(ブリーズヘラー)を用いて吸入	グリコピロニウムの血中濃度が上昇し(重度,末期ともに腎機能正常者のAUCの2倍になる),副作用が増強されるおそれがあるため治療上の有益性と危険性を勘案して慎重に投与し,副作用の発現に注意すること			
β刺激薬	△	クレンブテロール塩酸塩	522	スピロペント錠・顆粒	×			1回20 μg を朝および夕に経口投与(最大60 μg)	少量より開始し,1回20 μg を朝夕			
		サルブタモール硫酸塩	523	ベネトリン錠・シロップ				錠:1回4 mg,1日3回,激しい症状のときは1回8 mg	腎機能正常者と同じ			
			524	ベネトリン吸入液 サルタノールインヘラー	×			吸入液:1.5~2.5 mg を深呼吸しながら吸入器を用いて吸入,インヘラー:1回200 μg(2吸入)				
		サルメテロールキシナホ酸塩	525	セレベントディスカス・ロタディスク	×			エアゾール1回200 μg(2吸入),吸入液1回0.3~0.5 mL				
		ツロブテロール	526	ホクナリンテープ・ホクナリン錠	不明			テープ:成人2 mg を1日1回,胸部,背部または上腕部のいずれかに貼付.錠:1回1錠を1日2回				
		トリメトキノール塩酸塩水和物	527	イノリン吸入液・錠・シロップ・散	不明			[吸入液]1回0.25~0.5 mL を深呼吸しながら吸入 [錠・散]1回2~4 mg を1日2~3回				
		フェノテロール臭化水素酸塩	528	ベロテック錠・シロップ・エロゾル	△			[錠]1回2.5 mg を1日3回 [エロゾル]1回0.2 mg.2~5分間隔で効果不十分な場合は更に1~2吸入.それ以上の追加吸入には少なくとも6時間あけ,1日4回まで				
		プロカテロール塩酸塩	529	メプチン錠	×			50~100 μg 分1~2				
		ホルモテロールフマル酸塩水和物	530	オーキシスタービュヘイラー	×			1回1吸入(9 μg)を1日2回吸入投与				
β刺激薬／ステロイド配合剤		サルメテロールキシナホ酸塩・フルチカゾンプロピオン酸エステル配合剤	531	アドエアディスカス	×			①気管支喘息:1回サルメテロールとして50 μg およびフルチカゾンプロピオン酸エステルとして100 μg を1日2回吸入投与.②慢性閉塞性肺疾患(COPD):1回サルメテロールとして50 μg およびフルチカゾンプロピオン酸エステルとして250 μg を1日2回吸入投与	腎機能正常者と同じ			
		ブデソニド・ホルモテロールフマル酸塩水和物配合剤	532	シムビコートタービュヘイラー	×			①気管支喘息:(維持療法)1回1吸入を1日2回.最大1回4吸入を1日2回.(頓用吸入)発作発現時に1吸入.発作持続時はさらに追加で1吸入し繰り返す.最大1回の発作発現につき6吸入.両方を合計した最大1日通常8吸入.一時的に1日12吸入まで増量可 ②慢性閉塞性肺疾患(COPD):1回2吸入を1日2回				

分類	重要度	一般名	番号	商品名	透析性	禁忌	腎障害	常用量	GFR または CCr(mL/分) 30~59	15~29	<15	HD(血液透析) PD(腹膜透析)
喘息治療薬（キサンチン誘導体）		アミノフィリン水和物	533	ネオフィリン注・注点滴用バッグ	○		○	1回250 mgを1日1～2回生理食塩液または糖液に希釈して5～10分を要して静脈内に緩徐に注入，または点滴静注	腎機能正常者と同じ			HD患者では透析性があるためHD後，透析性を考慮のうえ，追加投与
			534	ネオフィリン錠・原末				300～400 mg 分3～4				
		テオフィリン徐放剤	535	テオドール錠 テオロング錠	○		○	200～400 mg 分1～2				
			536	ユニフィルLA錠	○		○	400 mgを1日1回夕食後に経口投与	腎機能正常者と同じ			
		プロキシフィリン・エフェドリン配合剤	537	アストモリジン配合腸溶錠	不明		○	1～2錠 分1～2	減量する必要がないと思われるが，薬物動態データがほとんどなく不明			
			538	アストモリジン配合胃溶錠	不明		○	1～2錠 分1～2				
抗コリン性気管支収縮抑制薬		イプラトロピウム臭化物水和物	539	アトロベントエロゾル	×			1回1～2吸入（20～40μg）を1日3～4回吸入	減量する必要がないと思われるが，薬物動態データがほとんどなく不明			
		オキシトロピウム臭化物	540	テルシガンエロゾル	×			1回1～2吸入（0.1～0.2 mg）を1日3回吸入				
		チオトロピウム臭化物水和物	541	スピリーバ吸入用カプセル	×			1カプセル（18μg）/日吸入（専用のハンディヘラー使用）	尿中未変化体時排泄率は高いものの，バイオアベイラビリティが低いため，腎機能正常者と同じ			
			542	スピリーバレスピマット	×			1回2吸入（5μg）を1日1回吸入投与				
抗コリン性気管支収縮抑制薬		チオトロピウム臭化物水和物オロダテロール塩酸塩製剤	543	スピオルトレスピマット	×			1回2吸入を1日1回吸入投与	チオトロピウムの尿中未変化体時排泄率は高いものの，バイオアベイラビリティが低いため腎機能正常者と同じだがCCr≦50 mL/分の患者では慎重投与			
		シクレソニド	544	オルベスコインヘラー	×			100～400μgを1日1回吸入投与（～800μg）．1日に800μgを投与する場合，朝，夜の1日2回に分けて投与	尿中未変化体時排泄率は高いものの，バイオアベイラビリティが低いため腎機能正常者と同じ			
ステロイド吸入薬		ベクロメタゾンプロピオン酸エステル	545	キュバールエアゾール	×			1回100μgを1日2回吸収，最大800μg	腎機能正常者と同じ			
		フルチカゾンプロピオン酸エステル	546	フルタイドロタディスカス・ディスカス・エアーフルナーゼ	×			1回100μgを1日2回吸収，最大800μg				
		フルチカゾンフランカルボン酸	547	アラミスト点鼻液噴霧用				1回各鼻腔に2噴霧を1日1回投与				
		モメタゾンフランカルボン酸エステル	548	アズマネックスツイストヘラー ナゾネックス	×			1回100μgを1日2回吸入投与する				
ヒト化抗ヒトIgEモノクローナル抗体製剤（喘息治療薬）		オマリズマブ	549	ゾレア皮下注用	×			1回75～375 mgを2週ごとまたは4週ごとに皮下注．1回あたりの投与量・投与間隔は添付文書参照	腎機能正常者と同じ			
ヒト化抗ヒトIL-5モノクローナル抗体		メポリズマブ	550	ヌーカラ皮下注用	×			1回100 mgを4週間ごとに皮下に注射する	腎機能正常者と同じ			
鎮咳薬	△	コデインリン酸塩水和物	551	コデインリン酸塩散	×			1回20 mgを1日3回	CCr 10～50 mLでは75%に減量（Up to Date）		CCr<10 mL/分では50%に減量（Up to Date），透析患者では代替薬があれば避ける．投与が必要なら少量から開始し注意深くモニターする（Renal Pharmacotherapy, 2013）
	△	ジヒドロコデインリン酸塩	552	ジヒドロコデインリン酸塩散	×			1回10 mgを1日3回	腎機能正常者と同じ	50～75%に減量		腎不全では昏睡時間が延長するという報告あり，50%に減量

表2　腎機能低下時の主な薬物投与量一覧

分類	重要度	薬剤名 一般名	番号	薬剤名 商品名	透析性	禁忌	腎障害	常用量	GFR または CCr(mL/分) 30〜59	15〜29	<15	HD(血液透析) PD(腹膜透析)
鎮咳薬	△	デキストロメトルファン臭化水素酸塩水和物（錠・散）／デキストロメトルファン臭化水素酸塩水和物・クレゾールスルホン酸カリウム配合剤（シロップ）	553	メジコン錠・散・シロップ	○			15〜120 mg　分1〜4	75%に減量	75%に減量	50%に減量	50%減量するが，短期ではこの限りではない
		チペピジンヒベンズ酸塩	554	アスベリンシロップ・錠・散・ドライシロップ	不明			60〜120 mg　分3	薬物動態データがほとんどなく不明			
鎮咳去痰薬		アンブロキソール塩酸塩	555	ムコソルバン錠・シロップ・Lカプセル	×			45 mg　分3	腎機能正常者と同じ			
		アセチルシステイン	556	ムコフィリン吸入液 アセチルシステインナトリウム塩注入・吸入用液	○			1回1〜4 mLを単独または他の薬剤を混じて気管内に直接注入するか，噴霧吸入	減量する必要がないと思われるが，薬物動態データがほとんどなく不明			
		エプラジノン塩酸塩	557	レスプレン錠	不明			60〜90 mg　分3	腎機能正常者と同じ			
		桜皮エキス	558	ブロチンシロップ	不明			198〜396 mg　分3				
		カルボシステイン	559	ムコダイン錠・シロップ/ルボラボン細粒	○			1回500 mgを1日3回				
		キョウニン水	560	キョウニン水	不明			3 mL　分3〜4				
		チロキサポール	561	アレベール吸入用溶解液	不明			1〜5 mLに呼吸器官用剤を用時混合して，噴霧吸入				
		ブロムヘキシン塩酸塩	562	ビソルボン錠・シロップ	×			1回4 mg，1日3回				
			563	ビソルボン注射液	×			4〜8 mg　1日1〜2回				
		フドステイン	564	クリアナール錠・内服液	○			1,200 mg　分3				
好中球エラスターゼ阻害剤		シベレスタットナトリウム水和物	565	注射用エラスポール	×			4.8 mg/kg/日(0.2 mg/kg/時)	腎機能正常者と同じ			
特発性肺線維症治療薬		ピルフェニドン	566	ピレスパ錠	不明			初期用量1回200 mgを1日3回毎食後，患者の状態を観察しながら1回量を200 mgずつ漸増し，1回600 mgを1日3回まで増量	減量する必要がないと思われるが，使用経験が少ないので慎重投与			
H₂遮断薬	◎	シメチジン	567	タガメット錠	○		○	①胃潰瘍，十二指腸潰瘍：1日800 mgを分2，朝食後・就寝前．1日量を分4(毎食後・就寝前)もしくは1回(就寝前)も可 ②吻合部潰瘍，ゾリンジャー・エリソン症候群，逆流性食道炎，上部消化管出血：1日800 mgを分2，朝食後・就寝前．1日量を分4(毎食後・就寝前)も可 ③急性胃炎，慢性胃炎の急性増悪期：1日400 mgを分2，朝食後・就寝前．1日量を1回(就寝前)も可	50 mL/分以上：1回200 mg　1日4回，6時間毎 30〜49 mL/分：1回200 mg　1日3回(8時間間隔) 5〜29 mL/分：1回200 mg　1日2回(12時間間隔) 0〜4 mL/分：1回200 mg　1日1回(24時間間隔)			
			568	タガメット注				①上部消化管出血，侵襲ストレスによる上部消化管出血の抑制：1回200 mgを1日4回，6時間間隔で緩徐に静注または点滴静注 ②麻酔前投薬：1回200 mgを麻酔導入1時間前に筋注				

分類	重要度	薬剤名 一般名	薬剤名 番号	薬剤名 商品名	透析性	禁忌	腎障害	常用量	GFR または CCr(mL/分) 30〜59	GFR または CCr(mL/分) 15〜29	GFR または CCr(mL/分) <15	HD(血液透析) PD(腹膜透析)
H₂遮断薬	◎	ニザチジン	569	アシノン錠	○			①胃潰瘍, 十二指腸潰瘍：1回150mgを1日2回, 朝食後・就寝前. 1日1回300mg, 就寝前も可 ②逆流性食道炎：1回150mgを1日2回, 朝食後・就寝前 ③急性胃炎, 慢性胃炎の急性増悪期：1回75mgを1日2回, 朝食後・就寝前	150mg 分1		75mg 分1	75mg 分1または150mgを週3回, HD患者はHD後
	◎	ファモチジン	570	ガスター錠	○		○	①胃潰瘍, 十二指腸潰瘍, 吻合部潰瘍, 上部消化管出血, 逆流性食道炎, ゾリンジャー・エリソン症候群：1回20mgを1日2回, 朝夕食後または就寝前. 1日1回40mg, 就寝前も可 ②急性胃炎, 慢性胃炎の急性増悪期：1回10mgを1日2回, 朝夕食後または就寝前. 1日1回20mg, 就寝前も可	60以上：1回20mg 1日2回 59〜31：1日20mgを分1〜2 30以下：1回20mg 2〜3日に1回または1日1回10mg 透析：1日1回10mg. または20mgを週3回HD後			
			571	ガスター注				①上部消化管出血, ゾリンジャー・エリソン症候群, 侵襲ストレスによる上部消化管出血の抑制：1回20mgを1日2回, 12時間毎に緩徐に静注, 点滴静注または筋注 ②麻酔前投薬：1回20mgを麻酔導入1時間前に筋注	60以上：1回20mg 1日2回 59〜31：1日20mgを分1〜2 30以下：1回10mg 2日に1回または1日1回5mg 透析：1日1回5mg. または10mgを週3回HD後			
	◎	ラニチジン塩酸塩	572	ザンタック錠	×		○	①胃潰瘍, 十二指腸潰瘍, 吻合部潰瘍, ゾリンジャー・エリソン症候群, 逆流性食道炎, 上部消化管出血：1回150mgを1日2回, 朝食後・就寝前. 1日1回300mg, 就寝前も可 ②急性胃炎, 慢性胃炎の急性増悪期：1回75mgを1日2回, 朝食後・就寝前. 1日1回150mg, 就寝前も可 ③麻酔前投薬：1回150mgを2回, 手術前日就寝前および当日麻酔導入2時間前	Ccr>70：1回150mg 1日2回 70≧Ccr≧30：1回75mg 1日2回 30>Ccr 投与法：1回75mg 1日1回			
			573	ザンタック注				1回50mgを1日3〜4回静注, 筋注, 点滴. 侵襲ストレスには1回100mgを1日2回で3〜7日程度. 麻酔導入1時間前に1回50mgを静注または筋注	Ccr>70：1回50mg 1日3〜4回 70≧Ccr≧30：1回50mg 1日2回 30>Ccr 投与法：1回5550mg 1日1回			
	△	ラフチジン	574	プロテカジン錠	不明			10〜20mg 分1〜2	腎機能正常者と同じ			5〜10mg 分1〜2
	◎	ロキサチジン酢酸エステル塩酸塩	575	アルタットカプセル	×			75〜150mg 分1〜2	75mg 分1		37.5mg 分1	37.5mg, 分1または75mgを週3回, HD患者はHD後
			576	アルタット静注				1回75mg 1日2回(12時間毎)緩徐に静注または点滴静注. 麻酔導入1時間前に1回75mgを静注	37.5mgを1日2回	25mgを1日1回		25mgを1日1回, または75mgを週3回, HD患者はHD後

表2　腎機能低下時の主な薬物投与量一覧

分類	重要度	薬剤名 一般名	番号	商品名	透析性	禁忌	腎障害	常用量	GFR または CCr(mL/分) 30〜59	15〜29	<15	HD(血液透析) PD(腹膜透析)
プロトンポンプ阻害薬(PPI)		エソメプラゾールマグネシウム水和物	577	ネキシウムカプセル	×			1回20mgを1日1回経口投与．再発・再燃を繰り返す逆流性食道炎の維持療法においては，1回10〜20mgを1日1回(ヘリコバクター・ピロリの除菌の補助には40mg 分2)	腎機能正常者と同じ			
		オメプラゾールナトリウム水和物	578	オメプラール錠 オメプラゾン錠	×		○	1日1回10〜20mg(ヘリコバクター・ピロリの除菌の補助には40mg 分2)				
			579	オメプラール注	×			1回20mgを1日2回				
		ラベプラゾールナトリウム	580	パリエット錠	×			10〜20mg 分1				
		ランソプラゾール	581	タケプロンカプセル・OD錠	×		○	15〜30mg 分1(ヘリコバクター・ピロリの除菌の補助には60mg 分2)				
ヘリコバクター・ピロリ除菌薬		ランソプラゾール，アモキシシリン水和物，クラリスロマイシン	582	ランサップ	AMPCのみ○	禁		ランソプラゾール1回30mg，アモキシシリン水和物1回750mgおよびクラリスロマイシン1回200mgの3剤を同時に1日2回，7日間経口投与する．なお，クラリスロマイシンは，必要に応じ1回400mg 1日2回まで適宜増量することができる	アモキシシリンのみ1回500〜750mgを12時間毎．パック製剤であるため投与量が調整できないため使用しにくいが，ピロリ除菌には減量せず投与した報告もある	アモキシシリンのみ1回250〜500mgを12時間毎．パック製剤であるため投与量調節を必要とする場合は，パック製剤は適さない	アモキシシリンのみ1回250〜500mgを24時間毎．HD患者はHD日にはHD後に投与．ピロリ除菌には減量せず投与した報告もある．注)用量調節を必要とする場合は，パック製剤は適さない	
		ランソプラゾールカプセル，アモキシシリンカプセル，日本薬局方メトロニダゾール錠	583	ランピオンパック	PPIのみ×	禁		ランソプラゾール1回30mg，アモキシシリン水和物1回750mg，メトロニダゾール1回250mgの3剤を同時に1日2回，7日間経口投与する．				
アシッドブロッカーカリウムイオン競合型		ボノプラザンフマル酸塩	584	タケキャブ錠	×			1回10〜20mgを1日1回経口投与	軽度，中等度および高度腎機能障害のある患者では腎機能正常者と比較してAUCが1.2〜1.8倍高くなるが腎機能正常者と同じ		腎機能正常者と比較してAUCが1.2倍高くなるが腎機能正常者と同じ	
選択的ムスカリン受容体拮抗薬		ピレンゼピン塩酸塩	585	ガストロゼピン錠	×			1日25mgを1日3〜4回経口投与	腎機能正常者と同じ		70%に減量	
抗ガストリン薬		プログルミド	586	プロミド錠・顆粒	不明			1.2〜1.6g 分3〜4	1/2〜2/3に減量		40〜50%に減量	
抗コリン薬	△	ジサイクロミン塩酸塩・乾燥水酸化アルミニウムゲル・酸化マグネシウム	587	コランチル配合顆粒	×	禁		3〜8g 分3〜4	腎機能正常者と同じ		禁忌	
制酸薬	△	乾燥水酸化アルミニウムゲル	588	アルミゲル細粒	×	禁		1日1〜3gを分3〜4	長期投与によりアルミニウムが蓄積しやすいため慎重投与		長期投与によりアルミニウム脳症，アルミニウム骨症，貧血等が現れることがあるため禁忌	
	△	水酸化アルミニウム・水酸化マグネシウム	589	マーロックス懸濁用配合顆粒 マグテクト配合内服液	×	禁		[マーロックス]1日1.6〜4.8gを分割投与 [マグテクト]1日16〜48mLを分割投与				
	△	炭酸水素ナトリウム	590	炭酸水素ナトリウム	○			3〜5g 分割投与	ナトリウムの過負荷にならないよう慎重投与		ナトリウム貯留による溢水になりやすいため慎重投与	
		沈降炭酸カルシウム	591	炭カル錠	不明		○	1〜3g 分3	腎機能正常者と同じ		炭カル錠には高リン血症治療薬としての適応はない	
粘膜抵抗増強薬		アルギン酸ナトリウム	592	アルロイドG内服液・Gドライ	不明			1回1〜3g(本剤20〜60mL)を1日3〜4回，空腹時に経口投与	腎機能正常者と同じ			
		エカベトナトリウム	593	ガストローム顆粒	×			1日3gを分2(朝と就寝前)				
		水溶性アズレン・Lグルタミン	594	マーズレンS配合顆粒	不明			1日1.5〜2.0gを分3〜4				
	△	スクラルファート	595	アルサルミン細粒・内用液	不明	禁		1日3〜3.6gを分3	長期投与によりアルミニウムが蓄積しやすいため慎重投与		長期投与によりアルミニウム脳症，アルミニウム骨症，貧血等が現れることがあるため禁忌	

分類	重要度	一般名	番号	商品名	透析性	禁忌	腎障害	常用量	GFR または CCr（mL/分） 30〜59	15〜29	＜15	HD（血液透析）PD（腹膜透析）
粘膜抵抗増強薬		ポラプレジンク	596	プロマック顆粒・D錠	不明			1回75 mgを1日2回朝食後および就寝前	腎機能正常者と同じ			
		メチルメチオニンスルホニウムクロリド	597	キャベジンUコーワ錠	不明			1日25〜75 mgを分3				
		幼牛血液抽出物質	598	ソルコセリル注	不明			2〜4 mL/日　筋注または静注	薬物動態データがほとんどなく不明			
粘液産生・分泌促進薬		テプレノン	599	セルベックスカプセル	×			150 mg　分3食後	腎機能正常者と同じ			
		ミソプロストール	600	サイトテック錠	×			1日800 μgを分4	尿中未変化体排泄率が低いが，腎不全患者ではCLが低下し，腹部膨満感や下痢が起こりやすいため，そのような患者は減量する			
		レバミピド	601	ムコスタ錠	×			胃潰瘍：1回100 mgを1日3回，朝，夕および就寝前に経口投与，急性胃炎，慢性胃炎の急性増悪期の胃粘膜病変（びらん，出血，発赤，浮腫）の改善は1日3回	直接胃粘膜に作用して効果を発揮するため減量はしないが，腎不全では血中濃度が上昇するため要注意			
胃粘膜微小循環改善薬		イルソグラジンマレイン酸塩	602	ガスロンN錠・細粒	×			1日4 mgを分1〜2	減量する必要がないと思われるが，薬物動態データがほとんどなく不明			
消化管運動調整薬		アコチアミド塩酸塩水和物	603	アコファイド錠100 mg	×			1回100 mgを1日3回食前投与	腎機能正常者と同じ			
		アクラトニウムナパジシル酸塩	604	アボビスカプセル	不明			1日150 mgを分3				
		イトプリド塩酸塩	605	ガナトン錠	×			1日150 mgを分3				
		ドンペリドン	606	ナウゼリン錠・坐剤	×			錠：15〜30 mg　分3食前 坐薬：60〜120 mg　分2				
		トリメブチンマレイン酸塩	607	セレキノン錠・細粒	不明			1日300〜600 mgを分3	薬物動態データがほとんどなく不明			
	◎	メトクロプラミド	608	プリンペラン錠	×			1日10〜30 mgを分2〜3，食前	CCr＜40 mL/分では1日5〜15 mgを分1〜2（Up to Date）．総CLが健常者の30%に低下するという報告がある（Eur J Clin Pharmacol 1981；**19**：437-441）			
	◎		609	プリンペラン注	×			1回10 mgを1日1〜2回，筋注または静注	CCr＜40 mL/分では50%に減量（Up to Date）．総CLが健常者の30%に低下するという報告がある（Eur J Clin Pharmacol 1981；**19**：437-441）．			
		モサプリドクエン酸塩水和物	610	ガスモチン錠	×			1日15 mgを分3	腎機能正常者と同じ			
健胃消化薬		サナクターゼ配合剤	611	エクセラーゼ配合錠	不明			3錠/日　分3	腎機能正常者と同じ			
		ジアスターゼ	612	ジアスターゼ	不明			0.9〜1.5 g　分3				
	△	カンゾウ末配合剤	613	つくしA・M配合散	×	禁		3.0〜3.9 g　分3	減量の必要はないがアルミニウムの長期曝露は避ける		禁忌	
	△	タカジアスターゼ・生薬配合剤	614	S・M配合散	×	禁		3.9 g　分3				
		パンクレアチン	615	パンクレアチン	不明			3 g　分3	腎機能正常者と同じ			
		パンクレリパーゼ	616	リパクレオン顆粒・カプセル	不明			1回600 mg（カプセルで1回4カプセル，顆粒で1回2包）を1日3回，食直後に経口投与				
		膵臓性消化酵素配合剤	617	ベリチーム配合顆粒	不明			1.2〜3 g　分3				
局所麻酔薬		オキセサゼイン	618	ストロカイン錠・顆粒	×			15〜40 mg　分3〜4	腎機能正常者と同じ			
便軟化・緩下・整腸剤		ジオクチルソジウムスルホサクシネート・カサンスラノール配合剤	619	ベンコール配合錠 ビーマス配合錠	不明			1回5〜6錠を就寝前，または1日6錠を2〜3回に分割して，多量の水とともに経口投与	減量する必要がないと思われるが，薬物動態データがほとんどなく不明．ただし多量の水とともに経口投与するため，溢水患者には適していないと思われる			
刺激性下剤		センナ	620	アローゼン顆粒	不明			0.5〜1.0 g　分1〜2	腎機能正常者と同じ			
		センノシドA・B	621	プルゼニド錠	不明			12〜24 mg　分1				
		センナエキス	622	ヨーデルS糖衣錠	不明			80 mg　就寝前				
		ピコスルファートナトリウム水和物	623	ラキソベロン錠・内服液	不明			錠：1日1回2〜3錠，内服液：10〜15滴　就寝前				
		ビサコジル	624	テレミンソフト坐薬	不明			10 mgを1日1〜2回肛門内に挿入				

表2　腎機能低下時の主な薬物投与量一覧

分類	重要度	一般名	番号	商品名	透析性	禁忌	腎障害	常用量	GFR または CCr(mL/分) 30～59	15～29	<15	HD(血液透析) PD(腹膜透析)
塩類下剤	○	クエン酸マグネシウム	625	マグコロールP	不明	禁		40～50g　検査予定時間の10～15時間前に経口投与	腎障害のある患者では禁忌〔吸収されたマグネシウムの排泄が遅延し，血中マグネシウム濃度が上昇するおそれがある．また，多量の水分摂取は腎機能に負荷となり，症状を増悪するおそれがある〕．			
		酸化マグネシウム	626	マグミット 酸化マグネシウム細粒	○			0.2～2g　分割投与	腎障害ではMgの排泄障害があるため慎重投与			
	○	硫酸マグネシウム水和物	627	硫酸マグネシウム	○			5～15g　分割投与(を多量の水とともに経口投与)				
繊維性下剤		カルメロースナトリウム	628	バルコーゼ顆粒	不明			2.0～8.0g　分3	腎機能正常者と同じ			
糖類下剤		D-ソルビトール	629	D-ソルビトール末・経口液	不明			消化管のX線造影の迅速化および(硫酸バリウムによる)便秘の防止および栄養補給に適応がある．投与量は便性状により適宜増減	腎機能正常者と同じ．イオン交換樹脂製剤服用時には75%ソルビトール液として1回7mLを1～6回服用し1日1～2回の軟便になりすぎない程度に用量を調節する．これにより，カリウムの除去を早め，便の硬化・停滞を防ぐことができる．食品・飲料に添加してもよい			
水分分泌促進薬		ルビプロストン	630	アミティーザカプセル	不明			1回24μg，1日2回(朝食後および夕食後)に経口投与			重症腎障害では活性代謝物M3濃度が上昇するため，1日1回24μgから開始するなど，慎重投与となっている．ただし活性代謝物M3のAUCは透析患者でも11%しか上昇しないため，減量の必要はないと思われる	
経口腸管洗浄薬	△	ナトリウム・カリウム配合剤	631	ニフレック配合内服液	不明			1～2袋　1袋を2Lの水に溶解し，成人1時間当たり1Lの速度で経口投与	腎機能正常者と同じだが体液・電解質異常をきたすおそれがある		透析患者では腸管内圧上昇による腸管穿孔が起こりやすいので，硬便のある場合には取り除いてから投与する	
			632	モビプレップ配合内用剤	不明			1～2袋　1袋を2Lの水に溶解し，成人1時間当たり1Lの速度で経口投与				
	◎	リン酸二水素ナトリウム一水和物・無水リン酸水素二ナトリウム配合錠	633	ビジクリア配合錠	不明	禁	○	大腸内視鏡検査開始の4～6時間前から本剤を1回あたり5錠ずつ，約200mLの水とともに15分毎に計10回(計50錠)経口投与	透析患者を含む重篤な腎機能障害のある患者，急性リン酸腎症のある患者では吸収されたリンの排泄が遅延し，血中リン濃度の上昇が持続するおそれがあり，腎機能障害，急性リン酸腎症(腎石灰沈着症)を悪化させるおそれがあるため禁忌			
止瀉・吸着薬		タンニン酸アルブミン	634	タンニン酸アルブミン	不明			3～4g　分3～4	腎機能正常者と同じ			
		チラクターゼ	635	ミルラクト細粒	不明			摂取乳糖量:本剤=10:1　食事とともに摂取				
		天然ケイ酸アルミニウム	636	アドソルビン原末	不明	禁		3～10g　分3～4	慎重投与		禁忌	
		ベルベリン塩化物水和物・ゲンノショウコエキス	637	フェロベリン配合錠	不明			6錠　分3	腎機能正常者と同じ			
		ロペラミド塩酸塩	638	ロペミンカプセル・細粒	×			1～2mg　分1～2				
過敏性腸症候群治療薬		メペンゾラート臭化物	639	トランコロン錠	不明			45mg　分3	薬物動態データがほとんどなく不明			
		ポリカルボフィルカルシウム	640	コロネル錠・細粒/ポリフル錠・細粒	×	禁	○	1.5～3.0g　分3	禁忌		腎機能正常者と同じ	
		ラモセトロン塩酸塩	641	イリボー錠・OD錠	×			5μgを1日1回(最大10μg/日)	腎機能正常者と同じだが，透析患者では便秘・虚血性腸炎に要注意			
炎症性腸疾患治療薬		サラゾスルファピリジン	642	サラゾピリン	×		○	4～8錠　分4～6	ほとんど吸収されず，局所で作用するため，減量の必要はないと思われるが，腎不全患者では5-ASAは蓄積する可能性がある			
	○	メサラジン	643	アサコール錠				1日2,400mg(6錠)を3回に分割して食後投与，活動期には1日3,600mg(9錠)を3回分割して投与	サラゾスルファピリジンよりもよく吸収されるため腎障害がさらに悪化するおそれがあるため禁忌．		重篤な腎障害では禁忌だが，腎機能が廃絶していれば使用可能と考えられる．腎不全患者では5-ASAは蓄積する(Gastroenteral Endosc 1997; 39(Supple): 2159)という報告があるため減量を考慮する．	
			644	ペンタサ錠/注腸/坐剤	×	禁	○	潰瘍性大腸炎にはメサラジンとして1日1,500mgを3回に分けて食後，または1日4,000mgを2回に分けて．クローン病には1日1,500mg～3,000mgを3回に分けて食後　注腸:1日1個(メサラジンとして1g)を，直腸内注入する　坐剤:1日1個(メサラジンとして1g)を，直腸内に挿入する				
便秘治療薬		炭酸水素ナトリウム・無水リン酸二水素ナトリウム	645	新レシカルボン坐剤	該当せず			1～2個　分1～2	腎機能正常者と同じ			

付録

分類	重要度	一般名	番号	商品名	透析性	禁忌	腎障害	常用量	GFR または CCr(mL/分) 30～59	15～29	<15	HD(血液透析) PD(腹膜透析)
整腸薬		カゼイ菌	646	ビオラクチス散	該当せず			1日3.0gを3回に分割経口投与(食後すぐ)		腎機能正常者と同じ		
		耐性乳酸菌	647	ラックビーR散・ビオフェルミンR散・錠	該当せず			3錠または3g/日食後すぐ(空腹時に服用すると胃酸により失活)				
		ビフィズス菌	648	ビオフェルミン錠 ラックビー微粒N	該当せず			3～6g 分3(食後すぐ)				
		ビフィズス菌＋ラクトミン	649	ビオスミン配合散 ビオスミン	該当せず			1日3～6gを3回に分割経口投与(食後すぐ)				
		酪酸菌(宮入菌)	650	ミヤBM細粒・錠	該当せず			60～120mg 分3				
		ラクトミン＋糖化菌	651	ビオフェルミン	該当せず			1日3～9gを3回に分割経口投与(食後すぐ)				
その他の消化器用薬		ジメチコン	652	ガスコン錠・ドロップ・散	不明			120～240mg 分3(食後または食間)		腎機能正常者と同じ		
多価酵素阻害薬		ウリナスタチン	653	ミラクリッド注射液	×			1回25,000～100,000単位を1～3回点滴静注		腎機能正常者と同じ		
		ガベキサートメシル酸塩	654	エフオーワイ注	○			①膵炎：100～300mgを1時間以上点滴静注 ②播種性血管内凝固症候群(DIC)：20～39mg/kg/日(24時間持続静注)		腎機能正常者と同じ		
		カモスタットメシル酸塩	655	フオイパン錠	不明			600mg 分3		腎機能正常者と同じ		
		ナファモスタットメシル酸塩	656	注射用フサン	○			膵炎：10mgを5%ブドウ糖注射液500mLに溶解し、約2時間前後かけて1日1～2回静脈内に点滴注入，播種性血管内凝固症候群(DIC)：毎時0.06～0.20mg/kgを24時間かけて静脈内に持続注入		腎機能正常者と同じ		血液透析では20mgを生理食塩液500mLに溶解した液で血液回路内の洗浄・充てんを行い，体外循環開始後は毎時20～50mgを5%ブドウ糖注射液に溶解し，抗凝固薬注入ラインより持続注入する
5-HT3受容体拮抗型制吐薬	○	アザセトロン	657	セロトーン静注液	×			10mgを1日1回静脈内投与(20mgまで)	繰り返し投与時には減量を考慮			
			658	セロトーン錠	×			1回10mgを1日1回経口(15mgまで)，化学療法剤投与の30分～2時間前に投与				
		オンダンセトロン	659	ゾフラン注	×			1日1回4mg，緩徐に静注．効果不十分な場合は，同用量を追加投与可		腎機能正常者と同じ		
			660	ゾフラン錠	×			1日1回4mg．効果不十分な場合は，同用量の注射液を投与可				
		グラニセトロン塩酸塩	661	カイトリル注	×			40μg/kgを1日1回		腎機能正常者と同じ		
			662	カイトリル錠	×			2mgを1日1回				
	△	パロノセトロン塩酸塩	663	アロキシ静注	×			0.75mgを1日1回静脈内投与する	2/3～4/5に減量		0.5mgを1日1回静脈内投与する	
		ラモセトロン	664	ナゼア注	×			0.3～0.6mgを1日1回		腎機能正常者と同じ		
			665	ナゼアOD錠				0.1mgを1日1回				
選択的NK1受容体拮抗型制吐薬		アプレピタント	666	イメンドカプセル	×			1日目は125mgを，2日目以降は80mgを1日1回，経口投与	腎不全患者ではAUCは低下するが蛋白結合率低下によるものであり，遊離型濃度に影響ないため，腎機能正常者と同じ			
		ホスアプレピタントメグルミン	667	プロイメンド点滴静注用	×			他の制吐薬との併用において，抗悪性腫瘍薬投与1日目に1回150mg，点滴投与		腎機能正常者と同じ		
代謝改善 解毒薬		チオプロニン	668	チオラ	×		○	300mg 分3		腎機能正常者と同じ		

表2　腎機能低下時の主な薬物投与量一覧

分類	重要度	一般名	番号	商品名	透析性	禁忌	腎障害	常用量	GFR または CCr(mL/分) 30～59	15～29	<15	HD(血液透析) PD(腹膜透析)
肝障害治療薬		グリチルリチン酸・DL-メチオニン配合剤	669	グリチロン配合錠	×		○	6～9錠 分3	腎機能正常者と同じ			
		グルタチオン	670	タチオン錠・散			不明	50～100 mg 分1～3	腎機能正常者と同じ			
			671	タチオン注			不明	100～200 mg 筋注, 静注				
		フラビンアデニンジヌクレオチド・肝臓エキス	672	アデラビン9号注			不明	1～4 mL 1～数回				
高アンモニア血症用薬・生理的腸管機能改善薬		ラクツロース	673	モニラックシロップ ラグノスゼリー分包				原末：1日量 19.5～39.0 gを高アンモニア血症の場合3回, 産婦人科術後の排ガス・排便の目的には朝夕2回に分けて経口投与	腎機能正常者と同じ			
肝臓加水分解物製剤		肝臓加水分解物配合剤	674	プロヘパール配合錠			不明	3～6錠 分3	腎機能正常者と同じ			
利胆薬		ウルソデオキシコール酸	675	ウルソ錠			不明	150～600 mg 分3	腎機能正常者と同じ			
速効型インスリン	○	インスリン ヒト	676	ノボリンR注 フレックスペン	△			初期は4～20単位を毎食前30分前に皮下注. 維持量は1日4～100単位	75%に減量, ただし血糖値に応じて投与		50%に減量, ただし血糖値に応じて投与	
	○	インスリン ヒト	677	ヒューマリンR注・カート・ミリオペン	△			初期は4～20単位を毎食前30分前に皮下注. 維持量は1日4～80単位	75%に減量, ただし血糖値に応じて投与		50%に減量, ただし血糖値に応じて投与	
中間型インスリン	○	インスリン ヒト	678	ノボリンN注 ヒューマリンN注	△			初期は4～20単位を朝食前30分前に皮下注. 維持量は1日4～100単位	75%に減量, ただし血糖値に応じて投与量を決定する		50%に減量, ただし血糖値に応じて投与量を決定する	
超速効型インスリン	○	インスリンリスプロ	679	ヒューマログ注カート・ミリオペン・バイアル注	△			1回2～20単位を毎食直前に皮下注射	75%に減量, ただし血糖値に応じて投与量を決定する		50%に減量, ただし血糖値に応じて投与量を決定する	
	○	インスリンアスパルト	680	ノボラピッド注・バイアル・フレックスペン	△			1回1～20単位を毎食直前に皮下注	75%に減量, ただし血糖値に応じて投与		50%に減量, ただし血糖値に応じて投与	
	○	インスリン グルリジン	681	アピドラ注・カート・ソロスター	△			1回2～20単位を毎食直前に皮下注	腎機能正常者と同じ, ただし血糖値に応じて投与量を決定する			
混合型インスリン	○	インスリン ヒト	682	イノレット30R ノボリン30R ヒューマリン3/7	△			初期：1回4～20単位を皮下注, 1日2回朝夕食前30分以内または1日1回朝食前. 維持量は1日4～80単位	75%に減量, ただし血糖値に応じて投与量を決定する		50%に減量, ただし血糖値に応じて投与量を決定する	
	○	インスリンアスパルト混合型	683	ノボラピッド30・50・70ミックスフレックスペン	△			4～20単位を1日2回食直前に皮下注				
	○	インスリンデグルデク+インスリン アスパルト配合剤	684	ライゾデグ配合注フレックスタッチ ライゾデグ配合注ペンフィル	△			初期は1回4～20単位を1日1～2回皮下注射する. 1日1回投与のときは, 主たる食事の直前に投与し, 毎日一定とする. 1日2回投与のときは, 朝食直前と夕食直前に投与する. 維持量は1日4～80単位				
	○	インスリンリスプロ混合型	685	ヒューマログ25・50ミックスミリオペン	△			4～20単位を1日2回, 朝食直前と夕食直前(15分以内)1回の場合は朝食直前				
持続性溶解型インスリン	○	インスリングラルギン	686	ランタス注・ソロスター	△			1日1回4～20単位(朝食前または就寝前)	75%に減量, ただし血糖値に応じて投与量を決定する		50%に減量, ただし血糖値に応じて投与量を決定する	
	○	インスリンデグルデク	687	トレシーバ注フレックスタッチ・ペンフィル	△			初期：1日1回4～20単位を皮下注, 維持量：1日4～80単位	腎機能正常者と同じ, ただし血糖値に応じて投与量を決定する			
	○	インスリンデテミル	688	レベミル注フレックスペン・イノレット・ペンフィル	△			4～20単位/日 毎日一定時間に皮下注射(朝食前, 夕食前, 就寝前のいずれか)	75%に減量, ただし血糖値に応じて投与量を決定する		50%に減量, ただし血糖値に応じて投与量を決定する	

付録

分類	重要度	一般名	番号	商品名	透析性	禁忌	常用量	GFR または CCr(mL/分) 30~59	15~29	<15	HD(血液透析) PD(腹膜透析)
スルホニル尿素(SU)薬	◎	アセトヘキサミド	689	ジメリン錠	×	禁	250~1,000 mg 分1~2	重篤な腎機能障害患者は禁忌(SU剤は腎機能が低下すると一定の臨床効果が得られないうえ,低血糖などの副作用を起こしやすいため,重篤な腎機能障害患者はインスリン治療に切り替える)			
	○	グリクラジド	690	グリミクロン錠	×	禁	20~160 mg 分1~2				
	◎	グリクロピラミド	691	デアメリンS錠	×	禁	125~500 mg 分1~2				
	◎	グリベンクラミド	692	オイグルコン錠 ダオニール錠	×	禁	1.25~10 mg 分1~2				
	◎	グリメピリド	693	アマリール錠	×	禁	維持量1~4 mg, 最大投与量6 mg 分1~2				
	◎	クロルプロパミド	694	アベマイド錠	×	禁	100~500 mg を朝食前または食後				
	○	トルブタミド	695	ヘキストラスチノン錠・散	×	禁	500~2,000 mg 分1~2				
αグルコシダーゼ阻害薬	◎	アカルボース	696	グルコバイ錠	○		150~300 mg 分3食直前	腎機能正常者と同じだが,吸収率は低いものの,腎障害では血中活性物質(本剤および活性代謝物)濃度は腎機能正常者に比べて約4~5倍上昇することが報告されているため慎重投与			
	△	ボグリボース	697	ベイスン錠/OD錠	該当せず		0.6~0.9 mg 分3食直前	吸収されにくいため減量の必要なし(ただし添付文書上では代謝状態が変化することがあるため血糖管理状況が大きく変化するおそれがあるので慎重投与)			
	△	ミグリトール	698	セイブル錠	○		150~225 mg 分3食直前	腎機能正常者と同じだが,腎障害では腎機能正常者に比べて血漿中濃度が上昇することが報告されているため慎重投与			
チアゾリジン誘導体		ピオグリタゾン塩酸塩	699	アクトス錠	×	禁	15~45 mg 分1	慎重投与		わが国では禁忌であるが海外では常用量で使用可能	
速効型インスリン分泌促進薬	◎	ナテグリニド	700	スターシス錠 ファスティック錠	×	禁	270~360 mg 分3,食直前	活性代謝物が蓄積しやすいため慎重投与	活性代謝物が蓄積することによって低血糖が起こりやすいため禁忌		
	◎	ミチグリニド	701	グルファスト錠	×		30 mg 分3,食直前	半減期が延長し低血糖を起こすおそれがあるため慎重投与であるが,血糖値をモニターしながら投与可能. 7.5~15 mg 分3,食直前から開始する			
		レパグリニド	702	シュアポスト錠	×		1回0.25 mgより開始し,維持用量として1回0.25~0.5 mgを適宜増減し,1回1 mgまで増量可	代謝物に血糖降下作用がなく,腎機能障害患者にも使用可能となっているが,国内での腎不全患者の使用経験が少ないため,少量から開始する			
ビグアナイド系	◎	ブホルミン塩酸塩	703	ジベトス錠		禁	1日100 mg 分2~3,食後. 最大1日150 mg	CCr<70 mL/分では低血糖のみでなく乳酸アシドーシスの危険があるため禁忌			
		メトホルミン塩酸塩	704	グリコラン錠			1日500 mg 分2~3,食直後より開始. 最大1日750 mg. ただし軽度腎障害にも禁忌	腎臓における本剤の排泄が減少するため腎機能障害(軽度障害も含む)には禁忌			
	◎	メトホルミン塩酸塩	705	メトグルコ錠	○	禁	1日500 mgより開始し,1日2~3回に分割して食直前または食後に. 維持量は効果を観察しながら決めるが,通常1日750~1,500 mgとする(最大2,250 mg)	中等度以上の腎機能障害(一般的にCCr<60 mL/分)では腎臓における本剤の排泄が減少するため禁忌		透析患者(腹膜透析を含む)では高い血中濃度が持続するおそれがあるため禁忌	
アルドース還元酵素阻害薬		エパルレスタット	706	キネダック錠	×		150 mg 分1	腎機能正常者と同じ			
DPP-4阻害薬	○	アナグリプチン安息香酸塩	707	スイニー錠	×		1回100 mgを1日2回朝・夕に経口投与(最高1回200 mg)		100 mg, 1日1回		
	◎	アログリプチン	708	ネシーナ錠	×		1日1回25 mg	1日1回6.25~12.5 mg		1日1回6.25 mg	
		オマリグリプチン	709	マリゼブ錠	×5~15%		25 mgを1週間に1回経口投与する	eGFR60~80 mL/分の軽度腎機能低下患者に比しAUCが1.42倍に上昇するため慎重投与	eGFR60~80 mL/分の軽度腎機能低下患者に比しAUCが1.66倍に上昇するため慎重投与	透析患者ではeGFR 60~80 mL/分の軽度腎機能低下患者に比しAUCが2.1倍に上昇する. 12.5 mgを1週間に1回経口投与する	
	○	サキサグリプチン	710	オングリザ錠	×		2.5~5 mgを1日1回経口投与	CCr<50 mL/分では排泄の遅延により本剤の血中濃度が上昇するため,2.5 mgを1日1回にする.			
	○	シタグリプチンリン酸塩水和物	711	ジャヌビア錠 グラクティブ錠	×		50~100 mgを1日1回	30≦CCr<50 mL/分通常投与量1日1回25 mg, 最大投与量1日1回50 mg	通常投与量1日1回12.5 mg, 最大投与量1日1回25 mg		
	○	テネリグリプチン	712	テネリア錠	×15.6%		1日1回20 mg経口投与,効果不十分な場合には経過を十分観察しながら1日1回40 mgまで	減量の必要はないが,半減期は延長しないものの腎機能低下によりAUCが最大1.5倍に上昇するため要注意			
	◎	トレラグリプチンコハク酸塩	713	ザファテック錠	×	禁	100 mgを1週間に1回経口投与	30≦CCr<50 mL/分では50 mgを1週間に1回経口投与	主に腎臓で排泄されるため,排泄の遅延により本剤の血中濃度が上昇するおそれがあるため,高度の腎機能障害患者または透析中の末期腎不全患者には禁忌		

表2　腎機能低下時の主な薬物投与量一覧

分類	重要度	一般名	番号	商品名	透析性	禁忌	腎障害	常用量	GFR または CCr(mL/分) 30〜59	15〜29	<15	HD(血液透析) PD(腹膜透析)
DPP-4阻害薬	○	ビルダグリプチン	714	エクア錠	○			1回50 mgを1日1〜2回	腎機能低下によりAUCが最大2倍以上に上昇するため，低用量から開始		腎機能低下によりAUCが最大2倍以上に上昇するため，25 mgより開始することが望ましい(血液透析患者の糖尿病治療ガイド，2012)	
		ビルダグリプチン・メトホルミン塩酸塩	715	エクメット配合錠LD・配合錠HD	○	禁		1回1錠を1日2回朝，夕に経口投与する	中等度以上の腎機能障害(一般的にCCr<60 mL/分)ではメトホルミンの腎臓における本剤の排泄が減少するため禁忌		透析患者(腹膜透析を含む)ではメトホルミンの高い血中濃度が持続するおそれがあるため禁忌	
	△	リナグリプチン	716	トラゼンタ錠	×			1日1回，5 mgを経口投与	減量の必要はないが，腎機能低下によりAUCが最大1.6倍に上昇するため要注意			
GLP-1アナログ製剤	◎	エキセナチド	717	バイエッタ皮下注				1回5〜10 μgを1日2回朝夕食前(15分前に投与することにより悪心を防げる)	CLの低下，t1/2の延長を認めるため1回5〜10 μgを1日1回		透析患者を含む重度腎機能障害のある患者では本剤の消化器系副作用による忍容性が認められていないため禁忌	
		持続性エキセナチド	718	ビデュリオン皮下注射	×	禁	○	2 mgを週に1回，皮下注射	使用経験も少なく不明だが，CLの低下，t1/2の延長を認めるため減量すべきであるが，デバイスが減量に不適なため，使用しないことが望ましい		透析患者を含む重度腎機能障害のある患者では本剤の消化器系副作用による忍容性が認められていないため禁忌	
		デュラグルチド	719	トルリシティ皮下注アテオス	×			0.75 mgを週に1回，皮下注射する	腎機能正常者と同じ			
		リキシセナチド	720	リキスミア皮下注	×			20 μgを1日1回朝食前に皮下注射する．ただし，1日1回10 μgから開始し，1週間以上投与した後1日1回15 μgに増量し，1週間以上投与した後1日1回20 μgに増量する(最高20 μg)	腎機能の低k鎖とともにAUCは増加し，腎機能正常者に比しCCr 30 mL/分未満の患者では1.47倍に上昇するため慎重投与			
		リラグルチド	721	ビクトーザ皮下注	×			0.3 mg/日より開始し0.9 mgを1日1回皮下注	腎機能正常者と同じ			
SGLT-2阻害薬	○	イプラグリフロジンL-プロリン	722	スーグラ錠	×	禁	○	1日1回50 mg朝食前または朝食後に経口投与．1日1回100 mgまで増量可	十分な効果が得られない可能性があるため慎重投与．		高度腎機能障害患者または透析中の末期腎不全患者では効果が期待できないため，投与しない．	
	○	エンパグリフロジン	723	ジャディアンス錠	×	禁	○	10 mgを1日1回朝食前または朝食後に経口投与．1日25 mg 1回1回まで増量可				
	○	カナグリフロジン水和物	724	カナグル錠	×	禁	○	1日1回100 mgを朝食前または朝食後に経口投与する				
	○	ダパグリフロジンプロピレングリコール水和物	725	フォシーガ錠	×	禁	○	1日1回5 mgを経口投与．1日1回10 mgまで増量可				
	○	トホグリフロジン水和物	726	アプルウェイ錠 デベルザ錠	×	禁	○	1日1回20 mgを朝食前または朝食後に経口投与				
	○	ルセオグリフロジン水和物	727	ルセフィ錠	×	禁	○	1日1回2.5 mg朝食前または朝食後に経口投与．1日1回5 mgまで増量可				
チアゾリジン系薬配合剤・ビグアナイド系薬配合剤	◎	ピオグリタゾン塩酸塩・メトホルミン塩酸塩配合剤	728	メタクト配合錠LD・HD	×	禁		1日1回1錠，朝食前後．女性・高齢者に投与する場合はこれまでのピオグリタゾンの投与量を考慮のうえ，アログリプチン/ピオグリタゾンとして1日1回25 mg/15 mgからの投与開始を検討する	腎臓におけるメトホルミンの排泄が低下するため，腎機能障害(軽度障害も含む)には禁忌			
チアゾリジン系薬配合剤・グリメピリド系薬配合剤		ピオグリタゾン塩酸塩・グリメピリド配合剤	729	ソニアス配合錠LD・HD	×	禁		1日1回1錠，朝食前後	中等度以上の腎障害では配合剤である本剤は使用せず単剤を用いる		重篤な腎障害には禁忌	
ピオグリタゾン塩酸塩・アログリプチン配合剤	◎	ピオグリタゾン塩酸塩・アログリプチン安息香酸塩配合剤	730	リオベル配合錠LD・HD	×	禁		1日1回1錠(ピオグリタゾン/アログリプチンとして25 mg/15 mgまたは25 mg/30 mg)を朝食前または朝食後に経口投与	重篤な腎障害には禁忌			

付録

分類	重要度	薬剤名 一般名	番号	商品名	透析性	禁忌	腎障害	常用量	GFR または CCr(mL/分) 30〜59	15〜29	<15	HD(血液透析) PD(腹膜透析)
ミチグリニドカルシウム水和物・ボグリボース配合剤	△	ミチグリニドカルシウム水和物・ボグリボース配合剤	731	グルベス配合錠	×			1回1錠(ミチグリニドカルシウム水和物/ボグリボースとして 10 mg/0.2 mg)を1日3回毎食直前に経口投与	ミチグリニドの半減期が延長し低血糖を起こしやすいため慎重投与であるが, 血糖値をモニターしながら投与可能. 1/4〜1/2量を食直前から開始する			
骨代謝関連薬		アルファカルシドール	732	アルファロールカプセル ワンアルファ錠	×	○		慢性腎不全, 骨粗鬆症では1日1回0.5〜1.0μg, 副甲状腺機能低下症, その他のビタミンD代謝異常では1日1回1.0〜4.0μg	0.25〜1μg を分1, 高カルシウム血症による腎機能悪化に要注意 (添付文書では1日1回0.5〜1.0μg)		1日0.25〜1μg を分1(添付文書では1日1回0.5〜1.0μg)	
		エルカトニン	733	エルシトニン注	×			1日80単位(高カルシウム血症), 1日40単位(骨ページェット病)20単位/週(骨粗鬆症における疼痛)	腎で代謝されるため, 腎機能低下により蓄積することが予測されるが, 透析患者によく投与される薬物であり, 経験上, 減量の必要はないものと思われる.			
		エルデカルシトール	734	エディロールカプセル	×	○		1日1回0.75μg を経口投与	減量の必要はないが, 高カルシウム血症による腎機能悪化に注意をする			
		カルシトリオール	735	ロカルトロールカプセル				骨粗鬆症では1日0.5μgを分2, 慢性腎不全では1日1回0.25〜0.75μg, 副甲状腺機能低下症, その他のビタミンD代謝異常では1日1回0.5〜2.0μg	減量の必要はないが, 高カルシウム血症による腎機能悪化に注意をする			
			736	ロカルトロール注	×	○		透析患者以外に適応はない			投与初期:1回1μg を週2〜3回, HD患者はHD後にできるだけ緩徐に静脈内投与 維持投与:データを見ながら1回0.5μgから1.5μgの範囲内で適宜増減し, 週1〜3回, HD患者はHD後にできるだけ緩徐に投与	
		ファレカルシトリオール	737	フルスタン錠 ホーネル錠	×	○		副甲状腺機能低下症, クル病・骨軟化症の場合は 0.3〜0.9μg/日を分1	腎機能正常者と同じ		維持透析下の二次性副甲状腺機能亢進症には 0.3μg/日, 高カルシウム血症に要注意	
		マキサカルシトール	738	オキサロール注	×	○		透析患者以外に適応はない			i-PTH 300 pg/mL 以上 500 未満:1回5μgを週3回, HD患者はHD後に投与	
		メナテトレノン	739	グラケーカプセル	×			45 mg 分3	腎機能正常者と同じ			
ビスホスホネート製剤	○	アレンドロン酸ナトリウム水和物	740	フォサマック錠 ボナロン錠・経口ゼリー	×	○		5 mg(35 mg/週) 分1(週1回)	腎障害ではAUCはあまり上昇しないが, 半減期が著明に延長するため, 腎機能正常者と同量を慎重投与			
			741	ボナロン点滴静注用				4週に1回アレンドロン酸として 900μg を30分以上かけて点滴静脈内投与				
	◎	イバンドロン酸ナトリウム水和物	742	ボンビバ静注1mgシリンジ	△ 36%	○		1か月に1回, 1mgを静注する	CCr 40〜70 mL/分ではAUCが健常者の1.55倍上昇するいため慎重投与	CCr 30 mL/分未満ではAUCは約3倍になるいため慎重投与	高度の腎障害のある患者には使用経験がなく安全性が確立していないため慎重投与	
	◎	エチドロン酸二ナトリウム	743	ダイドロネル錠	×	禁		200〜1,000 mg 分1	100〜750 mg 分1		排泄が阻害されるおそれがあるため禁忌	
	◎	ゾレドロン酸水和物	744	ゾメタ点滴静注	×	○		1回4mgを点滴, 高カルシウム血症には少なくとも1週間の投与間隔をあけ, 多発性骨髄腫による骨病変および固形癌骨転移による骨病変では3〜4週間間隔で点滴	1回3〜3.5mg, ただし高カルシウム血症に用いる場合には1回4mg(減量の必要なし). 急性尿細管壊死を避けるため, 15分以上かけて静注投与すること	1回3mg未満, ただし高カルシウム血症に用いる場合には1回4mg(減量の必要なし). 急性尿細管壊死を避けるため, 15分以上かけて静注投与すること	十分な使用経験がないので腎機能などをモニターしながら1回3mg未満を慎重投与. 尿量のある症例には急性尿細管壊死を避けるため, 15分以上かけて静注投与すること	

表2　腎機能低下時の主な薬物投与量一覧

分類	重要度	一般名	番号	商品名	透析性	禁忌	腎障害	常用量	GFR または CCr(mL/分) 30〜59	15〜29	<15	HD(血液透析) PD(腹膜透析)
ビスホスホネート製剤	○	パミドロン酸二ナトリウム	745	アレディア点滴静注用	不明			悪性腫瘍による高カルシウム血症:30〜45 mg, 乳癌の骨転移:90 mg を4時間以上点滴	腎機能をモニターしながら慎重投与			腎機能が廃絶していれば腎機能正常者と同じ
	△	ミノドロン酸水和物	746	ボノテオ錠 リカルボン錠	×			1 mg錠は1日1回, 50 mg錠は4週間に1回投与する	腎機能正常者と同量を慎重投与			
	○	リセドロン酸ナトリウム水和物	747	アクトネル錠 ベネット錠	×	禁		骨粗鬆症:2.5 mgを1日1回または17.5 mgを1週間に1回服用または75 mgを月1回. 骨ページェット病:17.5 mgを1日に1回服用	排泄が遅延するおそれがあるため慎重投与	CCr<30 mL/分未満では排泄遅延の危険性があり禁忌		
選択的エストロゲン受容体モジュレータ(SERM)		バゼドキシフェン酢酸塩	748	ビビアント錠	×			20 mg　分1	腎機能正常者と同じ			
		ラロキシフェン塩酸塩	749	エビスタ錠	×			60 mg　分1	1回60 mg 24〜48時間毎		1回60 mg 48〜72時間毎	
破骨細胞分化因子(receptor activator of nuclear factor κB ligand:RANKL)完全ヒト型モノクローナル抗体	◎	デノスマブ注	750	ランマーク皮下注	×			120 mgを4週間に1回, 皮下投与	腎機能正常者と同じ	重度の腎機能障害患者では低カルシウム血症を起こすおそれが高いため, 慎重投与		
	◎	デノスマブ	751	プラリア皮下注シリンジ	×			6か月に1回, 60 mgを皮下注射				
その他の骨粗鬆症治療薬		イプリフラボン	752	オステン錠	○			600 mg　分3	腎機能正常者と同じ			
副甲状腺ホルモン製剤	△	テリパラチド	753	フォルテオ皮下注キット	×			1日1回20 μg, 皮下注. 最大投与期間24か月間	重度腎障害では消失に遅延が認められているため慎重投与	CCr<30 mL/分ではAUCが1.7倍に増加, 半減期が延長するため慎重投与. 副甲状腺機能亢進症には禁忌		
	△	テリパラチド酢酸塩	754	テリボン皮下注用	×			56.5 μgを1週間に1回, 皮下注. 最大投与期間72週間		重度腎障害では消失に遅延が認められているため慎重投与. 副甲状腺機能亢進症には禁忌		
二次性副甲状腺機能亢進症治療薬		シナカルセト塩酸塩	755	レグパラ錠	×			副甲状腺癌・副甲状腺摘出術不能または術後再発の原発性副甲状腺機能亢進症おける高カルシウム血症:1回25 mgを1日2回より開始し, 以降血清カルシウム濃度の観察の下, 1回25〜75 mgの間で適宜調整. 増量の場合は1回の増量幅を25 mgとし, 2週間以上の間隔をあける. 改善が認められない場合は1回75 mgを1日3回または4回まで可				維持透析下の二次性副甲状腺機能亢進症:1日1回25 mg. 副甲状腺ホルモンおよび血清カルシウム濃度の観察の下, 1日1回25〜75 mgの間で適宜調整. 改善が認められない場合は1回100 mgを上限とし, 増量を行う場合は増量幅を25 mgとして3週間以上の間隔をあける
下垂体ホルモン製剤		胎盤性性腺刺激ホルモン	756	ゴナトロピン注HCGモチダ	不明			添付文書参照	減量する必要がないと思われるが, 薬物動態データがほとんどなく不明			

付録

分類	重要度	一般名	番号	商品名	透析性	禁忌	腎障害	常用量	GFR または CCr(mL/分) 30〜59	15〜29	＜15	HD(血液透析) PD(腹膜透析)
副腎皮質ホルモン剤		デキサメタゾン	757	デカドロン錠	△			0.5〜8.0 mg/日を分 1〜4	腎機能正常者と同じ			
		デキサメタゾンリン酸エステルナトリウム	758	デカドロン注	△			添付文書参照				
		デキサメタゾンパルミチン酸エステル	759	リメタゾン静注	△			2.5 mg/回を 2 週に 1 回静注				
		ヒドロコルチゾン	760	コートリル錠	△			1 日 10〜120 mg を 1〜4 回に分割して経口投与				
		ヒドロコルチゾンコハク酸ナトリウムエステル	761	サクシゾン静注用 ソル・コーテフ静注用	△			250〜1,000 mg 1〜数回静注				
		フルドロコルチゾン酢酸エステル	762	フロリネフ錠	△			1 日 0.02〜0.1 mg を 2〜3 回に分けて経口投与				
		プレドニゾロン/プレドニゾロンコハク酸エステルナトリウム	763	プレドニン錠 水溶性プレドニン	△			[錠] 1 日 5〜60 mg を分 1〜4. 悪性リンパ腫の場合は 1 日 100 mg/m2 まで投与可. 川崎病の急性期の場合は 1 日 2 mg/kg (最大 60 mg)を分 3 [注] 添付文書参照				
		ベタメタゾン酸エステルナトリウム	764	リンデロン注	△			添付文書参照				
		ベタメタゾン	765	リンデロン錠	△			0.5〜8.0 mg 分 1〜4				
		メチルプレドニゾロン/メチルプレドニゾロンコハク酸エステルナトリウム	766	メドロール錠 ソル・メドロール静注用	△			[錠] 1 日 4〜48 mg を分 1〜4 [注] 添付文書参照				
性ホルモン製剤		エストリオール	767	エストリール錠 ホーリン錠				1 回 0.1〜1.0 mg を 1 日 1〜2 回経口投与	腎機能正常者と同じ			
			768	ホーリン筋注用	不明			1 日 5〜20 mg を筋肉内注射				
			769	エストリール・デポー注				1 回 5〜10 mg を 1 週ないし 10 日間毎に皮下または筋肉内注射				
甲状腺疾患治療薬		チアマゾール	770	メルカゾール錠	○			5〜60 mg 分 1〜4	腎機能正常者と同じ			
	△	プロピルチオウラシル	771	チウラジール錠 プロパジール錠	×		○	初期300 mg, 重症時400〜600 mg, 維持量50〜100 mg 分 1〜4	75%に減量 (腎機能正常者と同じという説もある)		50%に減量 (腎機能正常者と同じという説もある)	
		乾燥甲状腺末	772	チラーヂン末	×			1 日 15〜40 mg から開始し,維持量として 1 日 40〜200 mg	腎機能正常者と同じ			
		リオチロニンナトリウム	773	チロナミン錠	×			初回量は 1 日 5〜25 μg とし,1〜2 週間間隔で少しずつ増量し維持量は 1 日 25〜75 μg				
		レボチロキシンナトリウム	774	チラーヂンS錠・散	×			投与開始量には 25〜100 μg,維持量には 100〜400 μg を投与することが多い				
子宮内膜症治療薬		ジエノゲスト	775	ディナゲスト錠	×			1 日 2 mg を 2 回に分け,月経周期 2〜5 日目より経口投与する	腎機能正常者と同じ			
		ダナゾール	776	ボンゾール錠	不明	禁		①子宮内膜症:1 日 200〜400 mg を分 2 ②乳腺症:[100 mg] 1 日 200 mg を分 2 いずれも月経周期第 2〜5 日より約 4 か月間連続投与	重篤な腎疾患(CCr＜30 mL/分)では浮腫等の症状が強く現れるおそれがあるため禁忌			

表2 腎機能低下時の主な薬物投与量一覧

分類	重要度	一般名	番号	商品名	透析性	禁忌	腎障害	常用量	GFR または CCr(mL/分) 30～59	15～29	＜15	HD(血液透析) PD(腹膜透析)
子宮内膜症に伴う月経困難症治療薬		ドロスピレノン・エチニルエストラジオール錠	777	ヤーズ配合錠	不明	禁		1日1錠を毎日一定の時刻に定められた順に従って28日間連続経口投与. 28日間を投与1周期とし, 出血が終わっているか続いているかにかかわらず, 29日目から次の周期の錠剤を投与し, 以後同様に反復	ドロスピレノンの弱い抗ミネラルコルチコイド作用により, 血漿中レニンおよびアルドステロン活性が上昇することがあるため, 重篤な腎障害または急性腎不全のある患者には禁忌			
		ノルエチステロン・エチニルエストラジオール配合剤	778	ルナベル配合錠 LD・ULD				1日1錠を毎日一定の時刻に21日間経口投与し, その後7日間休薬する. 以上28日間を投与1周期とし, 出血が終わっているか続いているかにかかわらず, 29日目から次の周期の錠剤を投与し, 以後同様に繰り返す.	腎機能正常者と同じ			
		経皮吸収型エストラジオール貼付剤	779	エストラーナテープ	×			エストラジオールとして0.72 mgを下腹部, 臀部のいずれかに貼付し, 2日毎に貼り替える(成人). ただし本剤の投与方法としては, 連続投与法あるいは周期的投与法(3週間連続貼付し, 1週間休薬するなど)がある				
		エストラジオール・酢酸ノルエチステロン	780	メノエイドコンビパッチ	×			1枚を3～4日毎に1回(週2回)下腹部に貼付する				
GnRH誘導体製剤		酢酸ナファレリン	781	ナサニール点鼻液	不明			1回あたり片側の鼻腔内に1噴霧(ナファレリンとして200μg)を1日2回, 月経周期1～2日目より投与する	腎機能正常者と同じ			
		ブセレリン酢酸塩	782	スプレキュア点鼻液	不明			1回あたり左右の鼻腔内に各々1噴霧ずつ(ブセレリンとして300μg)を1日3回, 月経周期1～2日目より投与する	尿中未変化体排泄率67%(Up to Date)とされるが, 添付文書上では腎障害があっても慎重投与にもなっていない. Up to Dateでも腎障害に関する記述なし			
			783	スプレキュアMP皮下注用				週に1回1筒(ブセレリン酢酸塩として1.8 mg)を皮下に投与する. なお, 初回投与は月経周期1～5日目に行う(長期投与により骨量の低下がみられることがあるので, GnRH誘導体製剤の6か月を超える継続投与は原則として行わないこと)	尿中未変化体排泄率67%(Up to Date)とされるが, 添付文書上では腎障害があっても慎重投与にもなっていない. Up to Dateでも腎障害に関する記述なし			
緊急避妊薬		レボノルゲストレル	784	ノルレボ錠	×			性交後72時間以内(できるだけ早く)にレボノルゲストレルとして1.5 mgを1回	腎機能正常者と同じ			
プロスタグランジン製剤		アルプロスタジル	785	パルクス注リプル注	△吸着			5～10μg 分1	腎機能正常者と同じ			
		アルプロスタジルアルファデクス	786	プロスタンディン注	×			添付文書参照				
		ジノプロスト	787	プロスタルモンF注	×			添付文書参照	薬物動態データがほとんどなく不明			
		ベラプロストナトリウム	788	プロサイリン錠ドルナー錠	×			120μg 分3(食後)	高度腎機能障害患者(SCr≧2.5 mg/dL)では腎機能正常者に比し, AUCが1.69倍に上昇するため, 慎重投与. ただし中等度腎機能障害(1.3≦SCr＜2.5 mg/dL)ではAUCが23.8%低下している			
		リマプロストアルファデクス	789	オパルモン錠プロレナール錠	×			30μg 分3	減量する必要がないと思われるが, 薬物動態データがほとんどなく不明			
その他のホルモン製剤		カルジノゲナーゼ	790	カルナクリン錠・カプセル	不明			1日30～150単位を1日3回に分割経口投与	減量する必要がないと思われるが, 薬物動態データがほとんどなく不明			
経口貧血用薬		メピチオスタン	791	チオデロンカプセル	×			20 mg 分2	腎機能正常者と同じ			

分類	重要度	薬剤名 一般名	番号	薬剤名 商品名	透析性	禁忌	腎障害	常用量	GFR または CCr(mL/分) 30～59	GFR または CCr(mL/分) 15～29	GFR または CCr(mL/分) <15	HD(血液透析) PD(腹膜透析)
経口黄体ホルモン製剤		メドロキシプロゲステロン酢酸エステル	792	ヒスロン錠	×			2.5～15 mg　分 1～3	腎機能正常者と同じ(Up to Date)			
		ノルエチステロン	793	ノアルテン錠			不明	〈機能性子宮出血，無月経〉1日1錠を7～10日間連続投与 〈月経困難症〉1日1錠を月経周期第5日より約3週間連続投与 〈月経周期の変更〉短縮：1日1錠を月経周期第5日より5日間連続投与．延長：1日1錠を予定月経の3日前から延長希望日まで連続投与． 〈卵巣機能不全による不妊症〉1日1錠を月経周期第5日より約3週間連続投与し，次の周期に妊娠成立を期す．	腎機能正常者と同じ			
男性型脱毛症治療薬 5α還元酵素II型阻害薬		デュタステリド	794	ザガーロカプセル				1日1回 0.1 mg，必要に応じて1日1回 0.5 mg を経口投与	腎機能正常者と同じ			
		フィナステリド	795	プロペシア錠			不明	1回 0.2 mg を1日1回(最大 1 mg)	腎機能正常者と同じ			
成長ホルモン分泌抑制因子	△	オクトレオチド酢酸塩	796	サンドスタチンLAR筋注用			不明	先端巨大症・下垂体性巨人症：20 mg を4週毎に3か月間，殿部筋肉内に注射する．その後は病態に応じて 10 mg，20 mg または 30 mg を4週毎に投与するが，30 mg 投与で効果が不十分な場合に限り 40 mg まで増量できる	尿中未変化体排泄率が32%とやや高めなため慎重投与			
先端巨大症・下垂体性巨人症治療薬		ランレオチド酢酸塩	797	ソマチュリン皮下注			不明	成人 90 mg を4週間毎に3か月，深部皮下に投与，その後は患者の病態において 60 mg，90 mg または 120 mg を4週毎に投与	重度の慢性腎不全患者を単回静脈内投与すると AUCinf は健常者に比し，1.8 倍に上昇し，t1/2 が 1.8 倍に延長し，全身 CL は 43%低下するため，中等度から重度の腎機能障害のある患者では，60 mg を開始用量として4週毎に3か月間，深部に皮下投与した後，120 mg を上限として 30 mg 単位で適宜増減する			
経口用鉄剤		クエン酸第一鉄ナトリウム	798	フェロミア錠・顆粒	×			100～200 mg(2 錠 ～4 錠)を1～2回に分けて，空腹時に，または副作用が強い場合には，食事直後に	腎機能正常者と同じ			
		フマル酸第一鉄	799	フェルムカプセル	×			100 mg　分 1				
		溶性ピロリン酸第二鉄	800	インクレミンシロップ	×			12～24 mg(1 歳未満)，18～60 mg(1～5 歳)，60～90 mg(6～15 歳)分 3～4				
		硫酸鉄	801	フェログラデュメット錠	×			100～200 mg(2 錠 ～4 錠)を1～2回に分けて，空腹時に，または副作用が強い場合には，食事直後に				
静注用鉄剤		含糖酸化鉄	802	フェジン静注	×			1日 40～120 mg を徐々に静注		40 mg を週 1～3 回	酸化ストレス軽減のため週1回 50 mg を推奨	
食道静脈瘤硬化剤		オレイン酸モノエタノールアミン	803	オルダミン注			不明	静脈瘤1条あたり5%モノエタノールアミンオレイン酸塩として 1～5 mL を食道静脈瘤内に注入	腎機能正常者と同じ			
	△	ポリドカノール	804	エトキシスクレロール注射液	不明	禁	○	1～3 mL を食道静脈瘤周囲に注射	慎重投与			HD 患者では血液凝固阻止剤を使用しており血栓形成が抑制・阻害されるおそれがあるため禁忌

表2　腎機能低下時の主な薬物投与量一覧

分類	重要度	一般名	番号	商品名	透析性	禁忌	腎障害	常用量	GFR または CCr（mL/分） 30～59	15～29	＜15	HD（血液透析）PD（腹膜透析）
止血薬	△	カルバゾクロムスルホン酸ナトリウム	805	アドナ錠・散	不明			30～90 mg　分3	腎機能正常者と同じ			
			806	アドナ注				25～100 mg を点滴静注				
	○	トラネキサム酸	807	トランサミン錠・カプセル・散			○	750～2,000 mg/日を分3～4	250～500 mg/日投与		250～500 mg を週3回投与	250～500 mg を週3回投与，HD患者は HD 後に投与
			808	トランサミン注				250～500 mg/日，術中・術後に1回500～1,000 mg を点滴静注 1～2回/日	初回 500 mg，2回以降 250 mg を隔日投与		初回 500 mg，2回以降 150 mg を週3回投与	初回 500 mg，2回以降 150 mg を週3回投与，HD患者は HD 後に投与
		トロンビン	809	経口用トロンビン細粒	該当せず			適当な緩衝液に溶かした溶液（200～400 U/mL）を服用	腎機能正常者と同じ			
			810	トロンビン液モチダソフトボトル				そのまま噴霧，または200～400 U/mL に希釈				
		ノナコグアルファ	811	ベネフィクス静注用	×			初回用量は通常，本剤50 IU/kg とするが，数分かけて緩徐に静注				
血栓溶解剤		アルテプラーゼ	812	アクチバシン注 グルトパ注	×			29万～43.5万 IU/kg（急性心筋梗塞）34.8万 IU/kg（虚血性脳血管障害急性期）	腎機能正常者と同量を慎重投与			
		ウロキナーゼ	813	ウロキナーゼ注	×			1回6万 IU×約7日（脳血栓症）6万～24万 IU/日（末梢動・静脈閉塞症）1日48万～96万 IU（急性心筋梗塞，動注）1回96万 IU（急性心筋梗塞，静注）	腎機能正常者と同じ			
		モンテプラーゼ	814	クリアクター静注用	×			1回 13,750～27,500 IU/kg				
抗血小板薬		アスピリン	815	バイアスピリン	○		○	100 mg　分1食後（最大300 mg）	腎機能正常者と同量を慎重投与			
		アスピリン・ダイアルミネート配合	816	バファリン配合錠 A81	○		○	81 mg　分1				
	○	オザグレルナトリウム	817	カタクロット注射液・注射用カタクロットキサンボンS注射液・注射用	不明		○	①くも膜下出血術後の脳血管攣縮および脳虚血症状：1日80 mg を24時間かけて持続静注．くも膜下出血術後早期に開始し，2週間持続投与　②脳血栓症に伴う運動障害：1日80 mg を2時間かけて1日2回，朝夕の持続静注を約2週間	1回 40～80 mg を1日2回		1回 40 mg を1日2回	1回 40 mg を1日2回，HD 日には HD 後に40 mg
		クロピドグレル塩酸塩	818	プラビックス錠	×		○	50～75 mg　分1	腎機能正常者と同じ			
		クロピドグレル硫酸塩・アスピリン	819	コンプラビン配合錠	○ ×		○	1日1回1錠	腎機能正常者と同量を慎重投与			
		サルポグレラート塩酸塩	820	アンプラーグ錠	×			300 mg　分3	腎機能正常者と同じ			
		ジピリダモール	821	ペルサンチン錠・Lカプセル	×			75～400 mg　分3～4				
		ジラゼプ塩酸塩水和物	822	コメリアン・コーワ錠	×			300 mg　分3				
	△	シロスタゾール	823	プレタール錠	×			200 mg　分2	腎機能正常者と同じ		腎機能正常者と同じだが，うっ血性心不全の症状を悪化させるおそれがあるため，うっ血性心不全の患者には禁忌である	
		チクロピジン塩酸塩	824	パナルジン錠	×		○	200～600 mg　分1～3	腎機能正常者と同じ			
		トラピジル	825	ロコルナール錠・細粒	不明			300 mg　分3				
		プラスグレル	826	エフィエント錠	×			投与開始日1日1回20 mg，その後，維持用量として1日1回3.75 mg 経口投与	腎機能正常者と同じ（Up to Date）		活性代謝物 R-138727 の AUC が約31～47％および Cmax が約20～52％低下し t1/2 も 1/5 以下に短縮するため，少なくとも減量の必要はない．	

245

分類	重要度	薬剤名 一般名	薬剤名 番号	薬剤名 商品名	透析性	禁忌	腎障害	常用量	GFR または CCr(mL/分) 30〜59	GFR または CCr(mL/分) 15〜29	GFR または CCr(mL/分) <15	HD(血液透析) PD(腹膜透析)
ヘパリン製剤	◎	エノキサパリンナトリウム	827	クレキサン皮下注キット	×	禁		1回2,000 IUを,原則として12時間毎に1日2回連日皮下注射	CCr 30〜50 mL/分では抗第Xa因子活性のAUCは21%上昇,CCr 30 mL/分未満では65%上昇するため,減量が必要			重度の腎障害では血中濃度が上昇し,出血の危険性が増大するおそれがあるため,投与禁忌.
		ダルテパリンナトリウム	828	フラグミン静注	×			播種性血管内凝固症候群(DIC)に対し1日量75 IU/kgを24時間かけて静脈内に持続投与	腎機能正常者と同じ			血液透析の場合は10〜20 IU/kgを回路内に単回投与し,体外循環開始後は毎時7.5〜10 IU/kgを抗凝固薬注入ラインより持続注入する
		パルナパリンナトリウム	829	ミニヘパ透析用 ローヘパ透析用	×			血液透析など血液体外循環時の灌流血液の凝固防止のみに適応あり				体外循環開始時,10〜15 IU/kgを体外循環路内血液に単回投与し,体外循環開始後は毎時6〜9 IU/kgを抗凝固薬注入ラインより持続注入
	◎	フォンダパリヌクスナトリウム	830	アリクストラ皮下注5 mg・7.5 mg	×	禁		以下の用量を1日1回皮下投与する:体重50 kg未満:5 mg,体重50〜100 kg:7.5 mg,体重100 kg超:10 mg	CCr 30〜50 mL/分:常用量で出血の危険性が高い場合には体重50 kg未満:3 mg,体重50〜100 kg:4.5 mg,体重100 kg超:6 mgを皮下注	腎排泄性のため血中濃度が上昇し出血のリスクが増すため禁忌		
	◎		831	アリクストラ皮下注1.5 mg・2.5 mg	×	禁		2.5 mgを24時間毎に皮下注	CCr 30〜50 mL/分:2.5 mgで出血の危険が高い場合1.5 mgを1日1回皮下投与	CCr<20 mL/分:腎排泄性であり血中濃度が上昇し出血のリスクが増すため禁忌,CCr 20〜3.0 mL/分では1.5 mgを1日1回皮下投与		
		ヘパリンカルシウム	832	カプロシンム注・皮下注 ヘパリンカルシウム注・皮下注	×			全血凝固時間または全血活性化部分トロンボプラスチン時間が正常値の2〜3倍になるように年齢・症状に応じて適宜用量をコントロール(詳細は添付文書参照)	腎機能正常者と同じ			血液透析その他の体外循環装置使用時の血液凝固の防止:全身ヘパリン化法では1,000〜3,000単位を投与し,透析開始後は500〜1,500単位/時を持続的に,または1時間毎に間歇的に追加.局所ヘパリン化法では1,500〜2,500単位/時を持続注入し,体内灌流時にプロタミン硫酸塩で中和
		ヘパリンナトリウム	833	ヘパリンNa透析用 ノボ・ヘパリン注	× ○							
		レビパリンナトリウム	834	クリバリン透析用バイアル	×			血液透析など血液体外循環時の灌流血液の凝固防止のみに適応あり				血液透析では13〜16 IU/kgを体外循環路内に単回投与し,体外循環開始後は毎時7〜8 IU/kgを抗凝固薬注入ラインより持続注入する
抗ヘパリン製剤		プロタミン硫酸塩	835	硫酸プロタミン静注用	×			ヘパリン投与30分以内なら,ヘパリン1,000単位に対して本剤1.0〜1.5 mLを投与する.ヘパリン投与30〜60分なら,ヘパリン1,000単位に対して本剤0.5〜0.75 mLを投与する.ヘパリン投与2時間なら,ヘパリン1,000単位に対して本剤0.25〜0.375 mLを投与する	腎機能正常者と同じ			
抗トロンビン薬		アルガトロバン	836	ノバスタンHI注 スロンノンHI注	×			添付文書参照				血液透析の抗凝固薬として10 mgを回路内に投与し,透析中は5〜40 mg/時を持続投与

表2　腎機能低下時の主な薬物投与量一覧

分類	重要度	一般名	番号	商品名	透析性	禁忌	腎障害	常用量	GFR または CCr(mL/分) 30～59	15～29	<15	HD(血液透析) PD(腹膜透析)
抗トロンビン薬		ダビガトランエテキシラートメタンスルホン酸塩	837	プラザキサカプセル	○	禁	○	1回150 mgを1日2回. ただし中等度の腎障害患者, 経口P-糖蛋白阻害薬（ベラパミル, クラリスロマイシン, エリスロマイシン, イトラコナゾール, シクロスポリン, キニジン, テリスロマイシン, リトナビル, ネルフィナビル, プロパフェノン）併用患者, 70歳以上の患者, 消化管出血の既往のある患者では1回110 mgの1日2回投与を考慮する	CCr 30～50 mL/分の患者では1回110 mgを1日2回, ただし経口P-糖蛋白阻害薬併用患者には投与を避ける	腎排泄型薬物でありCCr<30 mL/分では出血の危険性が増大するため禁忌		
Xa阻害薬	◎	アピキサバン	838	エリキュース錠	×	禁	禁	①非弁膜症性心房細動患者における虚血性脳卒中および全身性塞栓症：1回5 mgを1日2回 ②静脈血栓塞栓症：1回10 mgを1日2回, 7日間投与後, 1回5 mgを1日2回	腎機能正常者に比しCCr 30～50 mL/分ではAUCが29%増加するため, やや減量を考慮	腎機能正常者に比しAUCが44%増加するため1回2.5 mg 1日2回投与, 静脈血栓塞栓症（深部静脈血栓症および肺血栓塞栓症）の治療および再発抑制ではCLcr 30 mL/分未満の患者では使用経験が少ないため禁忌	非弁膜症性心房細動患者における虚血性脳卒中および全身性塞栓症の発症抑制ではCCr 15 mL/分未満には使用経験がないため禁忌	
	◎	エドキサバントシル酸塩水和物	839	リクシアナ錠	×	禁		①非弁膜症性心房細動患者における虚血性脳卒中および全身性塞栓症, 静脈血栓塞栓症：体重に応じて次の用量を1日1回. 60 kg以下 30 mg, 60 kg超 60 mg ②下肢整形外科手術施行患者における静脈血栓塞栓症発症抑制：体重に関係なく1日1回 30 mg	CCr 30～50 mL/分では1日1回30 mg. ただし下肢整形外科手術施行患者における静脈血栓塞栓症の発症抑制には1日1回15 mg	1日1回30 mg, 下肢整形外科手術施行患者における静脈血栓塞栓症の発症抑制には禁忌	使用経験がなく, ベネフィットを上回る出血のリスクが生じるおそれがあるため禁忌	
	◎	ダナパロイドナトリウム	840	オルガラン静注	×			1回1,250抗第Xa因子活性単位を12時間毎に静脈内注射する（1日量2,500抗第Xa因子活性単位）	血清Cr 2 mg/dL以上の場合は減量もしくは投与間隔をあけ慎重投与			HDが必要な患者では排泄遅延により, 出血を起こすおそれがあるため禁忌. また, 投与中に血液透析が必要な状態に至った場合には速やかに投与を中止する.
	◎	リバーロキサバン	841	イグザレルト錠	×	禁		①非弁膜症性心房細動患者における虚血性脳卒中および全身性塞栓症：1日1回15 mg, 食後 ②深部静脈血栓症または肺血栓塞栓症治：発症後の初期3週間は1日15 mgを分2, 食後とし, その後は1日1回15 mg	非弁膜症性心房細動患者：1日1回10 mg, ただしCCr≧50 mL/分であれば1日1回15 mgを食後に慎重投与	適用について慎重に判断して1日1回10 mgを食後に慎重投与. 深部静脈血栓症および肺血栓塞栓症の治療および再発抑制に関しては使用経験がないため禁忌	CCr<15 mL/分の患者では使用経験がないため禁忌	
抗凝固薬	△	ワルファリンカリウム	842	ワーファリン錠	×	禁	○	適量（INRで投与量を決定）ただし初回投与量は通常1～5 mg 1日1回	重篤な腎障害には禁忌だが, 使用せざるを得ない場合には, PT-INRを定期的に測定し, その値が2.0を上回らないように厳重に監視しながら投与すべき			
DIC治療薬		乾燥濃縮人アンチトロンビンIII	843	アンスロビンP注 ノイアート注	×			播種性血管内凝固症候群（DIC）：1,500単位/日 緩徐に静注もしくは点滴静注	腎機能正常者と同じ			
		アンチトロンビン ガンマ	844	アコアラン静注用	×			先天性アンチトロンビン欠乏に基づく血栓形成傾向には1日1回24～72 IU/kgを投与する. アンチトロンビン低下を伴う播種性血管内凝固症候群（DIC）には通常, 成人には, 1日1回36 IU/kgを投与する.（最高72 IU/kg）	腎機能正常者と同じ（Up to Date）			
	◎	トロンボモデュリンアルファ	845	リコモジュリン点滴静注	×			380 U/kgを分1	腎機能正常者と同じ	重篤な腎機能障害のある患者では症状に応じ適宜130 U/kgに減量して投与する		HD患者には130 U/kgに減量して投与すること

分類	重要度	一般名	番号	商品名	透析性	禁忌	腎障害	常用量	GFR または CCr(mL/分) 30〜59	15〜29	＜15	HD(血液透析)/PD(腹膜透析)
血小板減少症治療薬		エルトロンボパグ オラミン	846	レボレード錠				初回投与量 12.5 mg を1日1回，食事の前後2時間を避けて空腹時に．なお，血小板数，症状に応じて適宜増減する．（1日最大 50 mg）	腎機能正常者と同じ			
抗血栓性末梢循環改善剤	◎	バトロキソビン	847	デフィブラーゼ点滴静注液	×	禁		10 バトロキソビン単位(BU)を輸液で用時希釈し，隔日に1時間以上かけて点滴静注(6週間以内)．初回20単位投与することもある	薬物動態データがほとんどなく不明	重篤な腎障害には禁忌		
赤血球造血刺激因子製剤（ESA）		エポエチンα	848	エスポー注	×			血液透析，腹膜透析および保存期慢性腎臓病患者の腎性貧血以外では未熟児貧血にのみに適応あり				透析施行中の腎性貧血：投与初期は1回 3,000 IU を週3回，できるだけ緩徐に静注．維持量1回 1,500 IU を週2〜3回，あるいは1回 3,000 IU を週2回．最大維持量1回 3,000 IU，週3回．
		エポエチンベータペゴル	849	ミルセラ注シリンジ	×			血液透析，腹膜透析および保存期慢性腎臓病患者の腎性貧血のみに適応あり				初回1回 50 μg を2週に1回(エリスロポエチン製剤からの切替えの場合は1回 100 μg または 150 μg を4週に1回)，静注(PD では皮下注も可)．維持量は HD では1回 25〜250 μg，PD では1回 100 または 150 μg を4週に1回．最大いずれの場合も1回 250 μg
		エポエチンβ	850	エポジン注シリンジ・アンプル	×			貯血量が 800 mL 以上で1週間以上の貯血期間を予定する手術施行患者の自己血貯血：[1,500・3,000・6,000 IU] 1回 6,000 IU を隔日週3回，できるだけ緩徐に静注．投与期間は予定貯血量が 800 mL の場合は術前2週間，1,200 mL の場合は術前3週間を目安とする				①透析施行中の腎性貧血：初期1回 3,000 IU を週3回，緩徐に静注．維持量1回 1,500 IU を週2〜3回，あるいは1回 3,000 IU を週2回．最大維持量1回 3,000 IU，週3回 ②透析導入前の腎性貧血：静注の場合，初期1回 6,000 IU を週1回，緩徐に投与．維持量1週あたり 6,000 IU 以下の範囲で調整．皮下注の場合，初期1回 6,000 IU を週1回．維持量1回 6,000〜12,000 IU を2週に1回 ③連続携行式腹膜灌流(CAPD)施行中の腎性貧血：[6,000 IU] ④参照．初期投与は皮下注

表2　腎機能低下時の主な薬物投与量一覧

分類	重要度	薬剤名			透析性	禁忌	腎障害	常用量	GFR または CCr(mL/分)			HD(血液透析) PD(腹膜透析)
		一般名	番号	商品名					30〜59	15〜29	<15	
赤血球造血刺激因子製剤（ESA）		ダルベポエチンアルファ	851	ネスプ注	×			骨髄異形成症候群に伴う貧血：240 μg を週1回，皮下注				腎性貧血：HD では初回 20 μg（エリスロポエチン製剤からの切替えの場合は 15〜60 μg）を週1回，静注．維持量 15〜60 μg を週1回．週1回投与で改善が維持されていれば 30〜120 μg を2週に1回．PD では初回 30 μg（エリスロポエチン製剤からの切替えの場合は 30〜120 μg）を2週に1回，皮下注または静注．維持量 30〜120 μg を2週に1回．2週に1回投与で改善が維持されていれば 60〜180 μg を4週に1回．最大1回 180 μg
遺伝子組換えヒト G-CSF 製剤		フィルグラスチム	852	グラン注・シリンジ	×			100〜400 μg/m^2 を1日1〜2回点滴静注，または 50 μg/m^2 を1日1回皮下投与	腎機能正常者と同じ			
		ペグフィルグラスチム	853	ジーラスタ皮下注	×			がん化学療法剤投与終了後の翌日以降，3.6 mg を化学療法1サイクルあたり1回皮下投与				
		レノグラスチム	854	ノイトロジン注	×			添付文書参照				
ロンボポエチン受容体作動薬／ト血小板造血刺激因子製剤		ロミプロスチム	855	ロミプレート皮下注調製用	×			初回投与量 1 μg/kg を皮下投与する．投与開始後は血小板数，症状に応じて投与量を適宜増減し，週1回皮下投与．最高投与量は週1回 10 μg/kg	腎機能障害患者では慎重投与となっており，至適投与量について検討されていない			
		ルストロンボパグ	856	ムルプレタ錠	×			3 mg を1日1回，7日間経口投与	腎機能正常者と同じ			
本態性血小板血症	治療薬	アナグレリド塩酸塩水和物	857	アグリリンカプセル	×			1回 0.5 mg を1日2回経口投与する．なお，増量する場合は1週間以上の間隔をあけて1日用量 0.5 mg ずつ行い，1日4回を超えない範囲で分割して投与する．ただし1回用量 2.5 mg かつ1日用量 10 mg を超えてはならない	腎機能正常者と同じ		重度の腎機能障害のある被験者では，活性代謝物 3-ヒドロキシアナグレリドの AUC は 57%高値を示すが，減量の必要性は添付文書に記載されていない	
脂溶性ビタミン剤		ビタミン A	858	チョコラA末・錠	×			補給目的：2〜4万単位/日，治療目的：3〜10万単位/日	末期腎不全患者は血中ビタミン A 濃度が高いため投与しない			
	◎	レチノールパルミチン酸エステル	859	チョコラA滴・筋注	×			3〜10万単位/日				
	◎	エトレチナート	860	チガソンカプセル	×	禁		1日 40〜50 mg を2〜3回に分けて2〜4週間経口投与する（最大 75 mg/日）	腎障害のある患者では本剤の作用が増強するおそれがあるため禁忌			
		トコフェロールニコチン酸エステル	861	ユベラNソフトカプセル	×			600 mg　分3食後	腎機能正常者と同じ			
		メナテトレノン	862	ケイツーN静注用	×			10〜20 mg　分1				
		フィトナジオン	863	カチーフN錠・散 ケーワン錠・カプセル	×			5〜50 mg　分割投与				

分類	重要度	一般名	番号	商品名	透析性	禁忌	腎障害	常用量	GFR または CCr(mL/分) 30～59	15～29	<15	HD(血液透析) PD(腹膜透析)
水溶性ビタミン		フルスルチアミン塩酸塩	864	アリナミンF糖衣錠	○			1日5～100 mgを分1～3	腎機能正常者と同じ			ビタミンB$_1$として30～35 mg/日の投与が望ましい
			865	アリナミンF注				1日5～100 mgを緩徐に静注				
		リボフラビンリン酸エステルナトリウム	866	ホスフラン注	○			2～30 mg/日 静注, 筋注, 皮下注	腎機能正常者と同じ			
		ピリドキサールリン酸エステル水和物	867	ピドキサール注	○			5～60 mg/日 分1～2回静注, 筋注, 皮下注	ネオラミンスリービー液/ビタメジン静注用・配合散			
		ビオチン	868	ビオチン散・注	○			散:0.25～1 g 注:1～4 mL 分1～3, 静注, 皮下注, 筋注				
		メコバラミン	869	メチコバール錠・細粒・注射液	△			内服:1,500 µg/日 分3 注射:500 µg/日 筋注, 静注 内服:分3, 注射:1日1回筋注・静注	腎機能正常者と同じ			
		葉酸	870	フォリアミン錠	△			5～20 mg/日 2～3回割投与				
		パンテノール	871	パントール注	○			20～1,000 mg 分1～2				
		パンテチン	872	パントシン錠・散	○			30～180 mg/日(高脂血症～600 mg) 分1～3(分3)				
	△	アスコルビン酸	873	ビタミンC注	○			50～2,000 mgを静注	腎機能正常者と同じ		60 mg/日	
	△	アスコルビン酸・パントテン酸カルシウム	874	シナール配合錠	○			アスコルビン酸として200～1,800 mg/日 分1～3	アスコルビン酸として1日200 mg		アスコルビン酸として1日100 mg	
	△	ビタミンB$_1$, B$_2$, B$_6$, ニコチン酸アミド, パントテン酸カルシウム, ビタミンC	875	ワッサーV配合顆粒	○			1 g 分1	慎重投与. ビタミンC欠乏時に最少用量に制限すべきである.			
		ビタミンB$_1$, B$_6$, B$_{12}$複合剤	876	ネオラミンスリービー液/ビタメジン静注用・配合散	○			注射:1日1瓶 内服:0.75～1.0 g/日	腎機能正常者と同じ			
		ビタミンB$_1$, B$_2$, B$_6$, B$_{12}$複合剤	877	ノイロビタン配合錠	○			1～3錠 分割投与				
糖質輸液用製剤		キシリトール	878	キリット注	○			1日2～50 gを1～数回に分けて静脈内注射または点滴静注する. 点滴静注速度は0.3 g/kg/時以下	腎障害のある患者では腎障害が悪化するおそれがあるため慎重投与になっている			
		ブドウ糖	879	大塚糖液	○			水補給, 薬物・毒物中毒, 肝疾患には1回5%液500～1,000 mLを静脈内注射. 循環虚脱, 低血糖時の糖質補給, 高カリウム血症, 心疾患(GIK療法), その他非経口的に水・エネルギー補給を必要とする場合には通常成人1回10～50%液20～500 mLを静脈内注. 点滴静注する場合の速度は, ブドウ糖として0.5 g/kg/時以下とする	糖尿病の患者では高血糖を生じ症状が悪化するおそれがあり, 腎不全患者では水分の過剰投与に陥りやすく, 症状が悪化するおそれがあるため, 慎重投与. ただしナトリウム負荷を避けたい場合には有用			
		フルクトース	880	フルクトン注	○			20%輸液を1回20～500 mLを静脈内注射する				
		マルトース	881	マルトス輸液	○			糖尿病および術中・術後で非経口的に水・エネルギー補給を必要とする場合, 1回500～1,000 mLを徐々に静脈内に点滴注入する(投与速度は1時間あたり0.3 g/kg体重以下:体重50 kgとして10%液500 mLを4時間以上)	水分・電解質を管理しつつ投与する			
脂肪乳剤		ダイズ油10w/v%を含有する脂肪乳剤	882	イントラリポス輸液	×			1日200～500 mL(ダイズ油として10%液)を500 mLあたり3時間以上かけて点滴静注する. 体重1 kgあたり1日脂肪として2 g以内とすし, 200 mLを点滴静注する場合は72分以上かけること	減量の必要はないが, リン含量が高いことに留意する.			

表2　腎機能低下時の主な薬物投与量一覧

分類	重要度	一般名	番号	商品名	透析性	禁忌	腎障害	常用量	GFR または CCr(mL/分) 30〜59	15〜29	<15	HD(血液透析) PD(腹膜透析)
高カロリー輸液用製剤		糖・アミノ酸・電解質配合剤	883	トリパレン輸液/ハイカリック液・N/リハビックス-K輸液/ピーエヌツイン輸液/アミノトリパ輸液/ユニカリックL輸液	○	禁		添付文書参照	腎機能正常者と同じ		重篤な腎障害のある患者では水分，電解質の過剰投与に陥りやすく，症状が悪化するおそれがあり，本剤に混注するアミノ酸の代謝産物である尿素等が滞留し，症状が悪化するおそれがあるため禁忌	
		糖・脂肪・アミノ酸・電解質配合剤	884	ミキシッドL輸液・H輸液	○	禁		1日1,800 mLの開始液または維持液を，24時間かけて中心静脈内に持続点滴注入する	腎機能正常者と同じ		重篤な腎障害では水分，電解質の過剰投与，アミノ酸の代謝産物である尿素等が滞留し，症状が悪化するおそれがあるため禁忌	
		糖・アミノ酸・電解質・ビタミン剤配合剤	885	フルカリック輸液/ネオパレン輸液	○	禁		1日1,806 mLを24時間かけて中心静脈内に持続点滴注入する				
		高カロリー輸液用微量元素製剤	886	エレメンミック注/ミネラリン注	○			1日2 mLを高カロリー静脈栄養液に添加し，点滴静注する	腎障害のある患者は微量元素の血漿・全血中濃度を上昇させるおそれがあるため，慎重投与			
		高カロリー輸液用 糖・電解質・アミノ酸・ビタミン・微量元素製剤	887	エルネオパ輸液	○			1日2,000 mLの開始液または維持液を24時間かけて中心静脈内に持続点滴入する	腎機能正常者と同じ		重篤な腎障害では水分，電解質の過剰投与，アミノ酸の代謝産物である尿素等が滞留し，症状が悪化するおそれがあるため禁忌	
		高カロリー輸液用基本液	888	ハイカリックRF輸液	○			ナトリウムを含有しないアミノ酸，ビタミンB₁を添加して中心静脈内に持続点滴	腎機能正常者と同じ			
アミノ酸製剤		高カロリー輸液用総合アミノ酸製剤	889	アミパレン輸液/アミニック輸液	○	禁		1回200〜400 mL/点滴静注	慎重投与		高窒素血症が誘発するおそれがあるため重篤な腎障害のある患者には禁忌となっているが，蛋白必要量とBUN等を考慮した上で，使用を検討することも必要である	
		ブドウ糖加アミノ酸製剤	890	プラスアミノ輸液	○	禁		1回500〜1,000 mLを点滴静注	慎重投与		高窒素血症が悪化または誘発するおそれがあるため重篤な腎障害のある患者には禁忌となっている	
		ソルビトール加アミノ酸製剤	891	ハイ・プレアミンS注	○	禁		1回20〜500 mLを緩徐に静注または点滴静注する				
		高カロリー輸液用総合アミノ酸製剤	892	プロテアミン12注射液/アミゼットB輸液	○	禁		1回1瓶　点滴静注	慎重投与		高窒素血症が誘発するおそれがあるため重篤な腎障害のある患者には禁忌となっているが，蛋白必要量とBUN等を考慮した上で，使用を検討することも必要である	
		末梢用糖・アミノ酸・電解質液	893	アミカリック輸液/アミノフリード輸液	○	禁		500〜1,000 mL　500 mLを末梢静脈内に点滴静注する(最大2,500 mL)				
		腎不全用アミノ酸製剤	894	ネオアミユー輸液	○			慢性腎不全の末梢静脈輸液：1日1回200 mLを点滴静注，透析時は透析終了90〜60分前より回路の静脈側に注入，慢性腎不全高カロリー輸液療法による中心静脈内に持続点滴	腎不全のみに適応，減量の必要なし			
			895	キドミン輸液	○			慢性腎不全：点滴静注の場合1日200 mL，透析時には透析終了後90〜60分前より透析回路の静脈側に注入，TPNの場合，1日400 mLを持続注入，急性腎不全では1日600 mLをTPNで持続注入する				
		肝不全用アミノ酸製剤	896	アミノレバン点滴静注/テルフィス点滴静注/モリヘパミン点滴静注	○	禁		500〜1,000 mL　点滴静注(点滴速度500 mL/3〜5時間)	慎重投与		水分の過剰投与に陥りやすく，症状が悪化するおそれがある．また，アミノ酸の代謝産物である尿素等が滞留し，症状が悪化するおそれがあるため禁忌となっており，使用する場合にはアシドーシスが悪化することも考慮する.	
		肝不全用栄養剤	897	アミノレバンEN配合散	○	禁		80 g(1包)を水に溶かし，1日2回食事とともに経口摂取する	腎機能正常者と同じ			
		内服用アミノ酸製剤	898	ESポリタミン配合顆粒	○	禁		1日2〜8 gを1〜3回に分割投与	慎重投与		高窒素血症が誘発するおそれがあるため重篤な腎障害のある患者には禁忌となっているが，蛋白必要量とBUN等を考慮した上で，使用を検討することも必要である	
		内服用腎不全用アミノ酸製剤	899	アミユー配合顆粒	○			慢性腎不全のみに適応	1回1包を1日3回，食後．慢性腎不全のみに適応．			
		内服用肝不全用アミノ酸製剤	900	リーバクト配合顆粒	○			1日3包(1包4.15 g)を分3，毎食後	慎重投与		腎機能正常者と同じ	

分類	重要度	一般名	番号	商品名	透析性	禁忌	腎障害	常用量	GFR または CCr(mL/分) 30～59	15～29	<15	HD(血液透析) PD(腹膜透析)
血漿増量・体外循環灌流液	○	デキストラン40・ブドウ糖	901	低分子デキストラン糖注	×		○	1回500mLを静脈内注射する．血栓症の予防および治療として連続投与するときは，1日10mL/kg以下とし，5日以内とする．体外循環灌流液としては，10～20mL/kgを注入する	腎障害が悪化するおそれがあるため腎障害患者では慎重投与			
	○	デキストラン40加乳酸リンゲル液	902	低分子デキストランL注	×		○	5～15mL/kg/回 500～1,000mL 点滴静注				
	◎	ヒドロキシエチルデンプン130000	903	ボルベン輸液	×	禁	○	持続的に静脈内投与．投与量および投与速度は，症状に応じ適宜調節するが，1日50mL/kgを上限とする	CCr 30～50mL/分では500mL/日以下に (Renal Pharmacotherapy，2013)		透析患者では排泄が遅延するため禁忌．	
	◎	ヒドロキシエチルデンプン70000・生理食塩液	904	サリンヘス輸液 ヘスパンダー輸液	×	禁	○	1回100～1,000mLを静脈内に注射する．体外循環における血液希釈液としては，通常体重kg当たり10～20mLを用いる			乏尿等を伴う腎障害または脱水状態のある患者では腎不全を起こすおそれがあるため，禁忌	
マンニトール製剤		D-マンニトール	905	マンニットT注	○		○	1回1～3gを100mL/3～10分の速度で点滴静注．最大1日200gまで	透析患者への投与量に言及した報告はないが，腎からの排泄が減少すると血中濃度上昇に伴い血漿浸透圧が上昇し，循環血液量が増加することに留意する必要があると思われる			
アシドーシス治療薬	△	クエン酸カリウム・クエン酸ナトリウム	906	ウラリット配合錠・-U配合散	○			アシドーシスの改善：［散］1日6g，［錠］1日12錠を分3～4			重篤な腎障害のある患者では血清カリウム値を上昇させることがあるため慎重投与	
		炭酸水素ナトリウム	907	メイロン静注	○		○	①アシドーシス：通常用量を次式により算出し静注．必要量（mEq）＝不足塩基量（mEq/L）×0.2×体重（kg） ②薬物中毒の際の排泄促進，悪心・嘔吐・めまい，急性蕁麻疹：1回12～60mEq(14～72mL)，静注	減量の必要はないが，ナトリウム蓄積による浮腫を引き起こすことがあるため腎障害患者では慎重投与となっている．ただしアシドーシスの改善のために積極的に用いる専門家も多い			
経口・経腸栄養剤		成分栄養剤	908	エレンタール配合内用剤	○		○	1 kcal/mL溶液を鼻腔ゾンデ，胃瘻，または腸瘻から，十二指腸あるいは空腸内に1日24時間持続的に注入する（注入速度75～100mL/時）	腎機能正常者と同じ			
			909	エンシュア・リキッド	不明			1,500～2,250mL/日分1～数回	腎障害のある患者には慎重投与になってる高カリウム血症，微量原子の不足，ビタミンAの蓄積などに注意しながら投与する．			
		たん白アミノ酸製剤	910	ツインライン配合経腸用液・NF配合経腸用液	不明	禁		A液200mLとB液200mLを用時混合し，1日1,200～2,400mLを鼻腔チューブ，胃瘻または腸瘻より胃，十二指腸または空腸に1日12～24時間かけて投与する（投与速度は75～125mL/時）	腎機能正常者と同じ	高度の腎障害のある患者では高窒素血症などを起こすおそれがあるため禁忌		
			911	ラコールNF配合経腸用液	不明	禁		1日1,200～2,000mLを経鼻チューブ，胃瘻または腸瘻より胃，十二指腸または空腸に75～125mL/時の速度で12～24時間かけて投与．経口摂取可能な場合は1回または数回に分けて経口投与可	腎機能正常者と同じ	高度の腎障害のある患者では高窒素血症などを起こすおそれがあるため禁忌		
電解質製剤		生理食塩液	912	生理食塩液	○			20～1,000mLを皮下，静脈内注射または点滴静注する	腎障害のある患者では水分，塩化ナトリウムの過剰投与に陥りやすく，症状が悪化するおそれがあるため慎重投与			
		リンゲル液	913	リンゲル液	○			1回500～1,000mLを点滴静注する（投与速度300～500mL/時）	腎不全のある患者では水分，電解質の過剰投与に陥りやすく，症状が悪化するおそれがあるため慎重投与			
		乳酸リンゲル液	914	ハルトマン液 ラクテック注	○			1回500～1,000mLを点滴静注する（投与速度は300～500mL/時）	腎疾患に基づく腎不全のある患者では水・電解質異常を起こす，または増悪するおそれがあるため，慎重投与			
		ブドウ糖加乳酸リンゲル液	915	ハルトマンD ラクテックD輸液 ソルラクトD	○			1回500～1,000mLを点滴静注する（ブドウ糖として0.5g/kg/時以下）				
		ソルビトース加乳酸リンゲル液	916	ラクテックG輸液 ソルラクトS輸液	○			1回500～1,000mLを点滴静注する（投与速度D-ソルビトールとして0.5g/kg/時以下）	腎疾患に基づく腎不全のある患者では水分，電解質の過剰投与に陥りやすく，症状が悪化するおそれがあるため，慎重投与			

表2　腎機能低下時の主な薬物投与量一覧

分類	重要度	一般名	番号	商品名	透析性	禁忌	腎障害	常用量	30〜59	15〜29	<15	HD(血液透析) PD(腹膜透析)
電解質製剤		マルトース加乳酸リンゲル液	917	ポタコールR輸液	○			1回500〜1,000 mLを徐々に静脈内に点滴注入する(投与速度はマルトース水和物として0.3 g/kg/時以下)	腎疾患に基づく腎不全のある患者では水・電解質異常を起こす,または増悪するおそれがあるため,慎重投与			
		酢酸リンゲル液	918	ヴィーンF注	○			1回500〜1,000 mLを点滴静注する(投与速度10 mL/kg/時体重以下)				
		ブドウ糖加酢酸リンゲル液	919	ヴィーンD注	○			1回500〜1,000 mLを点滴静注する(投与速度はブドウ糖として0.5 g/時以下)				
		重炭酸リンゲル液	920	ビカーボン輸液	○			1回500〜1,000 mLを点滴静注する(投与速度10 mL/kg/時体重以下)	高Mg血症の患者は禁忌,腎疾患に基づく腎不全のある患者では水・電解質異常を起こす,または増悪するおそれがあるため,慎重投与			
		開始液	921	ソリタ-T1号輸液 ソルデム1輸液	○			1回500〜1,000 mLを点滴静注する(投与速度300〜500 mL/時以下)	腎疾患に基づく腎不全のある患者では水・電解質異常を起こす,または増悪するおそれがあるため,慎重投与			
	○	脱水補給液	922	ソリタ-T2号輸液 KN2号 ソルデム2・4	○	禁		1回500〜1,000 mLを点滴静注する(投与速度300〜500 mL/時以下)	高カリウム血症,乏尿,高窒素血症,高リン血症,低カルシウム血症の患者では禁忌			
	○	維持液	923	ソリタ-T3号輸液 KN3号 ソルデム3	○	禁		1回500〜1,000 mLを点滴静注(投与速度は300〜500 mL/時)	高カリウム血症,乏尿,高窒素血症のある患者には禁忌			
	○	複合糖加電解質維持液	924	トリフリード	○	禁		1回500〜1,000 mLを点滴静注する(投与速度は糖質として0.5 g/kg/時以下)	高度の腎障害のある患者,高カリウム血症,高カルシウム血症,高リン血症,高マグネシウム血症の患者は禁忌			
	○	ブドウ糖加アセテート維持液	925	ヴィーン3G注	○	禁		1回500〜1,000 mLを点滴静注する(投与速度はブドウ糖として0.5 g/kg/時)以下	高カリウム血症,乏尿,高窒素血症,高リン血症,高マグネシウム血症の患者は禁忌			
	○	マルトース加アセテート維持液	926	アクチット注	○	禁		1回500〜1,000 mLを徐々に静脈内に点滴注入する(投与速度はマルトース水和物として◎/kg/時以下)				
	○	キシリトール加電解質補液	927	クリニザルツ	○	禁		1回500 mLを1日1〜2回静脈内に徐々に点滴注入する(キシリトールとして1日量100 gまでで注入速度は,キシリトールとして0.3 g/kg/時以下とする)	高カリウム血症,乏尿,高窒素血症,高リン血症,高マグネシウム血症,低カルシウム血症の患者は禁忌			
	○	術後回復液	928	ソリタ-T4号輸液 KN4号輸液 ソルデム6	○			1回500〜1,000 mLを点滴静注する(投与速度は300〜500 mL/時)	腎疾患に基づく腎不全のある患者では水・電解質異常を起こす,または増悪するおそれがあるため慎重投与			
内服用電解質剤	○	配合剤	929	ソリタT配合顆粒2号・3号	○	禁		1回100 mLを1日数回患者の口渇に応じて投与	水・電解質異常をきたすことがあるため慎重投与		重篤な腎障害では水・電解質異常をきたすことがあるため禁忌	
補正用電解質液(必ず希釈して使用すること)	○	塩化アンモニウム	930	塩化アンモニウム補正液	○	禁		他の電解質補液に適宜必要量を混ぜて点滴静注.投与速度は20 mEq/時以下とする.小児は年齢に応じて減量	高アンモニウム血症,アシドーシスなどの症状が悪化するおそれがあるため禁忌			
	◎	塩化カリウム	931	KCL補正液	○			カリウムイオン濃度40 mEq/L以下に希釈し,投与速度はカリウムイオンとして20 mEq/時を超えないこと.電解質補液の補正には,体内の水分,電解質の不足に応じて電解質補液に添加して点滴静注するが,腹膜透析液に添加して腹腔内投与も可	一般的に高カリウム血症になりやすいため,慎重投与.血中カリウム濃度をみながら投与する.高カリウム血症を起こすことがあるので,投与速度はカリウムイオンとして20 mEq/時を超えないこと.電解質補液の補正には,体内の水分,電解質の不足に応じて電解質補液に添加して点滴静注するが,腹膜透析液に添加して腹腔内投与も可			
		塩化カルシウム	932	塩化カルシウム補正液	○			体内の水分,電解質の不足に応じて電解質補液に添加している.	血中カルシウム濃度をみながら投与する			
		塩化ナトリウム	933	塩化ナトリウム補正液	○			電解質補液の電解質の補正として体内の水分,電解質の不足に応じて電解質補液に添加して用いる	ナトリウム塩の過剰投与に陥りやすく,症状が悪化するおそれがあるため慎重投与			

分類	重要度	一般名	番号	商品名	透析性	禁忌	腎障害	常用量	GFR または CCr(mL/分) 30〜59	15〜29	<15	HD(血液透析) PD(腹膜透析)
補正用電解質液〈必ず希釈して使用すること〉		乳酸ナトリウム	934	乳酸ナトリウム補正液	○			代謝性アシドーシス：1日80〜300 mL を少なくとも等量以上に希釈して点滴静注する（希釈後の投与速度は30〜60 滴/分，100 mEq/時以下）；電解質補正には適宜必要量を添加して点滴静注	ナトリウム塩の過剰投与に陥りやすく，症状が悪化するおそれがあるため慎重投与			
	○	リン酸二カリウム	935	リン酸2カリウム注	○			投与速度20 mEq/時以下．体内の水分，電解質の不足に応じて電解質補液に添加して用いる	一般的に高リン血症，高カリウム血症になりやすいため，慎重投与．血中リン，カリウム濃度をみながら投与する．投与速度はカリウムイオンとして20 mEq/時を超えないこと			
		リン酸二水素ナトリウム水和物	936	リン酸ナトリウム補正液0.5 mmol/mL	○			電解質補液の電解質の補正として，体内の水分，電解質の不足に応じて電解質補液に添加して用いる	血清リン濃度および血清カルシウム濃度をモニターしながら投与する			
	△	硫酸マグネシウム	937	硫酸マグネシウム補正液1 mEq/mL	○			体内の水分，電解質の不足に応じて電解質補液に添加して投与	マグネシウムの排泄障害があるため慎重投与．高マグネシウム血症を起こすことがある．血中マグネシウム濃度をみながら投与する			
カリウム補給薬	△	アスパラギン酸カリウム	938	アスパラカリウム錠・散	○	禁		錠：3〜9錠，散：1.8〜5.4 g を3回に分割経口投与	慎重投与．低カリウム血症があれば投与		乏尿・無尿，高度の腎機能障害には禁忌．ただしCAPDでは低カリウム血症があれば投与	
			939	アスパラカリウム注射液	○	禁		カリウムとして10〜30 mEq を適当な希釈剤で希釈しカリウムとして40 mEq/L 以下として，1分間8 mL を超えない速度で点滴静脈内注射．1日の投与量はカリウムとして100 mEq を超えない量とする	慎重投与．低カリウム血症があれば投与		乏尿・無尿，高度の腎機能障害には禁忌．ただしCAPDでは低カリウム血症があれば投与	
	◎	塩化カリウム	940	スローケー錠	○	禁		1回2錠（1錠中カリウムとして8 mEq）を1日2回，食後に経口投与	慎重投与．低カリウム血症があれば投与．消化管通過障害のある患者では塩化カリウムの局所的な粘膜刺激作用により潰瘍，狭窄，穿孔をきたすことがあるため禁忌		乏尿・無尿，高度の腎機能障害には禁忌．ただしCAPDなどで低カリウム血症があれば投与可能．消化管通過障害のある患者では塩化カリウムの局所的な粘膜刺激作用により潰瘍，狭窄，穿孔をきたすことがあるため禁忌	
	△	グルコン酸カリウム	941	グルコンサンK	○	禁		1回カリウム10 mEq 相当量を1日3〜4回経口投与	慎重投与．低カリウム血症があれば投与		乏尿・無尿，高度の腎機能障害には禁忌．ただしCAPDでは低カリウム血症があれば投与	
カルシウム補給薬		L-アスパラギン酸カルシウム	942	アスパラCA	○	禁	○	1,200 mg/日　分2〜3	高カルシウム血症の可能性があるため禁忌になっているが，血中カルシウム濃度をみながら投与可能			
		グルコン酸カルシウム	943	カルチコール末	○	禁	○	1日1〜5 g を3回に分割経口投与				
		グルコン酸カルシウム	944	カルチコール注	○	禁	○	4.7〜23.5 mL/回				
		乳酸カルシウム水和物	945	乳酸カルシウム水和物	○	禁	○	2〜10 g/日　分2〜5	重篤な腎不全には禁忌になっているが，血中カルシウム濃度をみながら投与可能			
		リン酸水素カルシウム水和物	946	リン酸水素カルシウム末	○	禁	○	1日3 g を3回に分割投与	重篤な腎不全のある患者には禁忌になっているが，血中カルシウム濃度，リン濃度をみながら投与可能			
無機質製剤		ヨウ化カリウム	947	ヨウ化カリウム	不明			甲状腺腫には，ヨウ化カリウムとして1日0.3〜1.0 mg を1〜3回に分割経口投与，甲状腺機能亢進症を伴う甲状腺腫には，ヨウ化カリウムとして，1日5〜50 mg を1〜3回に分割経口投与	腎機能障害のある患者では血清カリウム濃度が過剰になり症状が悪化するおそれがあるため慎重投与			
		ヨウ素レシチン	948	ヨウレチン錠/散	不明			10 µg/kg を1日2〜3回に分割投与	尿中排泄率が高いものの添付文書に腎障害に関する記載はない			
改善薬 高カリウム血症		ポリスチレンスルホン酸ナトリウム	949	ケイキサレート散・ドライシロップ	該当せず			適応は急性および慢性腎不全による高カリウム血症のみ	内服：1日30 g を分2〜3 注腸：[散]1回30 g を水または2%メチルセルロース溶液100 mL に懸濁して注腸			
		ポリスチレンスルホン酸カルシウム	950	カリメート散/経口液20%・ドライシロップ アーガメイトゼリー・顆粒	該当せず			適応は急性および慢性腎不全による高カリウム血症のみ	内服：1日15〜30 g を分2〜3 注腸：[散]1回30 g を水または2%メチルセルロース溶液100 mL に懸濁して注腸			

表2　腎機能低下時の主な薬物投与量一覧

分類	重要度	一般名	番号	商品名	透析性	禁忌	腎障害	常用量	GFR または CCr(mL/分) 30～59	15～29	<15	HD(血液透析)/PD(腹膜透析)
高リン血症治療薬		クエン酸第二鉄水和物	951	リオナ錠	該当せず			適応は慢性腎臓病患者における高リン血症の改善のみ	1回500mgを1日3回，食直後．最大1日6,000mg．増量する場合は1日1,500mgまでとし，1週間以上の間隔をあけること			
		スクロオキシ水酸化鉄	952	ピートルチュアブル錠	該当せず				透析患者にのみ適応			鉄として1回250mgを開始用量とし，1日3回食直前に経口投与する．以後，症状，血清リン濃度の程度により適宜増減するが，最高用量は1日3,000mgとする
		セベラマー塩酸塩	953	フォスブロック錠 レナジェル錠	該当せず				透析患者にのみ適応			3～9g 分3,毎食直前
		沈降炭酸カルシウム	954	カルタン錠・OD錠・細粒	○		○	適応外	3g 分3,毎食直後			
		炭酸ランタン水和物	955	ホスレノールチュアブル錠・顆粒	×			適応外	750～2,250mg 分3,毎食直後			
		ビキサロマー	956	キックリンカプセル	該当せず			適応外	1回500mgを開始用量として，1日3回食直前の投与．以後，血清リン濃度の程度により適宜増減するが，最高用量は1日7,500mg			
低リン血症治療薬	○	リン酸二水素ナトリウム一水和物・無水リン酸水素二ナトリウム配合剤	957	ホスリボン配合顆粒				リンとして1日あたり20～40mg/kgを目安とし，数回に分割して経口投与する．以後は患者の状態に応じて適宜増減するが，上限はリンとして1日あたり3,000mgとする	重度の腎機能障害を有する患者に投与する場合には，くる病・骨軟化症の治療に十分な知識を持つ医師のもとで，本剤の投与が適切と判断される場合にのみ使用すること．急性腎不全，急性リン酸腎症(腎石灰沈着症)の発現に注意すること			
灌流用薬		イコデキストリン含有腹膜透析液	958	エクストラニール腹膜透析液	該当せず				慢性腎不全患者における腹膜透析のみに適応			1日3～5回交換のうち1回の交換において本剤1.5～2Lを腹腔内に注入し，8～12時間滞液し，効果期待後に排液除去すること．注入および排液速度は，通常300mL/分以下とする
		重曹含有腹膜透析用剤	959	レギュニールHca・Lca	該当せず							PDでは通常の腹膜透析液と同様の使用法(添付文書参照)
		クエン酸-クエン酸ナトリウム含有血液透析液	960	カーボスター透析剤・L・M・P	該当せず				慢性腎不全患者における血液透析のみに適応			用時，本剤のB剤1容に対し水26容を加えて希釈し，この希釈液34容に対してA剤1容を加えて希釈して用いる．用量は，透析時間により異なるが，通常，灌流液として150～300Lを用いる
中毒治療薬		球形吸着炭	961	クレメジンカプセル・細粒	該当せず			慢性腎不全(進行性)に投与する	6g 分3(食間)他の薬剤と同時投与しない		透析患者には適用がない	
		セファランチン	962	セファランチン錠・末	○			1日1.5～6mgを2～3回に分けて食後経口投与	腎機能正常者と同じ			
			963	セファランチン注	○			1回1～10mgを1日1回静脈内投与				
	△	デフェロキサミンメシル酸塩	964	デスフェラール注	○ 禁			500～1,000mg 分1～2	250～500mgを1日1回		金属錯体の約半分は腎を介して排泄されるため，無尿または重篤な腎障害ある患者(透析患者を除く)は，排泄が遅延するため禁忌	250～500mgを週1回(透析膜は通過するので透析患者には投与可能)
	△	デフェラシロクス	965	エクジェイド懸濁用錠	× 禁○			20mg/kgを1日1回，水100mL以上で用時懸濁し，空腹時に投与	腎機能正常者と同じだが，血清Cr値が33%以上上昇すると，減量する．減量後も上昇する場合には休薬する．		高度の腎機能障害のある患者では腎機能障害が悪化するおそれがあるため禁忌だが，腎機能が廃絶した患者には腎機能正常者と同じ	

付録

分類	重要度	一般名	番号	商品名	透析性	禁忌	腎障害	常用量	GFR または CCr(mL/分) 30~59	15~29	<15	HD(血液透析) PD(腹膜透析)
中毒治療薬		ナロキソン塩酸塩	966	ナロキソン注	×			0.2 mg 静注. 効果不十分のときは2~3分間隔で1~2回追加	腎機能正常者と同じ			
		フルマゼニル	967	アネキセート注	×			初回0.2 mgを緩徐に静脈内投与. 投与後4分以内に望まれる覚醒状態が得られない場合はさらに0.1 mgを追加. 以後必要に応じて, 1分間隔で0.1 mgずつを総投与量1 mgまで, ICU領域では2 mgまで投与を繰り返す				
		ヘキサシアノ鉄(Ⅱ)酸鉄(Ⅲ)水和物	968	ラディオガルダーゼカプセル	不明			1回6カプセル(ヘキサシアノ鉄(Ⅱ)酸鉄(Ⅲ)水和物として3 g)を1日3回経口投与する				
			969	ユーゼル錠	×			75 mg/日. 食間(食事前後1時間を避け, テガフール・ウラシル製剤と同時投与). 28日間連日投与し, その後7日間休薬				
		ホリナートカルシウム	970	ロイコボリン錠	×			①葉酸代謝拮抗剤の毒性軽減:[5 mg] 1回10 mgを6時間間隔で4回, またはメトトレキサート投与後24時間目より1回15 mgを6時間間隔で2~6回 ②結腸・直腸癌:[25 mg] 1日75 mgを分3, 食前後1時間を避けて投与. 28日間連日投与し, その後7日間休薬				
			971	ロイコボリン注				添付文書参照				
		レバロルファン酒石酸塩	972	ロルファン注	×			添付文書参照				
ペニシリン系*1	○	アモキシシリン水和物(AMPC)	973	サワシリンカプセル パセトシンカプセル・錠・細粒			○	1回250~500 mg 8時間毎(Up to Date)	1回250~500 mgを8~12時間毎	1回250~500 mgを12時間毎 (Up to Date)	1回250~500 mgを24時間毎, HD患者ではHD日にはHD後に投与 (Up to Date)	
	○	アンピシリン・クロキサシリン配合剤(ABPC/MCIPC)	974	注射用ビクシリンS		ABPC○ MCIPC○		点滴静注:1回1~2 gを12時間毎 筋注:1.5~3.0 gを3~4回	1回1~2 gを12時間毎		1g 12~24時間毎	1g 12~24時間毎, HD患者はHD日にはHD後に投与
			975	ビクシリンS配合カプセル・錠		ABPC○ MCIPC×		1回250 mg~500 mgを6時間毎	1回250 mgを6時間毎		1回250 mgを6~12時間毎	1回250 mgを6~12時間毎, HD患者はHD日にはHD後に投与
		アンピシリン水和物(ABPC)	976	ビクシリンカプセル				1回250~500 mgを6時間毎	1回250~500 mgを8~12時間毎	1回250 mgを12時間毎		1回250 mgを12時間毎, HD患者はHD日にはHD後に投与
	○	アンピシリンナトリウム(ABPC)	977	ビクシリン注			○	筋注:1回250~1,000 mgを1日2~4回 静注:1日1~2 gを1~2回 点滴静注:1日1~4 gを1~2回. 1~2時間かけて投与	1回1~2 gを8~12時間毎		1回500 mgを12時間毎	筋注:1回250~1,000 mgを1日2~4回 静注:1日1~2 gを1~2回 点滴静注:1日1~4 gを1~2回. 1~2時間かけて投与
	○	ベンジルペニシリンカリウム(PCG)	978	ペニシリンGカリウム			○	1回30~60万単位を1日2~4回 ①化膿性髄膜炎:1回400万単位を1日5回点滴静注 ②感染性心内膜炎:1回400万単位を1日6回点滴静注(最大1日3,000万単位) ③梅毒:1回300~400万単位を1日6回点滴静注	75%に減量	20~50%に減量	20~50%に減量	20~50%に減量, HD患者はHD日にはHD後に投与
	○	ベンジルペニシリンベンザチン水和物(PCG)	979	バイシリンG顆粒				1回40万単位を1日2~4回				

*1: 初回投与量は減量しないこと

表2 腎機能低下時の主な薬物投与量一覧

分類	重要度	一般名	番号	商品名	透析性	禁忌	腎障害	常用量	GFR または CCr(mL/分) 30～59	15～29	<15	HD(血液透析)/PD(腹膜透析)
広域ペニシリン・合剤＊	○	クラブラン酸カリウム・アモキシシリン水和物配合	980	オーグメンチン配合錠	○			1回250 mg 6～8時間毎	1回250 mgを8～12時間毎		1回250 mgを12時間毎	1回250 mgを12時間毎、HD患者はHD日にはHD後に投与
	○	スルタミシリントシル酸塩水和物(SBTPC)	981	ユナシン錠・細粒	○			375 mgを1日2～3回	375 mgを1日1～2回		375 mgを1日1回	375 mgを1日1回、HD患者はHD日にはHD後に投与
	○	スルバクタムナトリウム・アンピシリンナトリウム配合(SBT/ABPC)	982	ユナシンS静注用	○			3gを12時間毎(サンフォードでは1回1.5～3gを6時間毎)、重症感染症の場合に1回3g、1日4回(1日12g)までの増量が可能	3gを12時間毎	1.5～3gを12時間毎	1.5～3gを24時間毎	1.5～3gを24時間毎、HD患者はHD日にはHD後に投与
	△	タゾバクタム・ピペラシリン水和物配合(TAZ/PIPC)	983	ゾシン静注用	○			1回4.5gを1日2～4回(右記の腎機能に応じた用量は日化療会誌2011;**59**:359-365による)	重症例:10<CCr≦40 mL/分では1回4.5gを1日3回, 軽症例:2.25gを1日2回			重症例:4.5gを1日2回、軽症例:2.25gを1日2回、HD患者はHD日にはHD後に投与
	○	ピペラシリンナトリウム(PIPC)	984	ペントシリン注	○			2～8gを分2～4(サンフォード感染症治療ガイドでは1回3～4gを4～6時間毎、最大で500 mg/kg/日)	1回3～4gを8時間毎(サンフォード)			1回2gを8時間毎、HD患者ではHD日にはHD後に1g追加投与(サンフォード)
第一世代セフェム系＊	○	セファクロル(CCL)	985	ケフラールカプセル・細粒小児用 L-ケフラール顆粒	○			750～1,500 mg 分3	750 mg 分3		500 mg 分2	500 mg 分2, HD患者はHD日にはHD後に投与
	○	セファゾリンナトリウム(CEZ)	986	セファメジンα注	△			1～5g 分2～3	2g 分2		1回1g 24時間毎	1回1gを1日毎, HD患者は1回1g毎HD後
	○	セファレキシン(CEX)	987	ケフレックスカプセル・シロップ	○			250～500 mgを1日4回	250 mgを1日4回		250 mgを1日2～3回	250 mgを1日2回、HD患者はHD日にはHD後に投与
第二世代セフェム系＊	○	セフォチアム塩酸塩(CTM)	988	パンスポリン静注用 ハロスポア静注用	○			0.5～4g 分2～4	1～2g 分1～2		0.5g 分1	0.5g 分1, HD患者はHD日にはHD後に投与
	○	セフメタゾールナトリウム(CMZ)	989	セフメタゾン静注用	○			1～2g 分2	1回1.0gを24時間毎		1回1.0g 24～48時間毎	1.0gを24-48時間毎, HD患者はHD日にはHD後に投与
	○	セフロキシムアキセチル(CXM-AX)	990	オラセフ錠	○			1回250～500 mgを1日3回	1回250～500 mgを1日1～2回		1回250～500 mg 2日に1回	
第三世代セフェム系・合剤＊	○	スルバクタムナトリウム・セフォペラゾンナトリウム配合(SBT/CPZ)	991	スルペラゾン静注用	×			1～4g 分2	減量の必要なし			
	○	セフィキシム(CFIX)	992	セフスパンカプセル	△			100～400 mg 分2	75～100%		75%に減量	
	○	セフェピム塩酸塩(CFPM)	993	注射用マキシピーム	○			1～4g 分2	1g 分2		0.5g 分1	0.5g 分1, HD患者はHD日にはHD後に投与
	○	セフォゾプラン塩酸塩(CZOP)	994	ファーストシン静注用	○			1～4g 分2～4	0.75～1g 分1～2		0.5g 分1	0.5g 分1, HD患者はHD日にはHD後に投与
	○	セフォタキシムナトリウム(CTX)	995	セフォタックス注 クラフォラン注	○			1.0gを1日2回	0.5～1.0gを1日2回		0.5gを1日2回	
		セフォペラゾン(CPZ)	996	セフォペラジン注 セフォビッド注	×			1～6g 分2	減量の必要なし			
	△	セフカペンピボキシル塩酸塩(CFPN-PI)	997	フロモックス錠・小児用細粒	○			300～450 mg 分3	200 mg 分2		100 mg 分1～	100 mg 分1, HD患者はHD日にはHD後に投与
	△	セフジトレンピボキシル(CDTR-PI)	998	メイアクトMS錠	×			300～600 mg 分3	腎機能正常者に比し高度腎障害〔CCr<30 mL/分〕ではAUCが5倍になるため200～300 mg 分2～3		CCr<30 mL/分および透析患者ではAUCが5倍になるため100～200 mg 分1～2	
	△	セフテラムピボキシル(CFTM-PI)	999	トミロン錠・細粒小児用	○			150～600 mg 分3食後	腎機能正常者半減期0.83時間に比し、軽度腎障害(70≧CCr≧40 mL/分)では1.46時間に延長するため、75%に減量、中等度腎障害(30≧CCr≧20 mL/分)では4.36時間に延長するため50%に減量		50%以下に減量	

＊1：初回投与量は減量しないこと

分類	重要度	一般名	番号	商品名	透析性	禁忌	腎障害	常用量	GFR または CCr(mL/分) 30～59	15～29	＜15	HD(血液透析) PD(腹膜透析)
第三世代セフェム系・合剤 *1	○	セフジニル (CFDN)	1000	セフゾンカプセル・細粒小児用	○			300 mg 分3	200～300 mg 分2～3		100～200 mg 分1～2	100～200 mg 分1～2, HD患者はHD日にはHD後に投与
	○	セフタジジム (CAZ)	1001	モダシン静注用	○			1～4 g 分2～4	1～2 g 分1～2		1 g を24時間毎	1 g を24時間毎, HD患者はHD日にはHD後に投与
	○	セフチブテン (CETB)	1002	セフテムカプセル	○			200 mg 12時間毎	200 mg 24時間毎		100～200 mg 24時間毎	
	△	セフトリアキソンナトリウム水和物(CTRX)	1003	ロセフィン静注用/点滴静注用	×			1回1～2 g を1日1～2回	1回1 g を24時間毎(添付文書では高度腎障害では1 g/日を超えないようにと記載されているが, 難治性または重症感染症には最高2 g/日が必要かもしれない. ただし意識障害など中枢毒性に要注意)			
	○ *1	セフピロム硫酸塩(CPR)	1004	セフピロム硫酸塩静注用	○			1～4 g 分2～4	1～2 g 分2		0.5～1 g 分1	0.5～1 g 分1, HD患者はHD日にはHD後に投与
	○	セフポドキシムプロキセチル(CPDX-PR)	1005	バナン錠・ドライシロップ	○			200～400 mg 分2	1回100～200 mg 12時間毎		1回100 mg 24時間毎	100 mg 分1, HD患者はHD日にはHD後に投与
	○	セフメノキシム塩酸塩(CMX)	1006	ベストコール静注用	△			1.0 g 2回	0.5～1.0 2回		0.5 g 1回	0.5 g 24時間毎, HD患者はHD日にはHD後に投与.
オキサセフェム系 *1	◎	フロモキセフナトリウム (FMOX)	1007	フルマリン静注用	○			1～4 g 分2～4	1日1 g を分2		0.5 g 分1	0.5 g 分1, HD患者はHD日にはHD後に投与.
	○	ラタモキセフナトリウム (LMOX)	1008	シオマリン静注用	○			1～4 g 分2	2 g 分2		1 g 分1	1 g 分1, HD患者はHD日にはHD後に投与.
モノバクタム系 *1	○	アズトレオナム (AZT)	1009	アザクタム注	○			1～4 g 分1～4	1～2 g 分2～3		0.5～1 g 分1	0.25～0.5 g 分1, HD患者はHD日にはHD後に投与.
カルバペネム系 *1	◎	イミペネム水和物・シラスタチンナトリウム配合剤(IPM/CS)	1010	チエナム点滴静注用・筋注用	○			1～2 g を分2	0.25 g を分1 イミペネムの腎外CLが58%低下するという報告あり(Dreisbach AW, Lertora JJ：Expert Opin Drug Metab Toxicol 4：1065-74, 2008)	0.25～0.5 g を分2		イミペネムの腎外CLが58%低下するという報告あり(Dreisbach AW, Lertora JJ：Expert Opin Drug Metab Toxicol 4：1065-74, 2008), けいれんなどの副作用が起こりやすいため他剤を選択する
	△	テビペネムピボキシル(TBPM-PI)	1011	オラペネム小児用細粒	○			4～6 mg/kg を12時間毎	2～6 mg/kg を12時間毎		2～3 mg/kg を12時間毎	2～3 mg/kg を12時間毎, HD患者はHD日にはHD後に投与
	○	ドリペネム水和物(DRPM)	1012	フィニバックス点滴用・点滴静注	○			1回0.25～0.5 g を1日2～3回(最大1日3 g)	0.5～2 g 分2～3	0.5～0.75 g 分2～3	0.25 g 分1, 緑膿菌には0.5 g 分1	0.25 g 分1, 緑膿菌には0.5 g 分1, HD患者はHD日にはHD後に投与. 透析患者柄は緑膿菌には0.5 g 分1でTAM 62%, 92%を達成可能(Tanoue K, et al.：Ther Apher Dial 2011；15：327-333)
	◎	パニペネム・ベタミプロン(PAPM/BP)	1013	カルベニン点滴用	○			1～2 g 分2	1 g 分2		0.5 g 分1	0.5 g 分1, HD患者はHD日にはHD後に投与
	○	ビアペネム (BIPM)	1014	オメガシン注	○			0.6～1.2 g 分2	0.6 g 分2	0.3～0.6 g 分1～2	0.3 g 分1	0.3 g 分1, HD患者はHD日にはHD後に投与
	○	メロペネム三水和物(MEPM)	1015	メロペン注	○			①一般感染症：1日0.5～1 g を分2～3. 重症例等には1回1 g を上限として1日3 g まで増量可 ②化膿性髄膜炎：1日6 g を分3. 最大1日6 g ③発熱性好中球減少症：1日3 g を分3. 最大1日3 g いずれも30分以上かけて点滴静注	①1回0.25～0.5 g 12時間毎(緑膿菌では1回0.5 g を1日2回)		①0.25～0.5 g 分1(緑膿菌では0.5 g を1日1回)	①0.25～0.5 g 分1, HD患者はHD日にはHD後に投与(緑膿菌では0.5 g を1日1回)
ペネム系 *1	△	ファロペネムナトリウム(FRPM)	1016	ファロム錠	×		○	450～900 mg 分3	薬物動態データがほとんどなく不明(減量が必要と思われるが動態データがない)			

*1：初回投与量は減量しないこと

表2　腎機能低下時の主な薬物投与量一覧

分類	重要度	一般名	番号	商品名	透析性	禁忌	腎障害	常用量	GFR または CCr(mL/分) 30～59	15～29	＜15	HD(血液透析)/PD(腹膜透析)
アミノグリコシド系*2	◎ TDM	アミカシン硫酸塩(AMK)	1017	アミカシン硫酸塩注	○		○	1回7.5～20 mg/kg 24時間毎。1日20 mg/kg 24時間毎の高用量は5日以内にとどめ，Cpeakを50～60 μg/mL，にトラフ値を4 μg/mL未満を目標とする(抗菌薬TDMガイドライン2016)	eGFR40～59 mL/分/1.73m2では4～12 mg/kgを24時間毎。eGFR30～39では4～15 mg/kgを48時間毎(抗菌薬TDMガイドライン2016)	1回4～12 mg/kgを48時間毎(抗菌薬TDMガイドライン2016)	1回4～10 mg/kgを48時間毎。ただしeGFR10 mL/分未満では用量は指定されていない(抗菌薬TDMガイドライン2016)	HD：5～7.5 mg/kgを負荷投与と維持量も同じ量を毎HD後(抗菌薬TDMガイドライン2016)
	◎ TDM	イセパマイシン硫酸塩(ISP)	1018	イセパシン注 エクサシン注	○		○	8～15 mg/kgを24時間毎(サンフォード感染症治療ガイドによる)	1回8 mg/kgを24～48時間毎。エンピリック治療には他剤を選択すること。本剤を使用する場合にはTDMを実施し，腎機能をモニターすること	1回4～8 mg/kgを48～72時間毎。エンピリック治療には他剤を選択すること。本剤を使用する場合にはTDMを実施し，腎機能をモニターすること	1回8 mg/kgを72～96時間毎。エンピリック治療には他剤を選択し，本剤を使用する場合にはTDMを実施し，尿量をモニターすること	1回8 mg/kgを96時間毎。HD患者はHD日にはHD後に投与。尿量のある患者ではエンピリック治療には他剤を選択し，本剤を使用する場合にはTDMを実施すること
		カナマイシン硫酸塩(KM)	1019	カナマイシンカプセル	○		○	2～4 g 分4	内服は腎機能正常者と同じ(腎障害のある患者で重篤な腸疾患では吸収されて腎障害が増悪するおそれがあるので注意)			
	◎ TDM	ゲンタマイシン硫酸塩(GM)	1020	ゲンタシン注	○		○	4～7 mg/kg 24時間毎，ただし1日7 mg/kg 24時間毎の高用量は5日以内にとどめ，Cpeakを15～20 μg/mLに，トラフ値を1 μg/mL未満を目標とする(抗菌薬TDMガイドライン2016)	eGFR40～59 mL/分/1.73m2では2.5～4 mg/kgを24時間毎。eGFR30～39では2.5～4 mg/kgを48時間毎(抗菌薬TDMガイドライン2016)	3～4 mg/kgを48時間毎。ただしeGFR10 mL/分未満では用量は指定されていない(抗菌薬TDMガイドライン2016).	HD：2～2.5 mg/kgを負荷投与し1～1.7 mg/kgを毎HD後(抗菌薬TDMガイドライン2016)。CAPD：無尿では0.6 mg/kg，尿量のある患者では0.75 mg/kgを1日1回静脈内投与，または無尿では8 mg/L，尿量のある患者では10 mg/Lを1日1回バッグ内投与。エンピリック治療には他剤を選択し，本剤を使用する場合にはTDMを実施し，尿量をモニターすること.
	◎ TDM	トブラマイシン(TOB)	1021	トブラシン注	○		○	1回4～7 mg/kg 24時間毎，ただし1日7 mg/kg 24時間毎の高用量は5日以内にとどめ，Cpeakを15～20 μg/mLに，トラフ値を1 μg/mL未満を目標とする(抗菌薬TDMガイドライン2016)	eGFR40～59 mL/分/1.73m2では2.5～4 mg/kgを24時間毎。eGFR30～39では2.5～4 mg/kgを48時間毎(抗菌薬TDMガイドライン2016)	1回3～4 mg/kgを48時間毎(抗菌薬TDMガイドライン2016)	1回3 mg/kgを48時間毎。ただしeGFR10 mL/分未満では用量は指定されていない(抗菌薬TDMガイドライン2016)	
	○		1022	トービイ吸入液	○			1回300 mg, 1日2回28日間噴霧吸入し，その後28日間休薬する。これを1サイクルとして投与を繰り返す	吸入投与した場合にも腎機能障害のある患者または腎機能障害が疑われる患者では，健康人に比べて高い血清中トブラマイシン濃度が持続する可能性が考えられるため，慎重に投与する			
ホスホマイシン系*1	○	ホスホマイシンカルシウム(FOM)	1023	ホスミシン錠				2～3 g 分3～4			バイオアベイラビリティが低いため2 g 分2, HD患者はHD日にはHD後に投与	
	○	ホスホマイシンナトリウム(FOM)	1024	ホスミシンS静注用			○	2～4 g 分2～4		1～3 gを分1～3	1日1～2 gを分1～2	1回1 gを1日1回, HD患者はHD日にはHD後に投与。14.5 mEq/gのナトリウムを含有しているため，心不全・高血圧患者では要注意
グリシルサイクリン系抗生物質製剤		チゲサイクリン	1025	タイガシル点滴静注用	×			初回用量100 mgを30～60分かけて点滴静脈内投与，以後12時間毎に50 mgを30～60分かけて点滴静脈内投与する	腎機能正常者と同じ			
抗MRSA薬*1	◎ TDM	アルベカシン硫酸塩(ABK)	1026	ハベカシン注	○		○	目標血中濃度を達成するためには1日1回5.5～6.0 mg/kgが必要である。しかしその安全性に関する成績は限られている。目標Cpeakは15～20 μg/mL，腎機能障害の観点からトラフ値は1 μg/mL未満とする(抗菌薬TDMガイドライン2016)	他の抗菌薬が使用できない場合は，GM/TOBで推奨されている投与設計を参考とする(抗菌薬TDMガイドライン2016)			
	◎	ダプトマイシン(DAP)	1027	キュビシン静注用	×		○	1日1回4～6 mg/kgを24時間毎に30分かけて点滴静注	腎機能正常者と同じ	AUCが2倍に上昇するため，1日1回4～6 mg/kgを48時間毎に点滴静注	AUCが3倍に上昇するため，1日1回4～6 mg/kgを48時間毎に点滴静注(透析性は高くないと思われるが添付文書では透析患者のHD日にはHD後に投与)	

*1：初回投与量は減量しないこと
*2：初回投与量は減量しないこと，PK/PD理論から1日1回投与が推奨されるが感染性心内膜炎には1日2～3回投与

分類	重要度	薬剤名 一般名	番号	商品名	透析性	禁忌	腎障害	常用量	GFR または CCr(mL/分) 30～59	15～29	＜15	HD(血液透析) PD(腹膜透析)
抗MRSA薬*	◎ TDM	テイコプラニン (TEIC)	1028	タゴシッド注	×		○	抗菌薬 TDM ガイドライン 2016 では 6 mg/kg×2 回を 3 日間などの投与開始 3 日間で 2,400 mg を負荷投与する．その後は 400 mg/日を投与する．目標トラフ値を 15～30 μg/mL に設定し，TDM の結果で再評価する	eGFR 40～60 mL/分/1.73m² では 6 mg/kg×2 回を 2 日間，3 日目 6 mg/kg×1 回を負荷投与する．その後は 3 mg/kg を 24 時間毎とし，TDM の結果で再評価する(抗菌薬 TDM ガイドライン 2016)	eGFR 10～40 mL/分/1.73m² では 6 mg/kg×2 回を 1 日間，2 日目 6 mg/kg×1～2 回，3 日目 6 mg/kg×1 回を負荷投与する．その後は 5 日目以降 4～5 mg/kg を 48 時間毎とし，TDM の結果で再評価する(抗菌薬 TDM ガイドライン 2016)．＜eGFR 10 mL/分/1.73m² では 6 mg/kg×2 回を 1 日間，2 日目 6 mg/kg×1 回，3 日目 6 mg/kg×1 回を負荷投与する．その後は 5 日目以降 3 mg/kg を 48 時間毎とし，TDM の結果で再評価する(抗菌薬 TDM ガイドライン 2016)		6 mg/kg×2 回を 2 日間，3 日目 6 mg/kg×1 回を負荷投与する．その後は HD 後に 3～6 mg/kg を投与し，TDM の結果で再評価する(抗菌薬 TDM ガイドライン 2016)．CAPD 腹膜炎では 1 日 1 回 40 mg のバッグ内投与を 1 日 2 回を 1 週間投与，さらに 1 日 1 回 40 mg のバッグ内投与を 1 日 1 回を 1 週間投与する(Al-Wali W, et al.: Perit Dial Int 1990；10：107-108)
	◎ TDM	バンコマイシン塩酸塩(VCM)	1029	塩酸バンコマイシン点滴静注用	△		○	1 回 15～30 mg/kg(実測体重)を腎機能に応じて初回負荷投与(eGFR≧120 mL/分/17.3 m²で 30 mg/kg, 90～120 で 25 mg/kg, 80～90 で 15 mg/kg)し，その後は 12.5～20 mg/kg(≧120 mL/分/17.3 m²で 20 mg/kg, 90～120 で 15 mg/kg, 80～90 で 12.5 mg/kg)を 12 時間毎に投与する．ただし 1 日 3 g を超える投与は慎重に行い 1 日 4 g を上限とする．また eGFR 60～80 mL/分/1.73 m²では負荷投与せずに 20 mg/kg を 1 日 1 回投与毎を推奨する(抗菌薬 TDM ガイドライン 2016)	eGFR 50～60 では負荷投与せずに 15 mg/kg を 1 日 1 回投与．eGFR 30～50 では 12.5 mg/kg を 1 日 1 回投与(抗菌薬 TDM ガイドライン 2016)	適応としない (抗菌薬 TDM ガイドライン 2016)		HD：初回 20～25 mg/kg を負荷投与し，毎 HD 後に 7.5～10 mg/kg 投与．通常投与開始後 2 回目の透析前に TDM を実施する(抗菌薬 TDM ガイドライン 2016)．PD 腹膜炎：15～30 m g / k g を CAPD では 5～7 日毎に APD では 3～5 日毎に腹腔内投与し，TDM を実施．トラフ値 15 μg/mL 以上に保つ(Perit Dial Int 2010；30：19-29)．ただし尿量が 100 mL/日以上ある患者では 25% 増量して投与
	○		1030	塩酸バンコマイシン散	該当せず			①感染性腸炎：添付文書では 0.5～2 g　分 4 となっているが，0.5～1.0 g を分 4 で十分 ②骨髄移植時の消化管内殺菌：1 回 0.5 g を非吸収性の抗菌剤および抗真菌剤と併用して 1 日 4～6 回	内服は腎機能正常者と同じ		重症偽膜性大腸炎に長期 2 g/日投与により血中濃度異常上昇することがあるため要注意．投与期間が 1 週間を超えると TDM 実施を考慮する	
	○	リネゾリド(LZD)	1031 1032	ザイボックス錠 ザイボックス注射液	○			1,200 mg　分 2	600 mg×2/日で適用されるが，血中濃度の高値による血小板減少症発症に関連する報告が多く，減量を考慮(600～900 mg/日)			
その他の化学療法剤	○	キヌプリスチン(QPR)・ダルホプリスチン(DPR)	1033	注射用シナシッド	×			1 回 7.5 mg/kg, 1 日 3 回, 60 分かけて点滴静注	腎機能正常者と同じ			
テトラサイクリン系		テトラサイクリン塩酸塩	1037	アクロマイシン V カプセル	×			1 日 1 g(力価)を 4 回に分割経口投与	腎機能正常者と同じ			
		ドキシサイクリン(DOXY)	1034	ビブラマイシン錠	×			初日 200 mg　分 1～2, 2 日以降 100 mg　分 1				
		ミノサイクリン塩酸塩(MINO)	1035	ミノマイシン点滴静注用	×			初回 100～200 mg, 以後 12 時間ないし 24 時間毎に 100 mg				
			1036	ミノマイシン錠	×			1 回 100 mg を 1 日 1～2 回				
クロラムフェニコール系	TDM	クロラムフェニコール	1038	クロロマイセチンサクシネート	×			1 回 0.5～1 g(力価)を 1 日 2 回静脈内注射	腎機能正常者と同じ			

＊1：初回投与量は減量しないこと

表2　腎機能低下時の主な薬物投与量一覧

分類	重要度	一般名	番号	商品名	透析性	禁忌	腎障害	常用量	GFR または CCr(mL/分) 30～59	15～29	＜15	HD(血液透析) PD(腹膜透析)
マクロライド系	○	アジスロマイシン水和物(AZM)	1039	ジスロマック錠				500 mg　分1	腎機能正常者と同じ			
			1040	ジスロマックSR 成人用ドライシロップ	×			2 g(力価)を用時水で懸濁し，空腹時に1回投与				
			1041	ジスロマック点滴静注用				1日1回500 mgを2時間かけて点滴静注				
	○	エリスロマイシンラクトビオン酸塩(EM)	1042	エリスロシン点滴静注用				600～1,500 mg　分2～3			300～1,200 mg　分2～4　肝CLが31%低下するという報告がある(Sun H, et al.：Clin Pharmacol Ther 2010；**87**：465-472)	
	○	エリスロマイシンステアリン酸塩(錠)/エリスロマイシンエチルコハク酸エステル(顆・DS)	1043	エリスロシン錠・W顆粒・ドライシロップ	×			800～1,200 mg　分4～6	腎機能正常者と同じ		50～75%　6時間毎　肝CLが31%低下するという報告がある(Sun H, et al.：Clin Pharmacol Ther 2010；**87**：465-472)	
	○	クラリスロマイシン(CAM)	1044	クラリス錠・ドライシロップ小児用 クラリシッド錠・ドライシロップ小児用	×	○		①一般感染症：1日400 mgを分2 ②非結核性抗酸菌症：1日800 mgを分2 ③ヘリコバクター・ピロリ感染症：1回200 mgを1日2回，7日間投与．最大1回400 mg，1日2回	①1回200 mgを1日1～2回		①200 mg　分1	
		スピラマイシン酢酸エステル	1045	アセチルスピラマイシン錠				1回200 mg(力価)を1日4～6回経口投与する．	腎機能正常者と同じ			
	○	ロキシスロマイシン(RXM)	1046	ルリッド錠	×			300 mg　分2		1回150 mgを1日1～2回	非腎CLが42%低下するため150 mg　分1	
リンコマイシン系		クリンダマイシン(CLDM)	1047	ダラシンS注射液	×			600～2,400 mg　分2～4	腎機能正常者と同じ			
			1048	ダラシンカプセル				600～900 mg　分3～4				
		リンコマイシン	1049	リンコシンカプセル				1日1.5～2 g　分3～4				
			1050	リンコシン注				1回600 mgを1日2～3回点滴静注				
サルファ剤	◎	スルファメトキサゾール・トリメトプリム(ST合剤)	1051	バクタ配合錠・配合顆粒 バクトラミン配合錠・配合顆粒		○	○	4錠または4 g(T換算320 mg)分2：ニューモシスチス肺炎予防にはT換算4～8 mg/kgを分2で連日または週3回．ニューモシスチス肺炎治療には9～12錠または9～12 gを分3～4	2～4錠または2～4 g(T換算160～320 mg)分2；CCr 15-30 mL ではニューモシスチス肺炎予防には1/2錠(g)/日または1錠(g)を週3回，ニューモシスチス肺炎治療には常用量を2日間，その後1/2に減量(Up to Date)		2錠または2 g(T換算160 mg)分1；CCr＜15 mL ではニューモシスチス肺炎予防には1/2錠/日または1錠(g)を週3回(Up to Date)	
			1052	バクトラミン注(ニューモシスチス肺炎のみ適応)				12アンプル(T換算960 mg)　分4	6～12アンプル　分2		6アンプル(T換算480 mg)　分1	
キノロン薬		ナリジクス酸	1053	ウイントマイロン錠・シロップ	不明		○	1～4 g　分2～4	薬物動態データがほとんどなく不明			
	◎	ピペミド酸水和物(PPA)	1054	ドルコール錠	×	○		500～2,000 mg　分3～4	250～1,500 mg		250～750 mg	尿中の未変化体の排泄量が55.7%と高いため，腎外CLに変化がなければ約1/2に減量するのが妥当と思われる

分類	重要度	一般名	番号	商品名	透析性	禁忌	腎障害	常用量	GFR または CCr(mL/分) 30～59	15～29	<15	HD(血液透析) PD(腹膜透析)
ニューキノロン系[*1]		ガレノキサシンメシル酸塩 (GRNX)	1055	ジェニナック錠	×		○	400 mg　分 1	低体重(40 kg)未満かつ CCr 30 mL/分未満の場合は 200 mg　分 1			腎機能正常者と同じ(AUC は透析を必要としない重度の腎機能障害患者で 51%増加するが，透析患者ではあまり増加しない)
	◎	シタフロキサシン	1056	グレースビット錠	×		○	50 mg を 1 日 2 回投与	50 mg を 24～48 時間毎		50 mg を 48 時間毎	
	○	シプロフロキサシン (CPFX)	1057	シプロキサン注	×		○	600 mg を分 2(国際的には 800 mg を分 2，重症では 1200 mg を分 3)	1 回 400 mg 24 時間毎	200 mg を 24 時間毎		
		塩酸シプロフロキサシン (CPFX)	1058	シプロキサン錠	×		○	200～600 mg　分 2～3		該当せず		
	○	トスフロキサシントシル酸塩 (TFLX)	1059	オゼックス錠・細粒小児用トスキサシン錠	×		○	450 mg　分 3	150～300 mg　分 1～2		150 mg　分 1	
	○	ノルフロキサシン (NFLX)	1060	バクシダール錠	×		○	300～800 mg　分 3～4	200～400 mg　分 1～2		100～200 mg　分 2	
	◎	パズフロキサシンメシル酸塩 (PZFX)	1061	パシル点滴静注パズクロス点滴静注	○		○	600～1,000 mg　分 2，敗血症，肺炎球菌による肺炎，重症・難治性の呼吸器感染症の二次感染に限る)の場合 1 日 2,000 mg を 2 回に分けて 1 時間かけて点滴静注	CCr<20 mL/分では 500 mg を 1 日 1 回 20 mL/分≦CCr<30 mL/分では 1 回 500 mg を 1 日 2 回			1 回 300～500 mg を 48 時間毎，HD 患者では HD 日には HD 後に投与
	○	プルリフロキサシン (PUFX)	1062	スオード錠	×		○	400～600 mg　分 2	1 回 200 mg　24 時間毎		1 回 200 mg　48 時間毎	
	◎	モキシフロキサシン塩酸塩 (MFLX)	1063	アベロックス錠	×		○	400 mg　分 1	腎機能正常者と同じ			
	◎	レボフロキサシン水和物 (LVFX)	1064	クラビット錠	△		○	500 mg　分 1	CCr 20 mL/分以上：初日 500 mg 分 1，以後 250 mg　分 1	CCr 20 mL/分未満：初日 500 mg 分 1，3 日目以降 250 mg を 2 日に 1 回		
			1065	クラビット点滴静注				1 日 1 回 500 mg を 60 分かけて点滴静注	初日 500 mg　分 1，以後 250 mg　分 1	初日 500 mg　分 1，3 日目以降 250 mg を 2 日に 1 回		
	◎	ロメフロキサシン (LFLX)	1066	バレオンカプセル・錠ロメバクトカプセル	×		○	1 回 100～200 mg を 1 日 2～3 回	AUC が 2 倍に上昇し t1/2 が 1.5 倍に延長するため 1 回 100～200 mg を 12～24 時間毎		AUC が 3.5 倍に上昇し t1/2 が 2.4 倍に延長し，腎外 CL が 63%低下する(Nolin TD, et al. Clin Pharmacol Ther 2008；**83**：898-903)ため，1 回 100～200 mg を 24 時間毎	
環状ペプチド系	◎	コリスチンメタンスルホン酸ナトリウム	1067	オルドレブ点滴静注用	×		○	コリスチンとして 1 回 1.25～2.5 mg(力価)/kg を 1 日 2 回，30 分以上かけて点滴静注する	CCr≧80 で 1 回 1.25～2.5 mg(力価)/kg を 1 日 2 回投与，CCr 50～79：1 回 1.25～1.9 mg(力価)/kg を 1 日 2 回投与，CCr 30～49 で 1 回 1.5 mg(力価)/kg を 36 時間毎に投与	CCr 10～29：1 回 1.5 mg(力価)/kg を 36 時間毎に投与		1.5 mg/kg/日を分 1，HD 患者では HD 後に投与(日化療会誌 2015；**63**：294-329。ただし Vd が大きいため透析での除去率は高くないと予測される)
原虫治療薬		メトロニダゾール	1068	アネメトロ点滴静注液	○			1 回 500 mg を 1 日 3 回，20 分以上かけて点滴静注する。なお，難治性または重症感染症には症状に応じて，1 回 500 mg を 1 日 4 回投与できる			500 mg を 8～12 時間毎。活性代謝物が蓄積するかもしれないが血液透析で速やかに除去されるため透析後に補充(Up to Date)	
抗結核薬[*2]		イソニアジド (INH)	1069	イスコチン錠・原末			○	体重あたり投与量(結核診療ガイドライン・改訂第 3 版)：5 mg/kg/日 [最大 300 mg/日]　1 日量 200～500 mg(4～10 mg/kg)〈2～5 錠〉を 1～3 回に分けて，毎日または週 2 日経口投与する。必要な場合には，1 日量成人は 1 g〈10 錠〉まで，13 歳未満は 20 mg/kg まで増量してもよい	腎機能正常者と同じ(Up to Date)			減量の必要なし(Up to Date)。HD 患者では HD 日には HD 後に投与
		イソニアジドメタンスルホン酸ナトリウム水和物	1070	ネオイスコチン錠・原末			○	1 日量 0.4～1.0 g(8～20 mg/kg)〈4～10 錠〉を 1～3 回に分けて毎日または週 2 日経口投与する。必要な場合には，1 日量 1.5 g〈15 錠〉まで増量してもよい	腎機能正常者と同じ			減量の必要なし。HD 患者では HD 日には HD 後に投与

＊1：初回投与量は減量しないこと，PK/PD 理論から耐性化防止，殺菌力の増強には 1 日 1 回投与が推奨される
＊2：CCr>50 mL/分の用量は添付文書ではなく結核診療ガイドラインによる

表2 腎機能低下時の主な薬物投与量一覧

分類	重要度	一般名	番号	商品名	透析性	腎障害	常用量	30～59	15～29	<15	HD(血液透析) PD(腹膜透析)
抗結核薬*2	◎	エタンブトール塩酸塩(EB)	1071	エサンブトール エブトール	○	○	15 mg/kg/日を1日1回(最大750 mg/日で初期2か月は20 mg/kgで最大1,000 mg/日)	減量して連日投与(結核診療ガイドライン・改訂第3版)		1回15～20 mg/kgを48時間毎	1回15～20 mg/kgを48時間毎, HD患者ではHD日にはHD後に投与
	○	エチオナミド(TH)	1072	ツベルミン錠	×		10 mg/kg/日を1日1回(最大600 mg/日. 200 mg/日より漸増)	腎機能正常者と同じ		50%に減量	
	○	エンビオマイシン硫酸塩(EVM)	1073	ツベラクチン筋注用	不明	○	20 mg/kg/日を1日1回(最大1,000 mg/日で初期2か月は連日, 以後は週2～3回)	腎障害のある患者では高い血中濃度が持続し, 第8脳神経障害または腎障害が現れるおそれがあるので, 投与量を減ずるか, 投与間隔をあけて使用する必要があるが, 薬物動態データがほとんどなく不明			
	◎ TDM	カナマイシン硫酸塩(KM)	1074	硫酸カナマイシン注	○	○	1回15 mg/kgを連日2か月間または週2回で, 連日投与時は最大750 mg/日, 週2回投与は最大1,000 mg/日(結核診療ガイドライン・改訂第3版) 1回15 mg/kg 24時間毎(サンフォード感染症治療ガイドによる)	使用を勧めない(結核診療ガイドライン・改訂第3版)			透析後に1g(結核診療ガイドライン・改訂第3版) 1回3 mg/kgを72時間毎, HD患者ではHD日にはHD後に投与(サンフォード)
	◎	サイクロセリン(CS)	1075	サイクロセリンカプセル	×		1回250 mgを1日2回 体重あたり投与量(結核診療ガイドライン・改訂第3版):10 mg/kg/日[最大500 mg/日]	1回250 mgを12～24時間毎		1回250 mgを24時間毎	
	◎ TDM	ストレプトマイシン硫酸塩(SM)	1076	硫酸ストレプトマイシン注	○	○	1回15 mg/kgを連日2か月間または週2回で, 連日投与時は最大750 mg/日, 週2回投与は最大1,000 mg/日(結核診療ガイドライン・改訂第3版) 1回12～15 mg/kg 24時間毎, (サンフォード感染症治療ガイド2011-2012による)	使用を勧めない(結核診療ガイドライン・改訂第3版)			透析後に1g(結核診療ガイドライン・改訂第3版) 1回3 mg/kgを72時間毎, HD患者ではHD日にはHD後(サンフォード)
		デラマニド	1077	デルティバ錠	×		1回100 mgを1日2回, 朝・夕食後(空腹時投与ではAUCが1/2になるため必ず食後)	腎機能正常者と同じ			
		パラアミノサリチル酸カルシウム水和物(PAS-Ca)	1078	ニッパスカルシウム錠・顆粒	○		200 mg/kg/日を1日1回(最大12 g/日)	75～100%に減量		7～10 g/日 分2～3(HD患者ではHD日にはHD後に投与)	
	◎	ピラジナミド(PZA)	1079	ピラマイド原末	○		25 mg/kg/日を1日1回(最大1,500 mg/日. 添付文書の用量では肝障害が起こりやすい)	減量して連日投与(結核診療ガイドライン・改訂第3版)		1回25～30 mg/kgを週3回投与	1回25～30 mg/kgを週3回投与, HD患者ではHD日にはHD後に投与
		リファンピシン(RFP)	1080	リファジンカプセル	×	○	体重あたり投与量(結核診療ガイドライン・改訂第3版):10 mg/kg/日[最大600 mg/日] 10 mg/kg/日[最大500 mg/日]肺結核には1回450 mgを原則として朝食前空腹時投与. ただし感性併用剤のある場合は週2日投与でもよい. ハンセン病は添付文書参照	腎機能正常者と同じ			
	○	リファブチン	1081	ミコブティンカプセル	×		体重あたり投与量(結核診療ガイドライン・改訂第3版):5 mg/kg/日[最大300 mg/日] 150 mg～300 mgを1日1回経口投与. 多剤耐性結核症には300 mg～450 mgを1日1回経口投与. MAC症を含む非結核性抗酸菌症の治療およびHIV感染患者における播種性MAC症の発症抑制には300 mgを1日1回経口投与	1日1回300 mg		1日1回150～300 mg 1日1回300 mgという症例報告もある(Nephrol Dial Transplant 2002; 17: 531-532)	

*2:抗結核薬(CCr>50 mL/分の用量は添付文書ではなく結核診療ガイドラインによる

分類	重要度	一般名	番号	商品名	透析性	禁忌	腎障害	常用量	GFR または CCr(mL/分) 30~59	15~29	<15	HD(血液透析) PD(腹膜透析)
抗真菌薬	◎	アムホテリシンB(AMPH)	1082	ファンギゾン注			○	添付文書参照	腎毒性があるため，他剤を選択する			無尿の患者には腎機能正常者と同じ
			1083	ファンギゾンシロップ				200~400 mg　分2~4	内服は腎機能正常者と同じ			
	△	アムホテリシンBリポソーム製剤(L-AMB)	1084	アムビゾーム点滴静注	×		○	1日1回2.5 mg/kg，1~2時間以上かけて点滴静注．最大1日5 mg/kg(クリプトコッカス髄膜炎では6 mg/kg)．リーシュマニア症は添付文書参照	腎機能正常者と同じだが腎機能のモニタリングが必要			腎機能正常者と同じ，透析中に投与可能
		イトラコナゾール(ITCZ)	1085	イトリゾールカプセル				50~200 mg　分1食直後	腎機能正常者と同じ			
			1086	イトリゾール内服液	×			200 mgを1日1回空腹時(最大1回量200 mg，1日量400 mg)				
	△		1087	イトリゾール注		禁	○	1回200 mgを12時間毎に点滴，3日目以降1日1回200 mgを24時間毎に点滴				CCr<30 mL/分では腎障害性の溶剤(ヒドロキシプロピル-β-シクロデキストリン)が蓄積するため使用しない
		カスポファンギン酢酸塩	1088	カンサイダス点滴静注用	×			1日1回50~70 mgを，1時間かけて緩徐に点滴静注	腎機能正常者と同じ			
		テルビナフィン塩酸塩	1089	ラミシール錠	×			1回125 mgを1日1回				
	◎	フルコナゾール(FLCZ)	1090	ジフルカンカプセル	○		○	50~400 mg　分1	1回50~200 mgを24時間毎		1回50~200 mgを週3回，HD患者ではHD日にはHD後	
			1091	ジフルカン静注液	○		○	50~400 mg　分1				
	◎	フルシトシン(5-FC)	1092	アンコチル錠	○			100~200 mg/kg/日(真菌血症，真菌性髄膜炎，真菌性呼吸器感染症，黒色真菌症)	25~50 mg/kgを6~12時間毎	25~50 mg/kgを12~24時間毎	50 mg/kgを24時間以上の間隔で	HD患者は25~50 mg/kgを週3回毎HD後に，CAPDでは50 mg/kgを48時間毎に
	◎	ホスフルコナゾール(F-FLCZ)	1093	プロジフ静注液	○			添付文書参照	通常用量の1/2に減量			HD：HD後に通常用量を投与する．CAPD：通常用量の1/2に減量
	△ TDM	ボリコナゾール(VRCZ)	1094	ブイフェンド静注用		禁		投与初日に6 mg/kgを1日2回：2日目以降は維持用量として3~4 mg/kgを1日2回静脈内投与する(抗菌薬TDMガイドライン，2012)．非線形でCYP2C19遺伝子多型により肝障害，視覚障害を発症しやすいためTDMを実施する	CCr<30 mL/分の場合，腎排泄である注射剤の添加物スルホブチルエーテルβ-シクロデキストリンナトリウムの蓄積により腎機能障害が悪化するおそれがあるので，経口剤の投与を考慮する．非線形で遺伝子多型により肝障害を発症しやすいためTDMを実施する．腎機能の廃絶した症例では使用できる可能性がある			
			1095	ブイフェンド錠・ドライシロップ	×			投与初日に1回300 mgを1日2回，2日目以降は維持用量として1回150~200 mg1日2回食間を考慮する．体重が40 kg未満の患者には，経口投与では投与初日に1回150 mgを1日2回，2日目以降は維持用量として1回100 mg1日2回食間とし効果不十分の場合150 mgまで増量を考慮する(抗菌薬TDMガイドライン，2012)．非線形でCYP2C19遺伝子多型により肝障害，視覚障害を発症しやすいためTDMを実施する	腎機能正常者と同じ，非線形で遺伝子多型により肝障害を発症しやすいためTDMを実施する			
		ミカファンギンナトリウム(MCFG)	1096	ファンガード点滴静注用	×			50~300 mg　分1	腎機能正常者と同じ			
		ミコナゾール(MCZ)	1097	フロリードF注	×		○	200~1,200 mg　分1~3				
爪白癬治療薬		エフィナコナゾール	1098	クレナフィン爪外用液				1日1回罹患爪全体に塗布する	腎機能正常者と同じ			

表2　腎機能低下時の主な薬物投与量一覧

分類	重要度	一般名	番号	商品名	透析性	禁忌	腎障害	常用量	GFR または CCr(mL/分) 30～59	15～29	<15	HD(血液透析) PD(腹膜透析)
ヘルペスウイルス感染症治療薬	◎	アシクロビル(ACV)	1099	ゾビラックス点滴静注用	○		○	1回5mg/kg 8時間毎, 脳炎・髄膜炎では1回10mg/kgまで増量可	1回5mg/kgを12時間毎, 脱水を避け, ゆっくり投与(尿細管での結晶析出による腎障害を避けるため)	1回5mg/kgを24時間毎, 脱水を避け, ゆっくり投与(尿細管での結晶析出による腎障害を避けるため)	1回2.5mg/kgを24時間毎, 脱水を避け, ゆっくり投与(尿細管での結晶析出による腎障害を避けるため)	3.5mg/kgを週3回, HD患者ではHD日にはHD後
			1100	ゾビラックス錠				①帯状疱疹:1回800mgを1日5回 ②造血幹細胞移植における単純ヘルペスウイルス感染症の発症抑制:1回200mgを1日5回, 造血幹細胞移植施行7日前より施行後35日まで投与 ③単純疱疹:1回200mgを1日5回		①帯状疱疹:1回800mgを1日3回 ②1回200mgを1日5回 ③1回200mgを1日1～2	①1日1回体重に応じて400～800mg. HD患者ではHD日にはHD後 ②③1回200mgを1日1～2	
		バラシクロビル塩酸塩(VACV)	1101	バルトレックス錠・顆粒	○		○	①帯状疱疹:1回1,000mgを1日3回 ②造血幹細胞移植における単純ヘルペスウイルス感染症(単純疱疹)の発症抑制:1回500mgを1日2回, 造血幹細胞移植施行7日前より施行後35日まで投与 ③単純疱疹:1回500mgを1日2回 ④水痘:1回1,000mgを1日3回 ⑤性器ヘルペスの再発抑制:1日1回500mg. HIV感染症患者には1回500mgを1日2回	①④1回1,000mgを12時間毎 ②③1回500mgを12時間毎 ④1回500mgを24時間毎. HIV感染症患者では1回500mgを12時間毎	①④1回1,000mgを24時間毎 ②③1回500mgを24時間毎 ④1回250mgを24時間毎. HIV感染症患者では1回500mgを24時間毎	①④1回500mgを24時間毎 ②③1日1回500mg 保存期では脱水予防, 尿量確保する必要あり ④1回250mgを24時間毎. HIV感染症患者では1回500mgを24時間毎	①体重60kg以上で非高齢者では1回500mgを週3回 HD後, それ以外の症例には他剤を選択 ②③1回250mgを週3回 HD後 ④1回250mgを週3回 HD後
	△	ビダラビン	1102	アラセナA点滴静注用	○			1日5～15mg/kg	腎機能正常者と同じ		投与量を75%に減量	投与量を75%に減量, HD患者ではHD後に投与
	◎	ファムシクロビル	1103	ファムビル錠			△	①帯状疱疹:1回500mgを1日3回 ②単純疱疹:1回250mgを1日3回	①1回500mgを1日1～3回 ②1回250mgを1日2回	①1回500mgを1日1～2回 ②1回250mgを1日1～2回	①②1回250mgを1日に1回	①②HD:週3回透析後に250mg, CAPD:250mgを48時間毎
サイトメガロウイルス感染症治療薬	◎	ガンシクロビル(DHPG)	1104	デノシン注	○		○	初期1回2.5～5mg/kgを12時間毎, 維持24時間毎	初期1回2.5mg/kgを12～24時間毎, 維持1.25～2.5mg/kgを24時間毎		初期1回1.25mg/kgを24時間毎, 維持0.625mg/kgを24時間毎	HD:初期1回1.25mg/kgを毎HD後, 維持0.625mg/kgを毎HD後, CAPD:初期1回1.25mg/kgを48時間毎, 維持0.625mg/kgを48時間毎
	◎	バルガンシクロビル塩酸塩	1105	バリキサ錠	○		○	初期900mg 分2, 維持900mg 分1	450mgを1日1～2回	1回450mgを48時間毎, 維持治療1回450mgを2日に1回	初期治療1回450mgを2日に1回, 維持治療1回450mgを週に2回	1回450mg以下の設定になるため使用しない(ガンシクロビル製剤の静注投与を考慮)
	◎	ホスカルネットナトリウム水和物	1106	点滴静注用ホスカビル	○	禁		①後天性免疫不全症候群患者におけるサイトメガロウイルス網膜炎, 造血幹細胞移植患者におけるサイトメガロウイルス感染:初期療法1回60mg/kgを1時間以上かけて1日3回, または90mg/kgを2時間以上かけて1日2回, 点滴静注 ②造血幹細胞移植患者におけるサイトメガロウイルス血症:初期療法1回60mg/kgを1時間以上かけて1日2回, 点滴静注いずれも初期療法は2～3週間以上行い, 維持療法は1日1回90～120mg/kgを2時間以上かけて投与	体重によって初期投与量, 維持投与量が変化する. 詳細は添付文書参照		CCr 0.4mL/分/kg未満の患者では腎障害を悪化させるため使用を避ける	
抗RSウイルス モノクローナル抗体ヒト化		パリビズマブ	1107	シナジス筋注用	×			体重1kgあたり15mgをRSウイルス流行期を通して月1回筋肉内に投与する. なお注射量が1mLを超える場合には分割して投与する	新生児, 乳児および幼児のみに適応される			

付録

分類	重要度	一般名	番号	商品名	透析性	禁忌	腎障害	常用量	GFR または CCr(mL/分) 30~59	15~29	<15	HD(血液透析) PD(腹膜透析)
HIV感染症治療薬	◎	インジナビル硫酸塩エタノール付加物	1108	クリキシバンカプセル			○	1回800mgを8時間ごと，1日3回空腹時(食事の1時間以上前または食後2時間以降)に経口投与，腎結石症の発現を防止する目的で，治療中は通常の生活で摂取する水分に加え，さらに24時間に少なくとも1.5Lの水分を補給すること	健康人で20%程度の尿中排泄が認められていることから，排泄能の低下により，高い血中濃度が持続するおそれがあるため，慎重投与になっている。腎結石症の発現を防止するため，1日1.5Lの水分を補給する必要があるので，溢水気味のCKD患者には適していない			
	◎	エムトリシタビン	1109	エムトリバカプセル	×			エムトリシタビンとして1回200mgを1日1回経口投与する。なお，投与に際しては必ず他の抗HIV薬と併用する	1回200mgを2日間に1回投与(Renal Pharmacotherapy, 2013)	1回200mgを3日間に1回投与(Renal Pharmacotherapy, 2013)	1回200mgを4日間に1回投与(Renal Pharmacotherapy, 2013)	1回200mgを4日間に1回投与，HD患者はHD後に投与(Renal Pharmacotherapy, 2013)
	○	サニルブジン	1110	ゼリットカプセル	△			体重60kg以上：40mgを1日2回12時間毎，体重60kg未満：30mgを1日2回12時間毎	CCr 26~50mL/分：50%を12時間毎，25以下：50%を24時間			50%を1日1回，HD患者はHD後に投与し，HDを行わない日にも同じ時間に投与
	△	ジドブジン(アジドチミジン)	1111	レトロビルカプセル	×		○	1日量500~600mgを2~6回	腎機能正常者と同じ		100mgを1日3回	
		ダルナビルエタノール付加物	1112	プリジスタ錠・ナイーブ	×		○	プリジスタ錠は1回800mg，プリジスタ錠ナイーブは1回600mgとリトナビル1回100mgをそれぞれ1日1回食事中または食直後に併用投与，必ず他の抗HIV薬と併用すること	腎機能正常者と同じ			
	◎	テノホビルジソプロキシルフマル酸塩	1113	ビリアード錠	○			1回300mg(テノホビルジソプロキシルとして245mg)を1日1回経口投与	できるだけ避けるが投与するなら300mgを2日に1回(Renal Pharmacotherapy, 2013)	できるだけ避けるが投与するならCCr 10~29では300mgを3~4日に1回(Renal Pharmacotherapy, 2013)	データなし(Renal Pharmacotherapy, 2013)	できるだけ避けるが投与するなら1週間に1回300mg，HD患者では累積HD時間12時間毎に1回でも可(Renal Pharmacotherapy, 2013)
		ドルテグラビルナトリウム	1114	テビケイ錠				1日1~2回，1回50mgを経口投与	腎機能正常者と同じ			
		ネルフィナビルメシル酸塩	1115	ビラセプト	×			1,250mg/日2回または750mg/日3回	腎機能正常者と同じ			
	◎	ラミブジン	1116	エピビル錠	×			300mg 分1~2	150mgを1日1回	初回150mg，その後100mgを1日1回	初回50~150mg，その後25~50mgを1日1回	
		リルピビリン塩酸塩	1117	エジュラント錠	×			必ず他の抗HIV薬と併用し，成人1日1回25mgを食事中または食直後に投与	腎機能障害患者を対象とした試験は実施していないが，おそらく腎機能正常者と同じ			
		ロピナビル・リトナビル	1118	カレトラ配合錠・配合内服液	×			ロピナビル・リトナビルとして1回400mg・100mgを1日2回，または1回800mg・200mgを1日1回	腎機能正常者と同じ			
	◎	エムトリシタビン・テノホビルジソプロキシルフマル酸塩配合錠	1119	ツルバダ配合錠	E：×T：○		○	1回300mg(テノホビルジソプロキシルとして245mg)を1日1回経口投与	CCr 30~49mL/分では本剤1錠を2日間に1回投与	本剤は投与せず，エムトリシタビン製剤およびテノホビル製剤により，個別に用法・用量の調節を行う		
	○	エルビテグラビル・コビシスタット・エムトリシタビン・テノホビルジソプロキシルフマル酸塩配合剤	1120	スタリビルド配合錠	Tのみ：○		○	1日1回食事中または食直後に1錠服用する	中等度および重度の腎機能障害のある患者では，エムトリシタビンおよびテノホビルの血中濃度が上昇するため，慎重投与			
	◎	リルピビリン塩酸塩・エムトリシタビン・テノホビルジソプロキシルフマル酸塩	1121	コムプレラ配合錠	×			1回1錠(リルピビリンとして25mg，テノホビルジソプロキシルフマル酸塩として300mgおよびエムトリシタビンとして200mgを含有)を1日1回食事中または食直後に経口投与	CCr<50mL/分またはHD患者では，テノホビル製剤およびエムトリシタビン製剤により個々に用法・用量の調節が必要となるため，本剤を投与せず，個別の製剤を用いること			

表2　腎機能低下時の主な薬物投与量一覧

分類	重要度	一般名	番号	商品名	透析性	禁忌	腎障害	常用量	30~59	15~29	<15	HD(血液透析) PD(腹膜透析)
ニューモシスチス肺炎治療薬		アトバコン	1122	サムチレール内用懸濁液	×			食後に1回5 mL(アトバコン750 mg)を1日2回21日間，発症抑制の目的では1回10 mL(アトバコン1,500 mg)を1日1回，どちらも食後に投与(食直後が望ましい)	腎機能正常者と同じ			
	△	ペンタミジンイセチオン塩酸塩	1123	ベナンバックス注	×		○	1回4 mg/kg　24時間毎	1回4 mg/kg 24時間毎	1回4 mg/kg 36時間毎(Up to Date)	1回4 mg/kg　48時間毎，HD患者はHD後に投与(Up to Date)	
インフルエンザ治療薬	◎	アマンタジン塩酸塩	1124	シンメトレル錠・細粒	×	禁		A型インフルエンザウイルス感染症：1日100 mgを分1~2 その他の適応は添付文書参照	1回100 mgを1日1回	1回100 mgを3日に1回	大部分が未変化体として尿中に排泄されるので，蓄積により，意識障害，精神症状，痙攣，ミオクロヌス等の副作用が発現することがある。またHDによって少量しか除去されないため透析を必要とするような重篤な腎障害のある患者には禁忌	
	◎	オセルタミビルリン酸塩	1125	タミフルカプセル・ドライシロップ	○		○	治療：150 mg 分2，予防：75 mg 分1		治療：1回75 mgを1日1回×5日間 予防：1回75 mgを隔日投与×4~5日	※推奨用量は確立されていないが，以下の用量が提案されている。治療：1回75 mgを単回投与 予防(HD)：初回75 mg，2回のHD後に75 mg追加(計2回) 予防(PD，ESRD)：初回75 mg，7日目に75 mg追加(計2回)	
	△	ザナミビル水和物	1126	リレンザ(吸入)	○			1回10 mgを1日2回5日間吸入，予防には1回10 mgを1日1回10日間吸入	尿中排泄されるが吸入後の肺局所内濃度が効果の指標となるため，腎機能正常者と同じ			
	◎	ペラミビル水和物	1127	ラピアクタ点滴静注液	○			300 mgを15分以上かけて単回点滴静注。合併症等により重症化するおそれのある患者には，1日1回600 mgを15分以上かけて単回点滴静注	1日1回150 mg(FDA)	1日1回100 mg(FDA)	初回100 mg，以後は透析後2時間後に100 mg追加する(FDA)，CAPDでは初回100 mg，以後は1日毎に100 mg追加する	
	△	ラニナミビルオクタン酸エステル水和物	1128	イナビル吸入粉末剤	×			40 mgを単回吸入投与	CCr 30~50 mL/分でAUCが2倍に，CCr 30 mL/分未満でAUCが4.9倍上昇するが，1回の治療で完結するため，減量の必要なし.			
B型肝炎治療薬	◎	アデホビルピボキシル	1129	ヘプセラ錠	○			10 mgを1日1回	10 mgを2~3日に1回	10 mgを2~3日に1回，Ccr 10~29 mL/分：10 mgを3日に1回	CCr<10 mL/分：10 mgを週1回，Ccr 10~29 mL/分：10 mgを3日に1回	10 mgを週1回，HD患者ではHD後
	◎	エンテカビル水和物	1130	バラクルード錠	×			1日1回0.5 mg(ラミブジン不応患者には1 mg)，空腹時(食後2時間以降かつ次の食事の2時間以上前)	1回0.5 mg(ラミブジン不応患者には1 mg)を2日に1回	1回0.5 mg(ラミブジン不応患者には1 mg)を3日に1回	末期腎不全(ESKD)ではAUCが8.4倍上昇するため(Zhang Y, et al.：CPT 2008；85：305-311)1回0.5 mg(ラミブジン不応患者には1 mg)を7日に1回。HD患者ではHD日にはHD後	
	◎	テノホビルジソプロキシルフマル酸塩	1131	テノゼット錠	×		○	1回300 mg，1日1回経口投与	CCr 50~59 mL/分：300 mgを2日に1回	CCr 30~49 mL/分：300 mgを3~4日に1回	CCr 10~29 mL/分：300 mgを7日に1回	300 mgを7日に1回または累積約12時間の透析終了後に300 mgを投与
	◎	ラミブジン	1132	ゼフィックス錠	×			1回100 mgを1日1回	CCr≥50：1回100 mgを1日1回，CCr30~49：初回100 mg，その後50 mgを1日1回	初回100 mg，その後25 mgを1日に1回	CCr 5~14：初回35 mgを1日に1回，CCr<5：初回35 mg，その後10 mgを1日に1回	
C型肝炎治療薬		アスナプレビル	1133	スンベプラカプセル	×			1回100 mgを1日2回，ダクラタスビル塩酸塩と併用で併用で24週間経口投与	腎機能正常者と同じだが，アスナプレビルのAUCは腎機能が正常な被験者に比べて末期腎不全(ESRD)被験者のほうが10.1%低い			
		オムビタスビル水和物・パリタプレビル水和物・リトナビル	1134	ヴィキラックス配合錠	×		○	1日1回2錠を食後に12週間経口投与	腎機能正常者と同じ			
		シメプレビルナトリウム	1135	ソブリアードカプセル	×			100 mgを1日1回経口投与し，投与期間は12週間。ペグインターフェロンアルファ-2aまたは2b，およびリバビリンと併用する	高度腎機能障害患者ではAUCが健常者に比し，1.62倍高くなるものの添付文書上では腎機能に応じた減量は示唆されていない。リバビリン併用患者が対象となるため，CCr 50 mL/分未満の患者では投与できない			

分類	重要度	一般名	番号	商品名	透析性	禁忌	腎障害	常用量	GFR または CCr(mL/分) 30～59	15～29	<15	HD(血液透析) PD(腹膜透析)
C型肝炎治療薬	◎	ソホスブビル	1136	ソバルディ錠	×GS-331007で18%	禁		リバビリンと併用して，1日1回400 mgを12週間経口投与する	30≦eGFR<50 mL/分/1.73 m²ではソホスブビルのAUCは107%上昇し，GS-331007のAUCは88%上昇する．併用されるリバビリンはCCr<50 mL/分で禁忌のため使えない	重度の腎機能障害(eGFR<30 mL/分/1.73 m²)または透析を必要とする腎不全の患者ではソホスブビルおよびその代謝物の血中濃度が上昇するため禁忌		
	◎	ソホスブビル・レジパスビル	1137	ハーボニー配合錠	×	禁		1日1回1錠(レジパスビルとして90 mgおよびソホスブビルとして400 mg)を12週間経口投与する	30≦eGFR<50 mL/分/1.73 m²ではソホスブビルのAUCは107%上昇し，GS-331007のAUCは88%上昇するため慎重投与	重度の腎機能障害(eGFR<30 mL/分/1.73 m²)または透析を必要とする腎不全の患者ではソホスブビルおよびその代謝物の血中濃度が上昇するため禁忌		
	◎	ダクラタスビル塩酸塩	1138	ダクルインザ錠	×			アスナプレビル1回100 mgを1日2回，アスナプレビルと併用で24週間経口投与	CCrが60，30および15 mL/分およびHD患者における総ダクラタスビルのAUCは腎機能が正常な被験者に比べてそれぞれ26.4%，59.8%，79.6%および26.9%高く，同様に遊離型ダクラタスビルのAUCはそれぞれ18.0%，39.2%，51.2%および20.1%高くなるが添付文書上では腎機能に応じた減量は示唆されていない			
	◎	テラプレビル	1139	テラビック錠	×		○	セログループ1でかつHCV RNA量が高値の未治療者，またはIFN単独療法，またはリバビリンとの併用で無効または再燃患者に対し1回750 mgを1日3回食後に12週間投与(空腹時投与では22%に低下する)．腎機能障害の発現リスクが高くなるおそれのある患者においては，本剤の開始量の減量を考慮する	リバビリン併用患者が対象となるため，CCr 50 mL/分未満の患者では投与できない			
		バニプレビル	1140	バニヘップカプセル	×			1回300 mgを1日2回，12週間(インターフェロンの治療で無効となった患者には24週間)経口投与する．なお本薬は，ペグインターフェロンアルファ-2bおよびリバビリンと併用する	リバビリン併用患者が対象となるため，CCr 50 mL/分未満の患者では投与できない			
	◎	リバビリン	1141	レベトールカプセル コペガスカプセル	×	禁		600～800 mg 分2	CCr 50 mL/分未満の患者では本剤の血中濃度が上昇し，重大な副作用が生じることがあるため投与禁忌．CCr<30 mL/分ではAUCが21%上昇する．HD患者に投与する場合には200 mgを1日1回投与 (Renal Pharmacotherapy, 2013)			HD患者に投与する場合には200 mgを1日1回投与 (Renal Pharmacotherapy, 2013)
抗ウイルス薬その他の		イノシンプラノベクス	1142	イソプリノシン錠	○			1日50～100 mg/kgを3～4回に分けて投与	重篤な腎障害のある患者では尿酸の排泄が遅延することがあるため，慎重投与になっているが，薬物動態データがほとんどなく不明			
寄生虫・原虫用薬	◎	アトバコン・プログアニル塩酸塩塩配合剤	1143	マラロン配合錠	A× P○	禁		1日1回4錠(アトバコン/プログアニル塩酸塩として1,000 mg/400 mg)を3日間，食後に経口投与．予防には1日1回1錠(アトバコン/プログアニル塩酸塩として250 mg/100 mg)を，マラリア流行地域到着24～48時間前より開始し，流行地域滞在中および流行地域を離れた後7日間，毎日食後に経口投与	CCr≧30 mL/分では1日1回4錠(アトバコン/プログアニル塩酸塩として1,000 mg/400 mg)を3日間，食後に経口投与．予防には1日1回1錠(アトバコン/プログアニル塩酸塩として250 mg/100 mg) (Renal Pharmacotherapy, 2013)	重度の腎障害のある患者に治療の目的で投与する場合，本剤の配合成分であるプログアニルの排泄が遅延し，血中濃度が上昇することで副作用が発現する危険性が高いため，他剤の投与を考慮するなど投与の可否を慎重に判断し，治療による有益性が危険性を上回ると判断される場合にのみ投与すること．予防目的には禁忌		
		イベルメクチン	1144	ストロメクトール錠	×			腸管糞線虫症：体重1 kg当たり約200 μgを2週間間隔，疥癬：体重1 kg当たり約200 μgを1回．水のみで服用すること	腎機能正常者と同じ			

表2　腎機能低下時の主な薬物投与量一覧

分類	重要度	一般名	番号	商品名	透析性	禁忌	腎障害	常用量	GFR または CCr(mL/分) 30~59	15~29	<15	HD(血液透析) PD(腹膜透析)
寄生虫・原虫用薬	△	キニーネ塩酸塩水和物	1145	塩酸キニーネ	×6.5%/1時間		○	1回0.5gを1日3回経口投与	10 mg/kgを12時間毎に投与 (Renal Pharmacotherapy, 2013)		10 mg/kgを24時間毎に投与 (Renal Pharmacotherapy, 2013)	
		サントニン	1146	サントニン原末	不明			1回100 mgを1日2回空腹時, あるいは就寝時1回および翌朝1回経口投与	薬物動態データがほとんどなく不明			
		チニダゾール	1147	チニダゾール錠「F」	○			1クールとして1回200 mg, 1日2回, 7日間経口投与または2,000 mgを1回経口投与	腎機能正常者と同じ			
	○	パロモマイシン硫酸塩	1148	アメパロモカプセル	該当せず			1,500 mg(力価)を1日3回に分けて10日間, 食後に経口投与する	腎障害のある患者では微量に吸収された本剤の排泄が滞り, 血中濃度が高まる可能性があるため, 慎重投与			
		ピランテルパモ酸塩	1149	コンバントリン錠・ドライシロップ	不明			10 mg/kg/日	腎機能正常者と同じ			
		プリマキンリン酸塩	1150	プリマキン錠	×			プリマキンとして30 mgを1日1回14日間, 食後に経口投与する				
		プラジカンテル	1151	ビルトリシド錠	不明			1回20 mg/kgを1日2回2日間経口投与(肝吸虫症, 肺吸虫症), 1回20 mg/kgを1日1~2回1日経口投与(横川吸虫症)	腎機能障害のある患者 [本剤の排泄が遅延する可能性があるため慎重投与であり, 薬物動態データがほとんどなく不明]			
		フェノトリン	1152	スミスリンローション	該当せず			1週間間隔で1回1本(30 g), 頸部以下(頸部から足底まで)の皮膚に塗布し, 塗布後12時間以上経過した後に入浴, シャワー等で洗浄, 除去	吸収されて作用を示す薬剤ではないため腎機能正常者と同じ			
	○	メトロニダゾール	1153	フラジール内服錠	○		○	750~2,250 mgを分2~4 詳細は添付文書参照	減量せずに8~12時間毎に (The Kidney 8 th ed)		50~100%を12時間毎に. HD患者ではHD日にはHD後に投与	
	○	レナリドミド水和物	1154	レブラミドカプセル			○	1日1回10 mgを21日間連日経口投与した後, 7日間休薬する. これを1サイクルとして投与を繰り返す	5 mg/日	5 mgを2日に1回	5 mgを週3回投与, 透析日は透析後に投与	
がん性潰瘍臭皮膚改善薬		メトロニダゾールゲル	1155	ロゼックスゲル				症状および病巣の広さに応じて適量を使用する. 潰瘍面を清拭後, 1日1~2回ガーゼ等にのばして貼付するか, 患部に直接塗布しその上をガーゼ等で保護する	皮膚より吸収されるが内服錠に比し血中濃度が低いため, 腎機能正常者と同じ			
抗悪性腫瘍薬(mTOR阻害薬)	TDM	エベロリムス	1156	アフィニトール錠	×		○	腎血管筋脂肪腫:1日1回10 mgを空腹時に経口投与, 上衣下巨細胞性星細胞腫:エベロリムスとして3.0 mg/m2を1日1回経口投与する	腎機能正常者と同じ			
			1157	アフィニトール分散錠	×		○	3.0 mg/m2を1日1回, 用時, 水に分散して経口投与する				
	○	クラドリビン	1158	ロイスタチン注	×		○	0.09 mg/kgの7日間持続点滴静注を1コース	0.06759 mg/kgを7日間持続点滴静注(Renal Pharmacotherapy, 2013)		0.045 mg/kgを7日間持続点滴静注 (Renal Pharmacotherapy, 2013)	
		シロリムス	1159	ラパリムス錠	×			2 mgを1日1回経口投与する. 1日1回4 mgを超えないこと	腎機能正常者と同じ			
		テムシロリムス	1160	トーリセル点滴静注液	×			1回25 mgを週1回				
アルキル化剤	○	イホスファミド	1161	注射用イホマイド		禁	○	添付文書参照	腎または膀胱に重篤な障害のある患者では腎障害・出血性膀胱炎を増悪するため投与禁忌になっているが75%に減量(Renal Pharmacotherapy, 2013)		腎または膀胱に重篤な障害のある患者では腎障害・出血性膀胱炎を増悪するため投与禁忌になっているが50%に減量, 透析患者は透析後に投与する(Renal Pharmacotherapy, 2013)	
		カルムスチン	1162	ギリアデル脳内留置用剤	不明			成人に, 腫瘍切除腔の大きさや形状に応じて61.6 mg(本剤8枚), または適宜減じた枚数を脳腫瘍切除術時の切除面を被覆するように留置	脳内留置剤であり, 活用できる動態データがないため不明			

付録

分類	重要度	一般名	番号	商品名	透析性	禁忌	腎障害	常用量	GFR または CCr(mL/分) 30〜59	15〜29	<15	HD(血液透析) PD(腹膜透析)
アルキル化剤	○	シクロホスファミド水和物	1163	エンドキサン錠・注	○		○	添付文書参照	腎機能正常者と同じ			50〜75%に減量または常用量を18〜24時間毎(腎外CLが30%低下する; Nolin TD, *et al.*: *Clin Pharmacol Ther* 2008; **83**: 898-903)
		テモゾロミド	1164	テモダールカプセル			○	初回 75 mg/m^2/日, 再発150 mg/m^2/日を1日1回空腹時詳細は添付文書参照	全身 CL と腎機能の間に関連性はないが慎重投与			透析例での使用報告がほとんどないため不明
			1165	テモダール点滴静注用				初回 75 mg/m^2/日, 再発150 mg/m^2/日を1日1回詳細は添付文書参照				
		ニムスチン塩酸塩	1166	ニドラン注射用	×		○	添付文書参照	腎障害のある患者では副作用として腎機能障害の報告があり, 症状を悪化させるおそれがあるため慎重投与			
		ブスルファン	1167	マブリン散			×	①慢性骨髄性白血病: 初期 1日 4〜6 mg 投与し, 改善が得られれば 1日 2 mg またはそれ以下に減量. 最初から 1日 2 mg またはそれ以下の投与も可. 維持療法では週1回または2週間に1回, 1日 2 mg ②真性多血症: 1日 2〜4 mg より開始し, 1日 6 mg まで漸増	腎機能正常者と同じだが, CKD 患者では副作用が強く現れるおそれがあるため慎重投与			
			1168	ブスルフェクス点滴静注用				1回 0.8 mg/kg を生理食塩液または 5%ブドウ糖液に混和・調製して2時間かけて点滴静注する. 本剤は6時間毎に1日4回, 4日間投与する				
	△	メルファラン	1169	アルケラン錠・静注用	×		○	2〜12 mg 分1	投与間隔は腎機能正常者と同じで75%に減量(Renal Pharmacotherapy, 2013)		投与間隔は腎機能正常者と同じで50%に減量(Renal Pharmacotherapy, 2013)	
泌尿器系障害発現抑制剤・イホスファミド・シクロホスファミド		メスナ	1170	ウロミテキサン注	×			イホスファミド投与 イホスファミド1日量の20%相当量を1回量とし, 1日3回(イホスファミド投与時, 4時間後, 8時間後)静脈内注射するが, メスナ1日量としてイホスファミド1日量の最大100%相当量まで投与することができる. シクロホスファミド(造血幹細胞移植の前治療)投与 シクロホスファミド1日量の40%相当量を1回量とし, 1日3回(シクロホスファミド投与時, 4時間後, 8時間後)30分かけて点滴静注する	検討されていない(Up to Date)が, 海外メーカーの添付文書では腎機能正常者と同じ			
代謝拮抗薬	○	カペシタビン	1171	ゼローダ錠		禁	○	添付文書参照. FDA では1250 mg/m2 を1日2回を2週間で3サイクル(Renal Pharmacotherapy, 2013)	CCr 30〜50 mL/分では 950 mg/m2 を1日2回(FDA)	重篤な腎障害では副作用が重症化または発現率が上昇するおそれがあるため投与禁忌		
	◎	クロファラビン	1172	エボルトラ点滴静注			○	1日1回 52 mg/m^2, 2時間以上かけて点滴静注する. これを5日間連日投与し, 少なくとも9日間休薬する. これを1クールとして繰り返す. なお, 患者の状態により適宜減量する	腎機能正常者に比し AUC が2倍になると推定されているため, 1/2 に減量が妥当かもしれない	CCr 30 mL/分未満での投与成績がないため, 不明だが, 大幅な減量が必要と思われる		
	△	ゲムシタビン塩酸塩	1173	ジェムザール注	×		○	週1回 1,000 mg/m^2 3週間連続投与 4週目休薬で1クール	腎機能正常者と同じだが代謝物の dFdU の CL が低下するため慎重投与			代謝物の dFdU の CL が低下するが, dFdU の透析性は高いため用量調節は不要だが, 慎重投与
		シタラビンオクホスファート水和物	1174	スタラシドカプセル			○	内服 100〜300 mg	腎機能正常者と同じ			
	△	シタラビン	1175	キロサイド注・N注	×		○	添付文書参照	腎機能正常者と同じ			通常量では腎機能正常者と同じ 高用量のN注(1〜3 g/m^2 12時間毎)は慎重投与
		テガフール	1176	フトラフールカプセル・腸溶カプセル・注・坐剤			○	内服 800〜1,200 mg 注射 20 mg/kg/日 坐薬 1〜2個/日	腎機能正常者と同じ			腎機能正常者と同じ HD 患者は HD 日には HD 後

表 2　腎機能低下時の主な薬物投与量一覧

分類	重要度	一般名	番号	商品名	透析性	禁忌	腎障害	常用量	GFR または CCr(mL/分) 30〜59	15〜29	<15	HD(血液透析) PD(腹膜透析)
代謝拮抗薬	△	テガフール・ウラシル	1177	ユーエフティ配合カプセル・E配合顆粒	○			テガフールとして 300〜600 mg 分 2〜3	腎機能正常者と同じ		テガフールとして 300 mg を 1 日 1 回	テガフールとして 300 mg を 1 日 1 回，HD 患者では HD 日には HD 後
	◎	テガフール・ギメラシル・オテラシルカリウム	1178	ティーエスワン配合カプセル・顆粒・OD 錠	○	禁		CCr≧80 mL/分では通常，体表面積に合せて 1 回 40, 50, 60 mg を初回基準量とし，1 日 2 回，28 日間連日経口投与し，その後 14 日間休薬する．これを 1 クールとして投与を繰り返す．80>CCr≧60 mL/分では初回基準量より必要に応じて 1 段階減量，60>CCr≧40 mL/分では原則として 1 段階減量，40>CCr≧30 mL/分では原則として 2 段階減量する．CCr 30 mL/分未満は投与不可．減量方法：40 mg/回→休薬，50 mg/回→40 mg/回→休薬，60 mg/回→50 mg/回→40 mg/回→休薬または腎機能に応じて適宜減量を考慮(Cancer Chemother Pharmacol 2012；**70**：783-789)．至適用量は体表面積によっても変化し，1 クールごとの用量の増加・減少・休薬基も変化する(添付文書参照)			重篤な腎機能障害のある患者では，フルオロウラシルの異化代謝素阻害剤ギメラシルの腎排泄が著しく低下し，血中フルオロウラシル濃度が上昇し，骨髄抑制等の副作用が強く現れるおそれがあるため禁忌
	△	ドキシフルリジン	1179	フルツロンカプセル	○			800〜1,200 mg 分 3〜4	600 mg/日	400 mg/日	400 mg/日 HD 患者では HD 日には HD 後
		トリフルリジン(FTD)・チピラシル(TPI)塩酸塩	1180	ロンサーフ配合錠	不明			1 日 2 回(朝食後および夕食後)経口投与する薬剤である．投与量は体表面積に応じて調節する．「5 日間連続投与後 2 日間休薬．これを 2 回繰り返したのち，14 日間休薬」を 1 コースとして投与を繰り返す	TPI はほとんど代謝されず，主に未変化体として尿中に排泄されるため腎機能の低下が本剤の薬物動態に影響を与える可能性があるが，投与設計に必要な薬物動態データがほとんどなく不明
	○	ヒドロキシカルバミド	1181	ハイドレアカプセル	○			500〜2,000 mg 分 1〜3	50%または 10〜15 mg/kg を 1 日 1 回に減量(Renal Pharmacotherapy, 2013)	20%または 4〜6 mg/kg を 1 日 1 回に減量，HD 患者は HD 日には HD 後(Renal Pharmacotherapy, 2013)
		フルオロウラシル	1182	5-FU 錠・注	○			内服 200〜300 mg 点滴 5〜15 mg/kg/日	腎機能正常者と同じ		腎機能正常者と同じ HD 患者では HD 日には HD 後
		フルダラビンリン酸エステル	1183	フルダラ錠	×	禁		40 mg/m²(体表面積)を 1 日 1 回 5 日間連日経口投与し，23 日間休薬．これを 1 クールとし，投与を繰り返す	腎機能・体表面積により至適用量を決定する(添付文書参照)		腎から排泄されるので，排泄遅延により副作用が強く現れるおそれがあるため禁忌
			1184	フルダラ静注用				1 日 20 mg/m²を点滴静注(約 30 分)．5 日間連日投与し 23 日間休薬．同種造血幹細胞移植の前治療に関しては添付文書参照			
	◎	ペメトレキセドナトリウム水和物	1185	アリムタ注射用	不明		○	1 日 1 回 500 mg/m²(体表面積)を 10 分間かけて点滴静注し，少なくとも 20 日間休薬する．これを 1 コースとし，投与を繰り返す.	腎機能正常者と同じ(Up to Date)	重度の腎機能障害患者で，本剤に起因したと考えられる死亡が報告されているので，重度の腎機能障害患者には本剤を投与しないことが望ましい(腎機能障害者に投与した十分な情報がない)
	○	メルカプトプリン水和物	1186	ロイケリン散	○			緩解導入量としては，メルカプトプリン水和物として，通常成人 1 日 2〜3 mg/kg を単独または他の抗がん薬と併用して経口投与する．緩解後は緩解導入量を下回る量を単独または他の抗がん薬と併用して経口投与する	48 時間毎に投与する(Up to Date)
	○	メトトレキサート	1187	メソトレキセート錠・注	○	禁	○	添付文書参照	50%に減量		排泄遅延により副作用が強く現れるおそれがあるため禁忌
アルカロイド系抗がん薬	△	エリブリンメシル酸塩	1188	ハラヴェン静注	○			1 日 1 回 1.4 mg/m²(体表面積)を 2〜5 分間かけて，週 1 回，静脈内投与する．これを 2 週連続で行い，3 週目は休薬する．これを 1 サイクルとして，投与を繰り返す	CCr 30〜50 mL/分：1.1 mg/m²(体表面積)を 2〜5 分間かけて，週 1 回，静脈内投与する．これを 2 週連続で行い，3 週目は休薬する．これを 1 サイクルとして，投与を繰り返す．CCr<30〜50 mL/分：データがないため推奨しない(Renal Pharmacotherapy, 2013)
		カバジタキセルアセトン付加物	1189	ジェブタナ点滴静注	×			プレドニゾロンを併用し 1 日 1 回 25 mg/m²を 1 時間かけて 3 週間間隔で点滴静注する	減量の必要はないと思われるが腎障害患者では安全性が確立していないため慎重投与

分類	重要度	一般名	番号	商品名	透析性	禁忌	腎障害	常用量	GFR または CCr(mL/分) 30〜59	15〜29	<15	HD(血液透析) PD(腹膜透析)
アルカロイド系抗がん薬		ドセタキセル水和物	1190	タキソテール点滴静注 ワンタキソテール点滴静注	×		○	添付文書参照	腎機能正常者と同じ			
		パクリタキセル	1191	タキソール注	×			添付文書参照				
		パクリタキセル（アルブミン懸濁型）	1192	アブラキサン点滴静注用	×			A法：通常，成人にはパクリタキセルとして，1日1回260 mg/m²（体表面積）を30分かけて点滴静注し，少なくとも20日休薬する．これを1コースとして，投与を繰り返す．なお，患者の状態により適宜減量する．B法：1日1回100 mg/m²（体表面積）を30分かけて点滴静注し，少なくとも6日間休薬する．週1回投与を3週間連続し，これを1コースとして，投与を繰り返す				
		ビノレルビン酒石酸塩	1193	ナベルビン注 ロゼウス静注	×		○	20〜25 mg/m² 1週間あける				
		ビンクリスチン硫酸塩	1194	オンコビン注	×		○	添付文書参照				
		ビンブラスチン硫酸塩	1195	エクザール注射用	×		○	週1回0.1 mg/kg, 0.05 mg/kg ずつ増量して週1回0.3 mg/kg				
抗生物質抗がん薬	△	アムルビシン塩酸塩	1196	カルセド注射用	×			45 mg（力価）/m²（体表面積）を約20 mLの日局生理食塩液あるいは5%ブドウ糖注射液に溶解し，1日1回3日間連日静脈内に投与し，3〜4週間休薬する．これを1クールとし，投与を繰り返す	腎機能正常者と同じ			
	○	イダルビシン	1197	イダマイシン	×	禁		12 mg（力価）/m²（体表面積）を1日1回，3日間連日静脈内投与する．骨髄機能が回復するまで休薬し，投与を繰り返す	8 mg（力価）/m²（体表面積）を1日1回，3日間連日静脈内投与する．骨髄機能が回復するまで休薬し，投与を繰り返す（Renal Pharmacotherapy, 2013）	重篤な腎障害のある患者では本剤の血中からの消失が遅延するとの報告があるため禁忌		
		エピルビシン塩酸塩	1198	ファルモルビシン注	×			添付文書参照	腎機能正常者と同じ			
	△	ダウノルビシン塩酸塩	1199	ダウノマイシン静注用	×			0.4〜1.0 mg/kg（力価）を連日あるいは隔日に3〜5回静脈内または点滴静注し，約1週間の観察期間をおき，投与を反復	血清Cr濃度>3 mg/dLでは50%に減量（FDA）			
		ドキソルビシン塩酸塩	1200	アドリアシン注	×			添付文書参照	腎機能正常者と同じ		75%に減量	
		ピラルビシン塩酸塩	1201	ピノルビン注	×			添付文書参照	腎機能正常者と同じ			
	◎	ブレオマイシン塩酸塩	1202	ブレオ注	○	禁	○	静注・皮下注・筋注：1回15〜30 mg 動注：1回5〜15 mg いずれも1週2回を原則として症状に応じて1日1回ないし週1回に適宜増減	50〜75%に減量	排泄機能が低下し，間質性肺炎・肺線維症等の重篤な肺症状を起こすことがあるため，重篤な腎障害には禁忌		
	◎	ペプロマイシン硫酸塩	1203	ペプレオ注	不明	禁		5〜10 mg/回 週2〜3回	副作用が強く現れるおそれがあるため慎重投与	重篤な腎機能障害のある患者では排泄機能が低下し，重篤な肺症状を起こしやすいので禁忌		
	○	マイトマイシンC	1204	マイトマイシン注	○		○	添付文書参照	腎機能正常者と同じ		50〜75%に減量	
抗がん薬治療の血管外漏出		デクスラゾキサン	1205	サビーン点滴静注用	○			血管外漏出後6時間以内に可能な限り速やかに1〜2時間かけて点滴静注する	中等度および重度の腎機能低下者のAUCは腎機能正常者の2倍以上上昇するため慎重投与	中等度および高度腎障害（CCr<40 mL/分）では50%に減量 50%に減量		

表2　腎機能低下時の主な薬物投与量一覧

分類	重要度	一般名	番号	商品名	透析性	禁忌	腎障害	常用量	30~59	15~29	<15	HD(血液透析) PD(腹膜透析)
トポイソメラーゼ阻害薬		イリノテカン塩酸塩	1206	カンプト点滴静注 トポテシン注	×			添付文書参照	腎機能正常者と同じ			投与を推奨しないが，HD患者に投与するなら125 mg/m²～50 mg/m²をHD後または非HD日(Up to date)
	○	エトポシド	1207	ラステットSカプセル			×	175~200 mg/日(5日投与，3週間休薬)少量療法：50 mg/日(21日投与，1~2週休薬)	75%に減量		50%に減量	
			1208	ラステット注				1日量60~100 mg/m²(体表面積)を5日間連続点滴静注し，3週間休薬する．胚細胞腫瘍：1日量100 mg/m²(体表面積)を5日間連続点滴静注し，16日間休薬する．小児悪性固形腫瘍：1日量100~150 mg/m²(体表面積)を3~5日間連続点滴静注し，3週間休薬する．これを1クールとし，投与を繰り返す				
ホルモン製剤	△	オクトレオチド酢酸塩	1209	サンドスタチンLAR筋注用			不明	①消化管ホルモン産生腫瘍：20 mgを4週毎に3か月間，殿部筋注．症状により10・20・30 mgを4週毎 ②消化管神経内分泌腫瘍：30 mgを4週間毎に，殿部筋注	尿中未変化体排泄率が32%とやや高いため慎重投与			
			1210	サンドスタチン皮下注				①消化管ホルモン産生腫瘍，先端巨大症・下垂体性巨人症：1日100または150 μgを分2~3，皮下注より開始し，1日300 μgまで漸増 ②進行・再発癌患者の緩和医療における消化管閉塞に伴う消化器症状：1日300 μg，24時間持続皮下注				
		デキサメタゾン	1211	レナデックス錠			△	多発性骨髄腫に対して40 mgを1日1回，4日間投与	腎機能正常者と同じ			
		フルベストラント	1212	フェソロデックス筋注	×			1回に500 mgで初回，2週間後，4週間後，その後は4週ごとに1回，左右の臀部に250 mgずつ筋注				
		メピチオスタン	1213	チオデロンカプセル	×			20 mg　分2				
抗がんホルモン製剤		アビラテロン酢酸エステル	1214	ザイティガ錠	×			プレドニゾロンとの併用において，1日1回1,000 mgを空腹時に経口投与(食後投与でAUCが5~17倍増大するため)	腎機能正常者と同じ			
		アナストロゾール	1215	アリミデックス錠	○			1 mg　分1				
	○	エキセメスタン	1216	アロマシン錠	×			25 mg　分1	腎機能障害被験者では，健康女性と比較してAUC$_{0-\infty}$が約2~3倍に増加し，経口投与時のCL/Fが低下するため，慎重投与			
		エストラムチンリン酸エステルナトリウム	1217	エストラサイトカプセル			不明	560 mg　分2	腎機能正常者と同じ			
		エンザルタミド	1218	イクスタンジカプセル	×			1日1回160 mgを経口投与				
		ゴセレリン	1219	ゾラデックスデポ・LAデポ			不明	3.6 mg　4週毎 10.8 mg 12~13週毎				
		タモキシフェンクエン酸塩	1220	ノルバデックス錠	×			20 mg/日を分1~2				
		メドロキシプロゲステロン	1221	プロベラ錠	×			1日2.5~15 m g(1~6錠)を1~3回に分割経口投与する	腎機能正常者と同じ	重篤な肝障害・肝疾患のある患者ではナトリウムまたは体液の貯留作用により，症状が悪化するおそれがあるため禁忌		

分類	重要度	薬剤名			透析性	禁忌	腎障害	常用量	GFR または CCr(mL/分)			HD(血液透析)PD(腹膜透析)
		一般名	番号	商品名					30～59	15～29	<15	
抗がんホルモン製剤		デガレリクス酢酸塩	1222	ゴナックス皮下注用	△			初回 240 mg を 1 か所あたり 120 mg ずつ腹部 2 カ所に皮下投与．2 回目以降は，初回投与 4 週間後より 80 mg を維持量として，腹部 1 か所に皮下投与し，4 週間間隔で投与を繰り返す	AUC がやや上昇するが，腎機能正常者と同じ			
		トレミフェンクエン酸塩	1223	フェアストン錠	×			40 mg　分 1	腎機能正常者と同じ			
		ビカルタミド	1224	カソデックス錠・OD 錠	×			80 mg　分 1				
		フルタミド	1225	オダイン錠	×			375 mg を分 3				
		リュープロレリン酢酸塩	1226	リュープリン注キット・SR 注キット	×			3.75 mg　4 週に 1 回 1 筒を皮下投与，11.25 mg 12～13 週に 1 回 1 筒皮下投与				
		レトロゾール	1227	フェマーラ錠	×			2.5 mg　分 1				
白金製剤	△	オキサリプラチン	1228	エルプラット点滴静注液	×		○	A 法：85 mg/m² を 1 日 1 回，2 時間で点滴静注し，少なくとも 13 日間休薬　B 法：130 mg/m² を 1 日 1 回，2 時間で点滴静注し，少なくとも 20 日間休薬	設定されていないが，減量を考慮する．米国では 65～85 mg/m² だが，カナダでは禁忌			
	◎	カルボプラチン	1229	パラプラチン注	不明		○	1 回 300～400 mg/m² 投与し，少なくとも 4 週間休薬する．これを 1 クールとする	Calvert の式：AUC 目標値×（GFR＋25）（mg）によって算出し単独投与の場合，初回は AUC 7 mg/mL・分を，繰り返し投与のときは AUC 4～5 mg/mL・分を目標に投与する．透析患者の GFR は 5～10 を代入する．ただし本法の血清 Cr 値は Jaffe 法を用いているため，CG 式を用いると CCr よりも GFR に近似する．酵素法で測定される日本では CG 式を用いると CCr が高めに推算されるため過量投与になりやすく，血清 Cr 値に 0.2 を加える方法（Ando M, et al.：Clin Cancer Res 2000；**6**：4733-4738）や体表面積補正を外した eGFR を用いることが推奨される			
	◎	シスプラチン	1230	ランダ注ブリプラチン注	○	禁	○	添付文書参照	CCr 31～45 mL/分：50%に減量，CCr 46～60 mL/分：75%に減量（Up to Date）	禁忌だが必要な場合には 50%に減量して投与		禁忌だが，必要な場合には HD 患者は透析後に 50%を CAPD 患者は 50%に減量して投与
	○	ネダプラチン	1231	アクプラ静注用	×	禁	○	添付文書参照	重篤な腎障害患者では腎毒性があるため禁忌			
		ミリプラチン用懸濁用液	1232	ミリプラ用懸濁用液	不明		○	ミリプラチン70 mg に対し，本懸濁用液 3.5 mL を加えて使用する	腎障害のある患者では，副作用が強く現れるおそれがあるため慎重投与であり，薬物動態データがほとんどなく不明			
		ミリプラチン水和物	1233	ミリプラ動注	不明		○	70 mg を 1 日 1 回肝動脈内投与（最高 120 mg），繰り返し投与する場合には，4 週間以上の観察期間をおく				
分子標的治療薬・モノクローナル抗体		アダリムマブ	1234	ヒュミラ皮下注	×			①尋常性・関節症性乾癬：初回 80 mg，以後 2 週に 1 回 40 mg．1 回 80 mg まで増量可　②強直性脊椎炎：2 週に 1 回 40 mg．1 回 80 mg まで増量可　③多関節に活動性を有する若年性特発性関節炎：2 週に 1 回，15 kg 以上 30 kg 未満の場合 20 mg，30 kg 以上の場合 40 mg　④腸管型ベーチェット病，クローン病，潰瘍性大腸炎：初回 160 mg，2 週間後に 80 mg．初回投与 4 週間後以降は 40 mg を 2 週に 1 回	腎機能正常者と同じ			
		アレムツズマブ	1235	マブキャンパス点滴静注	×			1 日 1 回 3 mg の連日点滴静注から開始し，1 日 1 回 10 mg を連日点滴静注した後，1 日 1 回 30 mg を週 3 回隔日に点滴静注する．ただし投与期間は，投与開始から 12 週間まで				
		ウステキヌマブ	1236	ステラーラ皮下注	×			1 回 45 mg を皮下投与する．初回投与後，2 回目は 4 週後に投与し，以降は 12 週間隔で投与する				
		オファツムマブ	1237	アーゼラ点滴静注液	×		○	週 1 回（初回 300 mg，2 回目以降は 2,000 mg）を 8 回目まで点滴静注．8 回目の投与から 4～5 週後より 4 週間に 1 回 2,000 mg，12 回目まで繰り返す	減量の必要はないと思われるが，薬物動態データがほとんどなく不明			

表2　腎機能低下時の主な薬物投与量一覧

分類	重要度	一般名	番号	商品名	透析性	禁忌	腎障害	常用量	GFR または CCr(mL/分) 30～59	15～29	<15	HD(血液透析) PD(腹膜透析)
分子標的治療薬・モノクローナル抗体		カナキヌマブ	1238	イラリス皮下注用	×			1回2mg/kg(体重40kg以下；最高8mg/kg)もしくは1回150mg(体重40kg超過；最高600mg)を皮下注	腎機能正常者と同じ			
		セクキヌマブ	1239	コセンティクス皮下注用	×			1回300mgを，初回，1週後，2週後，3週後，4週後に皮下投与し，以降，4週間の間隔で皮下投与する．また，体重により，1回150mgを投与することができる				
		セツキシマブ	1240	アービタックス注射液	×			初回は400mg/m²を2時間かけて，2回目以降は250mg/m²を1時間かけて1週間に1回点滴静注				
		トラスツズマブ	1241	ハーセプチン注	×			A法：初回4mg/kg，2回目以降は2mg/kgを90分以上点滴，1週間毎 B法：初回8mg/kgを，2回目以降は6mg/kgを90分以上かけて点滴，3週間間隔で点滴静注する．なお初回投与の忍容性が良好であれば，2回目以降の投与時間は30分間まで短縮できる				
		トラスツズマブエムタンシン	1242	カドサイラ点滴静注用	×			1回3.6mg/kg，3週間間隔で点滴静注				
		パニツムマブ注	1243	ベクティビックス点滴静注	×			2週間に1回6mg/kg(体重)を60分以上かけて点滴静注する				
	○	ブレンツキシマブベドチン	1244	アドセトリス点滴静注用	不明			3週間に1回1.8mg/kgを点滴静注	中等度腎機能障害患者ではMMAEのAUCおよびCmaxは腎機能正常患者より約1.18倍および1.28倍高値であったため慎重に投与する		重度腎機能障害患者ではMMAEのAUCおよびCmaxは腎機能正常者より約1.9および2.1倍高値であったため1/2に減量するなど慎重投与	
		ベバシズマブ	1245	アバスチン点滴静注用	×		○	添付文書参照				
		ペルツズマブ	1246	パージェタ点滴静注	×			トラスツズマブと他の抗悪性腫瘍薬との併用において，通常，成人に対して1日1回，ペルツズマブとして初回投与時には840mgを，2回目以降は420mgを60分かけて3週間間隔で点滴静注する．なお，初回投与の忍容性が良好であれば，2回目以降の投与時間は30分間まで短縮できる	腎機能正常者と同じ			
		モガムリズマブ製剤	1247	ポテリジオ点滴静注	×			1回量1mg/kgを1週間間隔で8回点滴静注				
		リツキシマブ	1248	リツキサン注	○			1回量375mg/m²を1週間隔で点滴静注する．最大投与回数は8回	腎機能正常者と同じ，ただし減量を示唆する報告もある			
悪性黒色腫治療薬		ベムラフェニブ	1249	ゼルボラフ錠	×			1回960mgを1日2回経口投与する	腎機能正常者と同じ			
		ニボルマブ	1250	オプジーボ点滴静注	×			1回2mg/kgを3週間間隔で点滴静注する				
分子標的薬・キナーゼ阻害薬		アキシチニブ	1251	インライタ錠	×			1回5mgを1日2回経口投与(忍容性に応じて漸増し最大1回10mg　1日2回まで)	腎機能正常者と同じ			
		アファチニブ	1252	ジオトリフ錠	×			成人1日1回40mgを空腹時に経口投与．1日1回50mgまで増量可	腎機能正常者と同じ		重度の腎機能障害のある患者では安全性は確立していないため慎重投与．CCr 79mL/分(中央値)の患者と比較して，60mL/分および30mL/分の患者ではAUCτ，ssはそれぞれ13%および42%上昇する	
		アレクチニブ	1253	アレセンサカプセル	×			1回300mgを1日2回経口投与する	腎機能正常者と同じ			
	△ TDM	イマチニブメシル酸塩	1254	グリベック錠	×		○	1日1回400mgを食後に経口投与する(最高800mg)が，FIP1L1-PDGFRα陽性の好酸球増多症候群または慢性好酸球性白血病の場合，1日1回100mgを食後に経口投与．詳細は添付文書参照	CCr 40～59mL/分：1日1回400～600mgを食後に経口投与 CCr 20～39mL/分：1日1回200～300mgを食後に経口投与 CCr<20mL/分：1日1回100mgを食後に経口投与(FDA)			

付録

275

分類	重要度	一般名	番号	商品名	透析性	禁忌	腎障害	常用量	GFR または CCr(mL/分) 30〜59	15〜29	<15	HD(血液透析) PD(腹膜透析)
分子標的薬・キナーゼ阻害薬		エルロチニブ塩酸塩	1255	タルセバ錠	×			1日1回150 mgを食前1時間または食後2時間以降に服用				
		クリゾチニブ	1256	ザーコリカプセル	×			1回250 mg, 1日2回. 患者の状態により適宜減量	腎機能正常者と同じ			
		ゲフィチニブ	1257	イレッサ錠	×			250 mg　分1　食後				
		スニチニブリンゴ酸塩	1258	スーテントカプセル	×		○	①消化管間質腫瘍, 腎細胞癌：1日1回50 mgを4週間連日投与し, 2週間休薬 ②膵神経内分泌腫瘍：1日1回37.5 mg. 1日1回50 mgまで増量可	用量変更は不要(FDA)といわれているが, 初回投与量は同じ, 2回目以降は増量が必要かもしれない(Renal Pharmacotherapy, 2013)		用量変更は不要(FDA)といわれているが初回投与量は同じ, 2回目以降は約2倍までの増量が必要かもしれない(Renal Pharmacotherapy, 2013)	
	○	ソラフェニブトシル酸塩	1259	ネクサバール錠	×		○	800 mg　分2	患者の忍容性に応じて以下の用量が推奨されている CCr 40〜59 mL/分：400 mgを1日2回 CCr<20〜39 mL/分：200 mgを1日2回 HD：200 mgを1日1回(Up to Date)			
		ダサチニブ	1260	スプリセル錠	×		○	1回70〜90 mgを1日2回, 慢性期には1日1回100 mg(胃内pHの上昇により吸収率が低下する)				
		ニロチニブ塩酸塩水和物	1261	タシグナカプセル	×		○	1回400 mgを食事の1時間以上前または食後2時間以降に1日2回投与(胃内pHの上昇により吸収率が低下する)	腎機能正常者と同じ			
		パゾパニブ塩酸塩	1262	ヴォトリエント錠	×			1日1回800 mg, 食事1時間以上前または食後2時間以降に経口投与				
		ボスチニブ水和物	1263	ボシュリフ錠	×			1日1回500 mg(最大600 mg)を食後に経口投与				
		ラパチニブトシル酸塩水和物	1264	タイケルブ錠	×			1,250 mgを1日1回, 食事の1時間以上前または食後1時間以降に投与	腎機能正常者と同じと思われるが, 腎機能低下患者で検討されていない			
	○	ルキソリチニブリン酸塩	1265	ジャカビ錠	×			1回5〜25 mgの範囲で, 1日2回, 12時間毎を目安に経口投与	腎機能障害患者では, 未変化体または活性代謝物の血中濃度が上昇するとの報告があるため, 減量を考慮するとともに, 患者の状態をより慎重に観察し, 有害事象の発現に十分注意すること. 特に重度の腎機能障害(CCr 30 mL/分未満)のある患者および透析中の末期腎障害患者では8種類の活性代謝物のAUCの合計が上昇するおそれがある			
		レゴラフェニブ水和物	1266	スチバーガ錠	×			1日1回160 mgを食後に3週間連日投与し, その後1週間休薬する. これを1サイクルとして投与を繰り返す	腎機能正常者と同じ			
		レンバチニブメシル酸塩	1267	レンビマカプセル	×			1日1回24 mgを経口投与する				
多発性骨髄腫治療薬		パノビノスタット乳酸塩	1268	ファリーダックカプセル	×			ボルテゾミブおよびデキサメタゾンとの併用において, 通常, 成人にはパノビノスタットとして1日1回20 mgを週3回, 2週間(1, 3, 5, 8, 10および12日目)経口投与した後, 9日間休薬(13〜21日目)する. この3週間を1サイクルとし, 投与を繰り返す. なお, 患者の状態により適宜減量する	腎機能正常者と同じ			
急性白血病治療剤		三酸化ヒ素	1269	トリセノックス注	×			0.15 mg/kgを5%ブドウ糖液あるいは生理食塩液に混合して100〜250 mLとし, 1〜2時間かけて投与する	腎障害のある患者では排泄機能の低下により, 本剤の体内濃度が上昇する可能性があるため慎重投与. 減量が必要かもしれないし, 毒性を厳密にモニタリングする(Up to Date)			検討されていない
		L-アスパラギナーゼ	1270	ロイナーゼ注	×		○	静注：1日量体重1 kgあたり50〜200 K.U.を連日または隔日に点滴で静脈内に注入する. 年齢, 全身状態により適宜増減する. 筋注：1日1回体表面積1 m²あたり10000 K.U.を週3回, または1日1回体表面積1 m²あたり25000 K.U.を週1回, 筋肉内に注入する. なお, 患者の状態により適宜減ずる	製薬メーカー側は減量を示唆していない(Up to Date)			

表2　腎機能低下時の主な薬物投与量一覧

分類	重要度	薬剤名 一般名	番号	商品名	透析性	禁忌	腎障害	常用量	GFR または CCr(mL/分) 30～59	15～29	＜15	HD(血液透析) PD(腹膜透析)
悪性リンパ腫治療薬		ベンダムスチン塩酸塩	1271	トレアキシン点滴静注用	×			120 mg/m²(体表面積)を1日1回1時間かけて点滴静注する．投与を2日間連日行い，19日間休薬する．これを1サイクルとして，投与を繰り返す．なお，患者の状態により適宜減量する	腎機能正常者と同じ			
	○	ダカルバジン	1272	ダカルバジン注	○		○	① 悪性黒色腫：1日100～200 mgを5日間連日静注し，約4週間休薬 ②ホジキンリンパ腫：1日1回375 mg/m²を静注し，13日間休薬 ③褐色細胞腫：1日1回600 mg/m²を2日間連日静注し，19日間休薬	CCr 45～60 mL/分で80%に減量，CCr 31～45 mL/分で75%に減量(70%に減量(Up to Date)	70%に減量(Up to Date)		
		プロカルバジン塩酸塩	1273	塩酸プロカルバジンカプセル		不明		1日50～100 mg(1～2カプセル)を1～2回に分割して経口投与を開始する．その後約1週間以内に漸増し，プロカルバジンとして1日150～300 mg(3～6カプセル)を3回に分割投与し，臨床効果が明らかとなるまで連日投与する．悪性リンパ腫の寛解導入までに要する総投与量は，プロカルバジンとして通常5～7 gである．悪性星細胞腫，乏突起膠腫成分を有する神経膠腫に対する他の抗悪性腫瘍薬との併用療法の場合は添付文書参照	腎機能正常者と同じ (Kintzel PE, *et al.*：*Cancer Treat Rev* 1995；**21**：33-64)			
骨髄異形成症候群(MDS)治療薬	○	アザシチジン	1274	ビダーザ注射用	×		○	1日1回75 mg/m²を，皮下投与または10分かけて点滴静注で1週間投与し，3週間休薬を1クールとして投与を繰り返す	腎障害患者では BUN または血清クレアチニンが施設基準値上限を超え，治療開始前値の2倍以上に上昇した場合には次サイクルは腎機能が正常化するまで待ち，投与量を50%量に減量する(FDA)			
		サリドマイド	1275	サレドカプセル		不明	○	1日1回100 mgを就寝前．なお，患者の状態により適宜増減するが，1日400 mgを超えないこと．詳細は添付文書参照	腎機能正常者と同じ			
その他の抗悪性腫瘍薬	△	ストレプトゾシン	1276	ザノサー点滴静注用	×		○	5日間連日投与法か1週間間隔投与法のいずれかを選択する．5日間連日投与法では，1回500 mg/m²を1日1回5日間連日点滴静注し，37日間休薬する．これを1サイクルとし，投与を繰り返す．1週間間隔投与法では，1回1,000 mg/m²を1週間毎に1日1回点滴静注する．1回の最高投与量は1,500 mg/m²とされている	腎機能正常者と同じだが，腎障害のある患者では副作用が強く現れるおそれがあるため慎重投与			
	○	トレチノイン	1277	ベサノイドカプセル	×	禁	○	60～80 mg 分3	腎障害患者では重篤な腎障害を起こすおそれがあるため禁忌であり，ビタミンAが上昇するおそれもあるので投与しない			
		ポマリドミド	1278	ポマリストカプセル		不明		デキサメタゾンとの併用において，通常，成人にはポマリドミドとして1日1回4 mgを21日間連日経口投与した後，7日間休薬する．これを1サイクルとして投与を繰り返す．なお，患者の状態により適宜減量する	安全性が確立していないため慎重投与．米国では血清Cr値>3 mg/dL，カナダでは CCr<45 mL/分では使用経験がないため禁忌になっている(Up to Date)			
		ボルテゾミブ	1279	ベルケイド注射用			○	1日1回，ボルテゾミブとして1.3 mg/m²(体表面積)を投与するが，投与方法・投与期間・投与間隔・休薬期間は添付文書を参照	腎機能正常者と同じ(Up to Date)			
		溶連菌抽出物	1280	ピシバニール注		不明		添付文書参照	腎機能正常者と同じ			

分類	重要度	薬剤名 一般名	番号	薬剤名 商品名	透析性	禁忌	腎障害	常用量	GFR または CCr(mL/分) 30〜59	15〜29	<15	HD(血液透析) PD(腹膜透析)
その他の抗悪性腫瘍薬	○	レナリドミド水和物	1281	レブラミドカプセル	○			骨髄腫：1日1回25mgを21日間連日投与した後，7日間休薬．これを1サイクルとして投与を繰り返す	骨髄腫：10mg/日で開始し，2サイクル後忍容可能なら15mgまで増量可能	骨髄腫：15mgを2日に1回	骨髄腫：5mgを1日1回投与，透析日は透析後に投与	
		レンチナン	1282	レンチナン静注用	不明			1回1バイアル週2回，1回2V週1回	腎機能正常者と同じ			
		乾燥BCG（膀胱内用）	1283	イムノブラダー膀注用	該当せず			1回80mg 週1回8週間膀胱内注入	腎機能正常者と同じ			
悪性胸水治療剤		タルク	1284	ユニタルク胸膜腔内注入用懸濁剤	該当せず			4g/バイアルを日局生理食塩液50mLで懸濁して，胸膜腔内に注入	腎機能正常者と同じ			
ホモシスチン尿症治療薬		ベタイン	1285	サイスタダン®原末				血漿中ホモシステイン値，血漿中メチオニン値等を参考にしながら11歳以上には1回3g，11歳未満には1回50mg/kgを1日2回経口投与する	腎機能正常者と同じ			
ヒストン脱アセチル化酵素阻害薬		ボリノスタット	1286	ゾリンザカプセル	×	○		1日1回400mg，食後投与	腎機能正常者と同じ			
ハンチントン病治療薬		テトラベナジン	1287	コレアジン錠	不明			1日量12.5mg（12.5mgの1日1回投与）から経口投与を開始し，以後症状を観察しながら1週毎に1日量として12.5mgずつ増量し，維持量を定める．その後は，症状により適宜増減するが，1日最高投与量は100mgとする．なお，1日量が25mgの場合は1日2回，1日量が37.5mg以上の場合には1日3回に分けて投与することとし，1回最高投与量は37.5mgとする	重篤な腎機能障害のある患者では排泄が遅延するおそれがあるため慎重投与となっているが動態的には減量の必要性はないと思われる			
活性型葉酸製剤		レボホリナートカルシウム	1288	アイソボリン点滴静注	○			添付文書参照	尿中に排泄され，重篤な腎障害では副作用が強く現れるおそれがあるため慎重投与となっているが，添付文書上では減量は示唆されていない			
免疫抑制薬		アザチオプリン	1289	イムラン錠 アザニン錠	○		○	腎移植：2〜3mg/kg/日（初回），0.5〜1mg/kg/日（維持）	GFR>50mL/分：1.5〜2.5mg/kgを24時間毎 GFR 10〜50mL/分：1.125〜1.875mg/kgを24時間毎 GFR<10mL/分：HD：0.75〜1.25mg/kgを24時間毎 CAPD：データなし（Renal Pharmacotherapy, 2013）			
	TDM	エベロリムス	1290	サーティカン錠	×			1.5mgを，1日2回に分けて投与．なお，開始用量は1日量として3mgまでを用いることができる	腎機能正常者と同じ			
		グスペリムス塩酸塩	1291	スパニジン点滴静注用	○			1日1回，3〜5mg/kgを7〜10日間点滴投与	腎機能が著しく低下している患者では血液障害，消化器症状の発現率が高くなるため，慎重投与			
	TDM	シクロスポリン	1292	サンディミュンカプセル・内用液 ネオーラルカプセル・内用液	×		○	1.5〜16mg/kg 分1〜2	腎機能正常者と同じ，腎機能悪化に注意しTDMを実施			
			1293	サンディミュン点滴静注用				3〜8mg/kg 分1〜2				
	TDM	タクロリムス水和物	1294	プログラフカプセル・顆粒			○	0.1〜0.3mg/kgを分1〜2	腎機能正常者と同じ，腎機能悪化に注意しTDMを実施			
			1295	プログラフ注	×			0.1mg/kgを24時間かけて点滴静注				
			1296	グラセプターカプセル				0.15〜0.20mg/kgを1日1回朝				
		バシリキシマブ	1297	シムレクト静注用	×			1回20mgを移植前2時間前と移植術後4日後の計2回静注	動態パラメータが不明であり，設定されていないが，用量の調節は不要と考えられる．			

表2　腎機能低下時の主な薬物投与量一覧

分類	重要度	一般名	番号	商品名	透析性	禁忌	腎障害	常用量	GFR または CCr(mL/分) 30～59	15～29	<15	HD(血液透析) PD(腹膜透析)
免疫抑制薬	TDM	ミコフェノール酸モフェチル	1298	セルセプトカプセル	×			①腎移植後の難治性拒絶反応の抑制：1回1,000 mg(難治性の場合は1回1,500 mg). 最大1日3,000 mg ②心・肝・肺・膵移植における拒絶反応の抑制：1回500～1,500 mg いずれも1日2回, 食後	GFR<25 mL/分/1.73m² 以上では減量の必要なし. GFR<25 mL/分/1.73m² では血中濃度が高くなるおそれがある(おそらく腸肝循環するため)ので, 1回投与量は1,000 mgまで(1日2回)とする			
	◎	ミゾリビン	1299	ブレディニン錠	○	○		腎移植：1～3 mg/kgを1日1～3回(高用量：6～10 mg/kgを1日2～3回：保険適応外) 原発性糸球体疾患を原因とするネフローゼ症候群, 関節リウマチ1回50 mgを1日3回	1/2～1/4 量		1/4～1/10 量	
免疫調整薬		ヒドロキシクロロキン硫酸塩	1300	プラケニル錠	×			1日1回200 mg または400 mgを経口投与する. ただし1日投与量は, ブローカ式桂変法で求めた理想体重に基づき決める. 詳細は添付文書参照	腎機能正常者と同じ			
インターフェロン製剤	◎	インターフェロンα	1301	スミフェロン注	×		○	250～1,000万 IUを1日1回. 詳細は添付文書参照	300万 IU/日まで		300万 IU/日　週3回まで	
	◎	インターフェロンα-2b	1302	イントロンA注	×		○	①C型慢性肝炎におけるウイルス血症の改善：1日1回600万～1,000万 IUを週6回または週3回筋注 ②HBe抗原陽性でかつDNAポリメラーゼ陽性のB型慢性活動性肝炎のウイルス血症の改善：1週目1日1回600万～1,000万 IU, 2週目より1日1回600万 IUを筋注. 開始日は1日1回300万または600万 IUを投与 ③腎癌, 慢性骨髄性白血病, 多発性骨髄腫：1日1回300万～1,000万 IUを筋注	300万 IU/日まで		300万 IU/日　週3回まで	
	◎	インターフェロンβ	1303	フェロン注 INFα注	×		○	添付文書参照	腎機能正常者と同じだが, C型慢性肝炎におけるウイルス血症の改善でリバビリンを併用する場合にはCCr<50 mL/分では併用できない			
	△	インターフェロンγ-1a	1304	イムノマックス-γ注	×		○	1日1回1,000万国内標準単位/m2(体表面積)を5日間連日投与し, 9日間休薬する. これを2回繰り返す. その後, 1日1回1,000万国内標準単位/m2(体表面積)を隔日3回投与し, 9日間休薬する. これを2回以上繰り返す	腎障害のある患者では症状が悪化することがあるため慎重投与になっており, 尿中には排泄されないものの代謝部位が不明なため, 至適投与量は不明			
	○	ペグインターフェロンα-2a	1305	ペガシス皮下注	×		○	1回90～180µg　週1回皮下注. 詳細は添付文書参照. リバビリンを併用する場合にはCCr<50 mL/分では併用できない	副作用をモニターしながら慎重投与		1回90～135µg　週1回皮下注	
	◎	ペグインターフェロンα-2b	1306	ペグイントロン皮下注	×		○	①C型慢性肝炎・C型代償性肝硬変におけるウイルス血症の改善：リバビリンと併用し, 1回1.5µg/kg(C型代償性肝硬変では1回1.0µg/kg)を週1回, 皮下注 ②悪性黒色腫：8週目までは1回6µg/kgを週1回, 9週目以降は1回3µg/kgを週1回, 皮下注	CCrが50 mL/分以下の腎機能障害のある患者ではリバビリンが禁忌であり, リバビリンとの併用の場合は投与できない(使用するとすれば CCr 30～50 mL/分：25%減量, CCr 10～29 mL/分：50%減量, 高度腎機能低下患者ではCLが健常者の約1/2に低下するため透析患者では1/2に減量)			
インターロイキン製剤		セルモロイキン	1307	セロイク注射用	×		○	1日1回40万国内標準単位を点滴静注(最大は1日160万国内標準単位 分2)	重篤な腎障害のある患者では症状が増悪するおそれがあるため慎重投与になっており, 腎で代謝されるため減量が必要だが, 動態パラメータが不明なため至適投与量は不明			
	◎	テセロイキン	1308	イムネース注	×		○	1日70万 IU(最大210万 IU)　分1～2	減量必要だがデータなし		1日35～70万 IU　分1	

付録

分類	重要度	一般名	番号	商品名	透析性	禁忌	腎障害	常用量	GFR または CCr(mL/分) 30〜59	15〜29	<15	HD(血液透析) PD(腹膜透析)
眼科用薬		アフリベルセプト	1309	アイリーア硝子体内注射液	×			1か月に1回2mg、連続3回(導入期)硝子体内に投与、その後の維持期では、通常、2か月毎に1回、硝子体内に投与	腎機能正常者と同じ			
		エピナスチン塩酸塩	1310	アレジオン点眼液	不明			1回1滴、1日4回(朝、昼、夕方および就寝前)点眼				
		タフルプロスト・チモロールマレイン酸塩配合剤	1311	タプコム配合点眼液				1回1滴、1日1回点眼				
		タフルプロスト点眼液	1312	タプロス点眼液・ミニ点眼液				1回1滴、1日1回点眼				
		トリアムシノロンアセトニド	1313	マキュエイド硝子体内注用	×			トリアムシノロンアセトニドとして0.5〜4mg(懸濁液として0.05〜0.4mL)を硝子体内に注入(最高40mg/mL)				
	○	ブリンゾラミド	1314	エイゾプト懸濁性点眼液	不明	禁		1回1滴、1日2回点眼(最高1回1滴、1日3回点眼)	ブリンゾラミドおよびその代謝物は、主に腎より排泄されるため、排泄遅延により副作用が現れるおそれがあり、使用経験がないため重篤な腎障害のある患者には禁忌			
	○	ブリンゾラミド・チモロールマレイン酸塩配合剤	1315	アゾルガ配合懸濁性点眼液	不明	禁		1回1滴、1日2回点眼する				
		ペガプタニブナトリウム	1316	マクジェン硝子体内注射用キット	×			0.3mg(ペガプタニブのオリゴヌクレオチドとして)を6週毎に1回、硝子体内投与する	外国人加齢黄斑変性症患者における母集団薬物動態解析において、CCrが20mL/分に低下すると、ペガプタニブのAUCは最大で2.3倍に上昇すると推定された。このことから、ヒトでの消失に腎からの排泄が寄与していると考えられるため、添付文書上では慎重投与になっていないが慎重に投与すべきかもしれない			
		ベルテポルフィン	1317	ビスダイン静注用	○			ベルテポルフィンとして6mg/m²(体表面積)を10分間かけて静脈内投与し、本剤投与開始から15分後にレーザー光〔波長689±3nm、光照射エネルギー量50J/cm²(照射出力600mW/cm²で83秒間)〕を治療スポットに照射する。なお、3か月毎の検査時に蛍光眼底造影で脈絡膜新生血管からのフルオレセインの漏出が認められた場合は、再治療を実施する。詳細は添付文書参照	腎機能正常者と同じ			
	△	ラニビズマブ硝子体内注射液	1318	ルセンティス硝子体内注射液	×			0.5mg(0.05mL)を1か月毎に連続3か月間硝子体内投与(導入期)	腎機能が中等度低下した場合、本薬のCLは17%低下すると推定されているため、0.4mg投与	腎機能障害を有する患者を対象にした薬物動態試験は実施されていないが、減量が必要と思われる		
		リパスジル塩酸塩水和物	1319	グラナテック点眼液	不明			他の緑内障治療薬が効果不十分または使用できない場合、1回1滴、1日2回点眼する	腎機能正常者と同じ			
神経因性膀胱治療薬		プロピベリン塩酸塩	1320	バップフォー錠	×			20mgを1日1回、最大40mg	不明(動態データに乏しい)			
		フラボキサート塩酸塩	1321	ブラダロン錠	×			1回300mgを1日2回	腎機能正常者と同じ			
腹圧性尿失禁治療薬	△	クレンブテロール塩酸塩	1322	スピロペント錠・顆粒	×			1回20μgを朝および夕に経口投与(最大60μg)	少量より開始し、1回20μgを朝夕			
前立腺肥大治療薬		アリルエストレノール	1323	パーセリン錠	不明			1回25mgを1日2回	減量の必要はないと思われるが、薬物動態データがほとんどなく不明			
		ウラピジル	1324	エブランチルカプセル	×			添付文書参照	腎機能正常者と同じ			
		オオウメガサソウエキス、ハコヤナギエキス、セイヨウオキナグサエキス、スギナエキス、精製小麦胚芽油	1325	エビプロスタット配合錠DB	不明			3錠　分3	減量の必要はないと思われるが、薬物動態データがほとんどなく不明			
		グルタミン酸・アラニン・アミノ酢酸配合剤	1326	パラプロスタカプセル	不明			1回2カプセル1日3回				

表2 腎機能低下時の主な薬物投与量一覧

分類	重要度	一般名	番号	商品名	透析性	禁忌	腎障害	常用量	GFR または CCr(mL/分) 30~59	15~29	<15	HD(血液透析) PD(腹膜透析)
前立腺肥大治療薬		クロルマジノン酢酸エステル	1327	プロスタール錠・L 錠	×			前立腺肥大症 50 mg 分1 前立腺癌 100 mg 分2	減量の必要はないと思われるが，薬物動態データがほとんどなく不明			
	△	シロドシン	1328	ユリーフ錠	×			8 mg 分2	薬物動態データがほとんどないが，腎機能障害では血漿中濃度が上昇することが報告されているため 4 mg 分2 など低用量から開始. CCr＜30 mL/分は FDA では禁忌			
		セルニチンポーレンエキス	1329	セルニルトン錠	不明			1回2錠 1日2~3回	減量の必要はないと思われるが，薬物動態データがほとんどなく不明			
	◎	タダラフィル	1330	ザルティア錠	×	禁		5 mg を 1 日 1 回	2.5 mg を 1 日 1 回から開始することを考慮する	重篤な腎障害では本剤の血中濃度が上昇し，使用経験が限られているため禁忌		
		タムスロシン	1331	ハルナール D 錠	×			0.2 mg 分1	腎機能正常者と同じ			
		デュタステリド	1332	アボルブカプセル	×			0.5 mg 分1				
		ナフトピジル	1333	フリバス OD 錠	×			25 mg 分1 より開始し漸増，最大 75 mg 分1				
尿路結石治療剤		ウラジロガシエキス	1334	ウロカルン錠	不明			6 錠 分3	腎機能正常者と同じ			
排尿障害治療薬		ジスチグミン臭化物	1335	ウブレチド錠	不明			排尿障害：5 mg を分1 重症筋無力症：1 日 5~20 mg を 1~4 回	2.5~10 mg 分1		2.5~5 mg 分1	
過活動膀胱治療薬		イミダフェナシン	1336	ウリトス錠・OD 錠 ステーブラ錠・OD 錠	不明			1 回 0.1 mg を 1 日 2 回，朝食後および夕食後に経口投与する（最大 1 日 0.4 mg）			0.2 mg 分2	
		オキシブチニン塩酸塩	1337	ネオキシテープ	×			1 日 1 回 1 枚を下腹部，腰部または大腿部のいずれかに貼付し，24 時間毎に貼り替える	腎機能正常者と同じ			
			1338	ポラキス錠	×			6~9 mg 分3	腎機能正常者と同じ			
	△	コハク酸ソリフェナシン	1339	ベシケア錠	不明			5~10 mg を 1 日 1 回		1 日 1 回 2.5 mg から開始し，慎重に投与する. 投与量の上限は 1 日 1 回 5 mg までとする		
	○	トルテロジン酒石酸塩	1340	デトルシトールカプセル	×			4 mg を 1 日 1 回	CCr 10~30 mL/分：2 mg を 1 日 1 回 CCr＜10 mL/分：データがないため，使用は推奨されない (Renal Pharmacotherapy, 2013)			
	○	フェソテロジンフマル酸塩	1341	トビエース錠	×			1 回 4 mg を 1 日 1 回経口投与（1 日 1 回 8 mg まで増量できる）	CCr 30~80 mL/分で活性代謝物の AUC が 1.8 倍上昇するため，慎重投与	CCr＜30 mL/分で活性代謝物の AUC が 2.3 倍の上昇するため，1 日投与量は 4 mg までとする		
	◎	ミラベグロン	1342	ベタニス錠	×			1 日 1 回食後に 50 mg	AUC が 1.68 倍に上昇するため 1 日 1 回 25 mg から開始	AUC が 2.18 倍に上昇するため 1 日 1 回 25 mg から開始	1 日 1 回 12.5 mg から開始	
ペプチドホルモン系抗利尿剤		デスモプレシン酢酸塩水和物	1343	ミニリンメルト OD 錠		禁		尿浸透圧あるいは尿比重の低下に伴う夜尿症：1 日 1 回就寝前に 120 μg から経口投与し，最大 240 μg/日に増量可. 中枢性尿崩症：1 回 60~120 μg を 1 日 1~3 回経口投与．最大 240 μg/日	中等度以上の腎機能障害のある患者（CCr が 50 mL/分未満）では血中半減期の延長，血中濃度の増加が認められるため禁忌			
生物学的製剤		ツロクトコグアルファ	1344	ノボエイト静注用	×			添付の溶解液全量で溶解し，1~2 mL/分 で 1 回 10~30 IU/kg を緩徐に静脈内注射	減量の必要はないと思われるが，薬物動態データがほとんどなく不明			
		人血清アルブミン	1345	献血アルブミン静注	×			1 回 20~50 mL				
		加熱人血漿蛋白	1346	献血アルブミネート静注など	×			250 mg/mL 投与速度は 5~8 mL/分以下 静注・点滴静注	腎機能正常者と同じ			
		乾燥抗破傷風人免疫グロブリン	1347	テタノブリン筋注用	×		○	破傷風の潜伏期の初めに用いて破傷風の発症を予防するためには成人において抗毒素 250 IU を用いる．破傷風発症後の症状を軽くするための治療用には通常最低，抗毒素 5,000 IU 以上を用いる				

分類	重要度	薬剤名 一般名	番号	商品名	透析性	禁忌	腎障害	常用量	GFR または CCr(mL/分) 30〜59	15〜29	<15	HD(血液透析) PD(腹膜透析)
生物学的製剤		ポリエチレングリコール処理抗破傷風人免疫グロブリン	1348	テタノブリン-IH	×		○	破傷風の発症を予防するためには，通常 250 IU を投与する．重症の外傷例には 1,500 IU を投与する．広汎な第Ⅱ度熱傷などの場合は適宜反復投与する．破傷風の治療においては，軽〜中等症例では，1,500〜3,000 IU，重症例では 3,000〜4,500 IU を投与する．なお，症状により適宜増量する．きわめてゆっくりと投与すること				
		乾燥スルホ化免疫グロブリン	1349	献血ベニロン-I	×		○	添付文書参照				
		乾燥ポリエチレングリコール処理人免疫グロブリン	1350	献血グロベニン-I	×		○	添付文書参照				
		ポリエチレングリコール処理抗HBs人免疫グロブリン	1351	静注用ヘブスブリン-IH	×		○	①HBs 抗原陽性血液の汚染事故後のＢ型肝炎発症予防：1 回 1,000〜2,000 単位．投与時期は事故発生後 7 日以内(48 時間以内が望ましい) ②HBs 抗原陽性のレシピエントにおける肝移植後のＢ型肝炎再発抑制：無肝期に 5,000〜1 万単位，術後初期に 1 日あたり 2,000〜1 万単位．術後初期の投与は 7 日間以内 ③HBc 抗体陽性ドナーからの肝移植後のレシピエントにおけるＢ型肝炎発症抑制：無肝期に 1 万単位，術後初期に 1 日あたり 1 万単位．術後初期の投与は 7 日間以内．いずれも点滴静注，または極めて徐々に静注	腎障害のある患者では腎機能を悪化させるおそれがあるため慎重投与になっているが，減量の必要はないと思われる			
		pH4 処理酸性人免疫グロブリン	1352	ハイゼントラ20%皮下注	×		○	人免疫グロブリンGとして 50〜200 mg(0.25〜1 mL)/kg 体重を週 1 回皮下投与する				
		人ハプトグロビン	1353	ハプトグロビン静注(献血)	×		○	1 回 4,000 単位を緩徐に静脈内に点滴注射するか，体外循環時に使用する場合は灌流液中に投与する	腎機能正常者と同じ			
血液凝固因子製剤	Ⅷ	エフラロクトコグ アルファ	1354	イロクテイト静注用	×			1 回 10〜30 IU/kg を数分かけて緩徐に静注する．定期的に投与する場合の詳細な用法用量は添付文書を参照されたい	腎機能正常者と同じ			
ワクチン・トキソイド		組み換え沈降Ｂ型肝炎ワクチン(酵母由来)	1355	ビームゲン	×			Ｂ型肝炎予防：通常，0.5 mL ずつを 4 週間隔で 2 回，20〜24 週経過後に 0.5 mL 投与．ただし，10 歳未満は 1 回量 0.25 mL(5 μg)	腎機能正常者と同じ			
		インフルエンザHAワクチン	1356	インフルエンザHAワクチン	不明		○	13 歳以上のものについては，0.5 mL を皮下に，1 回またはおよそ 1〜4 週間の間隔をおいて 2 回注射する				
		沈降インフルエンザワクチン(H5N1 株)	1357	沈降インフルエンザワクチンH5N1	×			通常，0.5 mL をおよそ 3 週間の間隔をおいて，筋肉内もしくは皮下に 2 回注射する				
		沈降精製百日咳ジフテリア破傷風不活化ポリオ(ソークワクチン)混合ワクチン	1358	スクエアキッズ皮下注シリンジ	不明			初回は小児に 1 回 0.5 mL ずつ，3 週間以上の間隔で 3 回皮下投与する(初回免疫)．その後 6 か月以上の間隔を空けて，1 回 0.5 mL を皮下投与する(追加免疫)	腎機能正常者と同じ(ただし小児のみに投与)			

表2 腎機能低下時の主な薬物投与量一覧

分類	重要度	一般名	番号	商品名	透析性	禁忌	腎障害	常用量	GFR または CCr(mL/分) 30～59	15～29	＜15	HD(血液透析) PD(腹膜透析)
ワクチン・トキソイド		肺炎球菌ワクチン（肺炎球菌莢膜）	1359	ニューモバックス NP	不明			1回0.5 mLを筋肉内または皮下に注射. 静注, 皮内注射は避ける	腎機能正常者と同じだが, 腎不全患者ではむしろ投与が推奨されている			透析患者では抗体価が低下する速度が速いため, CDCは5年毎, NKFは3～5年毎に肺炎球菌ワクチンを接種することを推奨している
		沈降10価肺炎球菌結合型ワクチンン（無莢膜型インフルエンザ菌プロテインD, 破傷風トキソイド, ジフテリアトキソイド結合体）	1360	シンフロリックス水性懸濁筋注	不明			初回免疫として1回0.5 mLずつ3回, いずれも27日間以上の間隔で筋肉内に注射する. 追加免疫としては1回0.5 mLを1回, 3回目接種から4か月以上の間隔をあけて筋肉内に注射する	腎機能正常者と同じ（ただし小児のみに投与）			
		沈降13価肺炎球菌結合型ワクチン（無毒性変異ジフテリア毒素結合体）	1361	プレベナー13水性懸濁注	不明			初回免疫として1回0.5 mLずつ3回, いずれも27日間以上の間隔で皮下注射. 追加免疫として1回0.5 mLを1回, 皮下注射. ただし, 3回目接種から60日間以上の間隔をあける. 詳細は添付文書参照	腎臓疾患を有するものは接種要注意者になっている			
		組替え沈降2価ヒトパピローマウイルス様粒子ワクチン	1362	サーバリックス	×			10歳以上の女性に, 通常, 1回0.5 mLを0, 1, 6か月後に3回, 上腕の三角筋部に筋肉内接種	健康状態および体質を勘案し, 診察および接種適否の判定を慎重に行い, 予防接種の必要性, 副反応および有用性について十分な説明を行い, 同意を確実に得た上で, 注意して接種すること			
		酵母由来の組換え沈降4価ヒトパピローマウイルス様粒子ワクチン	1363	ガーダシル水性懸濁筋注, 同水性懸濁筋注シリンジ	×			9歳以上の女性が適応で, 合計3回(2回目は初回接種の2か月後, 3回目は6か月後)筋肉内注射する				
		沈降精製百日せきジフテリア破傷風不活化ポリオ混合ワクチン	1364	テトラビック皮下注シリンジ クアトロバック皮下注シリンジ	×			初回免疫は3週間以上の間隔で3回, 追加免疫では初回免疫後6か月以上をおいて1回, それぞれ1回0.5 mLを皮下注する	本剤の投与は生後3か月から90か月までの間にある者に行う.			
		沈降破傷風トキソイド	1365	沈降破傷風トキソイドキット	不明			0.5 mLずつを2回, 3～8週間の間隔で皮下または筋肉内に注射	健康状態および体質を勘案し, 診察および接種適否の判断を慎重に行い, 予防接種の必要性, 副反応, 有用性について十分な説明を行い, 同意を確実に得たうえで接種すること			
		不活化ポリオワクチン（ソークワクチン）	1366	イモバックスポリオ皮下注	×			通常, 1回0.5 mLずつを3回以上, 皮下に注射する	基本的にすべての乳児(生後6週以上), および予防接種歴がない小児と青少年が対象だが, 成人では免疫不全および免疫変容状態, 急性灰白髄炎の流行地である地域や国へ旅行する者, ポリオウイルスを排出している可能性のある患者と近距離で接触する医療従事者, ポリオウイルスを含有する可能性のある標本を扱う臨床検査室に勤務する者, 野生型ポリオウイルスによる罹患が集団発生している地域または特定の社会集団に属する者は接種対象になっている			
		経口弱毒生ヒトロタウイルスワクチン	1367	ロタリックス内用液	×			乳児に通常, 4週間以上の間隔をおいて2回接種し, 接種量は毎回1.5 mL	腎機能正常者と同じ, ただし乳児専用ワクチン			
		5価経口弱毒生ロタウイルスワクチン	1368	ロタテック内用液	×			乳児に通常, 4週間以上の間隔をおいて3回接種し, 接種量は毎回2 mL				
尋常性乾癬治療薬（活性型VD製剤）	◎	カルシポトリオール	1369	ドボネックス軟膏	×			通常1日2回適量を患部に塗布(1週間に90 gを超えない)	腎機能の低下によりカルシウムの排泄が減少することから, 血清カルシウム値が上昇から腎機能が悪化しやすいため腎機能低下症例への使用は推奨しない. 使用する場合には定期的な血清カルシウム濃度, 腎機能をモニターしながら投与すること			
	◎	カルシポトリオール水和物・ベタメタゾンジプロピオン酸エステル	1370	ドボベット軟膏	×			通常1日2回適量を患部に塗布(1週間に90 gを超えない)				
	◎	タカルシトール水和物	1371	ボンアルファ軟膏・クリーム・ローション ボンアルファハイ軟膏・ハイローション	×			通常1日2回適量を患部に塗布				
	◎	マキサカルシトール	1372	オキサロール軟膏・ローション	×		○	通常1日2回適量を患部に塗擦(外用製剤として1日最高10 g)	通常用量を塗布してもAUCは注射剤5 μg投与時のAUC(マキサカルシトール)の数倍高くなり, 高カルシウム血症・腎機能悪化になりやすいため腎機能低下症例への使用は推奨しない. 使用する場合には定期的な血清カルシウム濃度, 腎機能をモニターしながら投与すること(平山 尚: 透析会誌 2012; 45: 63-68)			

付録

分類	重要度	一般名	番号	商品名	透析性	禁忌	腎障害	常用量	GFR または CCr(mL/分) 30～59	15～29	<15	HD(血液透析) PD(腹膜透析)
尋常性乾癬治療薬 IL-17Aモノクローナル抗体製剤（ヒト型抗ヒト）		セクキヌマブ	1373	コセンティクス皮下注用	×			1回300 mgを、初回、1週後、2週後、3週後、4週後に皮下投与し、以降、4週間の間隔で皮下投与する。また、体重により、1回150 mgを投与することができる	腎機能正常者と同じ			
麻薬		オキシコドン塩酸塩水和物	1374	オキシコンチン錠（徐放）	×			10～80 mg　12時間毎	健常者と同量を慎重投与だが，GFR 60 mL/分以下の患者では血中濃度が50%上昇したとする報告もある(King S, et al.: Palliat Med 2011: 25: 525-552)			
			1375	オキノーム散				10～80 mg　6時間毎				
			1376	オキファスト注	×			1日7.5～250 mgを持続静脈内または持続皮下投与				
		ケタミン塩酸塩	1377	ケタラール筋注用・静注用	×	○		静注用：1～2 mg/kg 筋注用：5～10 mg/kg	腎機能正常者と同じ			
		コデインリン酸塩水和物	1378	コデインリン酸塩散	×			1回20 mgを1日3回	75%に減量	50%に減量		
		ジヒドロコデインリン酸塩	1379	リン酸ジヒドロコデイン	×			1回10 mgを1日3回	75%に減量		50%に減量	
		タペンタドール塩酸塩	1380	タペンタ錠	×			1日50～400 mgを2回に分けて経口投与する	腎機能正常者と同じ			
		フェンタニル	1381	デュロテップMTパッチ				72時間毎に貼り替え				
			1382	ワンデュロパッチ				約24時間毎に貼り替え				
		フェンタニルクエン酸塩	1383	アブストラル舌下錠				1回の突出痛に対して、100 μgから舌下投与を開始し、1回800 μgまで増量でき、効果不十分な場合は、投与後30分後以降に同一用量を1回追加投与できる。1日あたり4回以下の突出痛に対する使用にとどめること	腎機能正常者と同量を慎重投与			
			1384	イーフェンバッカル錠				1回50 μgもしくは100 μgから開始し、1回800 μgまで増量でき、効果不十分な場合は、投与後30分後以降に同一用量を1回追加投与できる。1日あたり4回以下の突出痛に対する使用にとどめること				
			1385	フェントステープ				約24時間毎に貼り替え				
			1386	フェンタニル注射液				添付文書参照	腎機能正常者と同じ			
		メサドン塩酸塩	1387	メサペイン錠	×			1回5～15 mgを1日3回経口投与	腎機能正常者と同じ		50～75%に減量	
	○	モルヒネ塩酸塩	1388	アンペック坐薬				10～60 mg　分3	75%に減量	50%に減量し適宜調整。腎機能に関係なく、受容体のリン酸化による構造変化により細胞表面の受容体のダウンレギュレーションにより耐性を生じるため、連続投与により用量が増加することがある		
			1389	オプソ内服液				30～120 mgを1日6回に分割				
			1390	塩酸モルヒネ注射液				1回5～10 mgを皮下に注射　がんの疼痛には1回50～200 mgを持続静注または持続皮下注。硬膜外投与、くも膜下投与は添付文書参照				
			1391	モルヒネ塩酸塩水和物原末	×			1回5～10 mg、1日15 mgを経口投与				
			1392	パシーフカプセル（徐放）				1日30～120 mgを1日1回経口投与				
			1393	ピーガード錠（徐放）				1日20～120 mgを1日1回食間				
		モルヒネ硫酸塩	1394	MSコンチン（徐放）				20～120 mg　12時間毎				
			1395	カディアンカプセル・スティック粒（徐放）				1日20～120 mgを1日1回経口投与				

表2 腎機能低下時の主な薬物投与量一覧

分類	重要度	薬剤名 一般名	番号	商品名	透析性	禁忌	腎障害	常用量	GFR または CCr(mL/分) 30～59	15～29	＜15	HD(血液透析) PD(腹膜透析)
α2作動性鎮静剤		デクスメデトミジン塩酸塩	1396	プレセデックス静注液	×			6 µg/kg/時の投与速度で10分間静脈内へ持続注入し（初期負荷投与），続いて患者の状態に合わせて，至適鎮静レベルが得られる様，維持量として0.2～0.7 µg/kg/時の範囲で持続注入する（維持投与）．また，維持投与から開始することもできる	腎機能正常者と同じ			
全身麻酔薬		チアミラールナトリウム	1397	イソゾール注	×			添付文書参照	慎重投与だが腎機能正常者と同じ			
		チオペンタールナトリウム	1398	ラボナール注	×			添付文書参照	腎機能正常者と同じ		75%に減量	
		ドロペリドール	1399	ドロレプタン注	×			①フェンタニルとの併用による全身麻酔ならびに局所麻酔の補助：導入麻酔では0.25～0.5 mg/kgを緩徐に静注または点滴静注．局所麻酔の補助では局所麻酔剤投与10～15分後に0.25 mg/kgを緩徐に静注 ②単独投与による麻酔前投薬：0.05～0.1 mg/kgを麻酔開始30～60分前に筋注	腎機能正常者と同じ			
		プロポフォール	1400	ディプリバン注・注キット	×		○	①全身麻酔：導入では0.5 mg/kg/10秒で静注．維持では4～10 mg/kg/時で適切な麻酔深度が得られる．［キット］ディプリフューザーTCI機能を用いた投与方法は添付文書参照 ②集中治療における人工呼吸中の鎮静：0.3 mg/kg/時で持続静注にて開始し投与速度を調節する．0.3～3.0 mg/kg/時で適切な鎮静深度が得られる				
		レミフェンタニル塩酸塩	1401	アルチバ静注用	×			添付文書参照				
全身吸入麻酔薬		イソフルラン	1402	フォーレン吸入麻酔液	不明			導入：最初0.5%より開始し，4.0%以下の濃度で導入可 維持：2.5%以下の濃度で維持可	腎機能正常者と同じ			
		セボフルラン	1403	セボフレン吸入麻酔液	×		○	通常0.5～5.0%で導入し，4.0%以下の濃度で維持できる				
		デスフルラン	1404	スープレン吸入麻酔液	不明			3%濃度で開始し，適切な麻酔深度が得られるように患者の全身状態を観察しながら，濃度を調節する．成人には，亜酸化窒素の併用有無にかかわらず，7.6%以下の濃度で外科的手術に適切な麻酔深度が得られる				
局所麻酔麻薬		コカイン塩酸塩	1405	コカイン塩酸塩原末	×	○		0.15 g　分3				
		テトラカイン塩酸塩	1406	テトカイン注用	×			①脊椎麻酔（腰椎麻酔）：0.1～0.5%注射液とし，6～15 mg ②硬膜外麻酔：0.15～0.2%注射液とし，30～60 mg ③伝達麻酔：0.2%注射液とし，10～75 mg．最大1回100 mg ④浸潤麻酔：0.1%注射液とし，20～30 mg．最大1回100 mg ⑤表面麻酔：0.25～2%液とし，5～80 mg	腎機能正常者と同じ			
		ブピバカイン塩酸塩	1407	マーカイン注	×			［注］1回2 mg/kgまで ［脊麻用］1回10～20 mg．最大1回20 mg				

付録

285

分類	重要度	薬剤名			透析性	腎障害禁忌	常用量	GFR または CCr(mL/分)			HD(血液透析) PD(腹膜透析)
		一般名	番号	商品名				30〜59	15〜29	<15	
局所麻酔麻薬		プロカイン塩酸塩	1408	プロカイン塩酸塩注射液	不明		①浸潤麻酔：[0.5%] 1回1,000 mg まで ②硬膜外麻酔：[2%] 300〜400 mg. 最大1日600 mg ③伝達麻酔：[1・2%] 10〜400 mg	腎機能正常者と同じ			
		リドカイン塩酸塩	1409	キシロカイン筋注用	×		抗生物質製剤を筋注する場合の疼痛緩和のための溶解液として, 10〜15 mg				
		リドカイン塩酸塩	1410	ペンレステープ	×		①静脈留置針穿刺時の疼痛緩和：1回1枚, 穿刺予定部位に約30分間貼付 ②伝染性軟属腫摘除時の疼痛緩和：小児に本剤1回2枚まで, 摘除予定部位に約1時間貼付 ③皮膚レーザー照射療法時の疼痛緩和：1回6枚まで, 照射予定部位に約1時間貼付				
		レボブピバカイン塩酸塩	1411	ポプスカイン注	×		①術後鎮痛：[0.25%] 15 mg/時を硬膜外腔に持続投与. 4〜8 mL/時の範囲で適宜増減 ②伝達麻酔：[0.25・0.5%] 0.25%は1回100 mg, 0.5%は150 mgまでを目標の神経あるいは神経叢近傍に投与. 最大総量150 mg ③硬膜外麻酔：[0.75%] 1回150 mg までを硬膜外腔に投与				
		ロピバカイン塩酸塩水和物	1412	アナペイン注	×		①術後鎮痛：[2 mg/mL] 6 mL/時を硬膜外腔に持続投与. 4〜10 mL/時の範囲で適宜増減 ②伝達麻酔：[7.5 mg/mL] 1回40 mL までを目標の神経あるいは神経叢近傍に投与 ③硬膜外麻酔：[7.5・10 mg/mL] 1回20 mL までを硬膜外腔に投与				
禁煙補助薬		ニコチン	1413	ニコチネル TTS	×		1日1回1枚を24時間貼付. 10週間を超えて継続投与しないこと	腎機能正常者と同じ			
	◎	バレニクリン酒石酸塩	1414	チャンピックス錠	×		1〜3日目は 0.5 mg を1日1回食後, 4〜7日目は0.5 mg を1日2回朝夕食後, 8日目以降は1 mg を1日2回朝夕食後. 投与期間は12週間	腎機能正常者と同じ	開始量：1回 0.5 mg 分1, 必要に応じ最大1回 0.5 mg を1日2回	0.5 mg を1日1回	
勃起不全治療薬	○	シルデナフィルクエン酸塩	1415	バイアグラ錠	×		1日1回25〜50 mg を性行為の約1時間前に投与. 1日1回の投与とし, 投与間隔は24時間以上	CCr<30 mL/分の患者については, 本剤の血漿中濃度が増加することが認められているので, 25 mg を開始用量とする		CKD 患者では CL が50%低下するという報告があり (Muirhead GJ, et al.: Br J Clin Pharmacol 2002：**53**：21S-30S), 25 mg を開始用量とする. 心血管系障害を有するなど性行為が不適当と考えられる患者は禁忌	
	○	タダラフィル	1416	シアリス錠	×		1日1回10 mg を性行為の約1時間前に経口投与. 20 mg まで増量可. 1日1回の投与とし, 投与間隔は24時間以上	CCr 31〜50 mL/分で AUC が2倍になるため5 mg から開始し, 最大 10 mg		最大5 mg, ただし心血管系障害を有するなど性行為が不適当と考えられる患者は禁忌	
		バルデナフィル塩酸塩水和物	1417	レビトラ錠	×	禁	1日1回10 mg, 最大20 mg, 高齢者では 5 mg から開始し最大 10 mg	中等度〜重度の腎障害患者の AUC および Cmax は, 健康成人に比べ約 1.2〜1.4 倍とやや高値になるが CCr と AUC あるいは Cmax との間に有意な相関は認められなかったため, 常用量			血液透析が必要な腎障害には禁忌
肥満症治療薬		セチリスタット	1418	オブリーン錠	不明		1回120 mg を1日3回毎食直後	腎機能正常者と同じ			
	△	マジンドール	1419	サノレックス錠	×	禁	0.5 mg を1日1回昼食前に経口投与する. 1日最高投与量はマジンドールとして 1.5 mg までとし, 2〜3回に分けて食前に経口投与するが, できる限り最小有効量を用いること. 投与期間はできる限り短期間とし, 3か月を限度とする	重症の腎障害では排泄が遅延するおそれがあるため禁忌			

表2　腎機能低下時の主な薬物投与量一覧

分類	重要度	一般名	番号	商品名	透析性	禁忌	腎障害	常用量	GFR または CCr(mL/分) 30〜59	15〜29	<15	HD(血液透析) PD(腹膜透析)
グルコシルセラミド合成酵素阻害薬（ニーマン・ピック病C型治療薬）	○	ミグルスタット	1420	ブレーザベスカプセル	不明			成人には1回200mgを1日3回，小児には体表面積に応じて用量を調節して経口投与する．CCr 50〜70mL/分：1回200mg，1日2回	1回100mg，1日2回	30mL/分/1.73m² 未満に対する本剤の使用経験はないため，慎重投与		
α-ガラクトシダーゼ酵素製剤（遺伝子組換えファブリー病治療薬）		アガルシダーゼアルファ	1421	リプレガル点滴静注用	×			1回体重1kgあたり0.2mgを隔週，点滴静注	減量の必要はないと思われるが，薬物動態データがほとんどなく不明			
		アガルシダーゼベータ	1422	ファブラザイム点滴静注用	×			1回体重1kgあたり1mgを隔週，点滴静注				
レボカルニチン製剤		レボカルニチン	1423	エルカルチンFF静注1,000mg	○			レボカルニチンとして1回体重1kgあたり50mgを3〜6時間毎に，緩徐に静注(2〜3分)または点滴静注する．なお，患者の状態に応じて適宜増減するが，1日の最大投与量は体重1kgあたり300mgとする				血液透析に伴うカルニチン欠乏症に対しては，通常，レボカルニチンとして体重1kgあたり10〜20mgを透析終了時に，透析回路静脈側に注入(静注)する．なお，患者の状態に応じて適宜増減する
			1424	エルカルチンFF内用液・FF錠	○			レボカルニチンとして，1日1.5〜3g(15〜30mL)を3回に分割経口投与する．なお，患者の状態に応じて適宜増減する	保存期腎不全患者では通常はカルニチン欠乏症を起こさないため，欠乏が明らかな場合を除き投与しない			透析下の末期腎疾患患者ではカルニチン欠乏症になりやすいが，本剤の高用量の長期投与により，トリメチルアミン等の有害な代謝物が蓄積するおそれがある．1回300mgを1日2回などの低用量から投与を開始するなど患者の状態を観察しながら慎重に投与し，漫然と投与を継続しないこと．HD日にはHD後に投与すること．CAPD患者ではHD患者よりも欠乏は軽微なため，欠乏が明らかな場合を除き投与しない
		レボカルニチン塩化物	1425	エルカルチン錠	○			1日1.8〜3.6gを3回に分割経口投与				
レストレスレッグス症候群治療薬	○	ガバペンチンエナカルビル	1426	レグナイト錠	○	禁		1日1回600mgを夕食後に経口投与	1回600mgを2日に1回(Renal Pharmacotherapy, 2013)	活性代謝物であるガバペンチンの排泄が遅延し，血漿中濃度が上昇するおそれがあるため禁忌		
		ロチゴチン経皮吸収型製剤	1427	ニュープロパッチ	×			中等度から高度の特発性レストレスレッグス症候群：[2.25・4.5mg]1日1回2.25mgより開始し，1週間以上の間隔をあけて1日2.25mgずつ増量，維持量1日4.5〜6.75m．最大1日6.75m．肩・上腕部・腹部・側腹部・臀部・大腿部のいずれか正常な皮膚に貼付し，24時間毎に貼り替え	腎機能正常者と同じ			

分類	重要度	薬剤名 一般名	薬剤名 番号	薬剤名 商品名	透析性	禁忌	腎障害	常用量	GFR または CCr（mL/分） 30〜59	GFR または CCr（mL/分） 15〜29	GFR または CCr（mL/分） <15	HD（血液透析） PD（腹膜透析）
レストレスレッグス症候群治療薬		プラミペキソール塩酸塩水和物	1428	ビ・シフロール錠	×			中等度から高度の特発性レストレスレッグス症候群：1日1回0.25 mgを就寝2〜3時間前．1日0.125 mgより開始し，1日0.75 mgを超えない範囲で適宜増減するが，増量は1週間以上の間隔をあける	減量の必要はないが増量は14日かける（Up to Date）			十分な使用経験がないので，状態を観察しながら慎重投与（Up to Date）
嚢胞性線維症治療薬		ドルナーゼアルファ	1429	プルモザイム吸入液	×			1日1回2.5 mgをネブライザーで吸入投与．患者の状態により1回2.5 mg，1日2回まで	減量の必要はないと思われるが，薬物動態データがほとんどなく不明			
急性ポルフィリン症治療薬		ヘミン	1430	ノーモサング点滴静注	不明			1日1回3 mg/kgを4日間，点滴静注する．ただし，1日最大250 mgを超えないこと	減量の必要はないと思われるが，薬物動態データがほとんどなく不明			
アセトアミノフェン過量摂取時の解毒剤		アセチルシステイン	1431	アセチルシステイン内服液「あゆみ」	○			初回に140 mg/kg，次いでその4時間後から70 mg/kgを4時間毎に17回，計18回経口投与する．経口投与が困難な場合は，胃管または十二指腸管により投与する．投与後1時間以内に嘔吐した場合は，再度同量を投与する	減量の必要がないと思われるが，薬物動態データがほとんどなく不明			
メトヘモグロビン血症解毒薬	△	メチルチオニニウム	1432	メチレンブルー静注	×		○	新生児および生後3か月以下の乳児には，1回0.3〜0.5 mg/kgを5分以上かけて静脈内投与する．投与1時間以内に症状が改善しない場合は，必要に応じ，同量を繰り返し投与できる	本剤の主たる排泄経路は腎臓である．腎機能が低下している患者では，腎機能障害の悪化または本剤の排泄遅延による副作用発現のおそれがあるため，低用量から投与を開始するなど患者の状態を観察しながら慎重に投与すること			添付文書上，減量指示はないが，慎重投与（Up to Date）
TTR型アミロイドーシス治療薬		タファミジスメグルミン	1433	ビンダケルカプセル	×			1日1回20 mgを経口投与	腎機能正常者と同じ			
アルコール依存症断酒補助薬		アカンプロサートカルシウム	1434	レグテクト錠	○	禁		1回666 mgを1日3回，食後	333 mgを1日3回投与（Renal Pharmacotherapy, 2013）	高度の腎障害のある患者では排泄遅延により，高い血中濃度が持続するおそれがあるため禁忌		
エチレングリコール・メタノール中毒用薬	◎	ホメピゾール	1435	ホメピゾール点滴静注	不明			初回は15 mg/kg，2回目から5回目は10 mg/kg，6回目以降は15 mg/kgを12時間毎に30分間以上かけて点滴静注する．	腎機能正常者と同じ			血液透析を併用する場合は，以下に従い投与する．HD開始時：直前の投与から6時間未満ではHD直前には投与不可．6時間以上ではHD直前に投与　HD中：HD開始時から4時間毎に投与　HD終了時：直前の投与から1時間未満ではHD終了時には投与不可．1時間以上3時間以内では常用量の1/2量をHD終了直後に投与．3時間超経過ではHD終了直後に投与　HD終了後：直前の投与から12時間毎に投与
尿素サイクル異常症治療薬	△	フェニル酪酸ナトリウム	1436	ブフェニール錠	不明			1日9.9〜13 g/m²を3〜6回分割で，食事または栄養補給とともにもしくは食直後に経口投与	腎機能障害を有する患者では主代謝物であるフェニルアセチルグルタミンは主に腎臓から排泄されるため，蓄積するおそれがあるため，慎重投与			

表2　腎機能低下時の主な薬物投与量一覧

分類	重要度	一般名	番号	商品名	透析性	禁忌	腎障害	常用量	GFR または CCr(mL/分) 30～59	15～29	＜15	HD(血液透析) PD(腹膜透析)
ゴーシェ病治療薬		イミグルセラーゼ	1437	セレザイム注静注用	×			1回体重1kgあたり60単位を隔週，1～2時間かけて点滴静注するか，または適切な用量を1単位/kg/分を超えない注入速度で投与	減量の必要はないと思われるが，薬物動態データがほとんどなく不明			
		ベラグルセラーゼアルファ	1438	ビプリブ点滴静注用	×			1回60単位/kgを隔週で点滴静注	腎機能正常者と同じ			
睫毛貧毛症治療薬		ビマトプロスト	1439	グラッシュビスタ外用液剤				1日1回就寝前に，片目毎に上睫毛の生え際に1滴を塗布する．塗布の際には，添付の専用ブラシ(アプリケーター)を用いる．一度使用したブラシは廃棄する(左右の目に1本ずつ使用する)	腎機能正常者と同じ			
ムコ多糖症ⅣA型治療薬		エロスルファーゼ アルファ	1440	ビミジム点滴静注液				1回2mg/kgを週1回点滴静注	腎機能正常者と同じ			
結核診断用薬		精製ツベルクリン	1441	一般診断用精製ツベルクリン	不明			精製ツベルクリン溶液0.1mLを前腕屈側のほぼ中央部または上腕屈側の中央からやや下部の皮内注	腎機能正常者と同じ			
H. pylori感染診断用剤		尿素(13C)	1442	ユービット錠	×			1錠　空腹時	腎機能正常者と同じ			
膵外分泌機能検査用試薬	△	ベンチロミド液	1443	膵外分泌機能検査用PFD内服液	×	禁		1管　早朝空腹時に採尿後，200mL以上の水と共に服用	一定時間内の尿中排泄率で評価するため，高度の腎機能低下患者では禁忌			
下垂体機能検査用薬		ゴナドレリン酢酸塩	1444	LH-RH注射液	×			1回0.1mg　静注，筋注，皮下注	減量の必要はないと思われるが，薬物動態データがほとんどなく不明			
脳疾患診断用薬	△	イオフルパン(123I)	1445	ダットスキャン静注	×			1バイアル(111～185MBq)を静脈内投与し，投与後3～6時間に頭部のシンチグラムを得る	重篤な腎機能障害のある患者では血中に滞留することがあるため慎重投与			
その他の診断用薬	△	グルカゴン	1446	グルカゴン注射用・Gノボ注射用	×			添付文書参照	腎不全患者への投与法に言及した文献はないが，腎実質で分解されるため，効果が強く出現する可能性があり減量が必要かもしれない			
胃蠕動抑制動運剤		l-メントール	1447	ミンクリア内用散布液	×			1回20mL(160mg)を内視鏡の鉗子口より胃幽門前庭部にいきわたるように散布	腎機能正常者と同じ			
経口造影剤		アミドトリゾ酸ナトリウムメグルミン	1448	ガストログラフイン経口・注腸用	○			①消化管撮影：1回60mL(レリーフ造影には10～30mL) ②CTにおける上部消化管造影：30～50倍量の水で希釈し250～300mL いずれも注腸の場合は3～4倍量の水で希釈し最高500mL	腎機能正常者と同じ			
イオン性高浸透圧性造影剤	◎	アミドトリゾ酸ナトリウムメグルミン	1449	ウログラフイン注	×	禁	○	①逆行性尿路撮影：[60%]20～150mL(原液または2～4倍希釈) ②内視鏡的逆行性膵胆管撮影：[60%]20～40mL ③経皮経肝胆道撮影：[60%]20～60mL ④関節撮影：[60%]1～10mL ⑤唾液腺撮影：[76%]0.5～2mL	禁忌			

付録

分類	重要度	一般名	番号	商品名	透析性	禁忌	腎障害	常用量	GFR または CCr(mL/分) 30〜59	15〜29	<15	HD(血液透析) PD(腹膜透析)
造影剤 イオン性低浸透圧性	◎	イオキサグル酸	1451	ヘキサブリックス注	○	禁	○	各種血管造影5〜60 mL, CT では50〜100 mL, 静脈性尿路撮影では20〜100 mL, ディジタルX線撮影法による静脈性血管撮影では30〜40 mL を1回静注, または点滴	本剤の主たる排泄臓器は腎臓であり, 腎機能低下患者では急性腎不全等の症状が悪化するおそれがあるため重篤な腎障害(無尿等)のある患者には原則禁忌となっている. 投与する場合には必要最小量にする			
		イオトロクス酸メグルミン	1452	ビリスコピン点滴静注	○	禁	○	胆嚢・胆管造影に1回100 mL を30〜60分にわたり点滴静注	本剤の主たる排泄臓器は腎臓ではないが, 重篤な腎障害(無尿等)のある患者では急性腎不全等の症状が悪化するおそれがあるため原則禁忌となっている. 投与する場合には必要最小量にする			
非イオン性低浸透圧性造影剤	◎	イオキシラン	1453	イマジニール注	○	禁	○	①各種血管造影:1回5〜80 mL ②CT:1回 15〜150 mL ③静脈性尿路撮影:1回50〜100 mL ④ディジタルX線撮影法による静脈性血管撮影:1回20〜70 mL ⑤ディジタルX線撮影法による動脈性血管撮影:1回3〜40 mL	本剤の主たる排泄臓器は腎臓であり, 腎機能低下患者では急性腎不全等の症状が悪化するおそれがあるため重篤な腎障害(無尿等)のある患者には原則禁忌となっている. 投与する場合には必要最小量にする			
	◎	イオパミドール	1454	イオパミロン注	○	禁	○	①各種血管造影:1回5〜50 mL ②CT:1回 100〜200 mL ③静脈性尿路撮影:1回20〜200 mL ③逆行性尿路撮影:1回5〜400 mL				
	◎	イオプロミド	1455	プロスコープ注・シリンジ	○	禁	○	①各種血管造影:1回3〜50 mL ②CT:1回 50〜100 mL ③静脈性尿路撮影:1回50〜100 mL ④ディジタルX線撮影法による静脈性血管撮影:1回20〜40 mL ⑤ディジタルX線撮影法による動脈性血管撮影:1回3〜30 mL 詳細は添付文書参照				
	◎	イオヘキソール	1456	オムニパーク注	○	禁	○	添付文書参照	重篤な腎障害のある患者には原則禁忌となっている. 単回投与の場合には減量の必要はない			
	◎	イオベルソール	1457	オプチレイ注・シリンジ	○	禁	○	①各種血管造影:1回5〜60 mL ②CT:1回 50〜150 mL ③静脈性尿路撮影:1回40〜100 mL ④ディジタルX線撮影法による静脈性血管撮影:1回30〜60 mL ⑤ディジタルX線撮影法による動脈性血管撮影:1回3〜50 mL 詳細は添付文書参照	本剤の主たる排泄臓器は腎臓であり, 腎機能低下患者では急性腎不全等の症状が悪化するおそれがあるため重篤な腎障害(無尿等)のある患者には原則禁忌となっている. 投与する場合には必要最小量にする			
	◎	イオメプロール	1458	イオメロン注	○	禁	○	①各種血管造影:1回3〜80 mL ②CT:1回 40〜100 mL ③静脈性尿路撮影:1回30〜100 mL ④ディジタルX線撮影法による静脈性血管撮影:1回10〜50 mL ⑤ディジタルX線撮影法による動脈性血管撮影:1回3〜40 mL 詳細は添付文書参照				
非イオン性等浸透圧性造影剤	◎	イオトロラン	1459	イソビスト注	○	禁	○	①関節撮影:1回1〜10 mL を関節腔内に注入 ②脊髄撮影, CT における脳室, 脳槽, 脊髄造影:1回6〜10 mL				
	◎	イオジキサノール	1460	ビジパーク注	○	禁	○	①脳血管撮影:[270] 4〜15 mL ②四肢血管撮影:[270] 8〜80 mL, [320] 12〜70 mL ③逆行性尿路撮影:[270] 20〜200 mL. 原液を生理食塩水で2倍希釈し用いることも可 ④内視鏡的逆行性膵胆管撮影:[270] 3〜40 mL	本剤の主たる排泄臓器は腎臓であり, 腎機能低下患者では急性腎不全等の症状が悪化するおそれがあるため重篤な腎障害(無尿等)のある患者には原則禁忌となっている. 投与する場合には必要最小量にする			

表2　腎機能低下時の主な薬物投与量一覧

分類	重要度	薬剤名 一般名	番号	薬剤名 商品名	透析性	禁忌	腎障害	常用量	GFR または CCr(mL/分) 30〜59	GFR または CCr(mL/分) 15〜29	GFR または CCr(mL/分) <15	HD(血液透析) PD(腹膜透析)
MRI用造影剤	◎	ガドジアミド水和物	1461	オムニスキャン静注32%シリンジ	○	禁	○	0.2 mL/kg(腎臓を対象とする場合には0.1 mL/kg)	重篤な腎障害のある患者では腎性全身性線維症(NSF)発症の危険性が高く,腎機能低下患者では,排泄遅延から急性腎不全等の症状が悪化するおそれがあるため禁忌			
	◎	ガドテル酸メグルミン	1462	マグネスコープ静注・シリンジ	不明	禁	○	0.2 mL/kg(腎臓を対象とする場合には0.1 mL/kg)				
	◎	ガドペンテト酸ジメグルミン	1463	マグネビスト静注・シリンジ	不明	禁	○	0.2 mL/kg(腎臓を対象とする場合には0.1 mL/kg)				
リンパ系・子宮卵管造影剤	○	ヨード化ケシ油脂肪酸エチルエステル	1464	リピオドール注	×	禁		①リンパ系撮影:上腕片側5〜6 mL,下肢片側10 mLを0.3〜0.5 mL/分で皮膚直下の末梢リンパ管内に注入 ②子宮卵管撮影:5〜8 mLを200 mmHg以下の圧で注入	腎機能正常者と同じ	代謝・排泄が障害されることにより副作用が現れる可能性があるため,重篤な腎障害(無尿等)には禁忌		
腎機能検査用薬	○	イヌリン	1465	イヌリード注	○	禁		本剤1バイアルを加熱溶解し,日局生理食塩液360 mLに希釈する。初回量として,150 mLを1時間に300 mLの速度で30分間,次いで維持量として150 mLを1時間に100 mLの速度で90分間点滴静注する	無尿や乏尿の患者では水分の過剰投与(飲水680 mLと生食に希釈した溶液300 mL)になり症状を悪化させるため禁忌			
		フェノールスルホンフタレイン	1466	フェノールスルホンフタレイン注	○			排尿後,水300〜500 mLを飲ませ,30分後に通常成人ではフェノールスルホンフタレイン注射液1.0 mL(フェノールスルホンフタレインとして6.0 mg)を肘静脈または筋肉内に注射する	注射後15,30,60および120分の4回採尿するが尿量が10 mL以下では不正確になる.			

（平田純生）

■ 付録「表2：腎機能低下時の主な薬物投与量一覧」薬剤名索引

- 付録の「表2：腎機能低下時の主な薬物投与量一覧」の薬剤名を検索できるようにした.
- 薬剤名の太字は商品名，細字は一般名を示す.
- 薬剤名の後の細数字は掲載ページ数，（　）内の太数字は，薬剤名欄の「番号」を示す.
- 本文は317～320ページの索引をご利用ください.

和名

ア

アイソボリン点滴静注　278(1288)
アイトロール錠　217(279)
アイピーディカプセル　228(507)
アイミクス配合錠LD・配合錠HD
　221(366)
アイリーア硝子体内注射液　280
　(1309)
アーガメイトゼリー・顆粒　254(950)
アガルシダーゼアルファ　287(1421)
アガルシダーゼベータ　287(1422)
アカルディカプセル　217(267)
アカルボース　238(696)
アカンプロサートカルシウム　288
　(1434)
アキシチニブ　275(1251)
アキネトン錠・細粒　214(208)
アクタリット　206(68)
アクチット注　253(926)
アクチバシン注　245(812)
アクテムラ点滴静注用　205(65)
アクテムラ皮下注シリンジ・皮下注
　オートインジェクター　205(66)
アクトシン注　217(268)
アクトス錠　238(699)
アクトネル錠　241(747)
アクプラ静注用　274(1231)
アクラトニウムナパジシル酸塩　234
　(604)
アグリリンカプセル　249(857)
アクロマイシンVカプセル　260
　(1037)
アコアラン静注用　247(844)
アコチアミド塩酸塩水和物　234
　(603)
アコファイド錠100mg　234(603)
アコレート錠　228(508)
アザクタム注　258(1009)
アサコール錠　235(643)
アザシチジン　277(1274)
アザセトロン　236(657)，236(658)
アザチオプリン　278(1289)
アザニン錠　278(1289)
アザルフィジンEN錠　206(72)

アシクロビル　265(1099，1100)
アジスロマイシン水和物　261(1039,
　1040，1041)
アシテアダニ舌下錠　228(513)
アジドチミジン　266(1111)
アシノン錠　232(569)
アジルサルタン　221(352)
アジルサルタン・アムロジピンベシル
　酸塩配合剤　221(365)
アジルバ錠　221(352)
アスコルビン酸　250(873)
アスコルビン酸・パントテン酸カルシ
　ウム　250(874)
アストモリジン配合胃溶錠　230
　(538)
アストモリジン配合腸溶錠　230
　(537)
アズトレオナム　258(1009)
アスナプレビル　267(1133)
アスパラCA　254(942)
アスパラカリウム錠・散　254(938)
アスパラカリウム注射液　254(939)
L-アスパラギナーゼ　276(1270)
アスパラギン酸カリウム　254(938,
　939)
L-アスパラギン酸カルシウム　254
　(942)
アスピリン　202(10)，245(815)
アスピリン・ダイアルミネート配合
　245(816)
アスペノンカプセル　224(424)
アスペノン静注用　224(425)
アスベリンシロップ・錠・散・ドライ
　シロップ　231(554)
アズマネックスツイストヘラー　230
　(548)
アセタゾラミド　222(390，391)
アセタノールカプセル　218(293)
アセチルシステイン　231(556)，288
　(1431)
アセチルシステイン内服液「あゆみ」
　288(1431)
アセチルシステインナトリウム塩注
　入・吸入用液　231(556)
アセチルスピラマイシン錠　261
　(1045)

アセトアミノフェン　204(41，42)
アセトヘキサミド　238(689)
アセナピンマレイン酸塩　208(133)
アゼプチン錠・顆粒　227(487)
アセブトロール塩酸塩　218(293)
アゼラスチン塩酸塩　227(487)
アーゼラ点滴静注液　274(1237)
アセリオ静注液　204(42)
アゼルニジピン　220(320)
アゾセミド　222(381)
アゾルガ配合懸濁性点眼液　280
　(1315)
アタラックスPカプセル　227(483)
アタラックスP注射液　227(484)
アタラックス錠　227(482)
アタラックス錠・Pカプセル　208
　(114)
アダラートCR錠　220(331)
アダラートL錠　220(330)
アダラートカプセル　220(329)
アダリムマブ　205(58)，274(1234)
アーチスト錠　220(317)
アデカット錠　221(347)
アテディオ配合錠　222(371)
アデノシン三リン酸二ナトリウム水和
　物　216(244，245)
アテノロール　218(294)
アデホスLコーワ注　216(245)
アデホスコーワ腸溶錠・顆粒　216
　(244)
アデホビルピボキシル　267(1129)
アデムパス錠　224(414)
アデラビン9号注　237(672)
アデール点滴静注用　217(266)
アテレック錠　220(323)
アーテン錠・散　214(207)
アドエアディスカス　229(531)
アドシルカ錠　223(411)
アドセトリス点滴静注用　275(1244)
アドソルビン原末　235(636)
アドナ錠・散　245(805)
アドナ注　245(806)
アトバコン　267(1122)
アトバコン・プログアニル塩酸塩配合
　剤　268(1143)
アドビオール錠　219(306)

アトモキセチン塩酸塩　215(229)
アドリアシン注　272(1200)
アトルバスタチンカルシウム水和物
　225(448)
アドレナリン　217(271，272)
アトロピン硫酸塩　215(230)
アトロピン硫酸塩注　215(230)
アトロベントエロゾル　230(539)
アナグリプチン安息香酸塩　238
　(707)
アナグレリド塩酸塩水和物　249
　(857)
アナストロゾール　273(1215)
アナフラニール錠　209(149)
アナペイン注　286(1412)
アネキセート注　256(967)
アネメトロ点滴静注液　262(1068)
アノーロエリプタ7吸入用　229(520)
アバスチン点滴静注用　275(1245)
アバタセプト　205(59，60)
アバプロ錠　221(353)
アピキサバン　247(838)
アービタックス注射液　275(1240)
アピドラ注・カート・ソロスター　237
　(681)
アビラテロン酢酸エステル　273
　(1214)
アファチニブ　275(1252)
アフィニトール錠　269(1156)
アフィニトール分散錠　269(1157)
アブストラル舌下錠　284(1383)
アブラキサン点滴静注用　272(1192)
アフリベルセプト　280(1309)
アプリンジン　224(424，425)
アプルウェイ錠　239(726)
アプレゾリン錠　223(401)
アプレゾリン注射用　223(402)
アプレピタント　236(666)
アベマイド錠　238(694)
アベロックス錠　262(1063)
アポカイン皮下注　213(199)
アボビスカプセル　234(604)
アポプロン錠・散　223(399)
アポプロン注　223(400)
アポモルヒネ塩酸塩水和物　213
　(199)
アボルブカプセル　281(1332)
アマージ錠　204(55)
アマリール錠　238(693)
アマンタジン塩酸塩　213(200)，267
　(1124)
アミオダロン塩酸塩　225(437，438)

アミカシン硫酸塩　259(1017)
アミカシン硫酸塩注　259(1017)
アミカリック輸液　251(893)
アミサリン錠　224(422)
アミサリン注　224(423)
アミゼットB輸液　251(892)
アミティーザカプセル　235(630)
アミドトリゾ酸ナトリウムメグルミン
　289(1448，1449)
アミトリプチリン塩酸塩　209(146)
アミニック輸液　251(889)
アミノトリパ輸液　251(883)
アミノフィリン水和物　230(533)
アミノフリード輸液　251(893)
アミノレバンEN配合散　251(897)
アミノレバン点滴静注　251(896)
アミパレン輸液　251(889)
アミユー配合顆粒　251(899)
アムビゾーム点滴静注　264(1084)
アムホテリシンB　264(1082，1083)
アムホテリシンBリポソーム製剤
　264(1084)
アムルビシン塩酸塩　272(1196)
アムロジピンベシル酸塩　220(321)
アムロジピンベシル酸塩・アトルバス
　タチンカルシウム水和物配合剤
　225(454)
アムロジン錠　220(321)
アメジニウムメチル硫酸塩　226
　(468)
アメパロモカプセル　269(1148)
アモキサピン　209(147)
アモキサンカプセル・細粒　209(147)
アモキシシリン水和物　256(973)
アモスラロール塩酸塩　219(315)
アモバルビタール　207(101)
アモバン錠　207(99)
アラセナA点滴静注用　265(1102)
アラセプリル　220(340)
アラバ錠　206(76)
アラミスト点鼻液噴霧用　230(547)
アリクストラ皮下注1.5mg・2.5mg
　246(831)
アリクストラ皮下注5mg・7.5mg
　246(830)
アリスキレンフマル酸塩　221(359)
アリセプト錠・D錠・ドライシロッ
　プ・内服ゼリー　216(253)
アリナミンF注　250(865)
アリナミンF糖衣錠　250(864)
アリピプラゾール　208(134，135)
アリミデックス錠　273(1215)

アリムタ注射用　271(1185)
アリルエストレノール　280(1323)
アルガトロバン　246(836)
アルギン酸ナトリウム　233(592)
アルケラン錠・静注用　270(1169)
アルサルミン細粒・内用液　233(595)
アルダクトンA錠　222(374)
アルタットカプセル　232(575)
アルタット静注　232(576)
アルチバ静注用　285(1401)
アルテプラーゼ　245(812)
アルドメット錠　223(398)
アルファカルシドール　240(732)
アルファロールカプセル　240(732)
アルプラゾラム　207(106)
アルプレノロール塩酸塩　218(295)
アルプロスタジル　243(785)
アルプロスタジルアルファデクス
　243(786)
アルベカシン硫酸塩　259(1026)
アルミゲル細粒　233(588)
アルロイドG内服液・Gドライ　233
　(592)
アレギサール錠　227(503)
アレクチニブ　275(1253)
アレグラ錠　227(495)
アレジオン錠・ドライシロップ　227
　(489)
アレジオン点眼液　280(1310)
アレセンサカプセル　275(1253)
アレディア点滴静注用　241(745)
アレビアチン錠　212(185)
アレビアチン注　212(186)
アレベール吸入用溶解液　231(561)
アレムツズマブ　274(1235)
アレリックス錠　222(383)
アレリックス注　222(384)
アレロック錠　227(492)
アレンドロン酸ナトリウム水和物
　240(740，741)
アロキシ静注　236(663)
アログリプチン　238(708)
アロシトール錠　206(77)
アローゼン顆粒　234(620)
アロチノロール塩酸塩　218(296)，
　219(316)
アロチノロール塩酸塩錠　218(296)
アロチノロール塩酸塩錠「DSP」錠
　219(316)
アロプリノール　206(77)
アロマシン錠　273(1216)
アンカロン錠　225(437)

アンカロン注　225(438)
アンコチル錠　264(1092)
アンスロビンＰ注　247(843)
安息香酸ナトリウムカフェイン　217
　(263)
安息香酸ナトリウムカフェイン　217
　(263)
アンチトロンビン　ガンマ　247
　(844)
アンピシリン・クロキサシリン配合剤
　256(974，975)
アンピシリン水和物　256(976)
アンピシリンナトリウム　256(977)
アンピロキシカム　202(11)
アンフェナクナトリウム水和物　202
　(12)
アンプラーグ錠　245(820)
アンブリセンタン　223(409)
アンブロキソール塩酸塩　231(555)
アンペック坐薬　284(1388)

イ

ＥＳポリタミン配合顆粒　251(898)
イオウ18　226(466)
イオキサグル酸　290(1450)
イオキシラン　290(1452)
イオジキサノール　290(1459)
イオトロクス酸メグルミン　290
　(1451)
イオトロラン　290(1458)
イオパミドール　290(1453)
イオパミロン注　290(1453)
イオフルパン(123I)　289(1445)
イオプロミド　290(1454)
イオヘキソール　290(1455)
イオベルソール　290(1456)
イオメプロール　290(1457)
イオメロン注　290(1457)
イグザレルト錠　247(841)
イクスタンジカプセル　273(1218)
イクセロンパッチ　216(255)
イグラチモド　206(69)
イーケプラ錠　213(194)
イーケプラ点滴静注　213(196)
イーケプラドライシロップ50%　213
　(195)
イコサペント酸エチル　226(462)
イコデキストリン含有腹膜透析液
　255(958)
維持液　253(923)
イスコチン錠・原末　262(1069)
イストラデフィリン　214(201)
イセパシン注　259(1018)

イセパマイシン硫酸塩　259(1018)
イソゾール注　285(1397)
イソソルビド　211(166)
イソニアジド　262(1069)
イソニアジドメタンスルホン酸ナトリ
　ウム水和物　262(1070)
イソバイドシロップ　211(166)
イソビスト注　290(1458)
イソプリノシン錠　268(1142)
イソフルラン　285(1402)
dl-イソプレナリン塩酸塩　211(167)
イソミタール原末　207(101)
イソメニールカプセル　211(167)
イダマイシン　272(1197)
イダルビシン　272(1197)
一硝酸イソソルビド　217(279)
一般診断用精製ツベルクリン　289
　(1441)
イトプリド塩酸塩　234(605)
イトラコナゾール　264(1085)
イトラコナゾール(ITCZ)　264(1086，
　1087)
イトリゾールカプセル　264(1085)
イトリゾール注　264(1087)
イトリゾール内服液　264(1086)
イナビル吸入粉末剤　267(1128)
イヌリード注　291(1464)
イヌリン　291(1464)
イノシンプラノベクス　268(1142)
イノバン注　217(276)
イノベロン錠　213(197)
イノリン吸入液・錠・シロップ・散
　229(527)
イノレット30R　237(682)
イバンドロン酸ナトリウム水和物
　240(742)
EPLカプセル　226(467)
イフェクサーSRカプセル　210(161)
イーフェンバッカル錠　284(1384)
イフェンプロジル酒石酸塩　216
　(246)
イブジラスト　216(247)
イブプロフェン　202(13)
イプラグリフロジン L-プロリン　239
　(722)
イプラトロピウム臭化物水和物　230
　(539)
イプリフラボン　241(752)
イベルメクチン　268(1144)
イホスファミド　269(1161)
イマジニール注　290(1452)
イマチニブメシル酸塩　275(1254)

イミグラン錠　204(51)
イミグラン注3・キット皮下注　204
　(52)
イミグラン点鼻液　204(53)
イミグルセラーゼ　289(1437)
イミダフェナシン　281(1336)
イミダプリル塩酸塩　220(341)
イミプラミン塩酸塩　209(148)
イミペネム水和物・シラスタチンナト
　リウム配合剤　258(1010)
イムセラカプセル　215(228)
イムネース注　279(1308)
イムノブラダー膀注用　278(1283)
イムノマックス-γ注　279(1304)
イムラン錠　278(1289)
イメンドカプセル　236(666)
イモバックスポリオ皮下注　283
　(1366)
イラリス皮下注用　275(1238)
イリノテカン塩酸塩　273(1206)
イリボー錠・OD錠　235(641)
イルソグラジンマレイン酸塩　234
　(602)
イルトラ配合錠LD・配合錠HD　221
　(364)
イルベサルタン　221(353)
イルベサルタン・アムロジピンベシル
　酸塩配合剤　221(366)
イルベサルタン・トリクロルメチアジ
　ド配合剤　221(364)
イルベタン錠　221(353)
イレッサ錠　276(1257)
イロクテイト静注用　282(1354)
インヴェガ錠　209(140)
インクレミンシロップ　244(800)
インジナビル硫酸塩エタノール付加物
　266(1108)
インスリン　グルリジン　237(681)
インスリン　ヒト　237(676，677，
　678，682)
インスリンアスパルト　237(680)
インスリンアスパルト混合型　237
　(683)
インスリングラルギン　237(686)
インスリンデグルデク　237(687)
インスリンデグルデク＋インスリン
　アスパルト配合剤　237(684)
インスリンデテミル　237(688)
インスリンリスプロ　237(679)
インスリンリスプロ混合型　237
　(685)
インダカテロールマレイン酸塩　229

（519）
インダパミド　222（378）
インターフェロンα　279（1301）
インターフェロンα-2b　279（1302）
INFα注　279（1303）
インターフェロンβ　279（1303）
インターフェロンγ-1a　279（1304）
インタール吸入液　227（501）
インテバン SP　202（14）
インテバン坐剤　202（15）
インデラル錠　219（308），224（435）
インデラル注　219（309），224（436）
インドメタシン　202（14），202（15）
インドメタシンファルネシル　202
（16）
イントラリポス輸液　250（882）
イントロンA注　279（1302）
インヒベース錠　221（345）
インフリーカプセル　202（16）
インフリキシマブ　205（61）
インフルエンザ HA ワクチン　282
（1356）
インフルエンザ HA ワクチン　282
（1356）
インプロメン錠・細粒　208（128）
インライタ錠　275（1251）

ウ

ヴィキラックス配合錠　267（1134）
ヴィーン3G 注　253（925）
ヴィーンD 注　253（919）
ヴィーンF 注　253（918）
ウインタミン細粒　208（120）
ウイントマイロン錠・シロップ　261
（1053）
ヴォトリエント錠　276（1262）
ヴォリブリス錠　223（409）
ウステキヌマブ　274（1236）
ウブレチド錠　215（231），281（1335）
ウメクリジニウム臭化物・ビランテ
ロールトリフェニル酢酸塩　229
（520）
ウラジロガシエキス　281（1334）
ウラピジル　223（403），280（1324）
ウラリット配合錠・-U 配合散　207
（85），252（906）
ウリアデック錠　206（78）
ウリトス錠・OD 錠　281（1336）
ウリナスタチン　236（653）
ウルソ錠　237（675）
ウルソデオキシコール酸　237（675）
ウルティブロ吸入用カプセル　229
（521）

ウロカルン錠　281（1334）
ウロキナーゼ　245（813）
ウロキナーゼ注　245（813）
ウログラフイン注　289（1449）
ウロミテキサン注　270（1170）

エ

エイゾプト懸濁性点眼液　280（1314）
エカード配合錠 HD　221（360）
エカード配合錠 LD　221（360）
エカベトナトリウム　233（593）
エキセナチド　239（717）
エキセメスタン　273（1216）
エクア錠　239（714）
エクサシン注　259（1018）
エクザール注射用　272（1195）
エクジェイド懸濁用錠　255（965）
エクストラニール腹膜透析液　255
（958）
エクセグラン錠　211（179）
エクセラーゼ配合錠　234（611）
エクメット配合錠 LD・配合錠 HD
239（715）
エサンブトール　263（1071）
エジュラント錠　266（1117）
S・M 配合散　234（614）
エースコール錠　221（346）
エスシタロプラムシュウ酸塩　210
（155）
エスゾピクロン　207（98）
エスタゾラム　207（86）
ST 合剤　261（1051，1052）
エストラサイトカプセル　273（1217）
エストラジオール・酢酸ノルエチステ
ロン　243（780）
エストラーナテープ　243（779）
エストラムチンリン酸エステルナトリ
ウム　273（1217）
エストリオール　242（767，768，769）
エストリール・デポー注　242（769）
エストリール錠　242（767）
エスフルルビプロフェン・ハッカ油
203（17）
エスポー注　248（848）
エスモロール塩酸塩　218（297）
エスラックス静注　215（226）
エゼチミブ　225（455）
エソメプラゾールマグネシウム水和物
233（577）
エタネルセプト　205（62）
エダラボン　216（256）
エタンブトール塩酸塩　263（1071）
エチオナミド　263（1072）

エチゾラム　207（107）
エチドロン酸二ナトリウム　240
（743）
エチレフリン塩酸塩　226（469，470）
エックスフォージ配合錠　222（370）
HCG モチダ　241（756）
エディロールカプセル　240（734）
エドキサバントシル酸塩水和物　247
（839）
エトキシスクレロール注射液　244
（804）
エトスクシミド　211（173）
エトドラク　203（38）
エトポシド　273（1207，1208）
エトレチナート　249（860）
エナラプリルマレイン酸塩　220
（342）
エノキサパリンナトリウム　246
（827）
エバスチン　227（488）
エバステル錠・OD 錠　227（488）
エパデールS　226（462）
エパデールカプセル　226（462）
エバミール錠　207（97）
エパルレスタット　238（706）
エビスタ錠　241（749）
エピナスチン塩酸塩　227（489），280
（1310）
エピビル錠　266（1116）
エビプロスタット配合錠 DB　280
（1325）
エピペン注射液　217（272）
エビリファイ持続性水懸筋注用　208
（135）
エビリファイ錠・OD 錠・内服液　208
（134）
エピルビシン塩酸塩　272（1198）
エピレオプチマル散　211（173）
エフィエント錠　245（826）
エフィナコナゾール　264（1098）
エフオーワイ注　236（654）
エブトール　263（1071）
エフピー OD 錠　214（204）
エプラジノン塩酸塩　231（557）
エフラロクトコグ　アルファ　282
（1354）
エブランチルカプセル　223（403），
280（1324）
エプレレノン　222（372）
エペリゾン塩酸塩　215（221）
エベロリムス　269（1156，1157），278
（1290）

エポエチンα 248(848)
エポエチンβ 248(850)
エポエチンベータペゴル 248(849)
エボザックカプセル 215(232)
エポジン注シリンジ・アンプル 248 (850)
エホチール錠 226(469)
エホチール注 226(470)
エホニジピン塩酸塩 220(322)
エボルトラ点滴静注 270(1172)
MSコンチン(徐放) 284(1394)
MDSコーワ錠 226(466)
エムトリシタビン 266(1109)
エムトリシタビン・テノホビルジソプロキシルフマル酸塩配合錠 266 (1119)
エムトリバカプセル 266(1109)
エメダスチンフマル酸塩 227(490)
エラスターゼ 226(464)
エラスチーム錠 226(464)
エリキュース錠 247(838)
エリスロシン錠・W顆粒・ドライシロップ 261(1043)
エリスロシン点滴静注用 261(1042)
エリスロマイシンエチルコハク酸エステル(顆・DS) 261(1043)
エリスロマイシンステアリン酸塩(錠) 261(1043)
エリスロマイシンラクトビオン酸塩 261(1042)
エリブリンメシル酸塩 271(1188)
エリル点滴静注液 216(251)
L-アスパラギナーゼ 276(1270)
L-アスパラギン酸カルシウム 254 (942)
l-イソプレナリン塩酸塩 217(273)
エルカトニン 240(733)
エルカルチンFF静注1,000mg 287 (1423)
エルカルチンFF内用液・FF錠 287 (1424)
エルカルチン錠 287(1425)
L-ケフラール顆粒 257(985)
エルゴタミン酒石酸塩・無水カフェイン・イソプロピルアンチピリン配合剤 204(46), 204(47)
エルシトニン注 240(733)
エルデカルシトール 240(734)
エルトロンボパグ オラミン 248 (846)
エルネオパ輸液 251(887)
エルビテグラビル・コビシスタット・

エムトリシタビン・テノホビルジソプロキシルフマル酸塩配合剤 266 (1120)
エルプラット点滴静注液 274(1228)
l-メントール 289(1447)
エルロチニブ塩酸塩 276(1255)
エレトリプタン臭化水素酸塩 204 (50)
エレメンミック注 251(886)
エレンタール配合内用剤 252(908)
エロスルファーゼ アルファ 289 (1440)
塩化アンモニウム 253(930)
塩化アンモニウム補正液 253(930)
塩化カリウム 253(931), 254(940)
塩化カルシウム 253(932)
塩化カルシウム補正液 253(932)
塩化ナトリウム 253(933)
塩化ナトリウム補正液 253(933)
エンザルタミド 273(1218)
塩酸キニーネ 269(1145)
塩酸シプロフロキサシン 262(1058)
塩酸セルトラリン 210(156)
塩酸バンコマイシン散 260(1030)
塩酸バンコマイシン点滴静注用 260 (1029)
塩酸プロカルバジンカプセル 277 (1273)
塩酸モルヒネ注射液 284(1390)
塩酸ロメリジン 204(49)
エンシュア・リキッド 252(909)
エンタカポン 214(202)
エンテカビル水和物 267(1130)
エンドキサン錠・注 270(1163)
エンパグリフロジン 239(723)
エンビオマイシン硫酸塩 263(1073)
エンブレル皮下注・皮下注シリンジ・皮下注ペン 205(62)

オ

オイグルコン錠 238(692)
オイテンシンカプセル(徐放) 222 (387)
桜皮エキス 231(558)
オオウメガサソウエキス，ハコヤナギエキス，セイヨウオキナグサエキス，スギナエキス，精製小麦胚芽油 280(1325)
大塚糖液 250(879)
オキサトミド 227(491)
オキサリプラチン 274(1228)
オキサロール注 240(738)
オキサロール軟膏・ローション 283

(1372)
オキシコドン塩酸塩水和物 284 (1374, 1375, 1376)
オキシコンチン錠(徐放) 284(1374)
オーキシスタービュヘイラー 229 (530)
オキシトロピウム臭化物 230(540)
オキシブチニン塩酸塩 281(1337, 1338)
オキセサゼイン 234(618)
オキノーム散 284(1375)
オキファスト注 284(1376)
オクトレオチド酢酸塩 244(796), 273(1209, 1210)
オーグメンチン配合錠 257(980)
オザグレル塩酸塩水和物 227(504)
オザグレルナトリウム 245(817)
オステン錠 241(752)
オスポロット錠 211(178)
オゼックス錠・細粒小児用 262 (1059)
オセルタミビルリン酸塩 267(1125)
オダイン錠 274(1225)
オドリック錠 221(348)
オノアクト点滴静注用 219(313)
オノンカプセル・ドライシロップ 228(509)
オパルモン錠 243(789)
オファツムマブ 274(1237)
オプジーボ点滴静注 275(1250)
オプソ内服液 284(1389)
オプチレイ注・シリンジ 290(1456)
オブリーン錠 286(1418)
オマリグリプチン 238(709)
オマリズマブ 230(549)
オムニスキャン静注32％シリンジ 291(1460)
オムニパーク注 290(1455)
オムビタスビル水和物・パリタプレビル水和物・リトナビル 267(1134)
オメガ-3脂肪酸エチル 226(463)
オメガシン注 258(1014)
オメプラゾールナトリウム水和物 233(578, 579)
オメプラジン錠 233(578)
オメプラール錠 233(578)
オメプラール注 233(579)
オラセフ錠 257(990)
オーラップ錠・細粒 208(127)
オーラノフィン 206(70)
オーラノフィン錠 206(70)
オラペネム小児用細粒 258(1011)

「表2：腎機能低下時の主な薬物投与量一覧」薬剤名索引

オランザピン　209(136，137)
オルガラン静注　247(840)
オルダミン注　244(803)
オルドレブ点滴静注用　262(1067)
オルプリノン塩酸塩水和物　217
　(264)
オルベスコインヘラー　230(544)
オルメサルタンメドキソミル　221
　(354)
オルメサルタンメドキソミル・アゼル
　ニジピン配合剤　221(367)
オルメテック錠・OD錠　221(354)
オレイン酸モノエタノールアミン
　244(803)
オレンシア点滴静注　205(59)
オレンシア皮下注　205(60)
オロダテロール塩酸塩製剤　230
　(543)
オロパタジン塩酸塩　227(492)
オングリザ錠　238(710)
オンコビン注　272(1194)
オンダンセトロン　236(659，660)
オンブレス吸入用カプセル　229
　(519)

カ

開始液　253(921)
カイトリル錠　236(662)
カイトリル注　236(661)
ガスコン錠・ドロップ・散　236(652)
ガスター錠　232(570)
ガスター注　232(571)
ガストログラフイン経口・注腸用
　289(1448)
ガストロゼピン錠　233(585)
ガストローム顆粒　233(593)
カスポファンギン酢酸塩　264(1088)
ガスモチン錠　234(610)
ガスロンN錠・細粒　234(602)
カゼイ菌　236(646)
カソデックス錠・OD錠　274(1224)
カタクロット注射液　245(817)
ガーダシル水性懸濁筋注，同水性懸濁
　筋注シリンジ　283(1363)
カタプレス錠　223(397)
カチーフN錠・散　249(863)
カディアンカプセル・スティック粒
　(徐放)　284(1395)
カデュエット配合錠1番・2番・3番・
　4番　225(454)
果糖　222(393)
カドサイラ点滴静注用　275(1242)
ガドジアミド水和物　291(1460)

ガドテル酸メグルミン　291(1461)
ガドペンテト酸ジメグルミン　291
　(1462)
カナキヌマブ　275(1238)
カナグリフロジン水和物　239(724)
カナグル錠　239(724)
ガナトン錠　234(605)
カナマイシンカプセル　259(1019)
カナマイシン硫酸塩　259(1019)，263
　(1074)
加熱人血漿蛋白　281(1346)
カバサール錠　214(203)
カバジタキセルアセトン付加物　271
　(1189)
ガバペン錠　211(174)
ガバペンチン　211(174)
ガバペンチンエナカルビル　287
　(1426)
カピステン筋注　203(18)
カフェイン　217(265)
カフェイン　217(265)
カプトプリル　220(343)
カプトリル錠・Rカプセル(徐放)
　220(343)
カプロシン注・皮下注　246(832)
ガベキサートメシル酸塩　236(654)
カペシタビン　270(1171)
カベルゴリン　214(203)
カーボスター透析剤・L・M・P　255
　(960)
カモスタットメシル酸塩　236(655)
ガランタミン臭化水素酸塩　216
　(252)
カリメート散/経口液20%・ドライシ
　ロップ　254(950)
カルグート錠・細粒　217(274)
カルシトリオール　240(735，736)
カルジノゲナーゼ　243(790)
カルシポトリオール　283(1369)
カルシポトリオール水和物・ベタメタ
　ゾンジプロピオン酸エステル　283
　(1370)
カルスロット錠　220(336)
カルセド注射用　272(1196)
カルタン錠・OD錠・細粒　255(954)
カルチコール注　254(944)
カルチコール末　254(943)
カルテオロール塩酸塩　218(298，
　299)
カルデナリン錠　223(405)
カルナクリン錠・カプセル　243(790)
カルバゾクロムスルホン酸ナトリウム

　245(805)
カルバマセピン　211(175)
カルバン錠　220(318)
カルビスケン錠　218(303)
カルブロック錠　220(320)
カルベジロール　220(317)
カルベニン点滴用　258(1013)
カルペリチド　222(392)
カルボシステイン　231(559)
カルボプラチン　274(1229)
カルムスチン　269(1162)
カルメロースナトリウム　235(628)
カレトラ配合錠・配合内服液　266
　(1118)
ガレノキサシンメシル酸塩　262
　(1055)
カロナール錠　204(41)
カンサイダス点滴静注用　264(1088)
ガンシクロビル　265(1104)
乾燥BCG(膀胱内用)　278(1283)
肝臓加水分解物配合剤　237(674)
乾燥甲状腺末　242(772)
乾燥抗破傷風人免疫グロブリン　281
　(1347)
乾燥水酸化アルミニウムゲル　233
　(588)
乾燥スルホ化免疫グロブリン　282
　(1349)
乾燥濃縮人アンチトロンビンⅢ　247
　(843)
乾燥ポリエチレングリコール処理人免
　疫グロブリン　282(1350)
カンゾウ末配合剤　234(613)
カンデサルタンシレキセチル　221
　(355)
カンデサルタンシレキセチル・アムロ
　ジピンベシル酸塩配合剤　222
　(368)
カンデサルタンシレキセチル・ヒドロ
　クロロチアジド配合剤　221(360)
含糖酸化鉄　244(802)
肝不全用アミノ酸製剤　251(896)
肝不全用栄養剤　251(897)
カンプト点滴静注　273(1206)
ガンマ-オリザノール　226(465)
カンレノ酸カリウム　222(373)

キ

キサンボンS注射液・注射用　245
　(817)
キシリトール　250(878)
キシリトール加電解質補液　253
　(927)

297

キシロカイン筋注用　286(1409)
キシロカイン静注用　224(428)
キックリンカプセル　255(956)
キドミン輸液　251(895)
キナプリル塩酸塩　220(344)
キニジン硫酸塩　224(415)
キニーネ塩酸塩水和物　269(1145)
キヌプリスチン・ダルホプリスチン　260(1033)
キネダック錠　238(706)
キプレス錠・チュアブル錠・細粒　228(510)
ギャバロン錠　215(225)
キャベジンＵコーワ錠　234(597)
球形吸着炭　255(961)
キュバールエアゾール　230(545)
キュビシン静注用　259(1027)
キョウニン水　231(560)
キョウニン水　231(560)
強力ネオミノファーゲンシー静注・Ｐ静注・静注シリンジ　228(514)
ギリアデル脳内留置用剤　269(1162)
キリット注　250(878)
キロサイド注・Ｎ注　270(1175)
金チオリンゴ酸ナトリウム　206(71)

ク

クアゼパム　207(87)
クアトロバック皮下注シリンジ　283(1364)
グアナベンズ酢酸塩　223(396)
クエストラン粉末　225(457)
クエチアピンフマル酸塩　209(138)
クエン酸-クエン酸ナトリウム含有血液透析液　255(960)
クエン酸カリウム・クエン酸ナトリウム　252(906)
クエン酸カリウム・クエン酸ナトリウム水和物配合剤　207(85)
クエン酸第一鉄ナトリウム　244(798)
クエン酸第二鉄水和物　255(951)
クエン酸マグネシウム　235(625)
グスペリムス塩酸塩　278(1291)
組替え沈降2価ヒトパピローマウイルス様粒子ワクチン　283(1362)
組み換え沈降Ｂ型肝炎ワクチン（酵母由来）　282(1355)
グラクティブ錠　238(711)
グラケーカプセル　240(739)
グラセプターカプセル　278(1296)
グラッシュビスタ外用液剤　289(1439)

クラドリビン　269(1158)
グラナテック点眼液　280(1319)
グラニセトロン塩酸塩　236(661, 662)
クラビット錠　262(1064)
クラビット点滴静注　262(1065)
クラフォラン注　257(995)
クラブラン酸カリウム・アモキシシリン水和物配合　257(980)
グラマリール錠　216(249)
クラリシッド錠・ドライシロップ小児用　261(1044)
クラリス錠・ドライシロップ小児用　261(1044)
クラリスロマイシン　261(1044)
クラリチン錠　227(500)
グランダキシン錠・細粒　215(234)
グラン注・シリンジ　249(852)
クリアクター静注用　245(814)
クリアナール錠・内服液　231(564)
クリアミン配合錠Ａ　1.0　204(46)
クリアミン配合錠Ｓ　0.5　204(47)
クリキシバンカプセル　266(1108)
グリクラジド　238(690)
グリクロピラミド　238(691)
グリコピロニウム臭化物・インダカテロールマレイン酸塩　229(521)
グリコラン錠　238(704)
グリセオール注　222(393)
クリゾチニブ　276(1256)
グリチルリチン酸・DL-メチオニン配合剤　237(669)
グリチルリチン酸モノアンモニウム・グリシン・L-システイン塩酸塩水和物　228(514)
グリチロン配合錠　237(669)
クリニザルツ　253(927)
クリノフィブラート　225(444)
クリノリル錠　203(23)
クリバリン透析用バイアル　246(834)
グリベック錠　275(1254)
グリベンクラミド　238(692)
グリミクロン錠　238(690)
グリメピリド　238(693)
クリンダマイシン　261(1047, 1048)
グルカゴン　289(1446)
グルカゴン注射用・Ｇノボ注射用　289(1446)
グルコバイ錠　238(696)
グルコンサンＫ　254(941)
グルコン酸カリウム　254(941)

グルコン酸カルシウム　254(943, 944)
グルタチオン　237(670, 671)
グルタミン酸・アラニン・アミノ酢酸配合剤　280(1326)
グルトパ注　245(812)
グルファスト錠　238(701)
グルベス配合錠　240(731)
クレキサン皮下注キット　246(827)
クレストール錠　225(453)
グレースビット錠　262(1056)
クレナフィン爪外用液　264(1098)
クレマスチンフマル酸塩　226(478)
クレメジンカプセル・細粒　255(961)
クレンブテロール塩酸塩　229(522), 280(1322)
クロキサゾラム　207(108)
クロザピン　209(139)
クロザリル錠　209(139)
クロチアゼパム　207(109)
クロナゼパム　211(176)
クロニジン　223(397)
クロバザム　211(177)
クロピドグレル塩酸塩　245(818)
クロピドグレル硫酸塩・アスピリン　245(819)
クロファラビン　270(1172)
クロフィブラート　225(445)
クロミプラミン塩酸塩　209(149)
クロモグリク酸ナトリウム　227(501)
クロラムフェニコール　260(1038)
クロルジアゼポキシド　207(110)
d-クロルフェニラミンマレイン酸塩　226(475, 476)
d-クロルフェニラミンマレイン酸塩徐放性　226(477)
クロルプロパミド　238(694)
クロルプロマジン塩酸塩　208(120, 121)
クロルマジノン酢酸エステル　281(1327)
クロロマイセチンサクシネート　260(1038)

ケ

ケアラム錠　206(69)
ケアロードLA錠　223(412)
ケイキサレート散・ドライシロップ　254(949)
経口弱毒生ヒトロタウイルスワクチン　283(1367)
経口用トロンビン細粒　245(809)

ケイツー N 静注用　249（862）

経皮吸収型エストラジオール貼付剤　243（779）

KN2 号　253（922）

KN3 号　253（923）

KN4 号輸液　253（928）

KCL 補正液　253（931）

ケタスカプセル　216（247）

ケタミン塩酸塩　284（1377）

ケタラール筋注用・静注用　284（1377）

ケトチフェンフマル酸塩　227（493）

ケトプロフェン　203（18，19）

ケトプロフェン坐剤　203（19）

ゲフィチニブ　276（1257）

ケフラールカプセル・細粒小児用　257（985）

L-ケフラール顆粒　257（985）

ケフレックスカプセル・シロップ　257（987）

ゲムシタビン塩酸塩　270（1173）

ケルロング錠　219（310）

ケーワン錠・カプセル　249（863）

献血アルブミネート静注など　281（1346）

献血アルブミン静注　281（1345）

献血グロベニン-I　282（1350）

献血ベニロン-I　282（1349）

ゲンタシン注　259（1020）

ゲンタマイシン硫酸塩　259（1020）

コ

コアテック注・注 SB　217（264）

コアベータ静注用　219（314）

高カロリー輸液用 糖・電解質・アミノ酸・ビタミン・微量元素製剤　251（887）

高カロリー輸液用基本液　251（888）

高カロリー輸液用総合アミノ酸製剤　251（889，892）

高カロリー輸液用微量元素製剤　251（886）

酵母由来の組換え沈降 4 価ヒトパピローマウイルス様粒子ワクチン　283（1363）

コカイン塩酸塩　285（1405）

コカイン塩酸塩原末　285（1405）

5 価経口弱毒生ロタウイルスワクチン　283（1368）

コスパノン錠・カプセル　215（240）

ゴセレリン　273（1219）

コセンティクス皮下注用　275（1239），284（1373）

コディオ配合錠 EX　221（362）

コディオ配合錠 MD　221（362）

コデインリン酸塩散　230（551），284（1378）

コデインリン酸塩水和物　230（551），284（1378）

コートリル錠　242（760）

ゴナックス皮下注用　274（1222）

ゴナドレリン酢酸塩　289（1444）

ゴナトロピン注　241（756）

コナヒョウヒダニ抽出エキス＋ヤケヒョウヒダニ抽出エキス　228（511）

コナン錠　220（344）

コニール錠　220（335）

コハク酸ソリフェナシン錠　281（1339）

コバシル錠　221（350）

コペガスカプセル　268（1141）

コムタン錠　214（202）

コムプレラ配合錠　266（1121）

コメリアン・コーワ錠　245（822）

コメリアン錠　218（290）

コランチル配合顆粒　233（587）

コリスチンメタンスルホン酸ナトリウム　262（1067）

ゴリムマブ　205（63）

コルヒチン　207（84）

コルヒチン錠　207（84）

コルベット錠　206（69）

コルホルシンダロパート塩酸塩　217（266）

コレアジン錠　278（1287）

コレキサミン錠　226（460）

コレスチミド　225（456）

コレスチラミン　225（457）

コレバイン錠　225（456）

コレミナール錠・細粒　208（115）

コロネル錠・細粒/ポリフル錠・細粒　235（640）

コンスタン錠　207（106）

コントミン筋注　208（121）

コントミン糖衣錠　208（120）

コントール錠・散　207（110）

コンバントリン錠・ドライシロップ　269（1149）

コンプラビン配合錠　245（819）

サ

サアミオン錠・散　216（250）

サイクロセリン　263（1075）

サイクロセリンカプセル　263（1075）

ザイザル錠　227（499）

サイスタダン® 原末　278（1285）

ザイティガ錠　273（1214）

ザイディス錠　209（137）

サイトテック錠　234（600）

ザイボックス錠　260（1031）

ザイボックス注射液　260（1032）

サイレース錠　207（91）

サイレース静注　207（92）

ザイロリック錠　206（77）

サインバルタカプセル　210（157）

ザガーロカプセル　244（794）

サキサグリプチン　238（710）

酢酸ナファレリン　243（781）

酢酸リンゲル液　253（918）

サクシゾン静注用　242（761）

ザクラス配合錠 LD・配合錠 HD　221（365）

ザーコリカプセル　276（1256）

ザジテンカプセル　227（493）

サーティカン錠　278（1290）

サナクターゼ配合剤　234（611）

ザナミビル水和物　267（1126）

サニルブジン　266（1110）

ザノサー点滴静注用　277（1276）

サノレックス錠　286（1419）

サーバリックス　283（1362）

サビーン点滴静注用　272（1205）

ザファテック錠　238（713）

ザフィルルカスト　228（508）

サブリル散分包　212（184）

サムスカ錠　223（394）

サムチレール内用懸濁液　267（1122）

サラジェン錠・顆粒　215（237）

サラゾスルファピリジン　206（72），235（642）

サラゾピリン　235（642）

サリチルアミド・アセトアミノフェン・無水カフェイン・プロメタジンメチレンジサリチル酸塩配合剤　204（45）

サリドマイド　277（1275）

サリンヘス輸液　252（904）

サルタノールインヘラー　229（524）

ザルティア錠　281（1330）

サルブタモール硫酸塩　229（523，524）

サルポグレラート塩酸塩　245（820）

サルメテロールキシナホ酸塩　229（525）

サルメテロールキシナホ酸塩・フルチカゾンプロピオン酸エステル配合剤　229（531）

サレドカプセル　277(1275)
ザロンチンシロップ　211(173)
サワシリンカプセル　256(973)
酸化マグネシウム　235(626)
酸化マグネシウム細粒　235(626)
三酸化ヒ素　276(1269)
ザンタック錠　232(572)
ザンタック注　232(573)
サンディミュンカプセル・内用液　278(1292)
サンディミュン点滴静注用　278(1293)
サンドスタチンLAR筋注用　244(796)，273(1209)
サンドスタチン皮下注　273(1210)
サントニン　269(1146)
サントニン原末　269(1146)
サンリズムカプセル　224(429)
サンリズム注射液　224(430)

シ

ジアスターゼ　234(612)
ジアスターゼ　234(612)
ジアゼパム　207(111，112)
シアリス錠　286(1416)
ジェイゾロフト錠　210(156)
ジェニナック錠　262(1055)
ジエノゲスト　242(775)
ジェブタナ点滴静注　271(1189)
ジェムザール注　270(1173)
ジオクチルソジウムスルホサクシネート・カサンスラノール配合剤　234(619)
シオゾール注　206(71)
ジオトリフ錠　275(1252)
シオマリン静注用　258(1008)
ジギラノゲン注　217(261)
シグマート錠　218(292)
シクレスト舌下錠　208(133)
シクレソニド　230(544)
シクロスポリン　278(1292，1293)
ジクロフェナクナトリウム　203(20，21，22)
シクロホスファミド水和物　270(1163)
ジゴキシン　217(259，260)
ジゴキシンKY錠　217(259)
ジゴシン錠　217(259)
ジゴシン注　217(260)
ジサイクロミン塩酸塩・乾燥水酸化アルミニウムゲル・酸化マグネシウム　233(587)
ジスチグミン臭化物　215(231)，281

(1335)
シスプラチン　274(1230)
ジスロマックSR成人用ドライシロップ　261(1040)
ジスロマック錠　261(1039)
ジスロマック点滴静注用　261(1041)
持続性エキセナチド　239(718)
ジソピラミド　224(416)
ジソピラミドリン酸塩　224(417，418)
シタグリプチンリン酸塩水和物　238(711)
シダトレンスギ花粉舌下液　228(512)
シタフロキサシン　262(1056)
シタラビン　270(1175)
シタラビンオクホスファート水和物　270(1174)
シチコリン　216(248)
ジドブジン　266(1111)
シナカルセト塩酸塩　241(755)
シナジス筋注用　265(1107)
シナール配合錠　250(874)
ジノプロスト　243(787)
ジヒデルゴット錠　204(48)
ジヒドロエルゴタミンメシル酸塩　204(48)
ジヒドロコデインリン酸塩　230(552)，284(1379)
ジヒドロコデインリン酸塩散　230(552)
ジピリダモール　218(291)，245(821)
ジフェニドール塩酸塩　211(168)
ジフェンヒドラミン塩酸塩　226(479，480)
ジフェンヒドラミンサリチル酸塩・ジプロフィリン配合剤　211(170)
ジフルカンカプセル　264(1090)
ジフルカン静注液　264(1091)
ジプレキサ筋注用10mg　209(136)
ジプレキサ錠・細粒　209(137)
シプロキサン錠　262(1058)
シプロキサン注　262(1057)
シプロフロキサシン　262(1057)
シプロヘプタジン塩酸塩水和物　226(481)
ジベトス錠　238(703)
シベノール錠　224(419)
シベノール静注　224(420)
シベレスタットナトリウム水和物　231(565)

シベンゾリンコハク酸塩　224(419，420)
シムジア皮下注シリンジ　205(64)
シムビコートタービュヘイラー　229(532)
シムレクト静注用　278(1297)
ジメチコン　236(652)
シメチジン　231(567，568)
シメプレビルナトリウム　267(1135)
ジメリン錠　238(689)
ジメンヒドリナート　211(169)
ジモルホラミン　229(517)
ジャカビ錠　276(1265)
ジャディアンス錠　239(723)
ジャヌビア錠　238(711)
シュアポスト錠　238(702)
重曹含有腹膜透析用剤　255(959)
重炭酸リンゲル液　253(920)
術後回復液　253(928)
硝酸イソソルビド　217(280，281，282，283)
静注用ヘブスブリン-IH　282(1351)
シラザプリル水和物　221(345)
ジーラスタ皮下注　249(853)
ジラゼプ塩酸塩水和物　218(290)，245(822)
ジルチアゼム塩酸塩　220(337，338)
ジルテック錠　227(494)
シルデナフィルクエン酸塩　223(410)，286(1415)
シルニジピン　220(323)
ジレニアカプセル　215(228)
シロスタゾール　245(823)
シロドシン　281(1328)
シロリムス　269(1159)
シングレア錠・チュアブル錠・細粒　228(510)
シンバスタチン　225(449)
シンビット静注用　225(439)
腎不全用アミノ酸製剤　251(894，895)
シンフロリックス水性懸濁筋注　283(1360)
シンポニー皮下注　205(63)
シンメトレル錠　213(200)
シンメトレル錠・細粒　267(1124)
新レシカルボン坐剤　235(645)
シンレスタール錠　225(458)

ス

膵外分泌機能検査用PFD内服液　289(1443)
水酸化アルミニウム・水酸化マグネシ

「表 2 : 腎機能低下時の主な薬物投与量一覧」薬剤名索引

ウム　233(589)
膵臓性消化酵素配合剤　234(617)
スイニー錠　238(707)
水溶性アズレン・L グルタミン　233
　(594)
水溶性プレドニン　242(763)
スオード錠　262(1062)
スカジロールカプセル　218(295)
スキサメトニウム塩化物水和物　215
　(219)
スキサメトニウム注　215(219)
スクエアキッズ皮下注シリンジ　282
　(1358)
スーグラ錠　239(722)
スクラルファート　233(595)
スクロオキシ水酸化鉄　255(952)
スターシス錠　238(700)
スタラシドカプセル　270(1174)
スタリビルド配合錠　266(1120)
スチバーガ錠　276(1266)
スチリペントール　213(198)
ステーブラ錠・OD 錠　281(1336)
ステラーラ皮下注　274(1236)
スーテントカプセル　276(1258)
ストラテラカプセル　215(229)
ストレプトゾシン　277(1276)
ストレプトマイシン硫酸塩　263
　(1076)
ストロカイン錠・顆粒　234(618)
ストロメクトール錠　268(1144)
スニチニブリンゴ酸塩　276(1258)
スパニジン点滴静注用　278(1291)
スピオルトレスピマット　230(543)
スピラマイシン酢酸エステル　261
　(1045)
スピリーバ吸入用カプセル　230
　(541)
スピリーバレスピマット　230(542)
スピロノラクトン　222(374)
スピロペント錠・顆粒　229(522),
　280(1322)
スプラタストトシル酸塩　228(507)
スプリセル錠　276(1260)
スプレキュア MP 皮下注用　243(783)
スプレキュア点鼻液　243(782)
スープレン吸入麻酔液　285(1404)
スプレンジール錠　220(334)
スボレキサント　207(104)
スマトリプタン　204(51, 52, 53)
炭カル錠　233(591)
スミスリンローション　269(1152)
スミフェロン注　279(1301)

スリンダク　203(23)
スルガム錠　203(25)
スルタミシリントシル酸塩水和物
　257(981)
スルチアム　211(178)
スルバクタムナトリウム・アンピシリ
　ンナトリウム配合　257(982)
スルバクタムナトリウム・セフォペラ
　ゾンナトリウム配合　257(991)
スルピリド　208(122, 123)
スルピリン水和物　203(24)
スルファメトキサゾール・トリメトプ
　リム　261(1051, 1052)
スルペラゾン静注用　257(991)
スローケー錠　254(940)
スロンノン HI 注　246(836)
スンベプラカプセル　267(1133)

セ

精製ツベルクリン　289(1441)
セイブル錠　238(698)
成分栄養剤　252(908)
生理食塩液　252(912)
生理食塩液　252(912)
セクキヌマブ　275(1239), 284
　(1373)
ゼストリル錠　221(351)
ゼスラン錠　227(498)
セタプリル錠　220(340)
ゼチーア錠　225(455)
セチプチリンマレイン酸塩　209
　(151)
セチリジン塩酸塩　227(494)
セチリスタット　286(1418)
舌下投与用標準化スギ花粉エキス原液
　228(512)
セツキシマブ　275(1240)
セディール錠　208(113)
セパゾン錠・散　207(108)
セビメリン塩酸塩水和物　215(232)
セファクロル　257(985)
セファゾリンナトリウム　257(986)
セファドール錠・顆粒　211(168)
セファメジンα注　257(986)
セファランチン　255(962, 963)
セファランチン錠・末　255(962)
セファランチン注　255(963)
セファレキシン　257(987)
セフィキシム　257(992)
ゼフィックス錠　267(1132)
セフェピム塩酸塩　257(993)
セフォゾプラン塩酸塩　257(994)
セフォタキシムナトリウム　257

(995)
セフォタックス注　257(995)
セフォチアム塩酸塩　257(988)
セフォビッド注　257(996)
セフォペラジン注　257(996)
セフォペラゾン　257(996)
セフカペンピボキシル塩酸塩　257
　(997)
セフジトレンピボキシル　257(998)
セフジニル　258(1000)
セフスパンカプセル　257(992)
セフゾンカプセル・細粒小児用　258
　(1000)
セフタジジム　258(1001)
セフチブテン　258(1002)
セフテムカプセル　258(1002)
セフテラムピボキシル　257(999)
セフトリアキソンナトリウム水和物
　258(1003)
セフピロム硫酸塩　258(1004)
セフピロム硫酸塩静注用　258(1004)
セフポドキシムプロキセチル　258
　(1005)
セフメタゾールナトリウム　257
　(989)
セフメタゾン静注用　257(989)
セフメノキシム塩酸塩　258(1006)
ゼプリオン水懸筋注シリンジ　209
　(141)
セフロキシムアキセチル　257(990)
セベラマー塩酸塩　255(953)
セボフルラン　285(1403)
セボフレン吸入麻酔液　285(1403)
セラトロダスト　228(505)
セララ錠　222(372)
ゼリットカプセル　266(1110)
セリプロロール塩酸塩　218(300)
セルシン錠　207(111)
セルシン注　207(112)
セルセプトカプセル　279(1298)
セルテクト錠　227(491)
セルトリズマブペゴル遺伝子組換え
　205(64)
セルニチンポーレンエキス　281
　(1329)
セルニルトン錠　281(1329)
セルベックスカプセル　234(599)
ゼルボラフ錠　275(1249)
セルモロイキン　279(1307)
ゼルヤンツ錠　205(67)
セレキノン錠・細粒　234(607)
セレギリン塩酸塩　214(204)

セレクトール錠　218(300)
セレコキシブ　203(39)
セレコックス錠　203(39)
セレザイム静注用　289(1437)
セレジスト錠・OD 錠　216(258)
セレスタミン配合錠・シロップ　228
　（515)
セレニカ R 錠・顆粒　211(183)
セレネース錠　208(125)
セレネース注　208(126)
セレベントディスカス・ロタディスク
　229(525)
セロイク注射用　279(1307)
セロクエル錠　209(138)
セロクラール錠・細粒　216(246)
セロケン L 錠（徐放)　219(312)
セロケン錠　219(311)
ゼローダ錠　270(1171)
セロトーン錠　236(658)
セロトーン静注液　236(657)
センナ　234(620)
センナエキス　234(622)
センノシド A・B　234(621)

ソ

ゾシン静注用　257(983)
ソセゴン錠　202(9)
ソセゴン注　202(8)
ソタコール錠　225(440)
ソタロール塩酸塩　225(440)
ゾテピン　208(124)
ソニアス配合錠錠 LD・HD　239(729)
ゾニサミド　211(179)，214(205)
ソバルディ錠　268(1136)
ゾピクロン　207(99)
ゾビラックス錠　265(1100)
ゾビラックス点滴静注用　265(1099)
ゾフラン錠　236(660)
ゾフラン注　236(659)
ソブリアードカプセル　267(1135)
ソホスブビル　268(1136)
ソホスブビル・レジパスビル　268
　（1137)
ソマチュリン皮下注　244(797)
ゾーミッグ錠・RM 錠　204(54)
ゾメタ点滴静注　240(744)
ゾラデックスデポ・LA デポ　273
　（1219)
ソラナックス錠　207(106)
ソラフェニブトシル酸塩　276(1259)
ソランタール錠・細粒　203(37)
ソリタ-T1 号輸液　253(921)
ソリタ-T2 号輸液　253(922)

ソリタ-T3 号輸液　253(923)
ソリタ-T4 号輸液　253(928)
ソリタ T 配合顆粒 2 号・3 号　253
　（929)
ゾリンザカプセル　278(1286)
ソル・コーテフ静注用　242(761)
ソル・メドロール静注用　242(766)
ソルコセリル注　234(598)
ソルダクトン注　222(373)
ソルデム 1 輸液　253(921)
ソルデム 2・4　253(922)
ソルデム 3　253(923)
ソルデム 6　253(928)
ゾルピデム酒石酸塩　207(100)
ソルビトース加乳酸リンゲル液　252
　（916)
D-ソルビトール　235(629)
ソルビトール加アミノ酸製剤　251
　（891)
D-ソルビトール末・経口液　235
　（629)
ゾルミトリプタン　204(54)
ソルラクト D　252(915)
ソルラクト S 輸液　252(916)
ゾレア皮下注用　230(549)
ゾレドロン酸水和物　240(744)

タ

ダイアート錠　222(381)
ダイアモックス錠・末　222(390)
ダイアモックス注射用　222(391)
ダイアルミネート　202(10)
タイガシル点滴静注用　259(1025)
タイケルブ錠　276(1264)
タイサブリ点滴静注　215(227)
ダイズ油　250(882)
耐性乳酸菌　236(647)
ダイドロネル錠　240(743)
胎盤性性腺刺激ホルモン　241(756)
ダウノマイシン静注用　272(1199)
ダウノルビシン塩酸塩　272(1199)
ダオニール錠　238(692)
タカジアスターゼ・生薬配合剤　234
　（614)
タガメット錠　231(567)
タガメット注　231(568)
タカルシトール水和物　283(1371)
ダカルバジン　277(1272)
ダカルバジン注　277(1272)
タキソテール点滴静注　272(1190)
タキソール注　272(1191)
ダクラタスビル塩酸塩　268(1138)
ダクルインザ錠　268(1138)

タクロリムス水和物　278(1294，
　1295，1296)
タケキャブ錠　233(584)
タケプロンカプセル・OD 錠　233
　（581)
タゴシッド注　260(1028)
ダサチニブ　276(1260)
タシグナカプセル　276(1261)
タゾバクタム・ピペラシリン水和物配
　合　257(983)
タダラフィル　223(411)，281
　（1330)，286(1416)
タチオン錠・散　237(670)
タチオン注　237(671)
脱水補給液　253(922)
ダットスキャン静注　289(1445)
ダナゾール　242(776)
タナドーパ顆粒　217(275)
タナトリル錠　220(341)
ダナパロイドナトリウム　247(840)
ダパグリフロジンプロピレングリコー
　ル水和物　239(725)
ダビガトランエテキシラートメタンス
　ルホン酸塩　247(837)
タファミジスメグルミン　288(1433)
タプコム配合点眼液　280(1311)
ダプトマイシン　259(1027)
タフルプロスト・チモロールマレイン
　酸塩配合剤　280(1311)
タフルプロスト点眼液　280(1312)
タプロス点眼液・ミニ点眼液　280
　（1312)
タベジール錠　226(478)
タペンタ錠　284(1380)
タペンタドール塩酸塩　284(1380)
タミフルカプセル・ドライシロップ
　267(1125)
タムスロシン　281(1331)
タモキシフェンクエン酸塩　273
　（1220)
ダラシン S 注射液　261(1047)
ダラシンカプセル　261(1048)
タリオン錠　227(497)
タリペキソール塩酸塩　214(206)
タルク　278(1284)
タルセバ錠　276(1255)
タルチレリン水和物　216(258)
ダルテパリンナトリウム　246(828)
ダルナビルエタノール付加物　266
　（1112)
ダルベポエチンアルファ　249(851)
ダルメートカプセル　207(90)

「表2：腎機能低下時の主な薬物投与量一覧」薬剤名索引

ダレンカプセル　227（490）
炭酸水素ナトリウム　233（590），252（907）
炭酸水素ナトリウム　233（590）
炭酸水素ナトリウム・無水リン酸二水素ナトリウム　235（645）
炭酸ランタン水和物　255（955）
炭酸リチウム　210（164）
タンドスピロンクエン酸塩　208（113）
ダントリウムカプセル　215（222）
ダントリウム静注用　215（223）
ダントロレンナトリウム水和物　215（222，223）
タンニン酸アルブミン　235（634）
タンニン酸アルブミン　235（634）
たん白アミノ酸製剤　252（909，910，911）
タンボコール錠　224（431）
タンボコール静注　224（432）

チ

チアトンカプセル　215（233）
チアプリド塩酸塩　216（249）
チアプロフェン酸　203（25）
チアマゾール　242（770）
チアミラールナトリウム　285（1397）
チアラミド塩酸塩　203（37）
チウラジール錠　242（771）
チエナム点滴静注用・筋注用　258（1010）
チオデロンカプセル　243（791），273（1213）
チオトロピウム臭化物水和物　230（541，543，542）
チオプロニン　236（668）
チオペンタールナトリウム　285（1398）
チオラ　236（668）
チガソンカプセル　249（860）
チキジウム臭化物　215（233）
チクロピジン塩酸塩　245（824）
チゲサイクリン　259（1025）
チザニジン塩酸塩　215（224）
チニダゾール　269（1147）
チニダゾール錠「F」　269（1147）
チバセン錠　221（349）
チペピジンヒベンズ酸塩　231（554）
チャンピックス錠　286（1414）
注射用イホマイド　269（1161）
注射用エラスポール　231（565）
注射用カタクロット　245（817）
注射用シナシッド　260（1033）

注射用ビクシリンＳ　256（974）
注射用フサン　236（656）
注射用マキシピーム　257（993）
チョコラＡ滴・筋注　249（859）
チョコラＡ末・錠　249（858）
チラクターゼ　235（635）
チラーヂンＳ錠・散　242（774）
チラーヂン末　242（772）
チロキサポール　231（561）
チロナミン錠　242（773）
沈降10価肺炎球菌結合型ワクチンン　283（1360）
沈降13価肺炎球菌結合型ワクチン　283（1361）
沈降インフルエンザワクチン（H5N1株）　282（1357）
沈降インフルエンザワクチン H5N1　282（1357）
沈降精製百日咳ジフテリア破傷風不活化ポリオ（ソークワクチン）混合ワクチン　282（1358）
沈降精製百日せきジフテリア破傷風不活化ポリオ混合ワクチン　283（1364）
沈降炭酸カルシウム　233（591），255（954）
沈降破傷風トキソイド　283（1365）
沈降破傷風トキソイドキット　283（1365）

ツ

ツインライン配合経腸用液・NF 配合経腸用液　252（910）
つくしＡ・Ｍ配合散　234（613）
ツベラクチン筋注用　263（1073）
ツベルミン錠　263（1072）
ツルバダ配合錠　266（1119）
ツロクトコグアルファ　281（1344）
ツロブテロール　229（526）

テ

デアメリンＳ錠　238（691）
ディアコミットドライシロップ・カプセル　213（198）
ティーエスワン配合カプセル・顆粒・OD 錠　271（1178）
ディオバン錠・OD 錠　221（357）
テイコプラニン　260（1028）
ディナゲスト錠　242（775）
ディプリバン注・注キット　285（1400）
低分子デキストランＬ注　252（902）
低分子デキストラン糖注　252（901）
ディレグラ配合錠　227（496）

テオドール錠　230（535）
テオフィリン徐放剤　230（535，536）
テオロング錠　230（535）
デカドロン錠　242（757）
デカドロン注　242（758）
テガフール　270（1176）
テガフール・ウラシル　271（1177）
テガフール・ギメラシル・オテラシルカリウム　271（1178）
デガレリクス酢酸塩　274（1222）
デキサメタゾン　242（757），273（1211）
デキサメタゾンパルミチン酸エステル　242（759）
デキサメタゾンリン酸エステルナトリウム　242（758）
デキストラン 40・ブドウ糖　252（901）
デキストラン 40 加乳酸リンゲル液　252（902）
デキストラン硫酸エステルナトリウム　226（466）
デキストロメトルファン臭化水素酸塩水和物・クレゾールスルホン酸カリウム配合剤（シロップ）　231（553）
デキストロメトルファン臭化水素酸塩水和物（錠・散）　231（553）
デクスメデトミジン塩酸塩　285（1396）
デクスラゾキサン　272（1205）
テグレトール錠　211（175）
テシプール錠　209（151）
デジレル錠　210（154）
デスフェラール注　255（964）
デスフルラン　285（1404）
デスモプレシン酢酸塩水和物　281（1343）
デスラノシド　217（261）
テセロイキン　279（1308）
テタノブリン筋注用　281（1347）
テタノブリン-IH　282（1348）
デタントールＲ錠　223（407）
デタントール錠　223（406）
テトカイン注用　285（1406）
テトラカイン塩酸塩　285（1406）
テトラサイクリン塩酸塩　260（1037）
テトラビック皮下注シリンジ　283（1364）
テトラベナジン　278（1287）
テトラミド錠　209（153）
デトルシトールカプセル　281（1340）
テネリア錠　238（712）

303

テネリグリプチン　238(712)
デノシン注　265(1104)
デノスマブ　241(751)
デノスマブ注　241(750)
テノゼット錠　267(1131)
デノパミン　217(274)
テノホビルジソプロキシルフマル酸塩
　266(1113)，267(1131)
テノーミン錠　218(294)
デパケンR錠　211(183)
デパケン錠・シロップ・細粒　211
　(182)
デパス錠　207(107)
テビケイ錠　266(1114)
テビペネムピボキシル　258(1011)
デフィブラーゼ点滴静注液　248
　(847)
デフェラシロクス　255(965)
デフェロキサミンメシル酸塩　255
　(964)
テプレノン　234(599)
デプロメール錠　210(160)
デベルザ錠　239(726)
テムシロリムス　269(1160)
テモカプリル塩酸塩　221(346)
テモゾロミド　270(1164, 1165)
テモダールカプセル　270(1164)
テモダール点滴静注用　270(1165)
デュタステリド　244(794)，281
　(1332)
デュラグルチド　239(719)
デュロキセチン塩酸塩　210(157)
デュロテップMTパッチ　284(1381)
テラゾシン塩酸塩　223(404)
テラビック錠　268(1139)
テラプチク注　229(517)
デラプリル塩酸塩　221(347)
テラプレビル　268(1139)
デラマニド　263(1077)
テリパラチド　241(753)
テリパラチド酢酸塩　241(754)
テリボン皮下注用　241(754)
テルシガンエロゾル　230(540)
デルティバ錠　263(1077)
テルネリン錠　215(224)
テルビナフィン塩酸塩　264(1089)
テルフィス点滴静注　251(896)
テルミサルタン　221(356)
テルミサルタン・アムロジピンベシル
　酸塩配合剤　222(369)
テルミサルタン・ヒドロクロロチアジ
　ド配合剤　221(361)

テレミンソフト坐薬　234(624)
点滴静注　216(256)
点滴静注用ホスカビル　265(1106)
天然ケイ酸アルミニウム　235(636)

ト

糖・アミノ酸・電解質・ビタミン剤配
　合剤　251(885)
糖・アミノ酸・電解質配合剤　251
　(883)
糖・脂肪・アミノ酸・電解質配合剤
　251(884)
ドカルパミン　217(275)
ドキサゾシンメシル酸塩　223(405)
ドキサプラム塩酸塩　229(518)
ドキシサイクリン　260(1034)
ドキシフルリジン　271(1179)
ドキソルビシン塩酸塩　272(1200)
ドグマチール筋注　208(123)
ドグマチール錠・カプセル　208(122)
トコフェロールニコチン酸エステル
　226(459)，249(861)
トシリズマブ　205(65)，205(66)
トスキサシン錠　262(1059)
トスフロキサシントシル酸塩　262
　(1059)
ドセタキセル水和物　272(1190)
ドネペジル塩酸塩　216(253)
ドパミン塩酸塩　217(276)
トービイ吸入液　259(1022)
トビエース錠　281(1341)
トピナ錠・細粒　211(180)
トピラマート　211(180)
トピロキソスタット　206(78)
トピロリック錠　206(78)
トファシチニブクエン酸塩　205(67)
トフィソパム　215(234)
ドプスカプセル・OD錠　226(471)
ドブタミン塩酸塩　217(277)
ドブトレックス注射液　217(277)
トブラシン注　259(1021)
トフラニール錠　209(148)
トブラマイシン　259(1021, 1022)
ドプラム注　229(518)
トホグリフロジン水和物　239(726)
トポテシン注　273(1206)
ドボネックス軟膏　283(1369)
ドボベット軟膏　283(1370)
トミロン錠・細粒小児用　257(999)
ドミン錠　214(206)
ドメナン錠　227(504)
トライコア錠　225(446)
トラクリア錠・小児用分散錠　223

　(413)
トラスツズマブ　275(1241)
トラスツズマブエムタンシン　275
　(1242)
トラセミド　222(382)
トラゼンタ錠　239(716)
トラゾドン塩酸塩　210(154)
トラニラスト　227(502)
トラネキサム酸　245(807, 808)
トラピジル　245(825)
トラベルミン配合錠　211(170)
トラマドール塩酸塩　202(1)
トラマドール塩酸塩37.5mg・アセト
　アミノフェン325mg配合錠　202
　(4)
トラマドール塩酸塩徐放錠　202(3)
トラマシン錠　211(169)
トラマールOD錠　202(1)
トラマール注　202(2)
トラムセット配合錠　202(4)
ドラール錠　207(87)
トランコロン錠　235(639)
トランサミン錠・カプセル・散　245
　(807)
トランサミン注　245(808)
トランデート錠　220(319)
トランドラプリル　221(348)
トリアゾラム　207(88)
トリアムシノロンアセトニド　280
　(1313)
トリアムテレン　222(375)
トリクロホスナトリウム　207(102)
トリクロリールシロップ　207(102)
トリクロルメチアジド　222(376)
トリセノックス注　276(1269)
トーリセル点滴静注液　269(1160)
トリテレン・カプセル　222(375)
トリパミド　222(379)
トリパレン輸液　251(883)
トリプタノール錠　209(146)
トリフリード　253(924)
トリフルリジン・チピラシル塩酸塩
　271(1180)
トリヘキシフェニジル塩酸塩　214
　(207)
ドリペネム水和物　258(1012)
トリメトキノール塩酸塩水和物　229
　(527)
トリメブチンマレイン酸塩　234
　(607)
トリモール錠・細粒　214(209)
ドルコール錠　261(1054)

「表2：腎機能低下時の主な薬物投与量一覧」薬剤名索引

ドルテグラビルナトリウム　266
　　（1114）
トルテロジン酒石酸塩　281（1340）
ドルナー錠　243（788）
ドルナーゼアルファ　288（1429）
トルバプタン　223（394）
トルブタミド　238（695）
ドルミカム注　207（94）
トルリシティ皮下注アテオス　239
　　（719）
トレアキシン点滴静注用　277（1271）
トレシーバ注フレックスタッチ・ペン
　　フィル　237（687）
トレチノイン　277（1277）
トレドミン錠　210（162）
トレミフェンクエン酸塩　274（1223）
トレラグリプチンコハク酸塩　238
　　（713）
トレリーフ錠・OD 錠　214（205）
ドロキシドパ　226（471）
ドロスピレノン・エチニルエストラジ
　　オール錠　243（777）
ドロペリドール　285（1399）
ドロレプタン注　285（1399）
トロンビン　245（809）
トロンビン液モチダソフトボトル
　　245（810）
トロンボモデュリンアルファ　247
　　（845）
ドンペリドン　234（606）

ナ

ナイキサン錠　203（27）
内服用アミノ酸製剤　251（898）
内服用肝不全用アミノ酸製剤　251
　　（900）
内服用腎不全用アミノ酸製剤　251
　　（899）
ナウゼリン錠・坐剤　234（606）
ナサニール点鼻液　243（781）
ナゼア OD 錠　236（665）
ナゼア注　236（664）
ナゾネックス　230（548）
ナタリズマブ　215（227）
ナディック錠　218（301），224（434）
ナテグリニド　238（700）
ナトリウム・カリウム配合剤　235
　　（631，632）
ナトリックス錠　222（378）
ナドロール　218（301），224（434，
　　435，436）
ナファモスタットメシル酸塩　236
　　（656）

ナフトピジル　281（1333）
ナブメトン　203（26）
ナプロキセン　203（27）
ナベルビン注　272（1193）
ナラトリプタン塩酸塩　204（55）
ナリジクス酸　261（1053）
ナルフラフィン塩酸塩　228（516）
ナロキソン塩酸塩　202（9），256（966）
ナロキソン注　256（966）

ニ

ニカルジピン塩酸塩　220（324，325，
　　326）
ニコチネル TTS　286（1413）
ニコチン　286（1413）
ニコモール　226（460）
ニコランジル　218（292）
ニコリン注射液・ニコリン H 注射液
　　216（248）
ニザチジン　232（569）
ニセリトロール　226（461）
ニセルゴリン　216（250）
ニソルジピン　220（327）
ニッパスカルシウム錠・顆粒　263
　　（1078）
ニトプロ持続静注液　218（289）
ニトラゼパム　207（89），211（181）
ニドラン注射用　270（1166）
ニトレンジピン　220（328）
ニトログリセリン　218（284，285，
　　286，287，288）
ニトロダーム TTS　218（285）
ニトロプルシドナトリウム水和物
　　218（289）
ニトロペン舌下錠　218（284）
ニトロール R カプセル　217（283）
ニトロールスプレー　217（280）
ニトロール注　217（281）
ニバジール錠　220（332）
ニフェカラント塩酸塩　225（439）
ニフェジピン　220（329）
ニフェジピン徐放剤　220（330，331）
ニプラジロール　218（302）
ニフレック配合内服液　235（631）
ニポラジン錠　227（498）
ニボルマブ　275（1250）
ニムスチン塩酸塩　270（1166）
乳酸カルシウム　254（945）
乳酸カルシウム水和物　254（945）
乳酸ナトリウム　254（934）
乳酸ナトリウム補正液　254（934）
乳酸リンゲル液　252（914）
ニュープロパッチ　214（216），287

　　（1427）
ニューモバックス NP　283（1359）
ニューロタン錠　221（358）
尿素（13C）　289（1442）
ニルバジピン　220（332）
ニロチニブ塩酸塩水和物　276（1261）

ヌ

ヌーカラ皮下注用　230（550）

ネ

ネオアミユー輸液　251（894）
ネオイスコチン錠・原末　262（1070）
ネオキシテープ　281（1337）
ネオシネジンコーワ注　226（473）
ネオスチグミンメチル硫酸塩　215
　　（235）
ネオドパストン配合錠　214（214）
ネオドパゾール配合錠　214（215）
ネオパレン輸液　251（885）
ネオフィリン錠・原末　230（534）
ネオフィリン注・注点滴用バッグ
　　230（533）
ネオマレルミン TR 錠　226（477）
ネオラミンスリービー液　250（876）
ネオーラルカプセル・内用液　278
　　（1292）
ネキシウムカプセル　233（577）
ネクサバール錠　276（1259）
ネシーナ錠　238（708）
ネスプ注　249（851）
ネダプラチン　274（1231）
ネルフィナビルメシル酸塩　266
　　（1115）

ノ

ノアルテン錠　244（793）
ノイアート注　247（843）
ノイキノン錠　217（270）
ノイトロジン注　249（854）
ノイロトロピン錠　204（44）
ノイロトロピン注　204（43）
ノイロビタン配合錠　250（877）
濃グリセリン　222（393）
ノウリアスト錠　214（201）
ノナコグアルファ　245（811）
ノバスタン HI 注　246（836）
ノバミン筋注　208（130）
ノバミン錠　208（129）
ノピコールカプセル　228（516）
ノボ・ヘパリン注　246（833）
ノボエイト静注用　281（1344）
ノボラピッド 30・50・70 ミックスフ
　　レックスペン　237（683）
ノボラピッド注・バイアル・フレック

スペン 237(680)
ノボリン30R 237(682)
ノボリンN注 237(678)
ノボリンR注 237(676)
ノーモサング点滴静注 288(1430)
ノリトレン錠 209(150)
ノルアドリナリン注 217(278)，226(472)
ノルアドレナリン 217(278)，226(472)
ノルエチステロン・エチニルエストラジオール配合剤 243(778)
ノルエチステロン/メストラノール配合剤 244(793)
ノルスパンテープ 202(7)
ノルトリプチン塩酸塩 209(150)
ノルバスク錠 220(321)
ノルバデックス錠 273(1220)
ノルフロキサシン 262(1060)
ノルモナール錠 222(379)
ノルレボ錠 243(784)

ハ

ハイ・プレアミンS注 251(891)
バイアグラ錠 286(1415)
バイアスピリン 245(815)
バイエッタ皮下注 239(717)
肺炎球菌ワクチン 283(1359)
ハイカリックRF輸液 251(888)
ハイカリック液・N 251(883)
バイカロン錠 222(380)
配合剤 253(929)
バイシリンG顆粒 256(979)
ハイゼット錠・細粒 226(465)
ハイゼントラ20％皮下注 282(1352)
ハイトラシン錠 223(404)
ハイドレアカプセル 271(1181)
バイナス錠 228(506)
ハイパジール錠 218(302)
ハイペン錠 203(38)
バイミカード錠 220(327)
バイロテンシン錠 220(328)
パキシルCR錠 210(158)
パキシル錠 210(159)
バキソカプセル 203(29)
バクシダール錠 262(1060)
バクタ配合錠・配合顆粒 261(1051)
バクトラミン注 261(1052)
バクトラミン配合錠・配合顆粒 261(1051)
パクリタキセル 272(1191)
パクリタキセル（アルブミン懸濁型）272(1192)

バクロフェン 215(225)
パージェタ点滴静注 275(1246)
パシーフカプセル（徐放）284(1392)
バシリキマブ 278(1297)
パシル点滴静注 262(1061)
パズクロス点滴静注 262(1061)
パズフロキサシンメシル酸塩 262(1061)
バゼドキシフェン酢酸塩 241(748)
パセトシンカプセル・錠・細粒 256(973)
ハーセプチン注 275(1241)
パーセリン錠 280(1323)
パゾパニブ塩酸塩 276(1262)
バソメット錠 223(404)
バソレーター注 218(287)
バソレーターテープ 218(286)
バップフォー錠 280(1320)
バトロキソビン 248(847)
パナルジン錠 245(824)
バナン錠・ドライシロップ 258(1005)
パニツムマブ注 275(1243)
バニプレビル 268(1140)
バニヘップカプセル 268(1140)
パニペネム・ベタミプロン 258(1013)
パノビノスタット乳酸塩 276(1268)
パパベリン塩酸塩 215(236)
パパベリン塩酸塩注 215(236)
バファリン配合錠A330 202(10)
バファリン配合錠A81 245(816)
ハーフジゴキシンKY錠 217(259)
ハプトグロビン静注（献血）282(1353)
ハベカシン注 259(1026)
ハーボニー配合錠 268(1137)
パミドロン酸二ナトリウム 241(745)
パラアミノサリチル酸カルシウム水和物 263(1078)
ハラヴェン静注 271(1188)
バラクルード錠 267(1130)
バラシクロビル塩酸塩 265(1101)
パラプラチン注 274(1229)
パラプロストカプセル 280(1326)
パラミヂンカプセル 203(30)，206(80)
パリエット錠 233(580)
バリキサ錠 265(1105)
パリビズマブ 265(1107)
パリペリドン 209(140)

パリペリドンパルミチン酸エステル 209(141)
バルガンシクロビル塩酸塩 265(1105)
パルクス注 243(785)
バルコーゼ顆粒 235(628)
バルサルタン 221(357)
バルサルタン・アムロジピンベシル酸塩配合剤 222(370)
バルサルタン・シルニジピン配合剤 222(371)
バルサルタン・ヒドロクロロチアジド配合剤 221(362)
ハルシオン錠 207(88)
バルデナフィル塩酸塩水和物 286(1417)
ハルトマンD 252(915)
ハルトマン液 252(914)
バルトレックス錠・顆粒 265(1101)
パルナパリンナトリウム 246(829)
ハルナールD錠 281(1331)
バルニジピン塩酸塩 220(333)
バルプロ酸ナトリウム 211(182，183)
バレオンカプセル・錠 262(1066)
バレニクリン酒石酸塩 286(1414)
パロキセチン塩酸塩 210(158，159)
ハロスポア静注用 257(988)
パーロデル錠 214(212)
パロノセトロン塩酸塩 236(663)
ハロペリドール 208(125，126)
パロモマイシン硫酸塩 269(1148)
パンクレアチン 234(615)
パンクレアチン 234(615)
パンクレリパーゼ 234(616)
バンコマイシン塩酸塩 260(1029，1030)
パンスポリン静注用 257(988)
パンテチン 250(872)
パンテノール 250(871)
パントシン錠・散 250(872)
パントール注 250(871)
ハンプ注射用 222(392)

ヒ

ビ・シフロール錠 214(210)，288(1428)
ビアペネム 258(1014)
ピーエヌツイン輸液 251(883)
PL配合 顆粒 204(45)
ピオグリタゾン塩酸塩 238(699)
ピオグリタゾン塩酸塩・アログリプチン安息香酸塩配合剤 239(730)

「表2：腎機能低下時の主な薬物投与量一覧」薬剤名索引

ピオグリタゾン塩酸塩・グリメピリド
　配合剤　239（729）
ピオグリタゾン塩酸塩・メトホルミン
　塩酸塩配合剤　239（728）
ビオスミン　236（649）
ビオスミン配合散　236（649）
ビオチン　250（868）
ビオチン散・注　250（868）
ビオフェルミン　236（651）
ビオフェルミンR散・錠　236（647）
ビオフェルミン錠　236（648）
ビオラクチス散　236（646）
ビーガード錠（徐放）　284（1393）
ビカーボン輸液　253（920）
ビカルタミド　274（1224）
ビキサロマー　255（956）
ビクシリンS配合カプセル・錠　256
　（975）
ビクシリンカプセル　256（976）
ビクシリン注　256（977）
ビクトーザ皮下注　239（721）
ピコスルファートナトリウム水和物
　234（623）
ビサコジル　234（624）
ビジクリア配合錠　235（633）
ビジパーク注　290（1459）
ピシバニール注　277（1280）
ビスダイン静注用　280（1317）
ヒスロン錠　244（792）
ビソノテープ　219（305）
ビソプロロール　219（305）
ビソプロロールフマル酸塩　219
　（304）
ビソルボン錠・シロップ　231（562）
ビソルボン注射液　231（563）
ビダーザ注射用　277（1274）
ピタバスタチンカルシウム水和物
　225（450）
ビタミンA　249（858）
ビタミンB₁，B₂，B₆，B₁₂複合剤　250
　（877）
ビタミンB₁，B₂，B₆，ニコチン酸アミ
　ド，パントテン酸カルシウム，ビタ
　ミンC　250（875）
ビタミンB₁，B₆，B₁₂複合剤　250
　（876）
ビタミンC注　250（873）
ビタメジン静注用・配合散　250（876）
ビダラビン　265（1102）
ヒダントールF配合錠　212（187）
ビデュリオン皮下注　239（718）
ピドキサール注　250（867）

人血清アルブミン　281（1345）
人ハプトグロビン　282（1353）
ヒドララジン塩酸塩　223（401，402）
ピートルチュアブル錠　255（952）
ヒドロキシエチルデンプン130000
　252（903）
ヒドロキシエチルデンプン70000・生
　理食塩液　252（904）
ヒドロキシカルバミド　271（1181）
ヒドロキシクロロキン硫酸塩　279
　（1300）
ヒドロキシジン塩酸塩　227（482）
ヒドロキシジン塩酸塩・ヒドロキシジ
　ンパモ酸塩　208（114）
ヒドロキシジンパモ酸塩　227（483，
　484）
ヒドロクロロチアジド　222（377）
ヒドロクロロチアジド錠　222（377）
ヒドロコルチゾン　242（760）
ヒドロコルチゾンコハク酸ナトリウム
　エステル　242（761）
ビノグラックカプセル　225（445）
ピノルビン注　272（1201）
ビノレルビン酒石酸塩　272（1193）
ビバガトリン　212（184）
ビビアント錠　241（748）
ビフィズス菌　236（648）
ビフィズス菌＋ラクトミン　236
　（649）
ビブラマイシン錠　260（1034）
ビプリブ点滴静注用　289（1438）
ピペミド酸水和物　261（1054）
ピペラシリンナトリウム　257（984）
ビペリデン塩酸塩　214（208）
ヒベルナ錠　227（485）
ヒポカカプセル　220（333）
ビーマス配合錠　234（619）
ビマトプロスト　289（1439）
ビミジム点滴静注液　289（1440）
ビームゲン　282（1355）
ピメノールカプセル　224（421）
ピモジド　208（127）
ピモベンダン　217（267）
ヒューマリン3/7　237（682）
ヒューマリンN注　237（678）
ヒューマリンR注・カート・ミリオペ
　ン　237（677）
ヒューマログ25・50ミックスミリオ
　ペン　237（685）
ヒューマログ注カート・ミリオペン・
　バイアル注　237（679）
ヒュミラ皮下注　205（58），274

　（1234）
ピラジナミド　263（1079）
ピラセタム　216（257）
ビラセプト　266（1115）
ピラマイド原末　263（1079）
ピラルビシン塩酸塩　272（1201）
ピランテルパモ酸塩　269（1149）
ビリアード錠　266（1113）
ビリスコピン点滴静注　290（1451）
ピリドキサールリン酸エステル水和物
　250（867）
ピリドスチグミン臭化物　215（243）
ピルシカイニド塩酸塩水和物　224
　（429，430）
ビルダグリプチン　239（714，715）
ビルトリシド錠　269（1151）
ヒルナミン筋注　208（132）
ヒルナミン錠・散・細粒　208（131）
ピルフェニドン　231（566）
ピルメノール塩酸塩　224（421）
ピレスパ錠　231（566）
ピレタニド　222（383，384）
ピレチア錠　211（171）
ピレチア錠・細粒　227（485）
ピレンゼピン塩酸塩　233（585）
ピロカルピン塩酸塩　215（237）
ピロキシカム　203（28，29）
ピロヘプチン塩酸塩　214（209）
ビンクリスチン硫酸塩　272（1194）
ビンダケルカプセル　288（1433）
ピンドロール　218（303）
ビンブラスチン硫酸塩　272（1195）

フ

5-FC　264（1092）
5-FU錠・注　271（1182）
ファスジル塩酸塩水和物　216（251）
ファスティック錠　238（700）
ファーストシン静注用　257（994）
ファブラザイム点滴静注用　287
　（1422）
ファムシクロビル　265（1103）
ファムビル錠　265（1103）
ファモチジン　232（570，571）
ファリーダックカプセル　276（1268）
ファルモルビシン注　272（1198）
ファレカルシトリオール　240（737）
ファロペネムナトリウム　258（1016）
ファロム錠　258（1016）
ファンガード点滴静注用　264（1096）
ファンギゾンシロップ　264（1083）
ファンギゾン注　264（1082）
フィコンパ錠　212（191）

307

フィズリン錠　223(395)
フィトナジオン　249(863)
フィナステリド　244(795)
フィニバックス点滴用・点滴静注　258(1012)
ブイフェンド錠・ドライシロップ　264(1095)
ブイフェンド静注用　264(1094)
フィルグラスチム　249(852)
フィンゴリモド塩酸塩　215(228)
フェアストン錠　274(1223)
フェキソフェナジン塩酸塩　227(495)
フェキソフェナジン塩酸塩・塩酸プソイドエフェドリン配合剤　227(496)
フェジン静注　244(802)
フェソテロジンフマル酸塩　281(1341)
フェソロデックス筋注　273(1212)
フェナゾックスカプセル　202(12)
フェニトイン　212(185, 186)
フェニトイン・フェノバルビタール配合剤　212(187)
フェニル酪酸ナトリウム　288(1436)
フェニレフリン塩酸塩　226(473)
フェノテロール臭化水素酸塩　229(528)
フェノトリン　269(1152)
フェノバール錠　212(188)
フェノバール注　212(189)
フェノバルビタール　212(189)
フェノフィブラート　225(446)
フェノールスルホンフタレイン　291(1465)
フェノールスルホンフタレイン注　291(1465)
フェブキソスタット　206(79)
フェブリク錠　206(79)
フェマーラ錠　274(1227)
フェルデン坐剤　203(28)
フェルムカプセル　244(799)
フェログラデュメット錠　244(801)
フェロジピン　220(334)
フェロベリン配合錠　235(637)
フェロミア錠・顆粒　244(798)
フェロン注　279(1303)
フェンタニル　284(1381, 1382)
フェンタニルクエン酸塩　284(1383, 1384, 1385, 1386)
フェンタニル注射液　284(1386)
フェントステープ　284(1385)

フオイパン錠　236(655)
フォサマック錠　240(740)
フォシーガ錠　239(725)
フォスブロック錠　255(953)
フォリアミン錠　250(870)
フォルテオ皮下注キット　241(753)
フォーレン吸入麻酔液　285(1402)
フォンダパリヌクスナトリウム　246(830, 831)
不活化ポリオワクチン(ソークワクチン)　283(1366)
複合糖加電解質維持液　253(924)
ブクラデシンナトリウム　217(268)
ブコローム　203(30), 206(80)
ブシラミン　206(73)
ブスコパン錠　215(238)
ブスコパン注　215(239)
ブスルファン　270(1167, 1168)
ブスルフェクス点滴静注用　270(1168)
ブセレリン酢酸塩　243(782)
ブチルスコポラミン臭化物　215(238, 239)
ブデソニド・ホルモテロールフマル酸塩水和物配合剤　229(532)
ブドウ糖　250(879)
ブドウ糖加アセテート維持液　253(925)
ブドウ糖加アミノ酸製剤　251(890)
ブドウ糖加酢酸リンゲル液　253(919)
ブドウ糖加乳酸リンゲル液　252(915)
フドステイン　231(564)
フトラフールカプセル・腸溶カプセル・注・坐剤　270(1176)
ブナゾシン塩酸塩　223(406)
ブナゾシン塩酸塩徐放性　223(407)
ブピバカイン塩酸塩　285(1407)
ブフェトロール塩酸塩　219(306)
ブフェニール錠　288(1436)
ブプレノルフィン　202(7)
ブプレノルフィン塩酸塩　202(5, 6)
ブホルミン塩酸塩　238(703)
フマル酸第一鉄　244(799)
ブメタニド　222(385)
フラグミン静注　246(828)
プラケニル錠　279(1300)
プラザキサカプセル　247(837)
プラジカンテル　269(1151)
フラジール内服錠　269(1153)
プラスアミノ輸液　251(890)

プラスグレル　245(826)
プラゾシン塩酸塩　223(408)
ブラダロン錠　280(1321)
プラバスタチンナトリウム　225(451)
プラビックス錠　245(818)
フラビンアデニンジヌクレオチド・肝臓エキス　237(672)
フラボキサート塩酸塩　280(1321)
プラミペキソール塩酸塩水和物　214(210), 288(1428)
プラミペキソール塩酸塩水和物徐放　214(211)
プラリア皮下注シリンジ　241(751)
フランドル錠　217(283)
フランドルテープ　217(282)
プランルカスト水和物　228(509)
プリジスタ錠・ナイーブ　266(1112)
フリバスOD錠　281(1333)
ブリプラチン注　274(1230)
プリマキン錠　269(1150)
プリマキンリン酸塩　269(1150)
プリミドン　212(190)
プリミドン錠・細粒　212(190)
ブリンゾラミド　280(1314)
ブリンゾラミド・チモロールマレイン酸塩配合剤　280(1315)
プリンペラン錠　234(608)
プリンペラン注　234(609)
フルイトラン錠　222(376)
フルオロウラシル　271(1182)
フルカムカプセル　202(11)
フルカリック輸液　251(885)
フルクトース　250(880)
フルクトン注　250(880)
フルコナゾール　264(1090, 1091)
フルシトシン　264(1092)
フルスタン錠　240(737)
フルスルチアミン塩酸塩　250(864, 865)
プルゼニド錠　234(621)
フルタイドロタディスク・ディスカス・エアー　230(546)
フルタゾラム　208(115)
フルタミド　274(1225)
フルダラ錠　271(1183)
フルダラ静注用　271(1184)
フルダラビンリン酸エステル　271(1183, 1184)
フルチカゾンフランカルボン酸　230(547)
フルチカゾンプロピオン酸エステル

「表2：腎機能低下時の主な薬物投与量一覧」薬剤名索引

230（546）
フルツロンカプセル　271（1179）
フルトプラゼパム　208（116）
フルドロコルチゾン酢酸エステル
　242（762）
フルナーゼ　230（546）
フルニトラゼパム　207（91），207（92）
フルバスタチンナトリウム　225
　（452）
ブルフェン錠　202（13）
フルベストラント　273（1212）
フルボキサミンマレイン酸塩　210
　（160）
フルマゼニル　256（967）
フルマリン静注用　258（1007）
プルモザイム吸入液　288（1429）
フルラゼパム塩酸塩　207（90）
プルリフロキサシン　262（1062）
フルルビプロフェン　203（32）
フルルビプロフェンアキセチル　203
　（31）
ブレオ注　272（1202）
ブレオマイシン塩酸塩　272（1202）
フレカイニド酢酸塩　224（431，432）
プレガバリン　205（57）
ブレーザベスカプセル　287（1420）
プレセデックス静注液　285（1396）
プレタール錠　245（823）
フレックスペン　237（676）
ブレディニン錠　279（1299）
プレドニゾロン　242（763）
プレドニゾロンコハク酸エステルナト
　リウム　242（763）
プレドニン錠　242（763）
ブレビブロック注　218（297）
プレベナー13水性懸濁注　283
　（1361）
プレミネント配合錠LD・配合錠HD
　221（363）
プレラン錠　221（348）
ブレンツキシマブベドチン　275
　（1244）
プロイメンド点滴静注用　236（667）
プロカインアミド塩酸塩　224（422，
　423）
プロカイン塩酸塩　286（1408）
プロカイン塩酸塩注射液　286（1408）
プロカテロール塩酸塩　229（529）
プロカルバジン塩酸塩　277（1273）
プロキシフィリン・エフェドリン配合
　剤　230（537，538）
プログラフカプセル・顆粒　278

（1294）
プログラフ注　278（1295）
プログルミド　233（586）
プロクロルペラジンマレイン酸塩
　208（129）
プロクロルペラジンメシル酸塩　208
　（130）
プロサイリン錠　243（788）
プロジフ静注液　264（1093）
プロスコープ注・シリンジ　290
　（1454）
プロスタール錠・L錠　281（1327）
プロスタルモンF注　243（787）
プロスタンディン注　243（786）
フロセミド　222（386，388，389）
フロセミド徐放カプセル　222（387）
プロタノールL注　217（273）
プロタミン硫酸塩　246（835）
ブロチゾラム　207（93）
ブロチンシロップ　231（558）
プロテアミン12注射液　251（892）
プロテカジン錠　232（574）
ブロナンセリン　209（142）
ブロニカ錠・顆粒　228（505）
プロノン錠　224（433）
プロパジール錠　242（771）
プロパフェノン塩酸塩　224（433）
ブロバリン原末　207（103）
プロピベリン塩酸塩　280（1320）
プロピルチオウラシル　242（771）
プロブコール　225（458）
プロプラノロール　219（307，308，
　309）
プロプラノロール塩酸塩徐放カプセル
　219（307）
ブロプレス錠　221（355）
フロプロピオン　215（240）
プロペシア錠　244（795）
プロベネシド　206（81）
プロヘパール配合錠　237（674）
プロベラ錠　273（1221）
フロベン錠・顆粒　203（32）
プロポフォール　285（1400）
ブロマゼパム　208（117）
プロマック顆粒・D錠　234（596）
プロミド錠・顆粒　233（586）
ブロムヘキシン塩酸塩　231（562，
　563）
ブロムペリドール　208（128）
プロメタジン塩酸塩　211（171）
プロメタジン塩酸塩（錠）　227（485）
プロメタジンメチレンジサリチル酸塩

（細粒）　227（485）
フロモキセフナトリウム　258（1007）
ブロモクリプチンメシル酸塩　214
　（212）
フロモックス錠・小児用細粒　257
　（997）
ブロモバレリル尿素　207（103）
フロリードF注　264（1097）
フロリネフ錠　242（762）
プロレナール錠　243（789）

ヘ

ベイスン錠/OD錠　238（697）
ペガシス皮下注　279（1305）
ベガ錠　227（504）
ペガプタニブナトリウム　280（1316）
ヘキサシアノ鉄（Ⅱ）酸鉄（Ⅲ）水和物
　256（968）
ヘキサブリックス注　290（1450）
ヘキストラスチノン錠・散　238（695）
ペグインターフェロン α-2a　279
　（1305）
ペグインターフェロン α-2b　279
　（1306）
ペグイントロン皮下注　279（1306）
ベクティビックス点滴静注　275
　（1243）
ペグフィルグラスチム　249（853）
ベクロニウム臭化物　215（220）
ベクロニウム静注用　215（220）
ベクロメタゾンプロピオン酸エステル
　230（545）
ベサコリン散　215（241）
ベザトールSR錠　225（447）
ベサノイドカプセル　277（1277）
ベザフィブラート　225（447）
ベシケア錠　281（1339）
ベストコール静注用　258（1006）
ヘスパンダー輸液　252（904）
ベタイン　278（1285）
ベタキソロール塩酸塩　219（310）
ベタニス錠　281（1342）
ベタネコール塩化物　215（241）
ベタヒスチンメシル酸塩　211（172）
ベタメサゾン・d-クロルフェニラミン
　マレイン酸塩配合剤　228（515）
ベタメタゾン　242（765）
ベタメタゾン酸エステルナトリウム
　242（764）
ベナゼプリル塩酸塩　221（349）
ベナンバックス注　267（1123）
ベニジピン塩酸塩　220（335）
ペニシラミン　206（74）

ペニシリンGカリウム　256(978)
ベネシッド錠　206(81)
ベネット錠　241(747)
ベネトリン吸入液　229(524)
ベネトリン錠・シロップ　229(523)
ベネフィクス静注用　245(811)
pH4処理酸性人免疫グロブリン　282
　(1352)
ベバシズマブ　275(1245)
ヘパリンNa透析用　246(833)
ヘパリンカルシウム　246(832)
ヘパリンカルシウム注・皮下注　246
　(832)
ヘパリンナトリウム　246(833)
ベバントロール塩酸塩　220(318)
ヘプセラ錠　267(1129)
ベプリコール錠　225(441)
ベプリジル塩酸塩　225(441)
ペプレオ注　272(1203)
ペプロマイシン硫酸塩　272(1203)
ベポタスチンベシル酸塩　227(497)
ペミロラストカリウム　227(503)
ヘミン　288(1430)
ベムラフェニブ　275(1249)
ペメトレキセドナトリウム水和物
　271(1185)
ベラグルセラーゼアルファ　289
　(1438)
ベラサスLA錠　223(412)
ベラパミル塩酸塩　220(339),　225
　(442,　443)
ベラプロストナトリウム　243(788)
ベラプロストナトリウム徐放性　223
　(412)
ペラミビル水和物　267(1127)
ペランパネル水和物　212(191)
ペリアクチン錠　226(481)
ペリシット錠　226(461)
ベリチーム配合顆粒　234(617)
ペリンドプリルエルブミン　221
　(350)
ベルケイド注射用　277(1279)
ペルゴリドメシル酸塩　214(213)
ペルサンチン錠　218(291)
ペルサンチン錠・Lカプセル　245
　(821)
ペルジピンLAカプセル(徐放)　220
　(324)
ペルジピン錠　220(325)
ペルジピン注　220(326)
ベルソムラ錠　207(104)
ペルツズマブ　275(1246)

ベルテポルフィン　280(1317)
ヘルベッサーRカプセル(徐放)　220
　(337)
ヘルベッサー注射用　220(338)
ベルベリン塩化物水和物・ゲンノショ
　ウコエキス　235(637)
ペルマックス錠　214(213)
ペロスピロン塩酸塩水和物　209
　(143)
ベロテック錠・シロップ・エロゾル
　229(528)
ベンコール配合錠　234(619)
ベンザリン錠　207(89),　211(181)
ベンジルペニシリンカリウム　256
　(978)
ベンジルペニシリンベンザチン水和物
　256(979)
ベンズブロマロン　206(82)
ペンタサ錠/注腸/坐剤　235(644)
ペンタジン錠　202(9)
ペンタジン注　202(8)
ペンタゾシン塩酸塩　202(8,　9)
ペンタミジンイセチオン酸塩　267
　(1123)
ベンダムスチン塩酸塩　277(1271)
ベンチロミド液　289(1443)
ペントシリン注　257(984)
ベンラファキシン塩酸塩　210(161)
ペンレステープ　286(1410)

ホ

ホクナリンテープ・ホクナリン錠
　229(526)
ボグリボース　238(697)
ボシュリフ錠　276(1263)
ホスアプレピタントメグルミン　236
　(667)
ホスカルネットナトリウム水和物
　265(1106)
ボスチニブ水和物　276(1263)
ホストイン静注　212(192)
ホスフェニトインナトリウム水和物
　212(192)
ホスフラン注　250(866)
ホスフルコナゾール　264(1093)
ホスホマイシンカルシウム　259
　(1023)
ホスホマイシンナトリウム　259
　(1024)
ホスミシンS静注用　259(1024)
ホスミシン錠　259(1023)
ボスミン注　217(271)
ホスリボン配合顆粒　255(957)

ホスレノールチュアブル錠・顆粒
　255(955)
ボセンタン水和物　223(413)
ポタコールR輸液　253(917)
ポテリジオ点滴静注　275(1247)
ボナロン錠・経口ゼリー　240(740)
ボナロン点滴静注用　240(741)
ホーネル錠　240(737)
ボノテオ錠　241(746)
ボノプラザンフマル酸塩　233(584)
ボプスカイン注　286(1411)
ポマリストカプセル　277(1278)
ポマリドミド　277(1278)
ホメピゾール　288(1435)
ホメピゾール点滴静注　288(1435)
ホモクロミン錠　227(486)
ホモクロルシクリジン塩酸塩　227
　(486)
ポラキス錠　281(1338)
ポラプレジンク　234(596)
ポララミン錠・シロップ・ドライシ
　ロップ　226(475)
ポララミン注　226(476)
ポリエチレングリコール処理抗HBs
　人免疫グロブリン　282(1351)
ポリエチレングリコール処理抗破傷風
　人免疫グロブリン　282(1348)
ポリエンホスファチジルコリン　226
　(467)
ポリカルボフィルカルシウム　235
　(640)
ボリコナゾール　264(1094,　1095)
ポリスチレンスルホン酸カルシウム
　254(950)
ポリスチレンスルホン酸ナトリウム
　254(949)
ホリゾン錠　207(111)
ホリゾン注　207(112)
ポリドカノール　244(804)
ホリナートカルシウム　256(969,
　970,　971)
ボリノスタット　278(1286)
ホーリン筋注用　242(768)
ホーリン錠　242(767)
ボルタレンSRカプセル　203(21)
ボルタレンサポ　203(22)
ボルタレン錠　203(20)
ボルテゾミブ　277(1279)
ボルベン輸液　252(903)
ホルモテロールフマル酸塩水和物
　229(530)
ボンアルファ軟膏・クリーム・ロー

「表2：腎機能低下時の主な薬物投与量一覧」薬剤名索引

ション　283（1371）
ボンアルファハイ軟膏・ハイローショ
　ン　283（1371）
ボンゾール錠　242（776）
ポンタールカプセル・シロップ・細粒
　203（33）
ボンビバ静注1mgシリンジ　240
　（742）

マ

マイスタン錠　211（177）
マイスリー錠　207（100）
マイトマイシンC　272（1204）
マイトマイシン注　272（1204）
マーカイン注　285（1407）
マキサカルシトール　240（738），283
　（1372）
マキュエイド硝子体内注用　280
　（1313）
マグコロールP　235（625）
マクサルト錠・RPD錠　204（56）
マクジェン硝子体内注射用キット
　280（1316）
マグテクト配合内服液　233（589）
マグネスコープ静注・シリンジ　291
　（1461）
マグネビスト静注・シリンジ　291
　（1462）
マグミット　235（626）
マジンドール　286（1419）
マーズレンS配合顆粒　233（594）
末梢用糖・アミノ酸・電解質液　251
　（893）
マドパー配合錠　214（215）
マニジピン塩酸塩　220（336）
マブキャンパス点滴静注　274（1235）
マブリン散　270（1167）
マプロチリン塩酸塩　209（152）
マラロン配合錠　268（1143）
マリゼブ錠　238（709）
マルトース　250（881）
マルトース加アセテート維持液　253
　（926）
マルトース加乳酸リンゲル液　253
　（917）
マルトス輸液　250（881）
マーロックス懸濁用配合顆粒　233
　（589）
マンニットT注　252（905）
D-マンニトール　252（905）

ミ

ミアンセリン塩酸塩　209（153）
ミオカーム内服液　216（257）

ミオコールスプレー　218（288）
ミオナール錠・顆粒　215（221）
ミカファンギンナトリウム　264
　（1096）
ミカムロ配合錠AP・配合錠BP　222
　（369）
ミカルディス錠　221（356）
ミキシッドL輸液・H輸液　251（884）
ミグシス錠　204（49）
ミグリトール　238（698）
ミグルスタット　287（1420）
ミケランLAカプセル（徐放）　218
　（298）
ミケラン錠・細粒　218（299）
ミコナゾール　264（1097）
ミコフェノール酸モフェチル　279
　（1298）
ミコブティンカプセル　263（1081）
ミコンビ配合錠AP　221（361）
ミコンビ配合錠BP　221（361）
ミソプロストール　234（600）
ミゾリビン　279（1299）
ミダゾラム　207（94），207（95）
ミダフレッサ静注　207（95）
ミチグリニド　238（701）
ミチグリニドカルシウム水和物・ボグ
　リボース配合剤　240（731）
ミティキュアダニ舌下錠　228（511）
ミドドリン塩酸塩　226（474）
ミニプレス錠　223（408）
ミニヘパ透析用　246（829）
ミニリンメルトOD錠　281（1343）
ミネラリン注　251（886）
ミノサイクリン塩酸塩　260（1035）
ミノサイクリン塩酸塩（MINO）　260
　（1036）
ミノドロン酸水和物　241（746）
ミノマイシン錠　260（1036）
ミノマイシン点滴静注用　260（1035）
ミヤBM細粒・錠　236（650）
ミラクリッド注射液　236（653）
ミラベグロン　281（1342）
ミラペックスLA錠　214（211）
ミリステープ　218（285）
ミリスロール注　218（287）
ミリプラチン水和物　274（1233）
ミリプラチン用懸濁用液　274（1232）
ミリプラ動注　274（1233）
ミリプラ用懸濁用液　274（1232）
ミルセラ注シリンジ　248（849）
ミルタザピン　210（163）
ミルナシプラン塩酸塩　210（162）

ミルラクト細粒　235（635）
ミルリノン　217（269）
ミルリーラ注　217（269）
ミンクリア内用散布液　289（1447）

ム

ムコスタ錠　234（601）
ムコソルバン錠・シロップ・Lカプセ
　ル　231（555）
ムコダイン錠・シロップ/ルボラボン
　細粒　231（559）
ムコフィリン吸入液　231（556）
無水カフェイン　217（265）
ムノバール錠　220（334）
ムルプレタ錠　249（856）

メ

メイアクトMS錠　257（998）
メイラックス錠　208（118）
メイロン静注　252（907）
メインテート錠　219（304）
メキシチールカプセル　224（426）
メキシチール点滴静注　224（427）
メキシレチン塩酸塩　224（426，427）
メキタジン　227（498）
メコバラミン　250（869）
メサドン塩酸塩　284（1387）
メサペイン錠　284（1387）
メサラジン　235（643，644）
メジコン錠・散・シロップ　231（553）
メスチノン錠　215（243）
メスナ　270（1170）
メソトレキセート錠・注　271（1187）
メタクト配合錠LD・HD　239（728）
メタルカプターゼカプセル　206（74）
メチコバール錠・細粒・注射液　250
　（869）
メチルジゴキシン　217（262）
メチルチオニニウム　288（1432）
メチルドパ水和物　223（398）
メチルプレドニゾロン　242（766）
メチルプレドニゾロンコハク酸エステ
　ルナトリウム　242（766）
メチルメチオニンスルホニウムクロリ
　ド　234（597）
メチレンブルー静注　288（1432）
メチロン注　203（24）
メトグルコ錠　238（705）
メトクロプラミド　234（608，609）
メトトレキサート　206（75），271
　（1187）
メトプロロール酒石酸塩　219（311，
　312）
メトホルミン塩酸塩　238（704，

311

705），239（715）
メトリジン錠/D 錠　226（474）
メドロキシプロゲステロン　273
　（1221）
メドロキシプロゲステロン酢酸エステ
　ル　244（792）
メトロニダゾール　262（1068），269
　（1153）
メトロニダゾールゲル　269（1155）
メドロール錠　242（766）
メナテトレノン　240（739），249
　（862）
メネシット配合錠　214（214）
メノエイドコンビパッチ　243（780）
メバロチン錠　225（451）
メピチオスタチン　273（1213）
メピチオスタン　243（791）
メフェナム酸　203（33）
メプチン錠　229（529）
メフルシド　222（380）
メペンゾラート臭化物　235（639）
メポリズマブ　230（550）
メマリー錠　216（254）
メマンチン塩酸塩　216（254）
メリスロン錠　211（172）
メルカゾール錠　242（770）
メルカプトプリン水和物　271（1186）
メルファラン　270（1169）
メロキシカム　203（40）
メロペネム三水和物　258（1015）
メロペン注　258（1015）
l-メントール　289（1447）

モ

モガムリズマブ製剤　275（1247）
モキシフロキサシン塩酸塩　262
　（1063）
モザバプタン塩酸塩　223（395）
モサプリドクエン酸塩水和物　234
　（610）
モダシン静注用　258（1001）
モダフィニル　211（165）
モディオダール錠　211（165）
モニラックシロップ　237（673）
モーバー錠　206（68）
モービック錠　203（40）
モビプレップ配合内用剤　235（632）
モメタゾンフランカルボン酸エステル
　230（548）
モリヘパミン点滴静注　251（896）
モルヒネ塩酸塩　284（1388，1389，
　1390，1391，1392，1393）
モルヒネ塩酸塩水和物原末　284

（1391）
モルヒネ硫酸塩　284（1394，1395）
モンテプラーゼ　245（814）
モンテルカストナトリウム　228
　（510）

ヤ

ヤケヒョウヒダニエキス原末・コナ
　ヒョウヒダニエキス原末　228
　（513）
ヤーズ配合錠　243（777）

ユ

ユーエフティ配合カプセル・E 配合顆
　粒　271（1177）
ユーゼル錠　256（969）
ユナシンS 静注用　257（982）
ユナシン錠・細粒　257（981）
ユニカリック L 輸液　251（883）
ユニシア配合錠 LD・配合錠 HD　222
　（368）
ユニタルク胸膜腔内注入用懸濁剤
　278（1284）
ユニフィル LA 錠　230（536）
ユービット錠　289（1442）
ユビデカレノン　217（270）
ユベラN ソフトカプセル　226（459），
　249（861）
ユリノーム錠　206（82）
ユリーフ錠　281（1328）
ユーロジン錠　207（86）

ヨ

ヨウ化カリウム　254（947）
ヨウ化カリウム　254（947）
幼牛血液抽出物質　234（598）
葉酸　250（870）
溶性ピロリン酸第二鉄　244（800）
ヨウ素レシチン　254（948）
ヨウレチン錠/散　254（948）
溶連菌抽出物　277（1280）
ヨーデルS 糖衣錠　234（622）
ヨード化ケシ油脂肪酸エチルエステル
　291（1463）

ラ

ライゾデグ配合注フレックスタッチ
　237（684）
ライゾデグ配合注ペンフィル　237
　（684）
ラキソベロン錠・内服液　234（623）
酪酸菌（宮入菌）　236（650）
ラクツロース　237（673）
ラクテック D 輸液　252（915）
ラクテック G 輸液　252（916）
ラクテック注　252（914）

ラクトミン＋糖化菌　236（651）
ラグノスゼリー分包　237（673）
ラコール NF 配合経腸用液　252（911）
ラジカット注　216（256）
ラシックス錠　222（386）
ラシックス注 100 mg　222（389）
ラシックス注 20 mg　222（388）
ラジレス錠　221（359）
ラステット S カプセル　273（1207）
ラステット注　273（1208）
ラスブリカーゼ　206（83）
ラスリテック点滴静注用　206（83）
ラタモキセフナトリウム　258（1008）
ラックビー R 散　236（647）
ラックビー微粒 N　236（648）
ラディオガルダーゼカプセル　256
　（968）
ラニチジン塩酸塩　232（572，573）
ラニナミビルオクタン酸エステル水和
　物　267（1128）
ラニビズマブ硝子体内注射液　280
　（1318）
ラニラピッド錠　217（262）
ラパチニブトシル酸塩水和物　276
　（1264）
ラパリムス錠　269（1159）
ラピアクタ点滴静注液　267（1127）
ラフチジン　232（574）
ラベタロール塩酸塩　220（319）
ラベプラゾールナトリウム　233
　（580）
ラボナール注　285（1398）
ラマトロバン　228（506）
ラミクタール錠　213（193）
ラミシール錠　264（1089）
ラミブジン　266（1116），267（1132）
ラメルテオン　207（105）
ラモセトロン　236（664，665）
ラモセトロン塩酸塩　235（641）
ラモトリギン　213（193）
ラロキシフェン塩酸塩　241（749）
ランサップ　233（582）
ランジオロール塩酸塩　219（313，
　314）
ランソプラゾール　233（581）
ランソプラゾール，アモキシシリン水
　和物，クラリスロマイシン　233
　（582）
ランソプラゾールカプセル，アモキシ
　シリンカプセル，日本薬局方メトロ
　ニダゾール錠　233（583）
ランタス注・ソロスター　237（686）

「表2：腎機能低下時の主な薬物投与量一覧」薬剤名索引

ランダ注　274（1230）
ランデル錠　220（322）
ランドセン錠　211（176）
ランピオンパック　233（583）
ランマーク皮下注　241（750）
ランレオチド酢酸塩　244（797）

リ

リウマトレックスカプセル　206（75）
リオシグアト　224（414）
リオチロニンナトリウム　242（773）
リオナ錠　255（951）
リオベル配合錠 LD・HD　239（730）
リオレサール錠　215（225）
リカルボン錠　241（746）
リキシセナチド　239（720）
リキスミア皮下注　239（720）
リクシアナ錠　247（839）
リコモジュリン点滴静注　247（845）
リザトリプタン安息香酸塩　204（56）
リザベンカプセル・細粒・ドライシ
　ロップ　227（502）
リシノプリル　221（351）
リスパダールコンスタ筋注　209
　（145）
リスパダール錠・OD 錠　209（144）
リスペリドン　209（144，145）
リスミー錠　207（96）
リズミック錠　226（468）
リスモダンP 静注　224（418）
リスモダンR（徐放）　224（417）
リスモダンカプセル　224（416）
リーゼ錠　207（109）
リセドロン酸ナトリウム水和物　241
　（747）
リツキサン注　275（1248）
リツキシマブ　275（1248）
リドカイン塩酸塩　224（428），286
　（1409，1410）
リトナビル　266（1118）
リナグリプチン　239（716）
リネゾリド　260（1031，1032）
リーバクト配合顆粒　251（900）
リパクレオン顆粒・カプセル　234
　（616）
リバスジル塩酸塩水和物　280（1319）
リバスタッチパッチ　216（255）
リバスチグミン　216（255）
リハビックス-K 輸液　251（883）
リバビリン　268（1141）
リバーロキサバン　247（841）
リバロ錠　225（450）
リピオドール注　291（1463）

リピディル錠　225（446）
リピトール錠　225（448）
リファジンカプセル　263（1080）
リファブチン　263（1081）
リファンピシン　263（1080）
リプル注　243（785）
リプレガル点滴静注用　287（1421）
リフレックス錠　210（163）
リポクリン錠　225（444）
リボトリール錠　211（176）
リポバス錠　225（449）
リボフラビンリン酸エステルナトリウ
　ム　250（866）
リーマス錠　210（164）
リマチル錠　206（73）
リマプロストアルファデクス　243
　（789）
リメタゾン静注　242（759）
硫酸カナマイシン注　263（1074）
硫酸キニジン錠・末　224（415）
硫酸ストレプトマイシン注　263
　（1076）
硫酸鉄　244（801）
硫酸プロタミン静注用　246（835）
硫酸マグネシウム　254（937）
硫酸マグネシウム　235（627）
硫酸マグネシウム水和物　235（627）
硫酸マグネシウム補正液 1 mEq/mL
　254（937）
リュープリン注キット・SR 注キット
　274（1226）
リュープロレリン酢酸塩　274（1226）
リラグルチド　239（721）
リリカカプセル　205（57）
リルピビリン塩酸塩　266（1117）
リルピビリン塩酸塩・エムトリシタビ
　ン・テノホビルジソプロキシルフマ
　ル酸塩　266（1121）
リルマザホン塩酸塩水和物　207（96）
リレンザ（吸入）　267（1126）
リンゲル液　252（913）
リンゲル液　252（913）
リンコシンカプセル　261（1049）
リンコシン注　261（1050）
リンコマイシン　261（1049，1050）
リン酸2 カリウム注　254（935）
リン酸ジヒドロコデイン　284（1379）
リン酸水素カルシウム水和物　254
　（946）
リン酸水素カルシウム末　254（946）
リン酸ナトリウム補正液
　0.5 mmol/mL　254（936）

リン酸二カリウム　254（935）
リン酸二水素ナトリウム一水和物・無
　水リン酸水素二ナトリウム配合剤
　255（957）
リン酸二水素ナトリウム一水和物・無
　水リン酸水素二ナトリウム配合錠
　235（633）
リン酸二水素ナトリウム水和物　254
　（936）
リンデロン錠　242（765）
リンデロン注　242（764）

ル

ルキソリチニブリン酸塩　276（1265）
ルジオミール錠　209（152）
ルストロンボパグ　249（856）
ルセオグリフロジン水和物　239
　（727）
ルセフィ錠　239（727）
ルセンティス硝子体内注射液　280
　（1318）
ルナベル配合錠 LD・ULD　243（778）
ルネスタ錠　207（98）
ルネトロン錠　222（385）
ルビプロストン　235（630）
ルフィナミド　213（197）
ルプラック錠　222（382）
ルボックス錠　210（160）
ルーラン錠　209（143）
ルリッド錠　261（1046）

レ

レキソタン錠・細粒　208（117）
レキップ CR 錠　214（218）
レキップ錠　214（217）
レギュニール Hca・Lca　255（959）
レクサプロ錠　210（155）
レグテクト錠　288（1434）
レグナイト錠　287（1426）
レグパラ錠　241（755）
レゴラフェニブ水和物　276（1266）
レザルタス配合錠 LD・配合錠 HD
　221（367）
レスタス錠　208（116）
レスタミンコーワ錠　226（479）
レスプレン錠　231（557）
レスミン注射液　226（480）
レスリン錠　210（154）
レセルピン　223（399，400）
レチノールパルミチン酸エステル
　249（859）
レトロゾール　274（1227）
レトロビルカプセル　266（1111）
レナジェル錠　255（953）

付録

313

レナデックス錠　273(1211)
レナリドミド水和物　269(1154), 278(1281)
レニベース錠　220(342)
レノグラスチム　249(854)
レパグリニド　238(702)
レバチオ錠　223(410)
レバミピド　234(601)
レバロルファン酒石酸塩　256(972)
レビトラ錠　286(1417)
レビパリンナトリウム　246(834)
レブラミドカプセル　269(1154), 278(1281)
レフルノミド　206(76)
レペタン坐剤　202(6)
レペタン注　202(5)
レベチラセタム　213(194, 195, 196)
レベトールカプセル　268(1141)
レベミル注フレックスペン・イノレット・ペンフィル　237(688)
レボカルニチン　287(1423, 1424)
レボカルニチン塩化物　287(1425)
レボセチリジン　227(499)
レボチロキシンナトリウム　242(774)
レボドパ・カルビドパ水和物配合剤　214(214)
レボドパ・ベンセラジド塩酸塩配合剤　214(215)
レボノルゲストレル　243(784)
レボブピバカイン塩酸塩　286(1411)
レボフロキサシン水和物　262(1064, 1065)
レボホリナートカルシウム　278(1288)
レボメプロマジン塩酸塩　208(132)
レボメプロマジンマレイン酸塩　208(131)
レボレード錠　248(846)
レミカットカプセル　227(490)
レミケード点滴静注用　205(61)
レミッチカプセル　228(516)
レミニール錠・OD錠・内用液　216(252)
レミフェンタニル塩酸塩　285(1401)
レメロン錠　210(163)
レラキシン注用　215(219)
レリフェン錠　203(26)
レルパックス錠　204(50)
レンチナン　278(1282)
レンチナン静注用　278(1282)
レンドルミン錠　207(93)

レンバチニブメシル酸塩　276(1267)
レンビマカプセル　276(1267)

ロ

ロイケリン散　271(1186)
ロイコボリン錠　256(970)
ロイコボリン注　256(971)
ロイスタチン注　269(1158)
ロイナーゼ注　276(1270)
ロカルトロールカプセル　240(735)
ロカルトロール注　240(736)
ローガン錠　219(315)
ロキサチジン酢酸エステル塩酸塩　232(575, 576)
ロキシスロマイシン　261(1046)
ロキソニン錠　203(34)
ロキソニンテープ　203(35)
ロキソプロフェンナトリウム水和物　203(34, 35)
ロクロニウム臭化物　215(226)
ロコアテープ　203(17)
ローコール錠　225(452)
ロコルナール錠・細粒　245(825)
ロサルタンカリウム　221(358)
ロサルタンカリウム・ヒドロクロロチアジド配合剤　221(363)
ロスバスタチンカルシウム　225(453)
ロゼウス静注　272(1193)
ロゼックスゲル　269(1155)
ロセフィン静注用/点滴静注用　258(1003)
ロゼレム錠　207(105)
ロタテック内用液　283(1368)
ロタリックス内用液　283(1367)
ロチゴチン　214(216)
ロチゴチン経皮吸収型製剤　287(1427)
ロートエキス　215(242)
ロートエキス散　215(242)
ロドピン錠・細粒　208(124)
ロトリガ粒状カプセル　226(463)
ロナセン錠・散　209(142)
ロピオン注　203(31)
ロピナビル　266(1118)
ロピニロール塩酸塩　214(217, 218)
ロピバカイン塩酸塩水和物　286(1412)
ロヒプノール錠　207(91)
ロヒプノール静注　207(92)
ロフラゼプ酸エチル　208(118)
ロプレソールSR錠(徐放)　219(312)
ロプレソール錠　219(311)

ローヘパ透析用　246(829)
ロペミンカプセル・細粒　235(638)
ロペラミド塩酸塩　235(638)
ロミプレート皮下注調製用　249(855)
ロミプロスチム　249(855)
ロメバクトカプセル　262(1066)
ロメフロキサシン　262(1066)
ロラゼパム　208(119)
ロラタジン　227(500)
ロラメット錠　207(97)
ロルカム錠　203(36)
ロルノキシカム　203(36)
ロルファン注　256(972)
ロルメタゼパム　207(97)
ロレルコ錠　225(458)
ロンゲス錠　221(351)
ロンサーフ配合錠　271(1180)

ワ

ワイテンス錠　223(396)
ワイパックス錠　208(119)
ワクシニアウイルス接種家兎炎症皮膚抽出液　204(43, 44)
ワゴスチグミン注　215(235)
ワソラン錠　220(339), 225(442)
ワソラン注　225(443)
ワッサーV配合顆粒　250(875)
ワーファリン錠　247(842)
ワルファリンカリウム　247(842)
ワンアルファ錠　240(732)
ワンタキソテール点滴静注　272(1190)
ワンデュロパッチ　284(1382)
ワントラム錠　202(3)

欧名

数字

5-FC　264(1092)
5-FU錠・注　271(1182)
5価経口弱毒生ロタウイルスワクチン　283(1368)

A

ABK　259(1026)
ABPC　256(976, 977)
ABPC/MCIPC　256(974, 975)
ACV　265(1099, 1100)
AMK　259(1017)
AMPC　256(973)
AMPH　264(1082, 1083)
AZM　261(1039, 1040, 1041)
AZT　258(1009)

「表 2：腎機能低下時の主な薬物投与量一覧」薬剤名索引

B

BIPM　258(1014)

C

CAM　261(1044)
CAZ　258(1001)
CCL　257(985)
CDTR-PI　257(998)
CETB　258(1002)
CEX　257(987)
CEZ　257(986)
CFDN　258(1000)
CFIX　257(992)
CFPM　257(993)
CFPN-PI　257(997)
CFTM-PI　257(999)
CLDM　261(1047, 1048)
CMX　258(1006)
CMZ　257(989)
CPDX-PR　258(1005)
CPFX　262(1057, 1058)
CPR　258(1004)
CPZ　257(996)
CS　263(1075)
CTM　257(988)
CTRX　258(1003)
CTX　257(995)
CXM-AX　257(990)
CZOP　257(994)

D

d-クロルフェニラミンマレイン酸塩
　226(475, 476)
d-クロルフェニラミンマレイン酸塩徐
　放性　226(477)
D-ソルビトール　235(629)
D-ソルビトール末・経口液　235
　(629)
D-マンニトール　252(905)
DAP　259(1027)
DHPG　265(1104)
dl-イソプレナリン塩酸塩　211(167)
DOXY　260(1034)
DRPM　258(1012)

E

EB　263(1071)

EM　261(1042)
EPL カプセル　226(467)
ES ポリタミン配合顆粒　251(898)
EVM　263(1073)

F

F-FLCZ　264(1093)
FLCZ　264(1090, 1091)
FMOX　258(1007)
FOM　259(1023), 259(1024)
FRPM　258(1016)
FTD・TPI 塩酸塩　271(1180)

G

GM　259(1020)
GRNX　262(1055)

H

HCG モチダ　241(756)

I

INFα 注　279(1303)
INH　262(1069)
IPM/CS　258(1010)
ISP　259(1018)
ITCZ　264(1085)

K

KCL 補正液　253(931)
KM　259(1019), 263(1074)
KN2 号　253(922)
KN3 号　253(923)
KN4 号輸液　253(928)

L

L-AMB　264(1084)
L-アスパラギナーゼ　276(1270)
L-アスパラギン酸カルシウム　254
　(942)
l-イソプレナリン塩酸塩　217(273)
L-ケフラール顆粒　257(985)
l-メントール　289(1447)
LFLX　262(1066)
LH-RH 注射液　289(1444)
LMOX　258(1008)
LVFX　262(1064, 1065)
LZD　260(1031, 1032)

M

MCFG　264(1096)
MCZ　264(1097)

MDS コーワ錠　226(466)
MEPM　258(1015)
MFLX　262(1063)
MINO　260(1035)
MS コンチン(徐放)　284(1394)

N

NaCl　222(393)
NFLX　262(1060)

P

PAPM/BP　258(1013)
PAS-Ca　263(1078)
PCG　256(978), 256(979)
pH4 処理酸性人免疫グロブリン　282
　(1352)
PIPC　257(984)
PL 配合　顆粒　204(45)
PPA　261(1054)
PUFX　262(1062)
PZA　263(1079)
PZFX　262(1061)

Q

QPR・DPR　260(1033)

R

RFP　263(1080)
RXM　261(1046)

S

S・M 配合散　234(614)
SBT/ABPC　257(982)
SBT/CPZ　257(991)
SBTPC　257(981)
SM　263(1076)
ST 合剤　261(1051, 1052)

T

TAZ/PIPC　257(983)
TBPM-PI　258(1011)
TEIC　260(1028)
TFLX　262(1059)
TH　263(1072)
TOB　59(1021, 1022)

V

VACV　265(1101)
VCM　260(1029, 1030)
VRCZ　264(1094, 1095)

■索　引■

・Q1〜Q76（p.1〜194）の主要用語を掲載した.
・付録の「表2：腎機能低下時の主な薬物投与量一覧」の薬剤名は，p.292〜315の索引をご利用ください.

和　名

あ

アクアポリン2	145
悪性症候群	159
アクタリット	154
アスピリン	51
N-アセチル-P-ベンゾキノンイミン	52
アセトアミノフェン	51, 53, 152
アフェレシス療法	39
アミノグリコシド系薬	62
アリセプト®	167
アルツハイマー型認知症	166
アロプリノール	88
アンジオテンシン受容体拮抗薬	133, 193
アンジオテンシン変換酵素阻害薬	133, 193

い

イオキサグル酸	125
イオキシラン	125
イオジキサノール	125
イオトロラン	125
イオパミドール	125
イオパミロン	125
イオプロミド	125
イオヘキソール	125
イオベルソール	125
イオメプロール	125
イオメロン	125
イクセロンパッチ®	168
イグラチモド	154
移植腎生検	112
イソビスト	125
1日1回投与（アミノグリコシド系薬の）	62
イヌリン・クリアランス	179
イヌリン・クリアランス測定法	180
イマジニール	125
インスリン	184
インターフェロン	93
インターロイキン2	92

え

エビデンスに基づくCKDガイドライン	74

お

横紋筋融解	159
横紋筋融解症	161

オプチレイ	125
オムニスキャン®	136
オムニパーク	125
オーラノフィン	153

か

家庭血圧測定	75
ガドジアミド水和物	134, 136
ガドペンテト酸ジメグルミン	137
ガドリニウム造影剤	133, 136
ガランタミン	167
ガリウムシンチグラフィ	24, 27
カルシニューリン阻害薬	112, 193
カルボプラチン	99
緩下剤	143
間質性腎炎	46
関節リウマチ関連治療薬	31
完全静脈栄養	147
肝代謝型	184
漢方薬（中国ハーブ）	22

き

キサンチンオキシダーゼ	88
偽性Bartter症候群	140
吸収（absorption）	176
急性間質性腎炎	44
急性拒絶反応	112
急性血液浄化療法	132
急性腎障害	6, 40, 119, 159
急性腎障害（AKI）診療ガイドライン	6
急性腎障害のためのKDIGO診療ガイドライン	128, 131
急性腎障害予防	77
急性尿細管壊死	18, 24, 36, 56
急性尿細管間質性腎炎	16, 24, 57
虚血性腎障害	44
緊急冠動脈カテーテル治療	120
金チオリンゴ酸ナトリウム	153

く

クエン酸ガリウム（^{67}Ga）	24
クエン酸マグネシウム	143

け

経静脈造影検査	122
血液吸着療法	105
血液透析	39, 183
──療法	105

結核	68
血管炎	57
血管内皮増殖因子	114
血管内皮増殖因子阻害薬	106
血清クレアチニン値	181
血清シスタチンC値	182
血栓性微小血管症	16, 107, 113
血糖降下薬	184

こ

降圧薬	184
高カリウム血症	67
高カルシウム	143
——血症	188
抗がん薬	22
後期高齢者	76
抗凝固薬	171
抗菌薬	183
高血圧治療ガイドライン2014	74
抗血小板薬	172
抗好中球細胞質抗体陽性腎炎	30
抗精神病薬	159
高マグネシウム	142
抗利尿ホルモン	108
高齢者	76
国際腎臓病予後改善委員会（KDIGO）	74
骨吸収	143
——亢進	164
——薬関連顎骨壊死	165
骨形成低下	164
骨折	164
骨粗鬆症	164
骨代謝マーカー	164
骨密度	164
コリンエステラーゼ阻害薬	166
コレステロール塞栓症	118
混合型薬物	178

さ

サイアザイド系利尿薬	78
サラゾスルファピリジン	153
酸化マグネシウム	143

し

糸球体疾患	32
糸球体濾過量測定法	179
シクロオキシゲナーゼ	44
シクロスポリン	193
シクロホスファミド	92
シスプラチン	92, 95
シスプラチン腎症	95, 97
持続腎代替療法	39
重曹輸液	128
症状（薬剤性腎障害の）	16
小児の薬剤性腎障害	191

ショートハイドレーション法	97
腎移植	112
腎機能障害	67
腎障害患者におけるヨード造影剤使用に関するガイドライン2012	128, 131
腎生検	24, 26
腎性全身性線維症	133, 136
腎性尿崩症	145
心臓カテーテル検査	120
腎代替療法	39
腎尿路系結核	69
腎排泄型	184
腎排泄性薬物	176

す

随時血糖値	133
水分摂取	37
ステロイド療法	37, 38

せ

生活習慣病	8
制酸薬	143
正常血圧急性腎障害	188
生命予後	130
セレコキシブ	48, 49
全身性エリテマトーデス	157

そ

造影CT	122
造影MRI	134
造影剤	22
造影剤腎症	118, 124
即時型副作用	136
粟状結核	70

た

代謝（metabolism）	176
タクロリムス	153, 193
多剤併用	188
脱感作	67
脱水（薬剤投与時の）	7
タモキシフェン	145
蛋白結合率	41
蛋白尿	114

ち

チアマゾール	154
中国ハーブ（漢方薬）	22
直接作用型経口抗凝固薬	172
治療薬物モニタリング	60, 183
鎮痛薬腎症	51

つ

つくしA・M散®	143

て

低カリウム血症	188
低浸透圧造影剤	124
低ナトリウム血症	67, 108, 188

索　引

低マグネシウム血症	11
低用量カルペリチド	132
低用量ドパミン	132
テリパラチド	144

と

等浸透圧造影剤	124
透析導入	130
糖尿病	7
動脈硬化性腎動脈狭窄症	76
ドネペジル	167
トピロキソスタット	88
トファシチニブ	154
トラフ値	60, 62
トルバプタン	79

な

内因性クレアチニンクリアランス	182

に

乳頭壊死	51
尿細管炎	57
尿細管間質障害	70
尿細管間質性腎炎	32
尿細管機能障害	8
尿細管障害	102
尿細管上皮細胞壊死	8
尿細管閉塞	18
——性腎不全	57
尿酸クリアランス	88
尿酸産生過剰型	86
尿酸生成抑制薬	86
尿酸排泄促進薬	86
尿酸排泄低下型	86
尿中 L-FABP	22
尿中 NAG	22
尿中好酸球検査	19
尿中未変化体排泄率	178
認知症	166
忍容性	76

ね

ネフローゼ	18
——症候群	33

は

肺腎連関	70
排泄（excretion）	176
バルプロ酸	193
バンコマイシン	58, 193
——誘導性腎障害	58, 60

ひ

非イオン性低浸透圧造影剤	124
被疑薬の中止	36, 38
ビジパーク	125
微小血栓性腎症	33
微小変化型ネフローゼ症候群	46

非ステロイド性抗炎症薬	30, 44, 76, 190
非選択的 NSAIDs	48
ビタミン D	143
必要栄養量	133
非定型骨折	165
非乏尿性腎不全	102

ふ

フィブラート系薬	84
フェナセチン	51
フェブキソスタット	88
腹膜透析	183
ブコローム	89
ブシラミン	153
プロスコープ	125
プロトンポンプ阻害薬	10, 168
プロピルチオウラシル	154
プロベネシド	88
分布（distribution）	176
分布容量	41

へ

ヘキサブリックス	125
ヘリコバクターピロリ	168
ベンズブロマロン	89

ほ

補液	37
ポドサイト	114
ホリナートカルシウム	101, 103, 105

ま

マグコロール®	143
膜性腎症	30, 32
マグネシウム	10
マグネゾール®	143
マグネビスト®	137
マグラックス®	143
マーロックス®	143
慢性腎臓病	7

み

ミゾリビン	154

め

メサフィリン®	143
メチシリン耐性黄色ブドウ球菌感染症	60
メチシリン耐性黄色ブドウ球菌感染症患者	58
メトトレキサート	93, 103, 105, 153
メマリー®	168
メマンチン	168
メロキシカム	48

や

薬剤性急性間質性腎炎	37, 38
薬剤性腎障害	2, 36, 69
——（小児の）	191
——の症状	16
薬剤誘発性ループス	157

よ

ヨード造影剤	118，122，124
予防的輸液療法	127

ら

ラスブリカーゼ	89
ランダム化比較試験	129

り

離脱症候群	161
リチウム	144，145
利尿薬	78，191
リバスタッチパッチ®	168
リバスチグミン	168
リファンピシン	69
硫酸マグネシウム	143

る

ループ利尿薬	78，131

れ

レフルノミド	154
レミニール®	167

ろ

ロベンザリッド	154

わ

ワルファリン	172

▌欧　名

A

ACEI	133，193
ACE 阻害薬	115
ADH	108
AIN	16，24，57
AKI	6，40，119，159
AKI（急性腎障害）診療ガイドライン	6
ANCA 関連血管炎	154
AQP2	145
ARB	115，133，193

B

Bartter 症候群	140
bDMARDs	152

C

CAA（calcineurin associated arteriolopathy）	9
Calvert の式	99
CCr	182
CDDP	109
CIN	126，128
CKD	7
CKD 診療ガイド 2012	74
CKD での高カロリー輸液	148
COX	44
COX-2 選択性	9
COX-2 選択阻害薬	48
Cpeak	62

D

D-ペニシラミン	153
DHFR	101
DLST	27
DMARD	31
DOAC	172

E

EGFR 阻害薬	93

F

Fanconi 症候群	193
fu	178

G

GBCA	133，136
GFR 推定式	180
GFR 測定法	179
Gitelman 症候群	140
Giusti-Hayton の式	182
Giusti-Hayton 法	177
glucarpidase	105

H

HD	39，183
HMG-CoA 還元酵素阻害薬	161

I

IL-2	92

J

JSH2014	74

K

KDIGO（Kidney Disease Improving Global Outcome）	74
KDIGO ガイドライン	7
KDIGO 診断基準	6
KDIGO-BP ガイドライン	74

M

mTOR 阻害薬	92，114
MTX	93，101，103，105，153

N

N-アセチル-P-ベンゾキノンイミン	52
NMDA 受容体拮抗薬	166
NPC/N 比	148
NSAIDs	9，22，30，44，48，53，76，152，190
NSF（Nephrogenic Systemic Fibrosis）	133，136

P

PCI	120
PD	183
PET 検査	25
PEW（Protein energy wasting）	147
PPI	9，168
PTH	143

R

RA 系阻害薬	191

S

S・M 散®	143
sDMARDs	152

SH（short hydration） ···································· 97
ST 合剤 ··· 66

| T |

TDM ··· 60，183
TMA（thrombotic microangiopathy）····· 16，107，113
TNF 阻害薬 ··· 158

TPN ·· 147

| U |

URAT1 ··· 88

| V |

VEGF（vascular endothelial growth factor）········ 114
　——阻害薬 ································· 93，106

- **JCOPY** 〈(社)出版者著作権管理機構 委託出版物〉
  本書の無断複写は著作権法上での例外を除き禁じられています.
  複写される場合は,そのつど事前に,(社)出版者著作権管理機構
  (電話 03-3513-6969,FAX03-3513-6979,e-mail:info@jcopy.or.jp)
  の許諾を得てください.
- 本書を無断で複製(複写・スキャン・デジタルデータ化を含みます)する行為は,著作権法上での限られた例外(「私的使用のための複製」など)を除き禁じられています.大学・病院・企業などにおいて内部的に業務上使用する目的で上記行為を行うことも,私的使用には該当せず違法です.また,私的使用のためであっても,代行業者等の第三者に依頼して上記行為を行うことは違法です.

薬剤性腎障害(DKI)診療 Q&A
— DKI 診療ガイドラインを実践するために —

ISBN978-4-7878-2250-5

2017 年 2 月 25 日　初版第 1 刷発行

編　　　集	山縣邦弘,臼井丈一,成田一衞,寺田典生,平田純生
発 行 者	藤実彰一
発 行 所	株式会社　診断と治療社
	〒 100-0014　東京都千代田区永田町 2-14-2　山王グランドビル 4 階
	TEL:03-3580-2750(編集)　03-3580-2770(営業)
	FAX:03-3580-2776
	E-mail:hen@shindan.co.jp(編集)
	eigyobu@shindan.co.jp(営業)
	URL:http://www.shindan.co.jp/
表紙デザイン	株式会社　ジェイアイ
印刷・製本	三報社印刷株式会社

©Kunihiro YAMAGATA, Joichi USUI, Ichiei NARITA, Yoshio TERADA, Sumio HIRATA, 2017. Printed in Japan.
乱丁・落丁の場合はお取り替えいたします.　　　　　　　　　　　[検印省略]